妊娠したら死にたくなった

~産褥期精神病~（下）

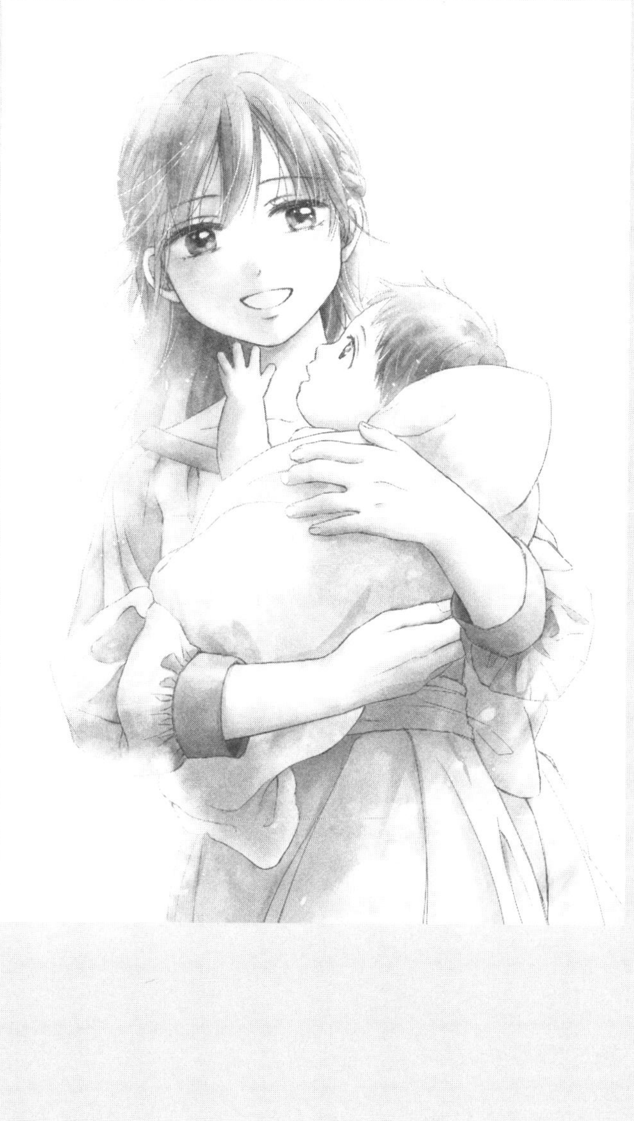

Tachibana Chinatsu
橘ちなつ

ぶんか社

Contents

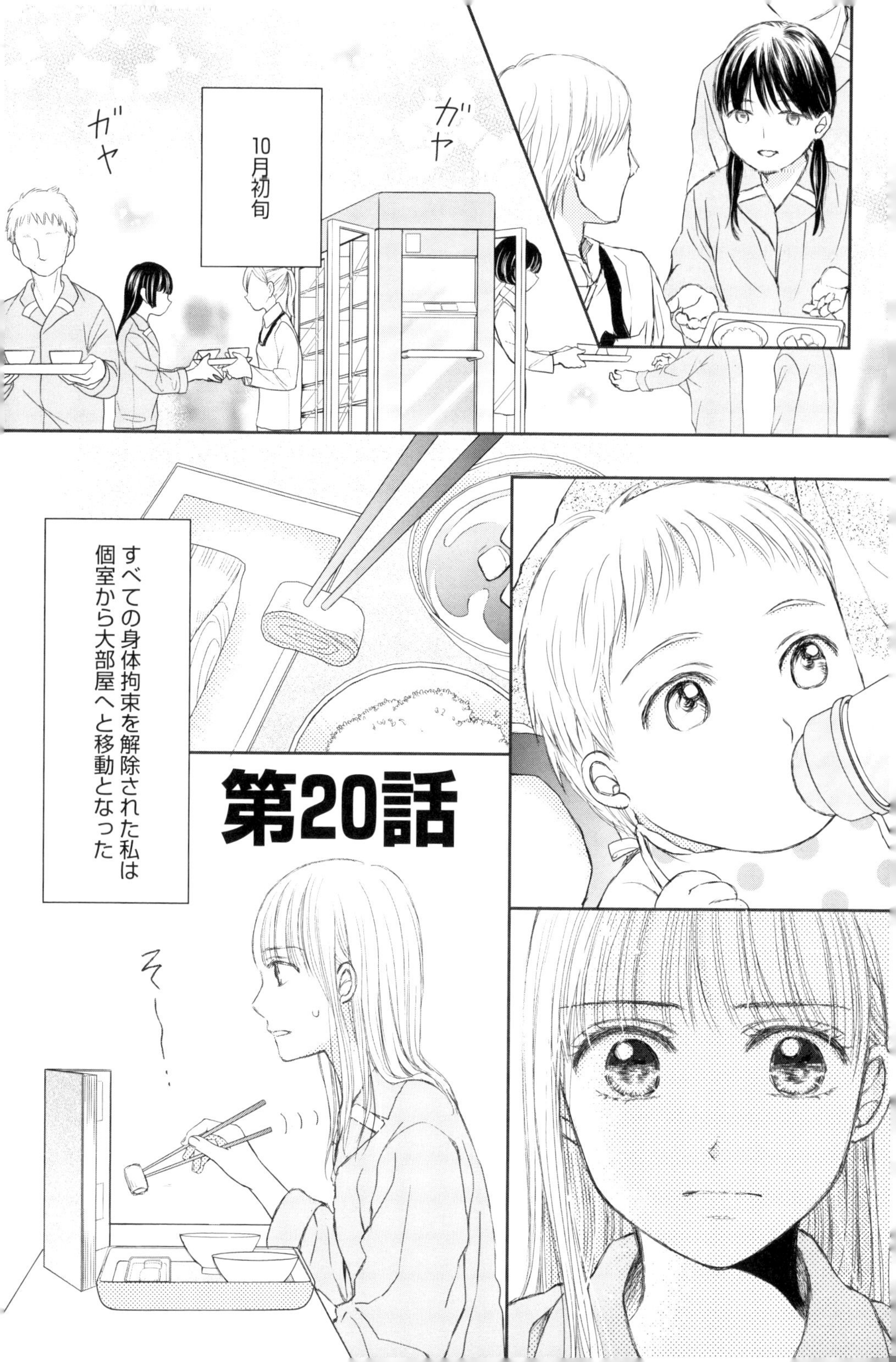
ガヤ
10月初旬
ガヤ
すべての身体拘束を解除された私は
個室から大部屋へと移動となった
第20話
そ〜…

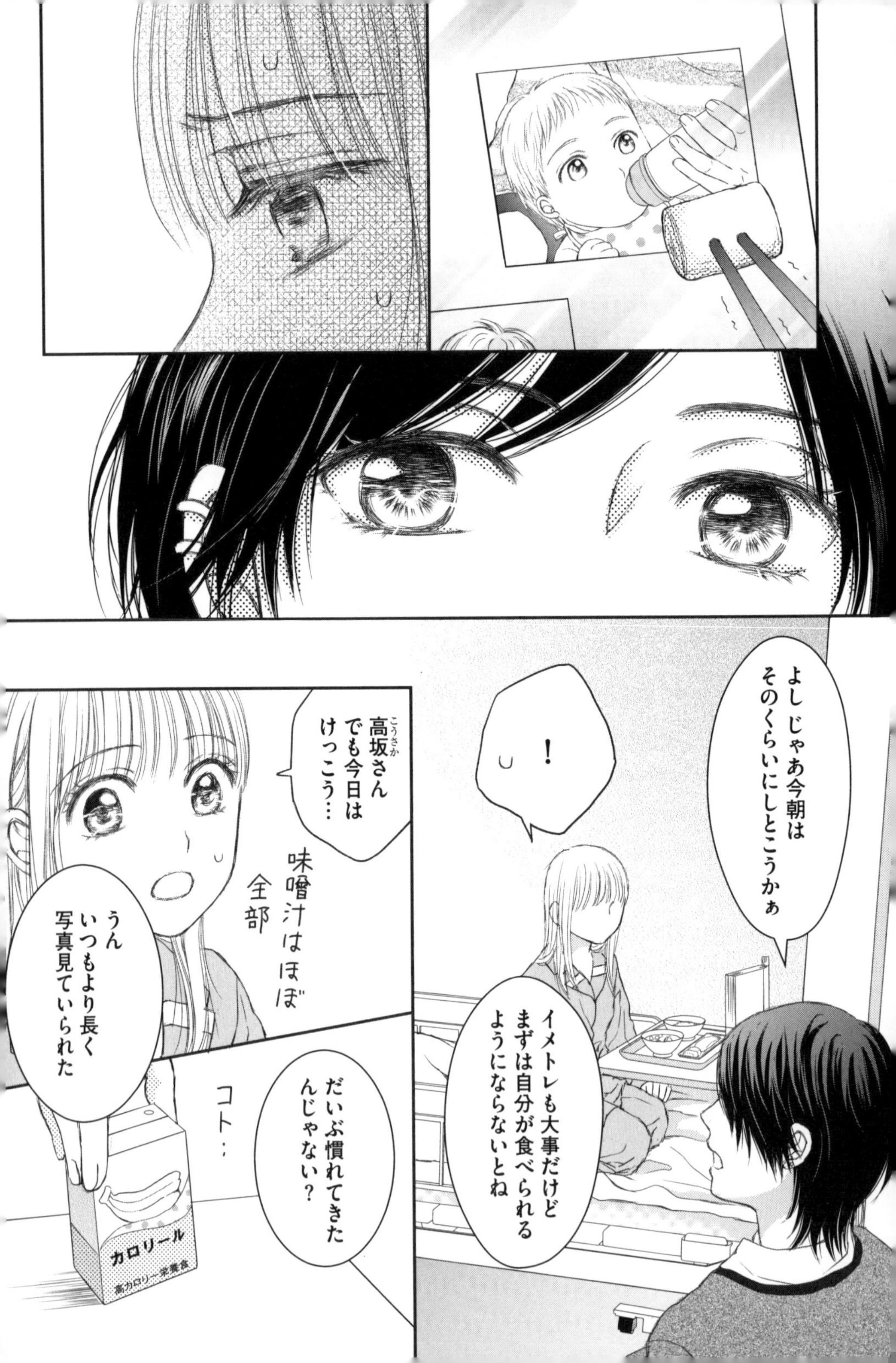
よしじゃあ今朝は
そのくらいにしとこうかぁ
!
高坂《こうさか》さん
でも今日は
けっこう…
味噌汁はほぼ
全部
イメトレも大事だけど
まずは自分が食べられる
ようにならないとね
だいぶ慣れてきた
んじゃない?
うん
いつもより長く
写真見ていられた
コト…
カロリール
高カロリー栄養食

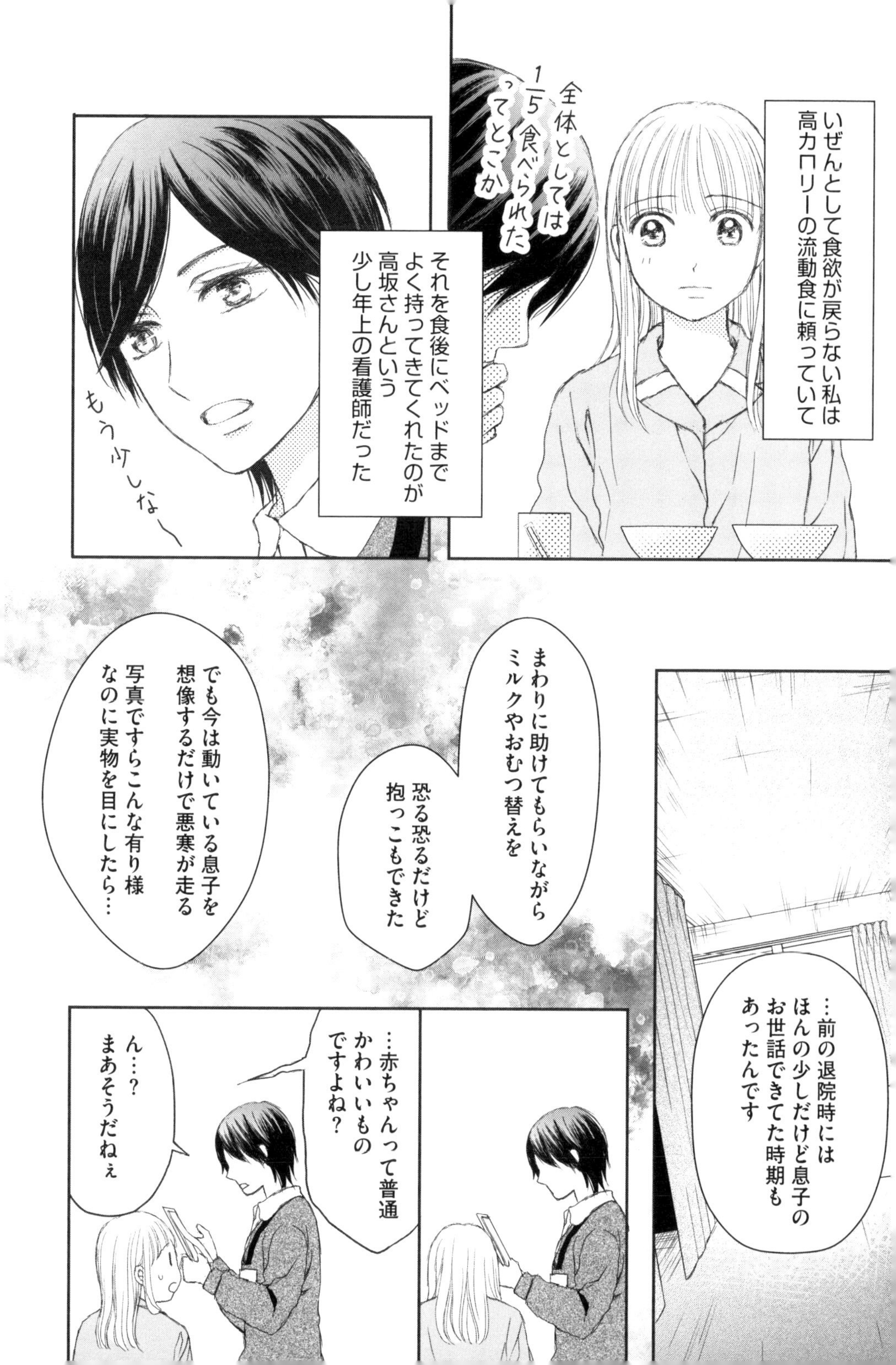
いぜんとして食欲が戻らない私は高カロリーの流動食に頼っていて
全体としては1/5食べられたってとこか
それを食後にベッドまでよく持ってきてくれたのが高坂さんという少し年上の看護師だった
もう少しな〜
…前の退院時にはほんの少しだけど息子のお世話できてた時期もあったんです
まわりに助けてもらいながらミルクやおむつ替えを
恐る恐るだけど抱っこもできた
でも今は動いている息子を想像するだけで悪寒が走る
写真ですらこんな有り様なのに実物を目にしたら…
…赤ちゃんって普通かわいいものですよね？
ん…？まあそうだねぇ

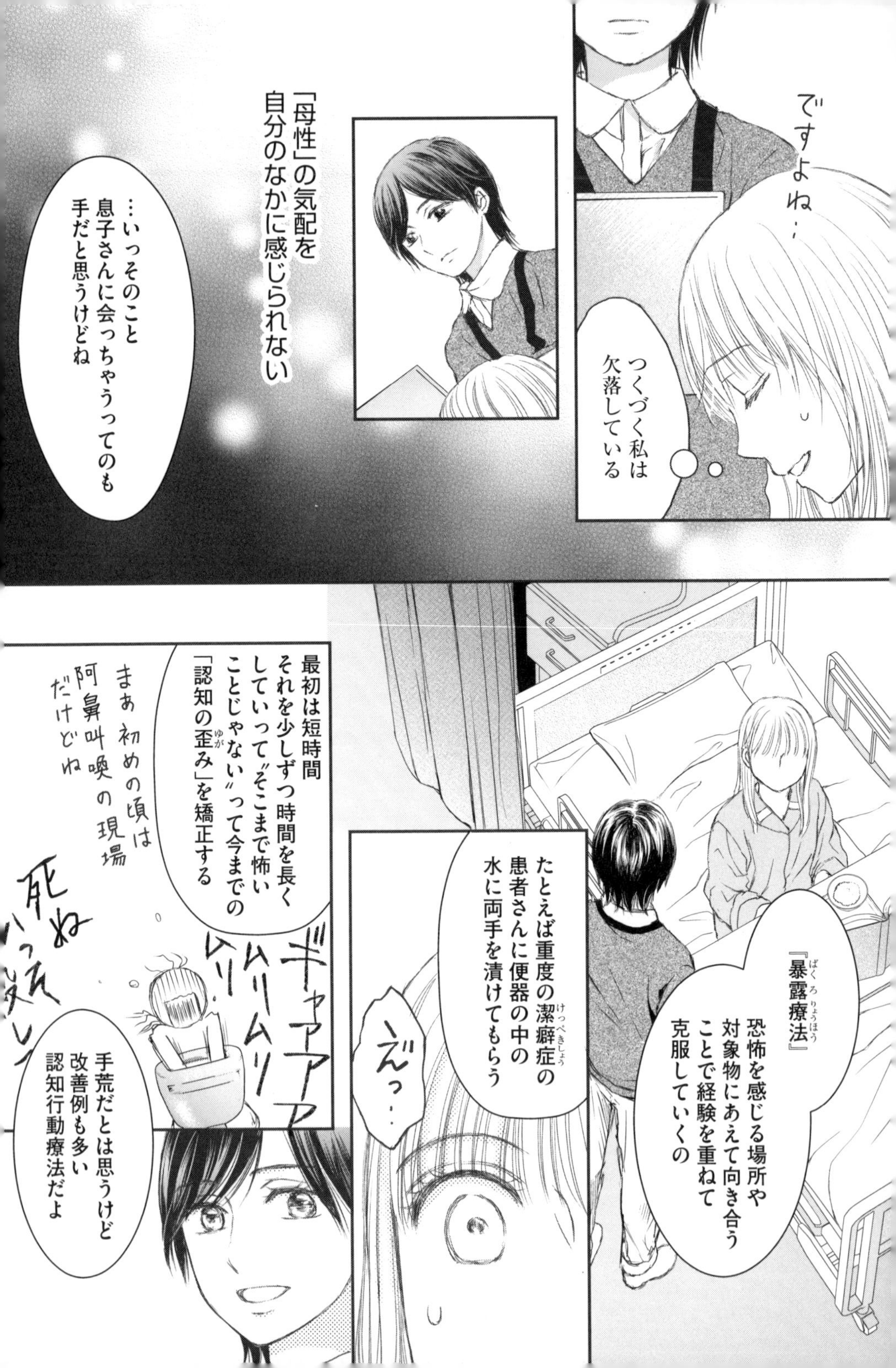
ですよね…
つくづく私は欠落している
「母性」の気配を自分のなかに感じられない
…いっそのこと息子さんに会っちゃうってのも手だと思うけどね
『暴露療法《ばくろりょうほう》』恐怖を感じる場所や対象物にあえて向き合うことで経験を重ねて克服していくの
たとえば重度の潔癖症《けっぺきしょう》の患者さんに便器の中の水に両手を漬けてもらう
えっ…
最初は短時間 それを少しずつ時間を長くしていって〝そこまで怖いことじゃない〟って今までの「認知の歪《ゆが》み」を矯正する
まあ初めの頃は阿鼻叫喚の現場だけどね
ギャアアア
ムリムリムリ
死ぬ
手荒だとは思うけど改善例も多い認知行動療法だよ

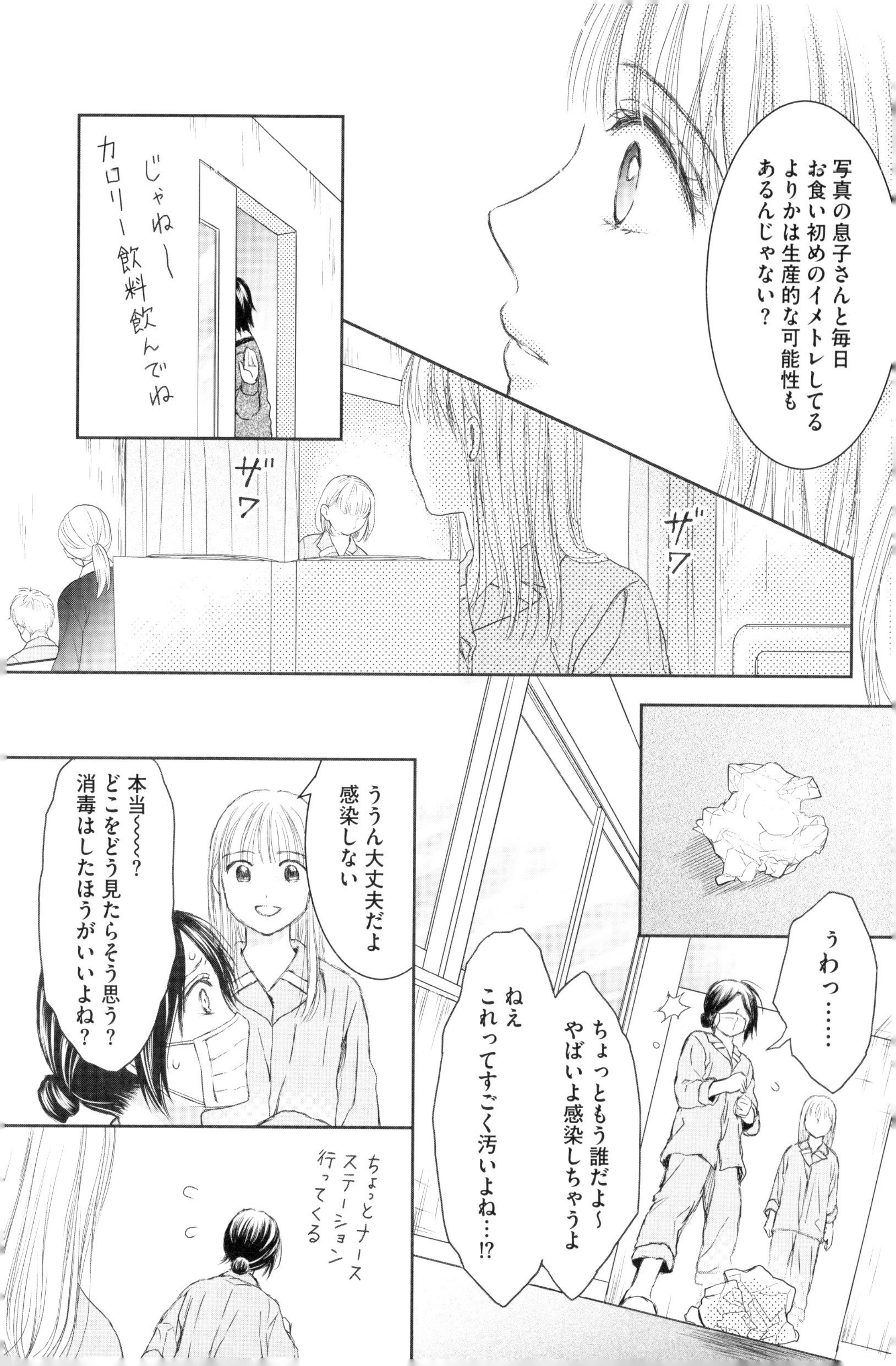
写真の息子さんと毎日
お食い初めのイメトレしてる
よりかは生産的な可能性も
あるんじゃない？
じゃね〜
カロリー飲料飲んでね
ザワ
ザワ
うわっ……
ちょっともう誰だよ〜
やばいよ感染しちゃうよ
ねえ
これってすごく汚いよね…!?
ううん大丈夫だよ
感染しない
本当〜〜〜？
どこをどう見たらそう思う？
消毒はしたほうがいいよね？
ちょっとナース
ステーション
行ってくる

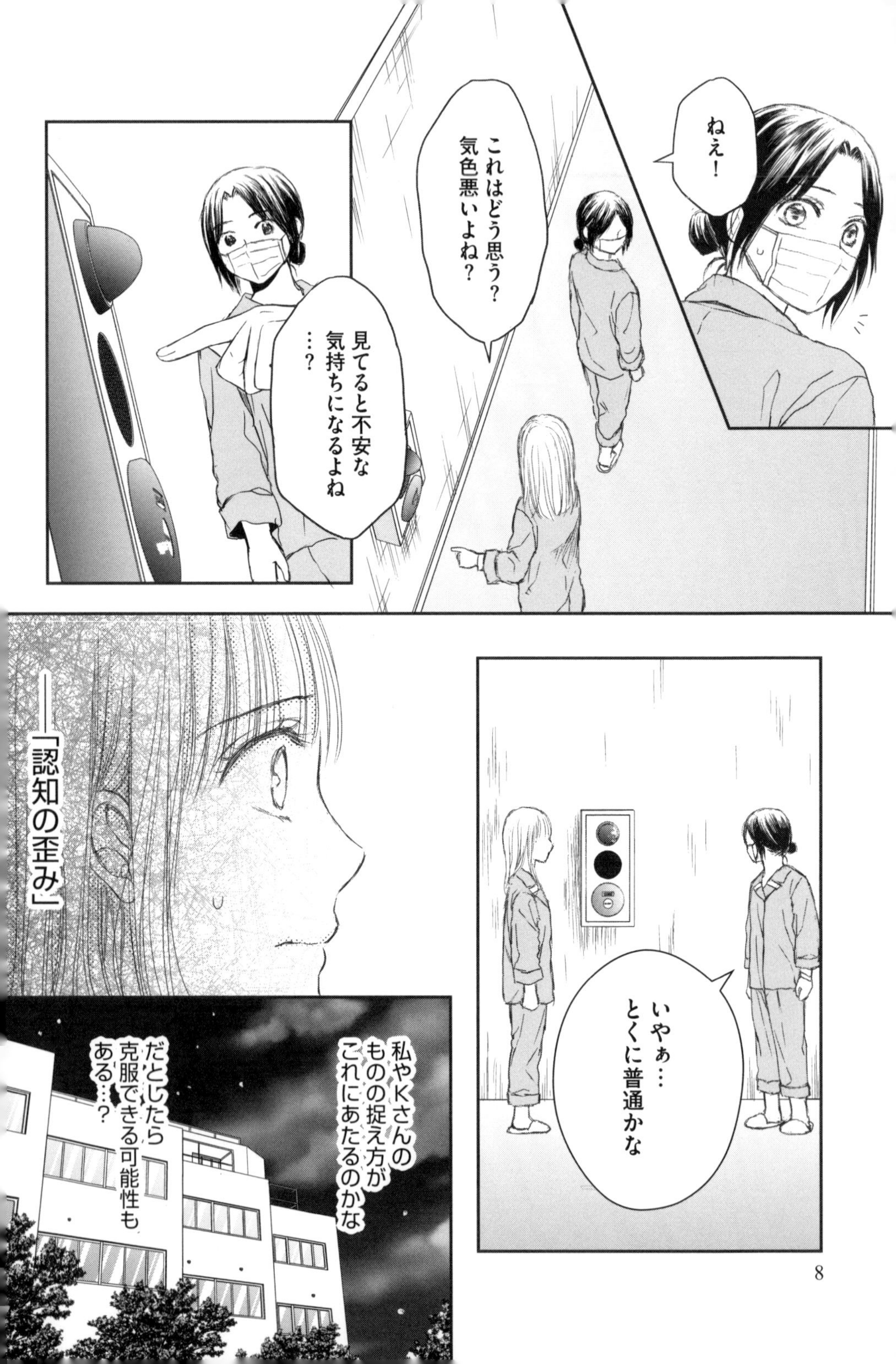
ねえ！
これはどう思う？
気色悪いよね？
見てると不安な
気持ちになるよね
…？
いやぁ…
とくに普通かな
――「認知の歪み」
私やKさんの
ものの捉え方が
これにあたるのかな
だとしたら
克服できる可能性も
ある…？

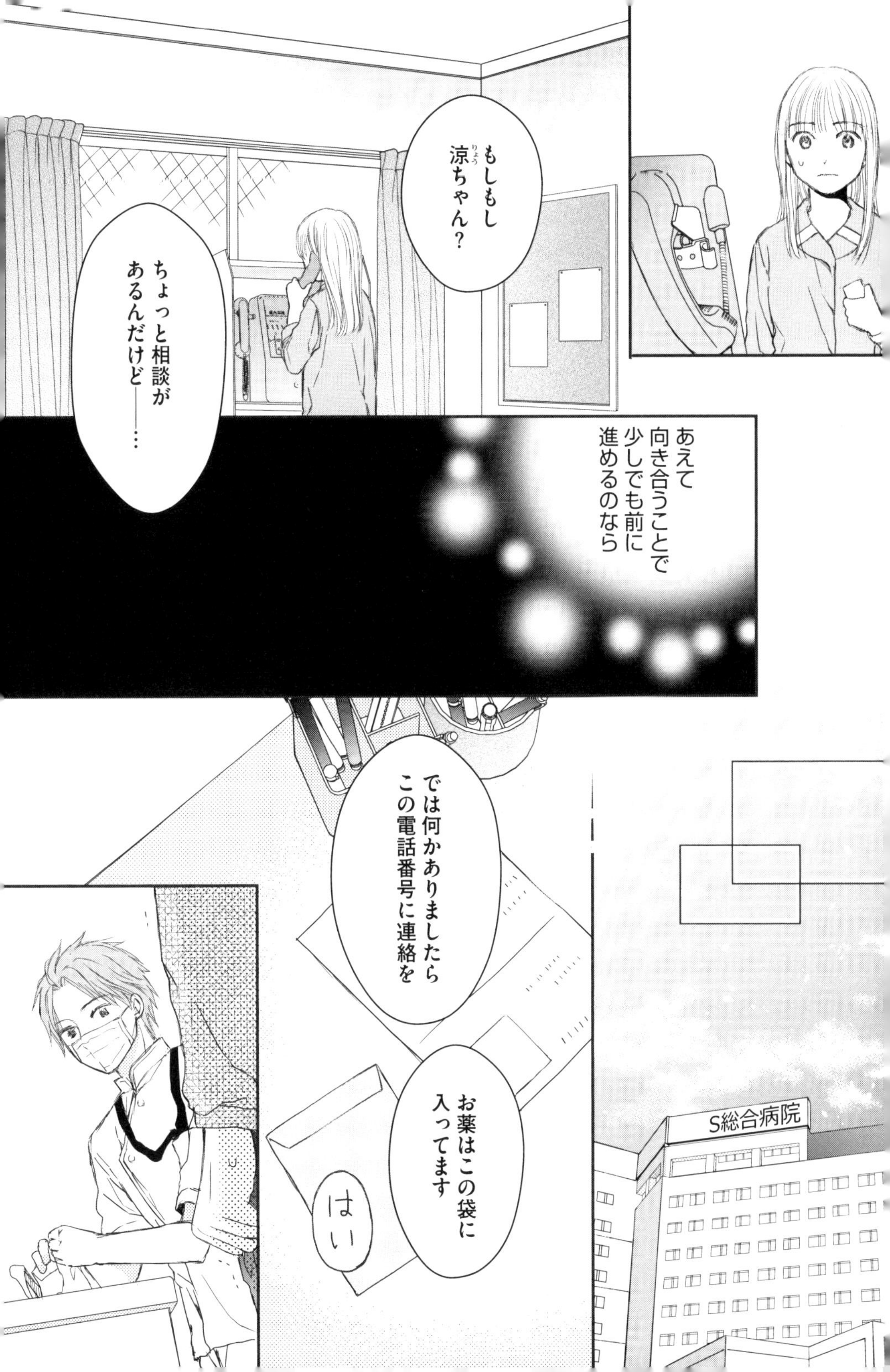
もしもし 涼《りょう》ちゃん？
ちょっと相談が あるんだけど――……
あえて 向き合うことで 少しでも前に 進めるのなら
S総合病院
では何かありましたら この電話番号に連絡を
お薬はこの袋に 入ってます
はい

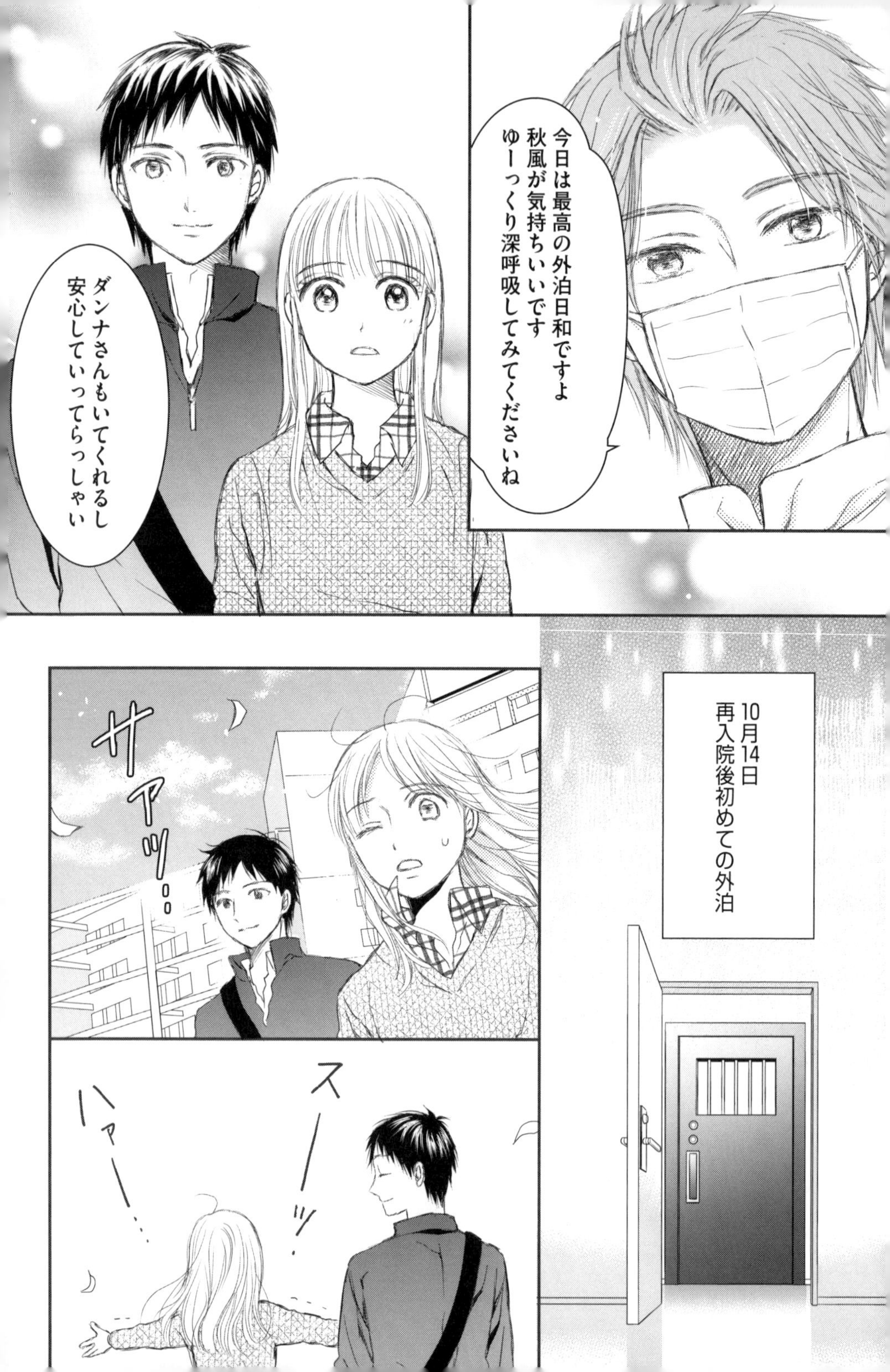
今日は最高の外泊日和ですよ
秋風が気持ちいいです
ゆーっくり深呼吸してみてくださいね
ダンナさんもいてくれるし
安心していってらっしゃい
10月14日
再入院後初めての外泊
サァッ…
スーーッ
ハァーー…

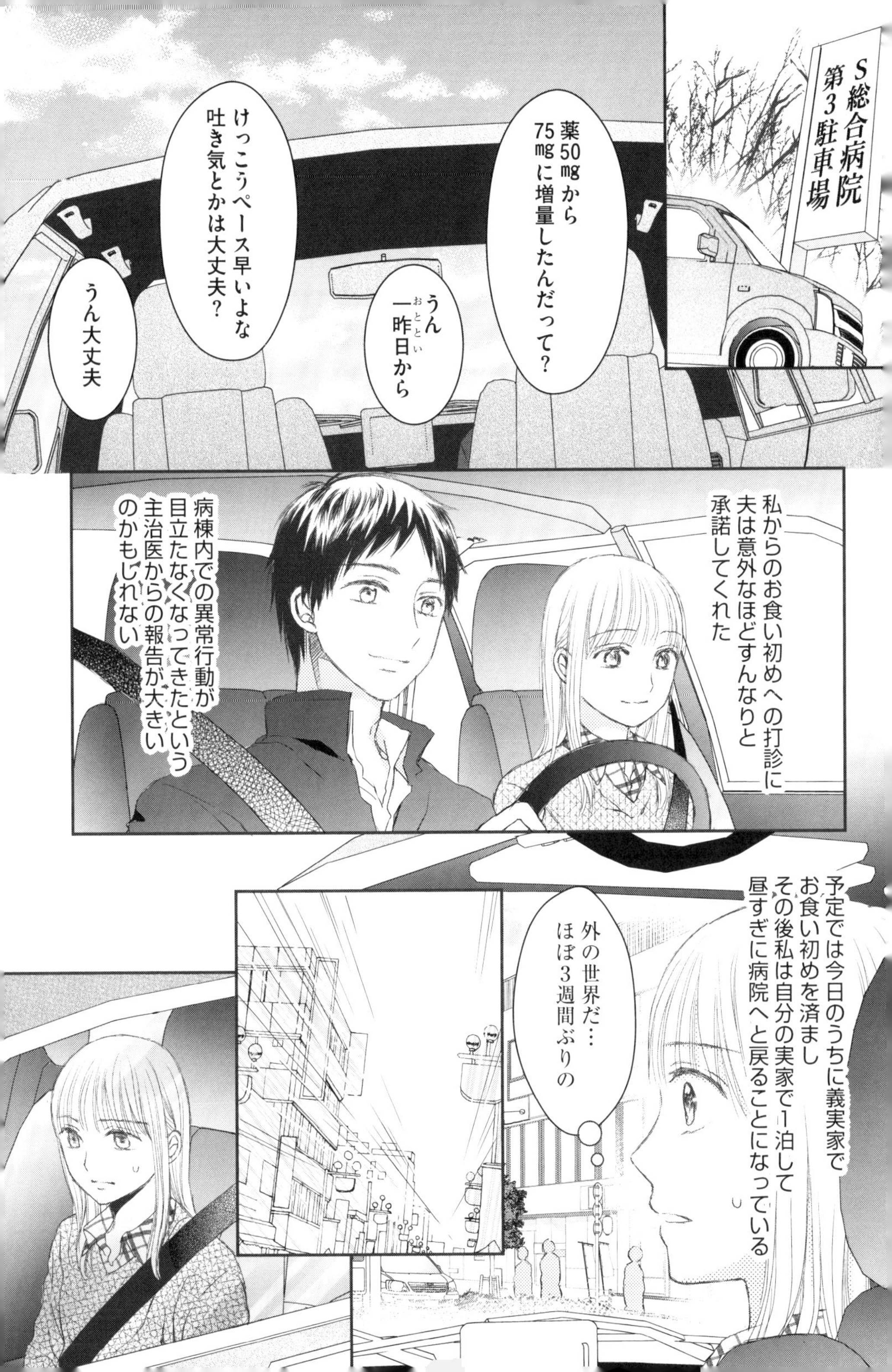
S総合病院
第3駐車場
薬50㎎から
75㎎に増量したんだって?
うん
一昨日《おととい》から
けっこうペース早いよな
吐き気とかは大丈夫?
うん大丈夫
私からのお食い初めへの打診に
夫は意外なほどすんなりと
承諾してくれた
病棟内での異常行動が
目立たなくなってきたという
主治医からの報告が大きい
のかもしれない
予定では今日のうちに義実家で
お食い初めを済まし
その後私は自分の実家で1泊して
昼すぎに病院へと戻ることになっている
外の世界だ…
ほぼ3週間ぶりの

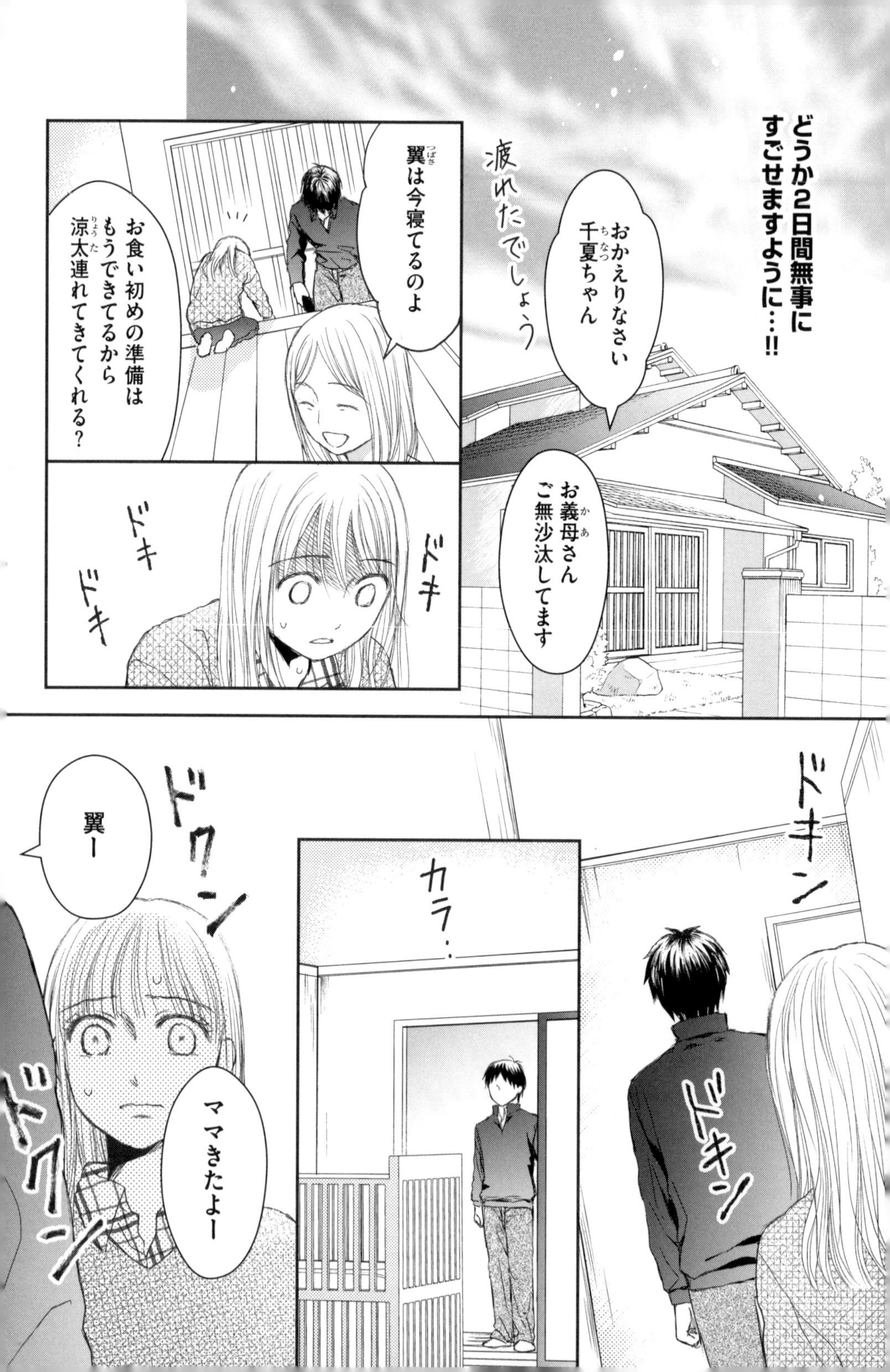

どうか2日間無事にすごせますように…!!
おかえりなさい 千夏《ちなつ》ちゃん
疲れたでしょう
お義母《かあ》さん ご無沙汰してます
翼《つばさ》は今寝てるのよ
お食い初めの準備はもうできてるから涼太《りょうた》連れてきてくれる?
ドキ
ドキ
ドキ
ドキン
カラ…
ドクン
翼ー
ママきたよー
ドキン
ドクン

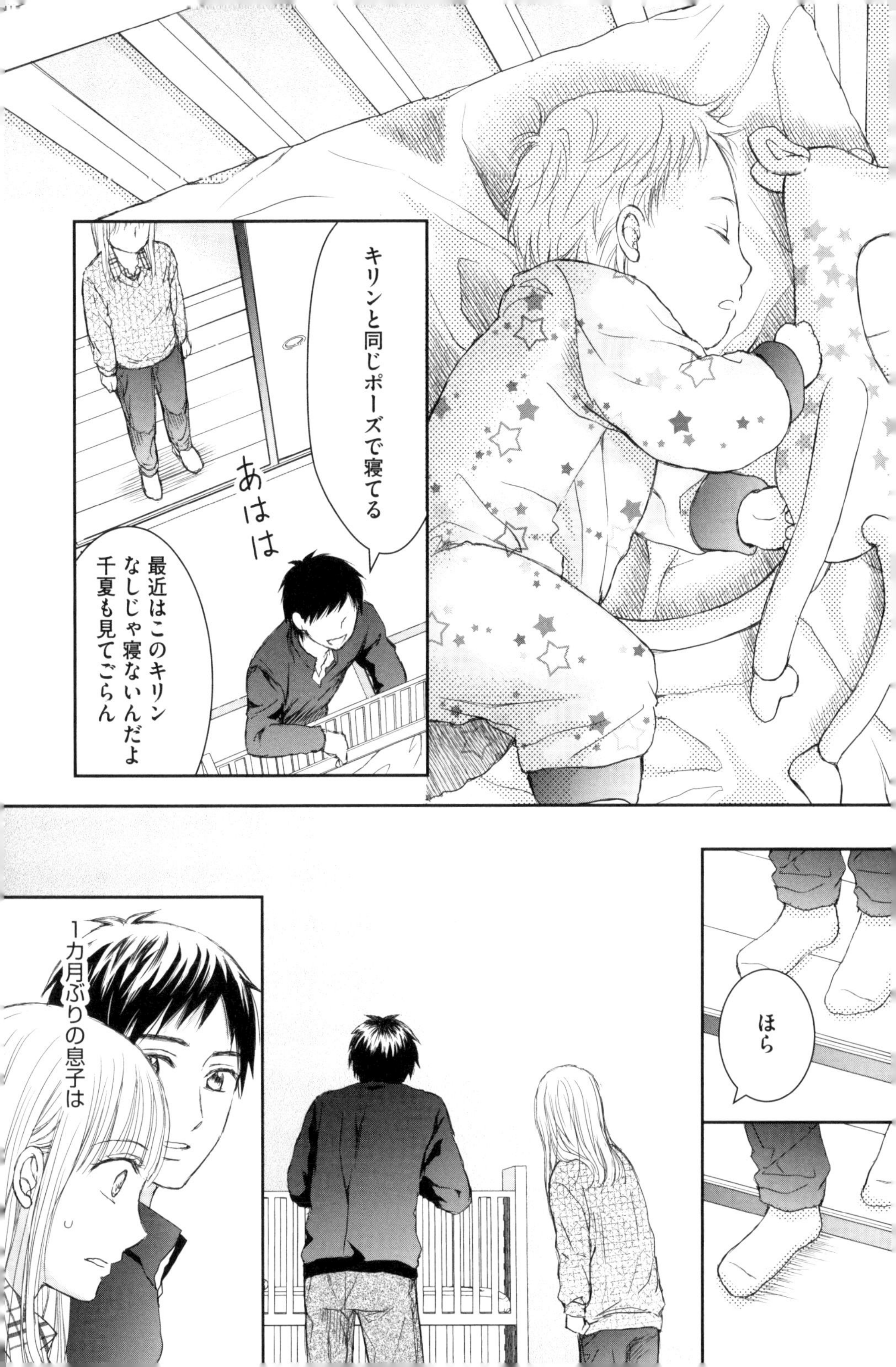
キリンと同じポーズで寝てる
あはは
最近はこのキリンなしじゃ寝ないんだよ
千夏も見てごらん
ほら
1カ月ぶりの息子は

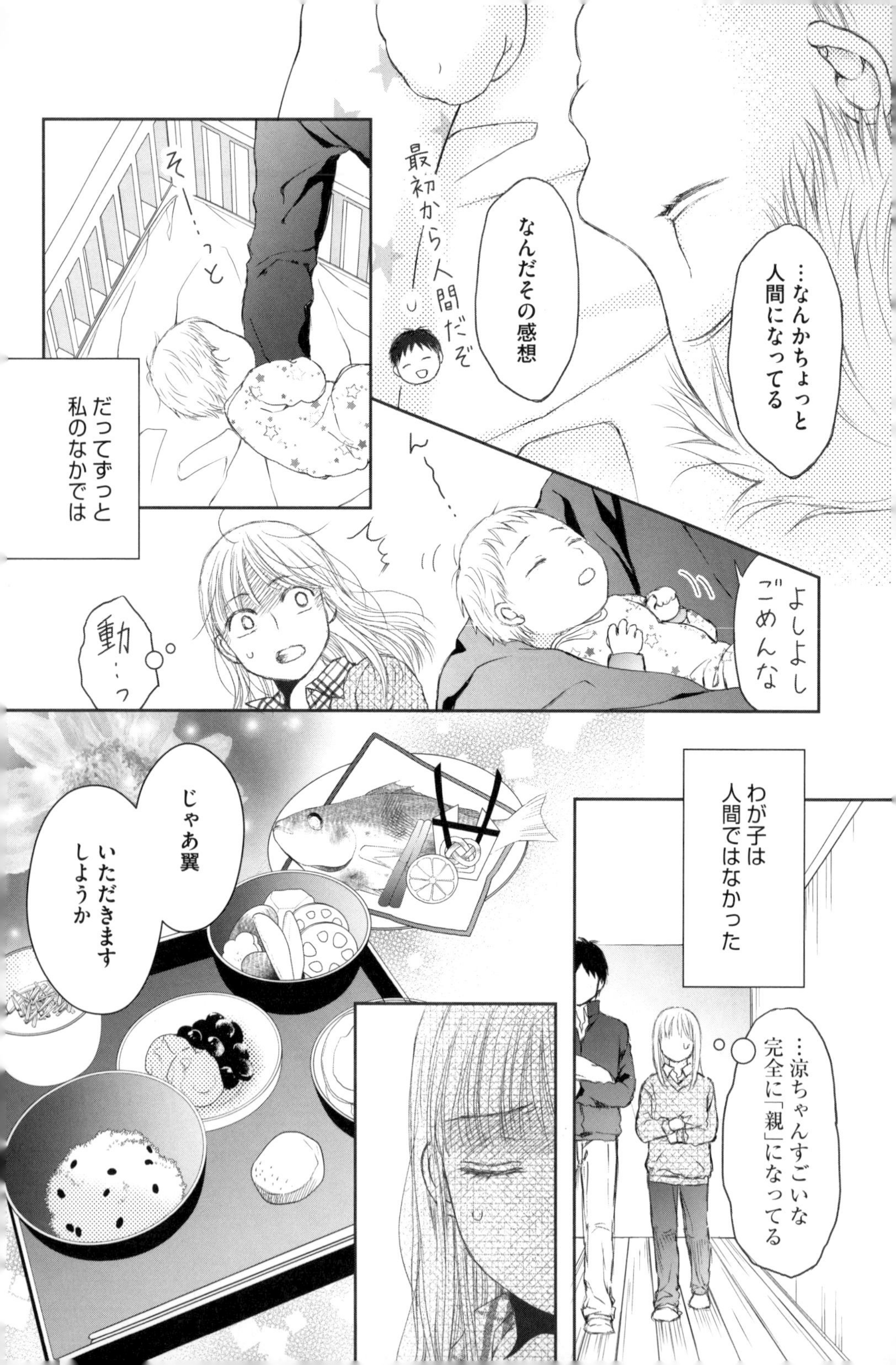
…なんかちょっと人間になってる
なんだその感想
最初から人間だぞ
そ…っと
だってずっと私のなかでは
よしよしごめんな
ん～…
動…っ
わが子は人間ではなかった
…涼ちゃんすごいな完全に「親」になってる
じゃあ翼
いただきますしようか

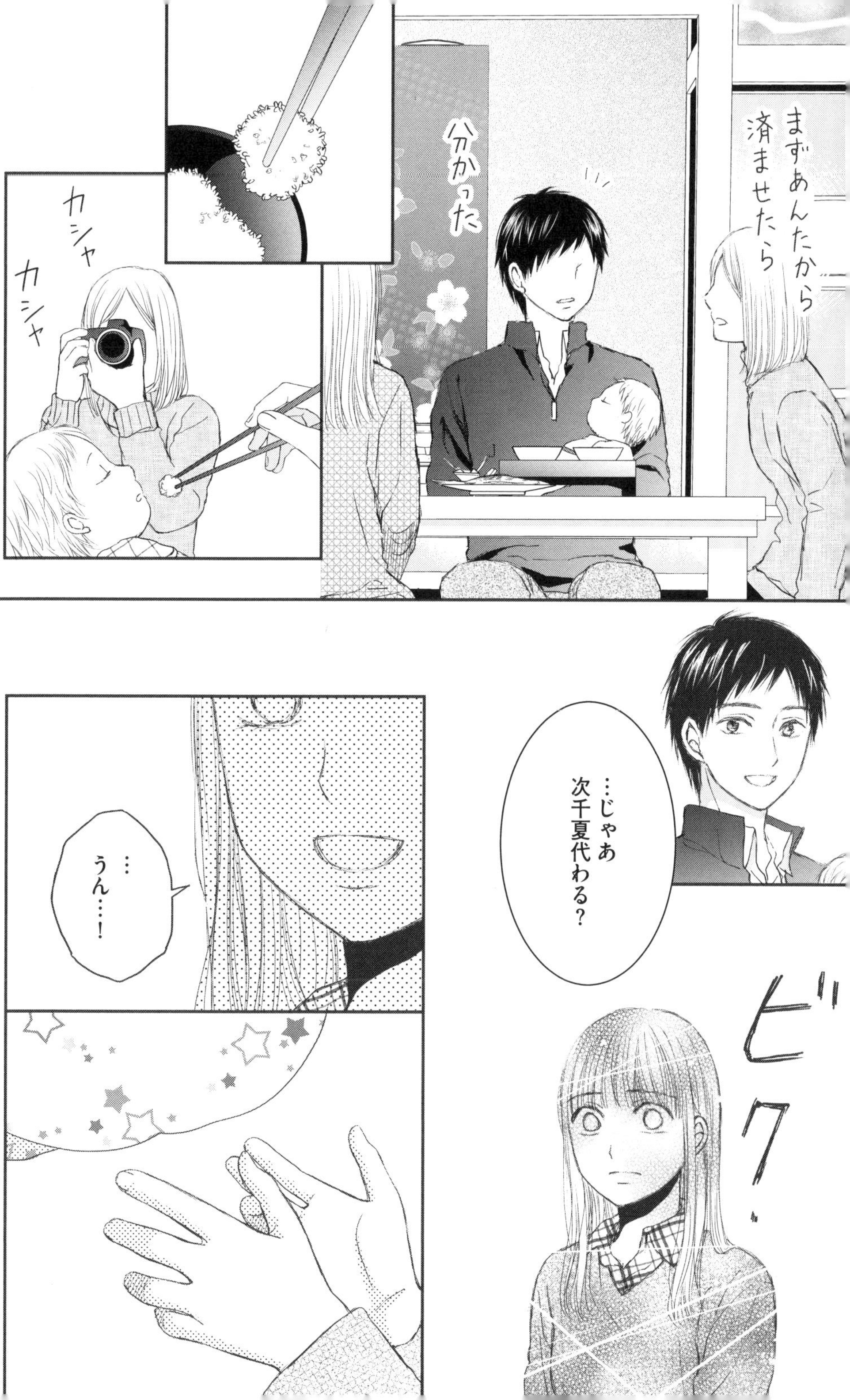
まずあんたから済ませたら
分かった
カシャ
カシャ
…じゃあ次千夏代わる?
ビクッ
…うん…!

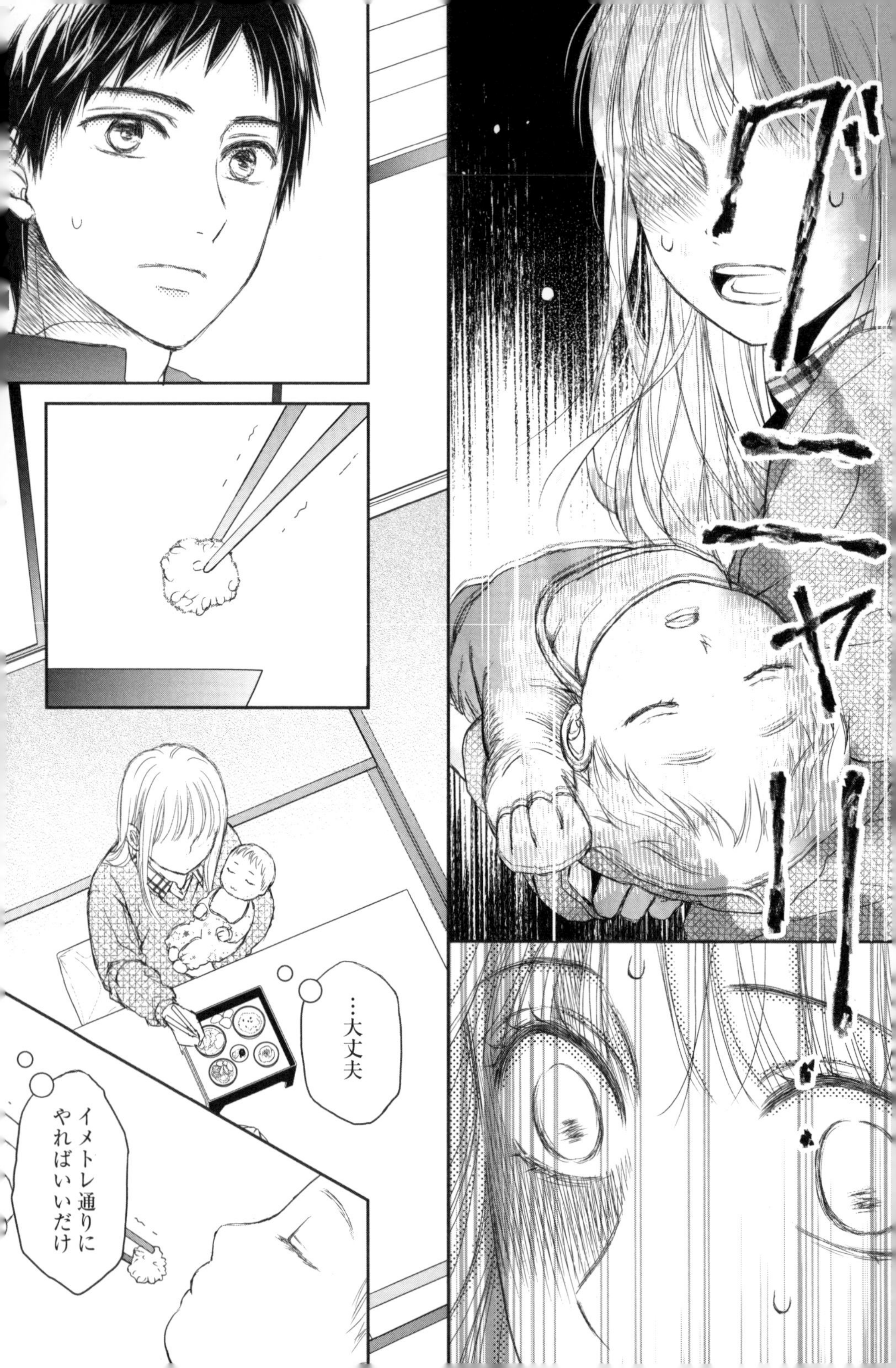
…大丈夫
イメトレ通りにやればいいだけ

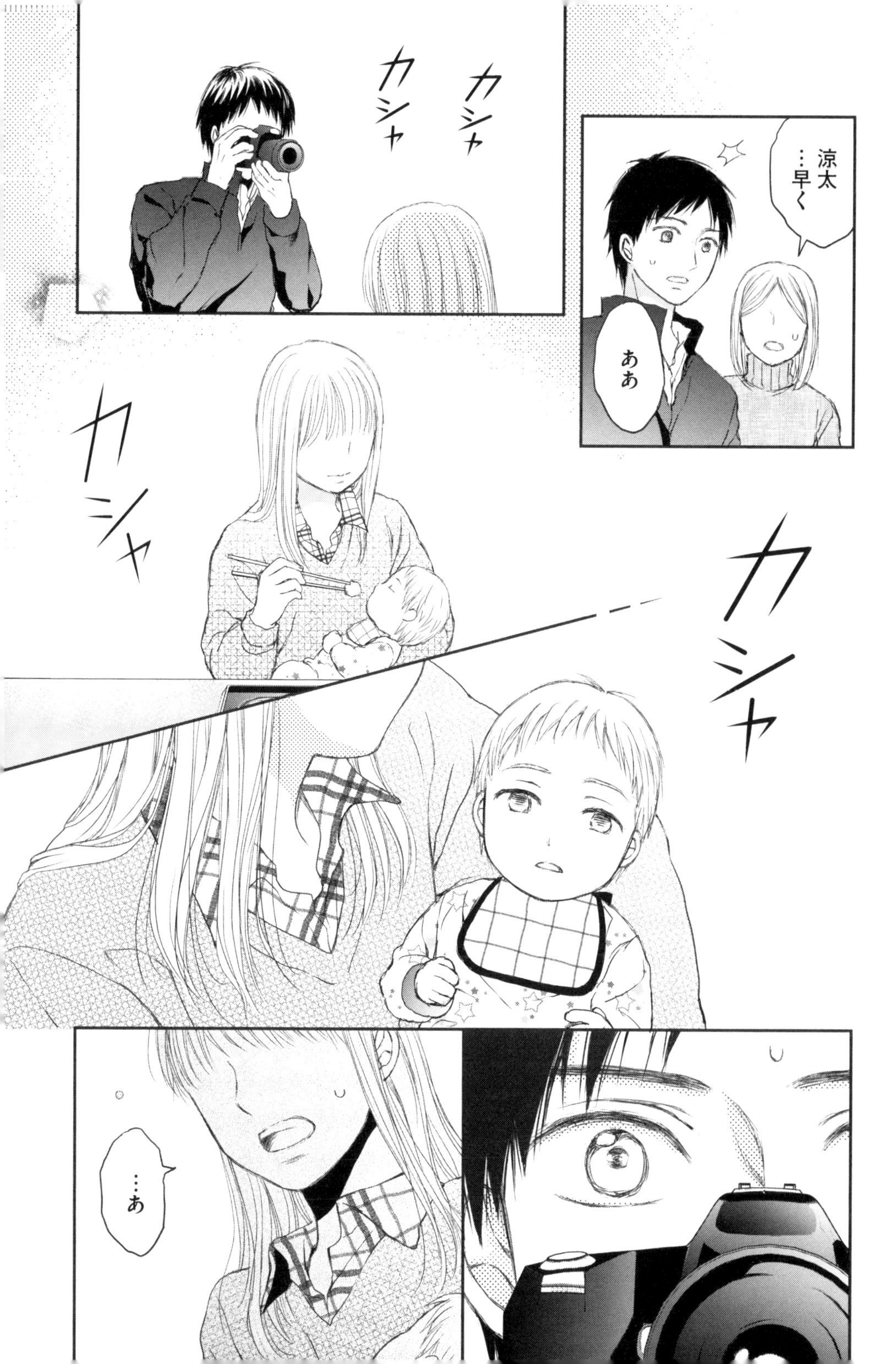

カシャ
カシャ
涼太…早く
ああ
カシャ
カシャ
…あ

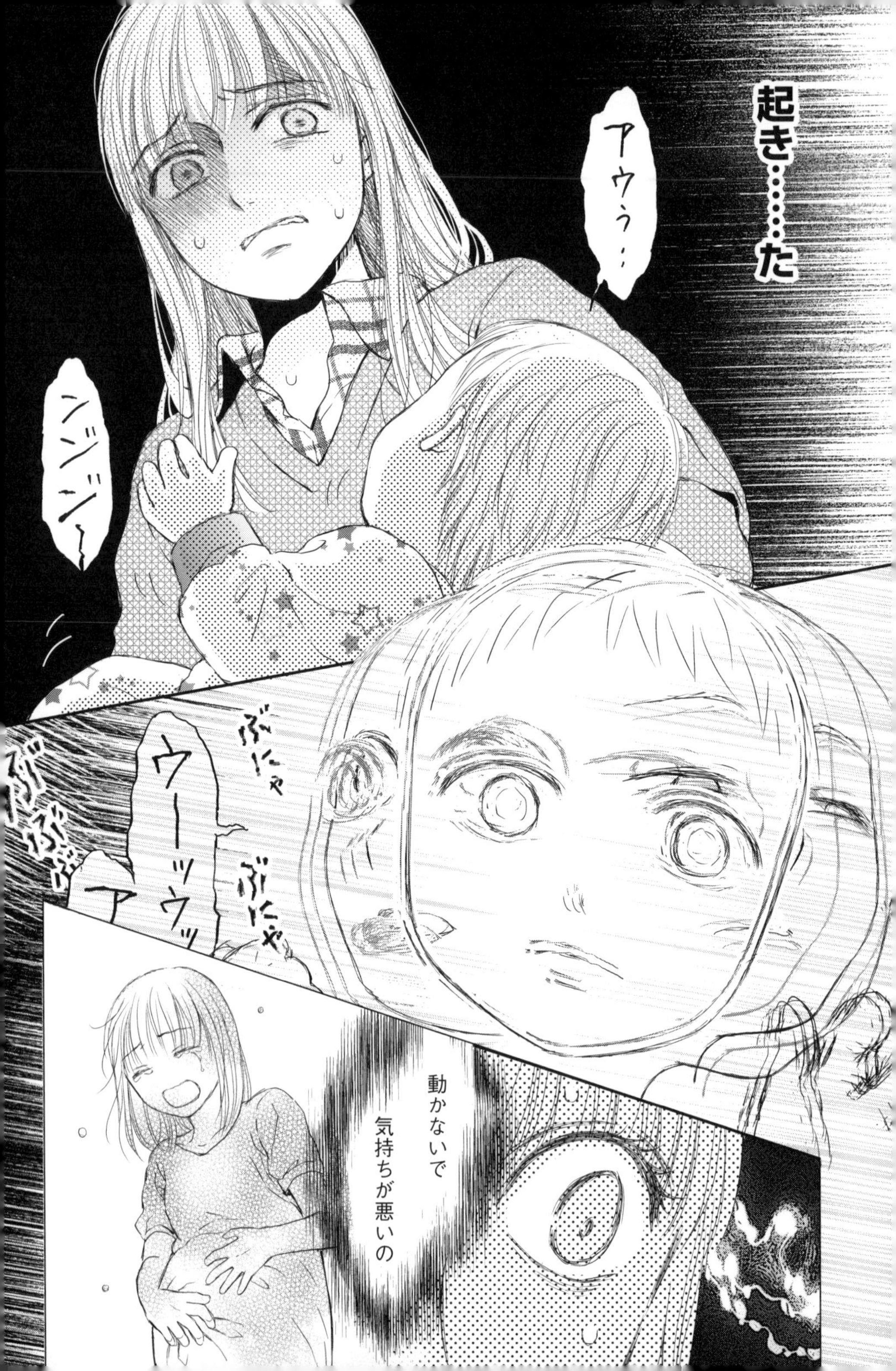
起き……た
アウぅ……
ンジジジ〜〜
ぶにゃ
ぶにゃ
ウーッウッ
ア
ぶぶぶ
動かないで
気持ちが悪いの

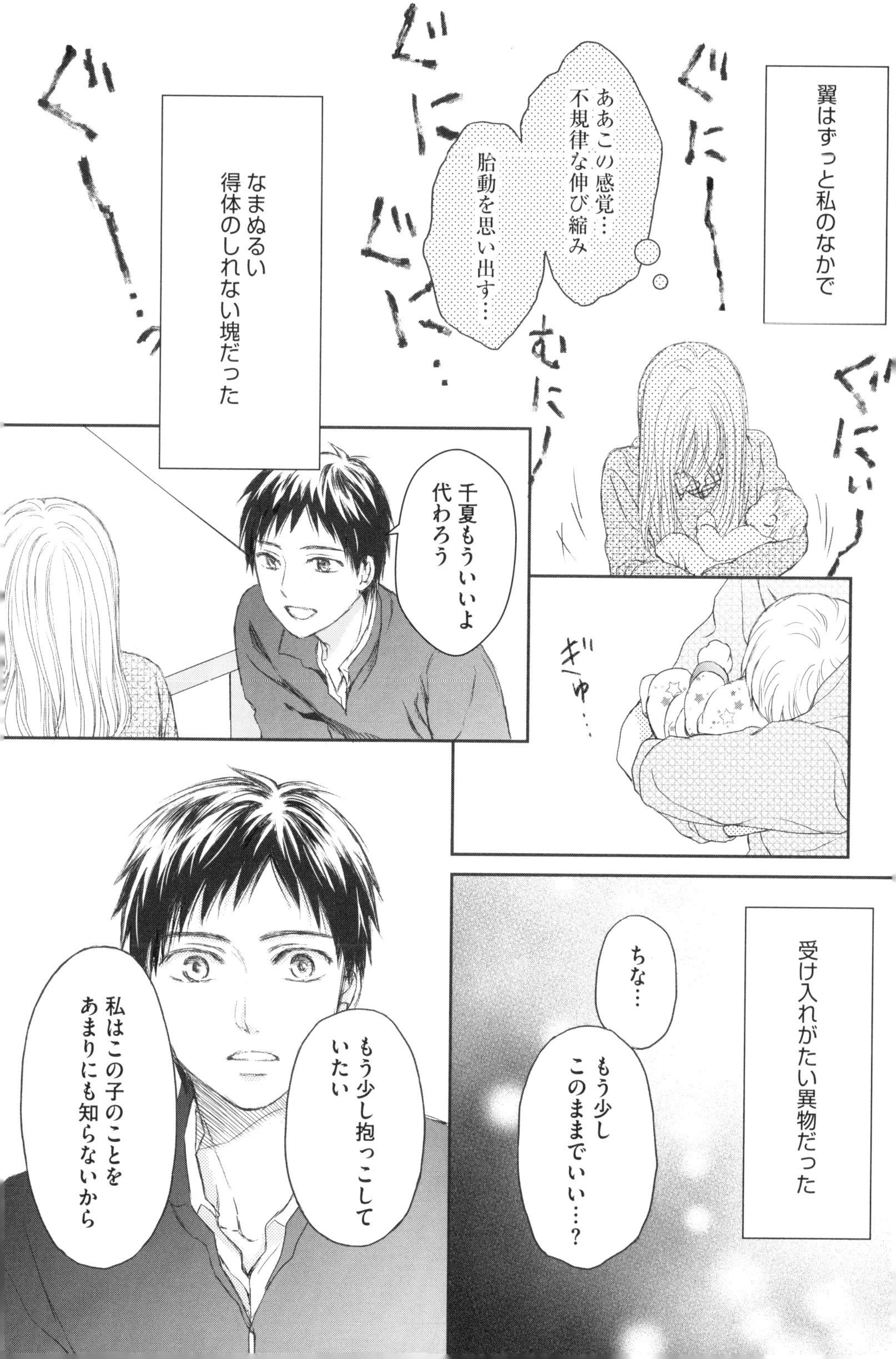

翼はずっと私のなかで
ああこの感覚…
不規則な伸び縮み
胎動を思い出す…
なまぬるい
得体のしれない塊だった
千夏もういいよ
代わろう
ぎゅ…
受け入れがたい異物だった
ちな…
もう少し
このままでいい…？
もう少し抱っこしていたい
私はこの子のことを
あまりにも知らないから

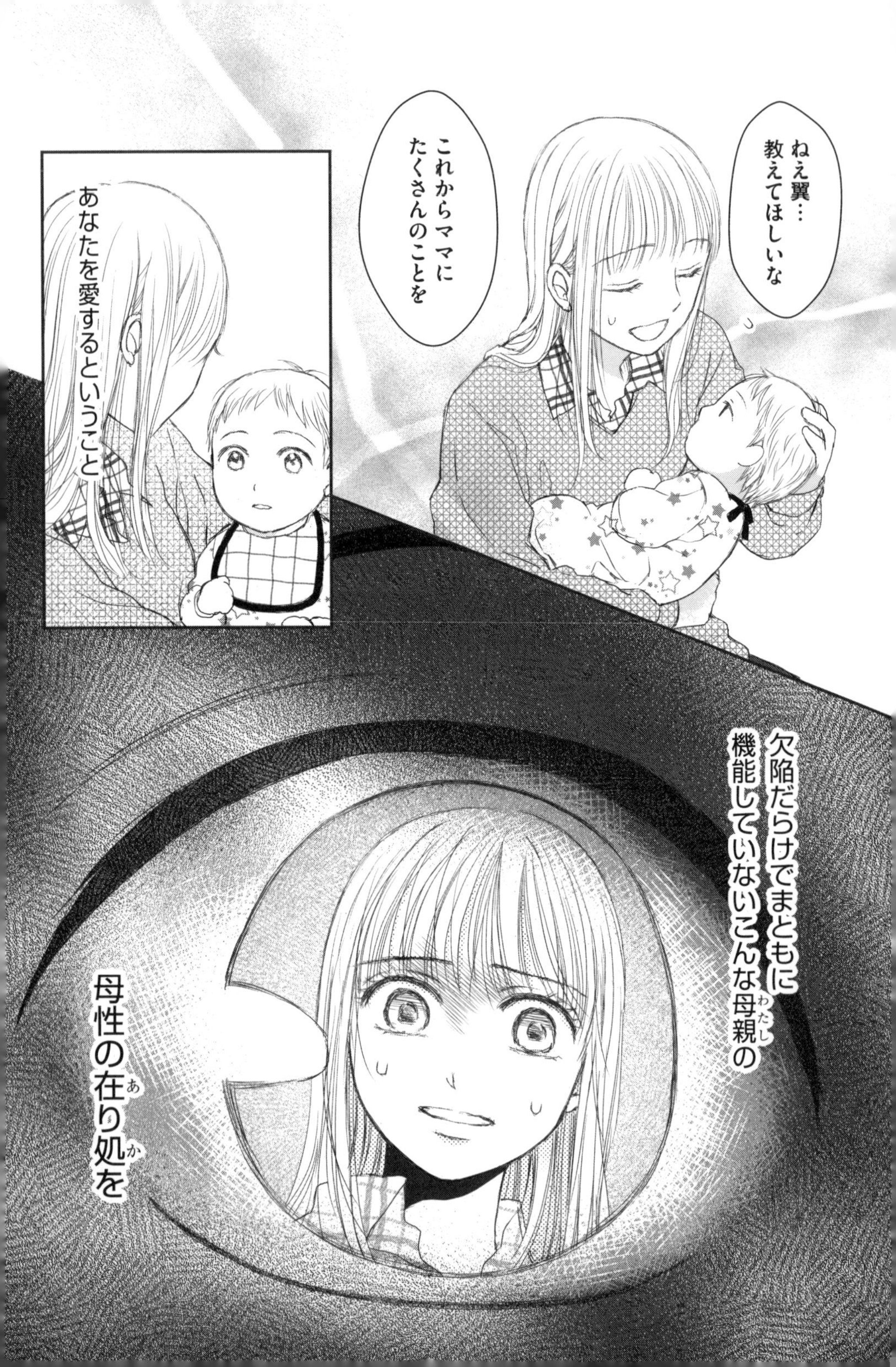
ねえ翼…
教えてほしいな
これからママに
たくさんのことを
あなたを愛するということ
欠陥だらけでまともに
機能していないこんな母親《わたし》の
母性の在《あ》り処《か》を

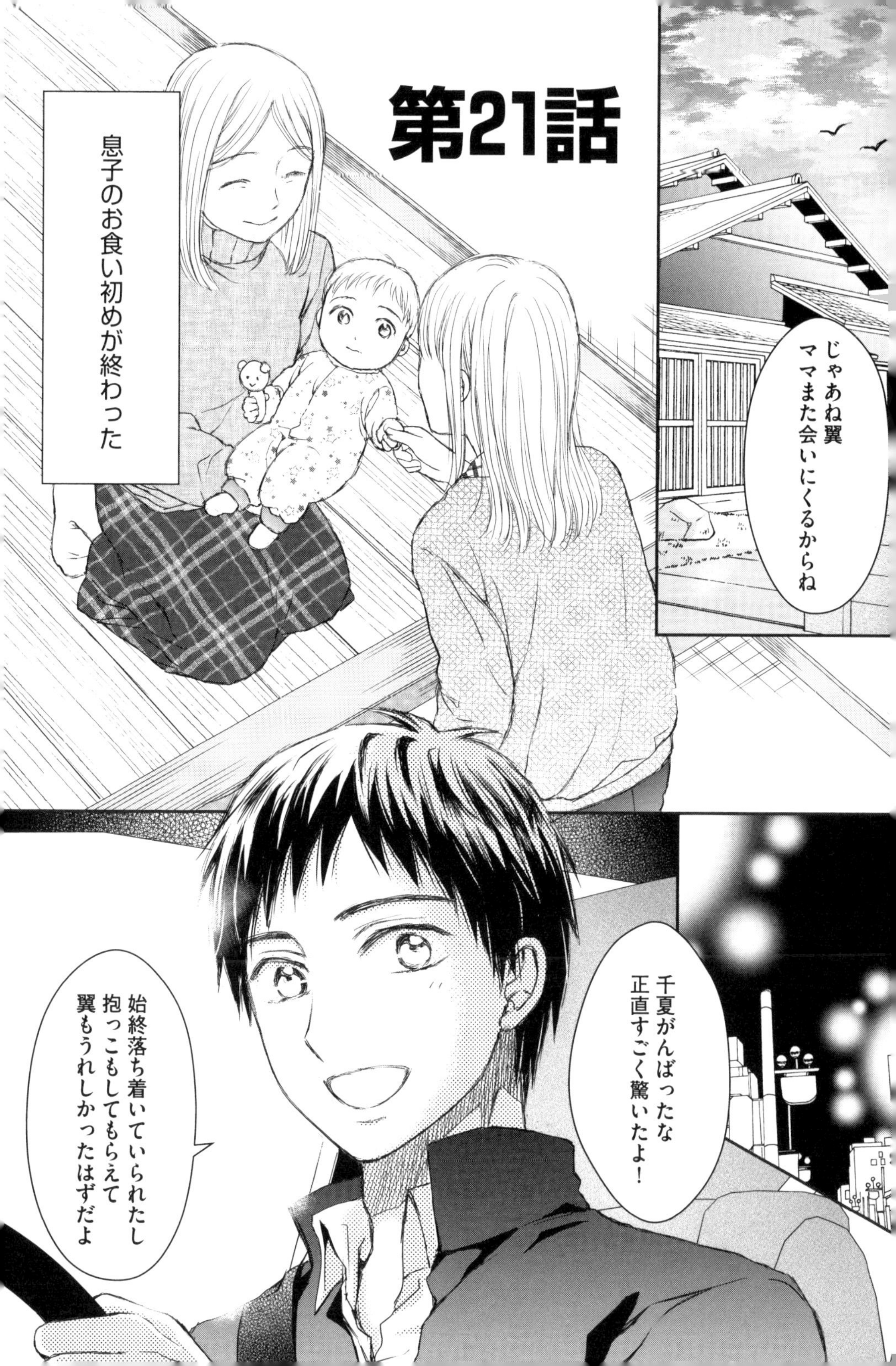

第21話
じゃぁね翼
ママまた会いにくるからね
息子のお食い初めが終わった
千夏がんばったな
正直すごく驚いたよ！
始終落ち着いていられたし
抱っこもしてもらえて
翼もうれしかったはずだよ

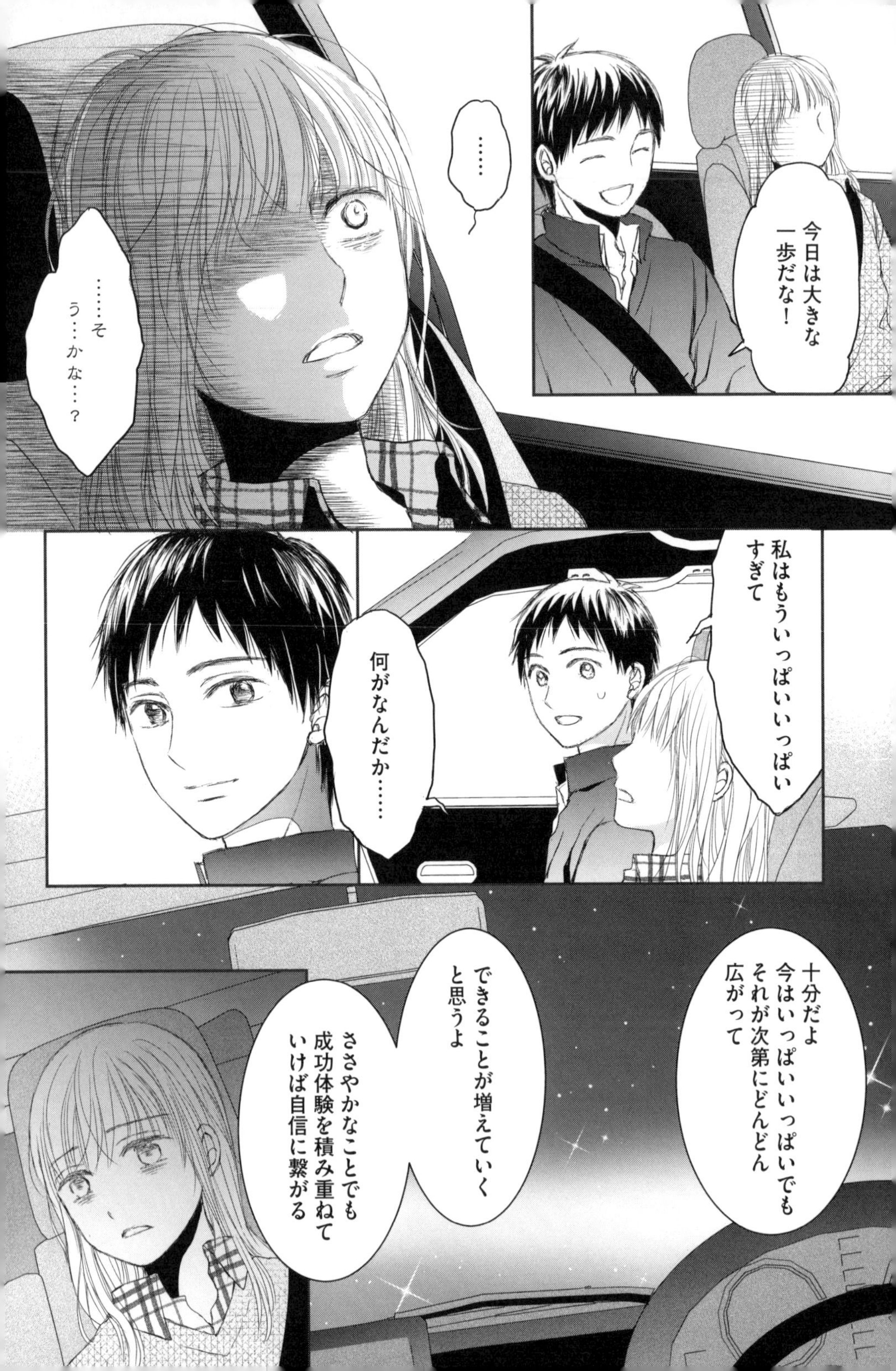
今日は大きな一歩だな！
……
……そう…かな…？
私はもういっぱいいっぱいすぎて
何がなんだか……
十分だよ今はいっぱいいっぱいでもそれが次第にどんどん広がって
できることが増えていくと思うよ
ささやかなことでも成功体験を積み重ねていけば自信に繋がる

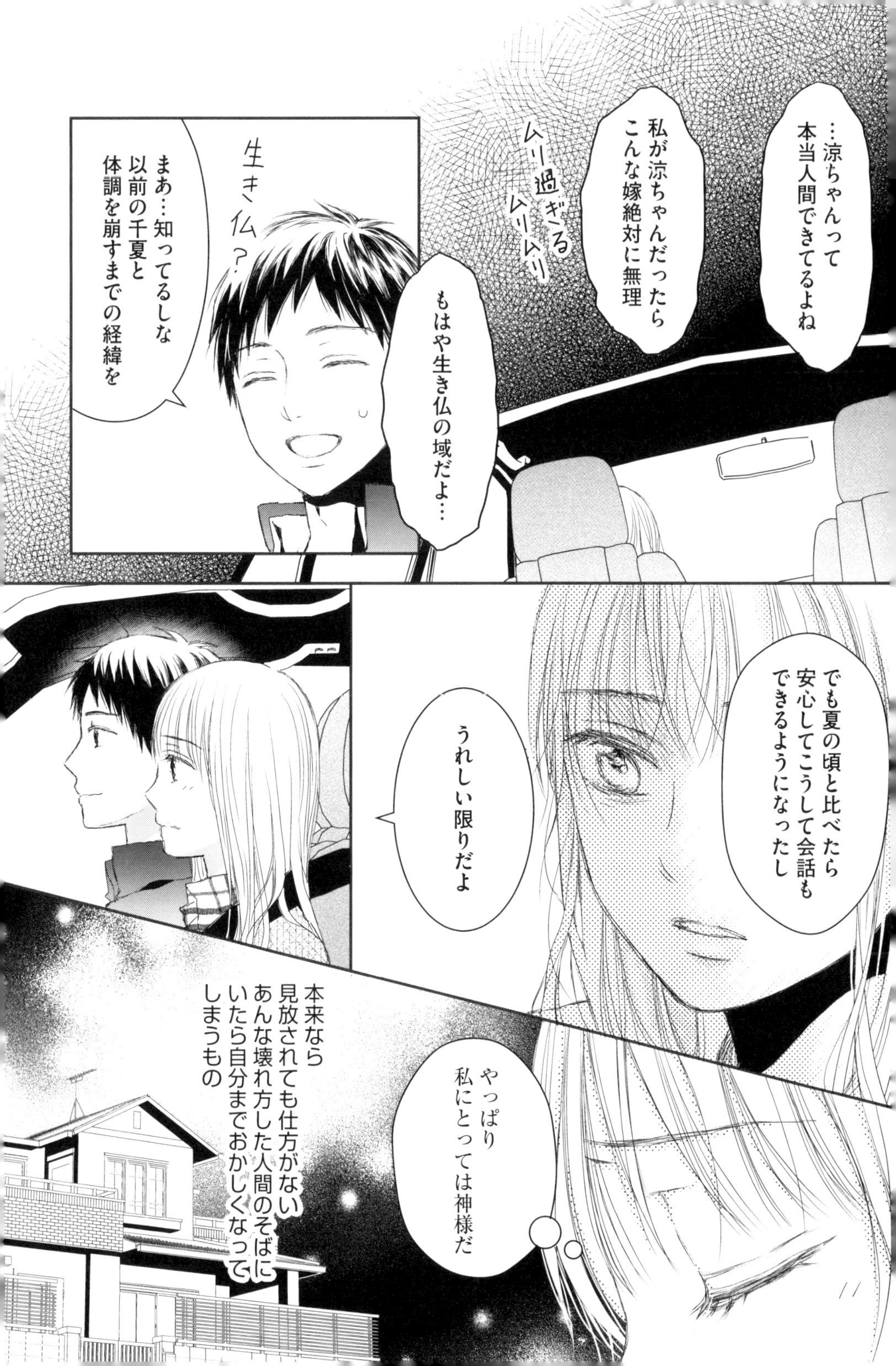
…涼ちゃんって本当人間できてるよね
私が涼ちゃんだったらこんな嫁絶対に無理
ムリ過ぎる ムリムリ
もはや生き仏の域だよ…
生き仏？
まあ…知ってるしな以前の千夏と体調を崩すまでの経緯を
でも夏の頃と比べたら安心してこうして会話もできるようになったし
うれしい限りだよ
やっぱり私にとっては神様だ
本来なら見放されても仕方がないあんな壊れ方した人間のそばにいたら自分までおかしくなってしまうもの

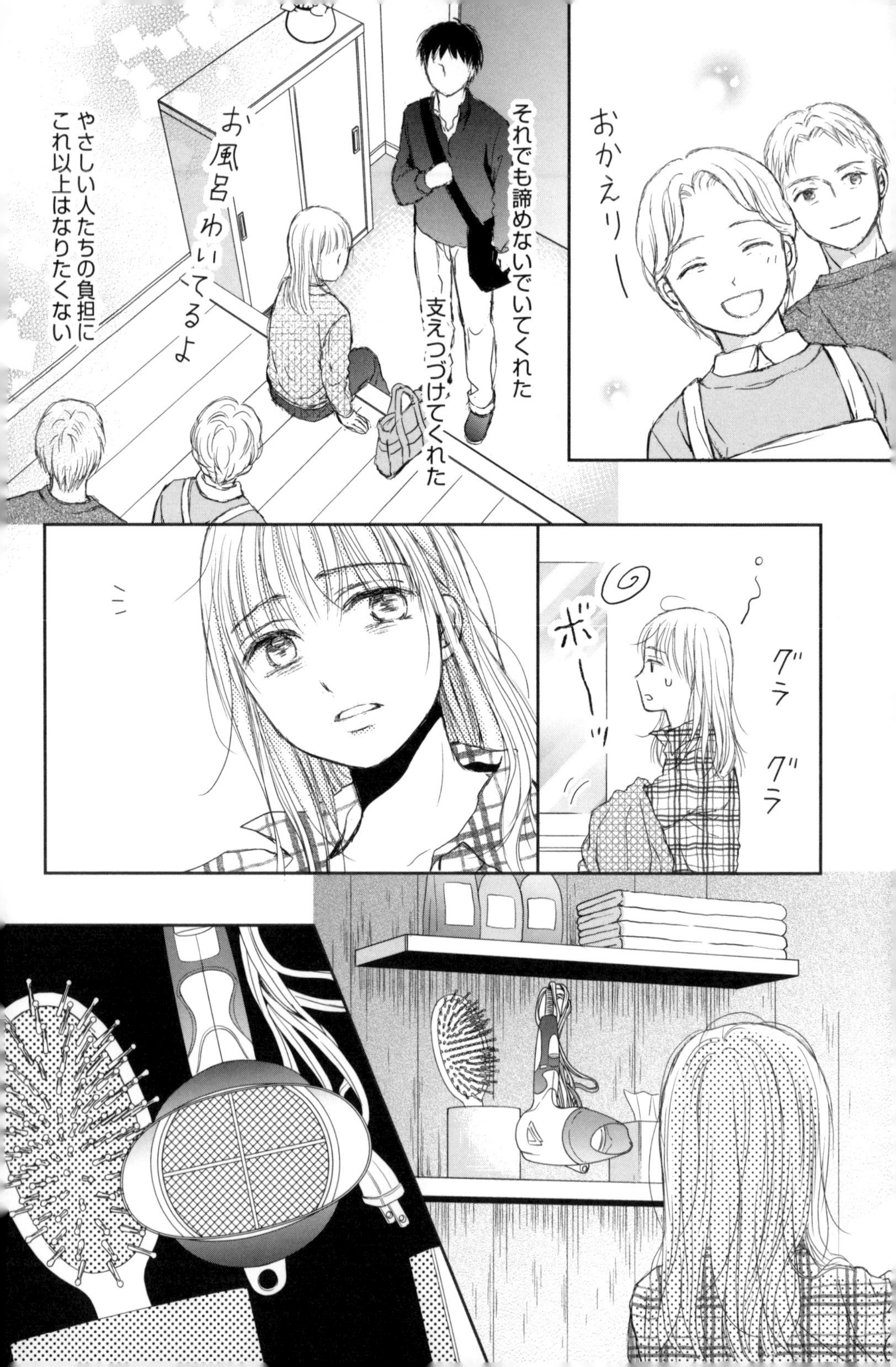
おかえりー
それでも諦めないでいてくれた
支えつづけてくれた
お風呂わいてるよ
やさしい人たちの負担に
これ以上はなりたくない
ボーッ
グラ
グラ

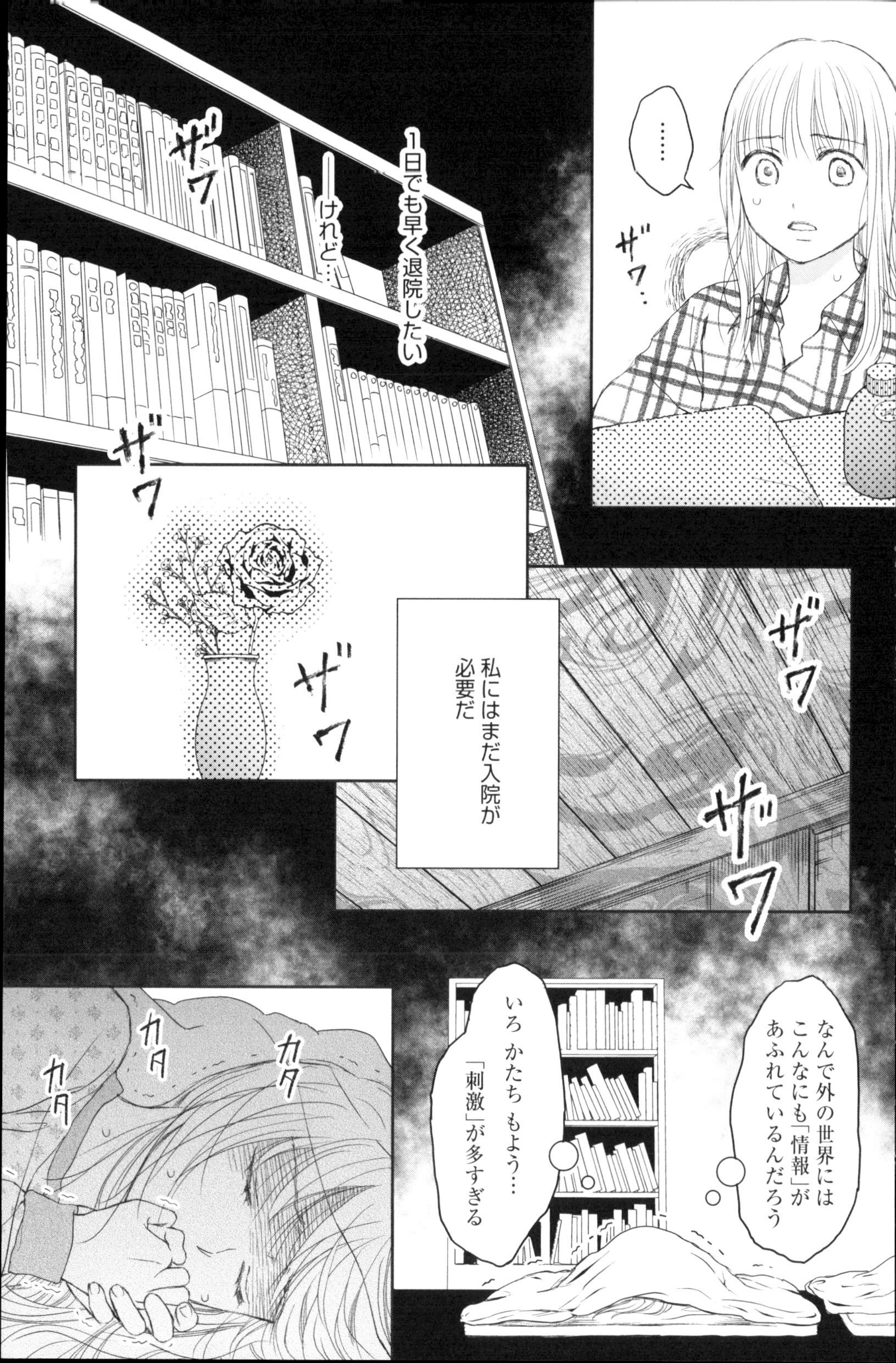
……
ザワ…
1日でも早く退院したい
――けれど…
ザワ
ザワ
ザワ
ザワ
私にはまだ入院が必要だ
ザワ
なんで外の世界にはこんなにも「情報」があふれているんだろう
いろ かたち もよう…「刺激」が多すぎる
カタ
カタ
カタ

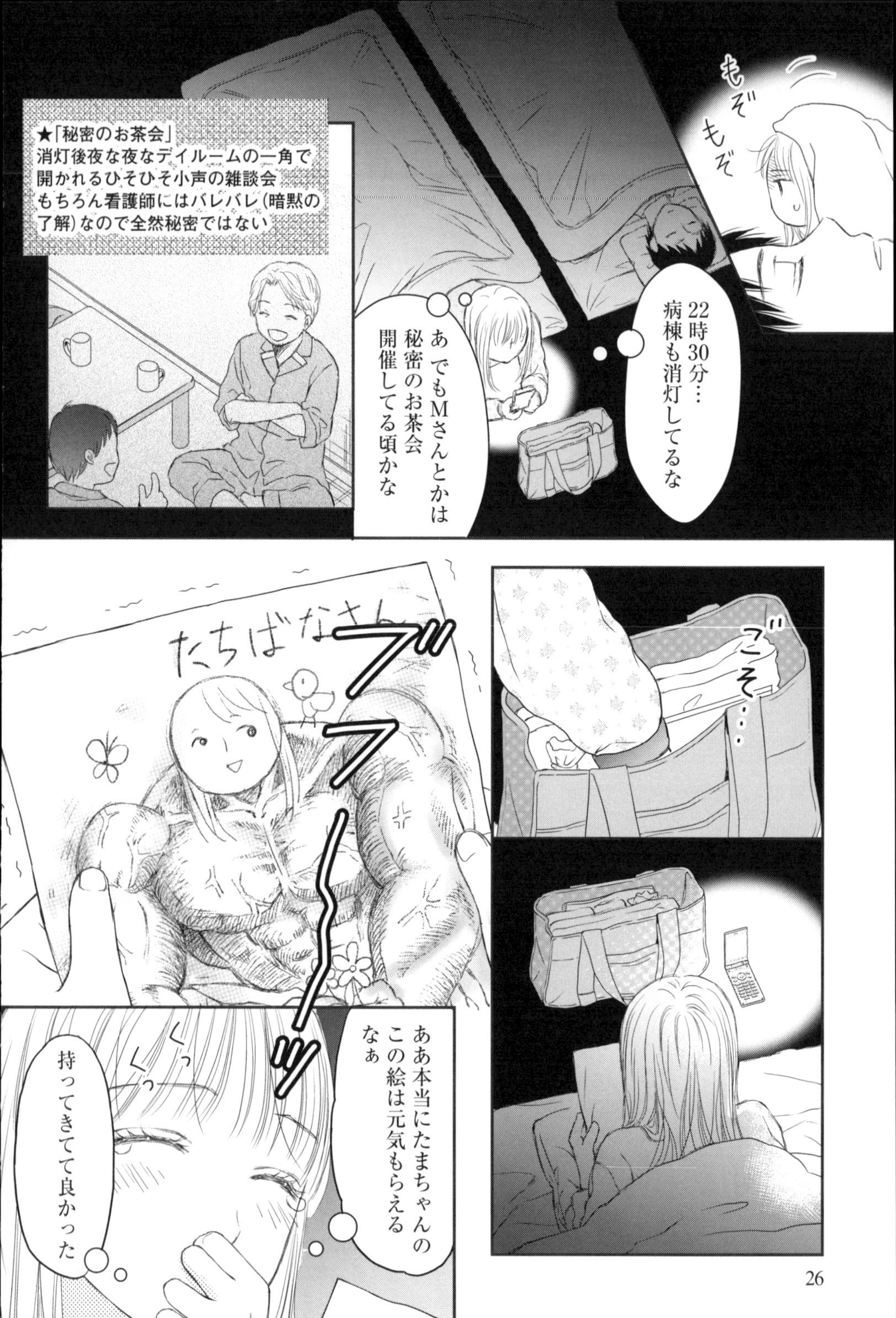
もぞもぞ
22時30分…
病棟も消灯してるな
あでもMさんとかは
秘密のお茶会
開催してる頃かな
★「秘密のお茶会」
消灯後夜な夜なデイルームの一角で
開かれるひそひそ小声の雑談会
もちろん看護師にはバレバレ(暗黙の了解)なので全然秘密ではない
ごそ…
たちばなさん
ブフ――――ッ
ああ本当にたまちゃんの
この絵は元気もらえる
なぁ
くっくっ
持ってきてて良かった

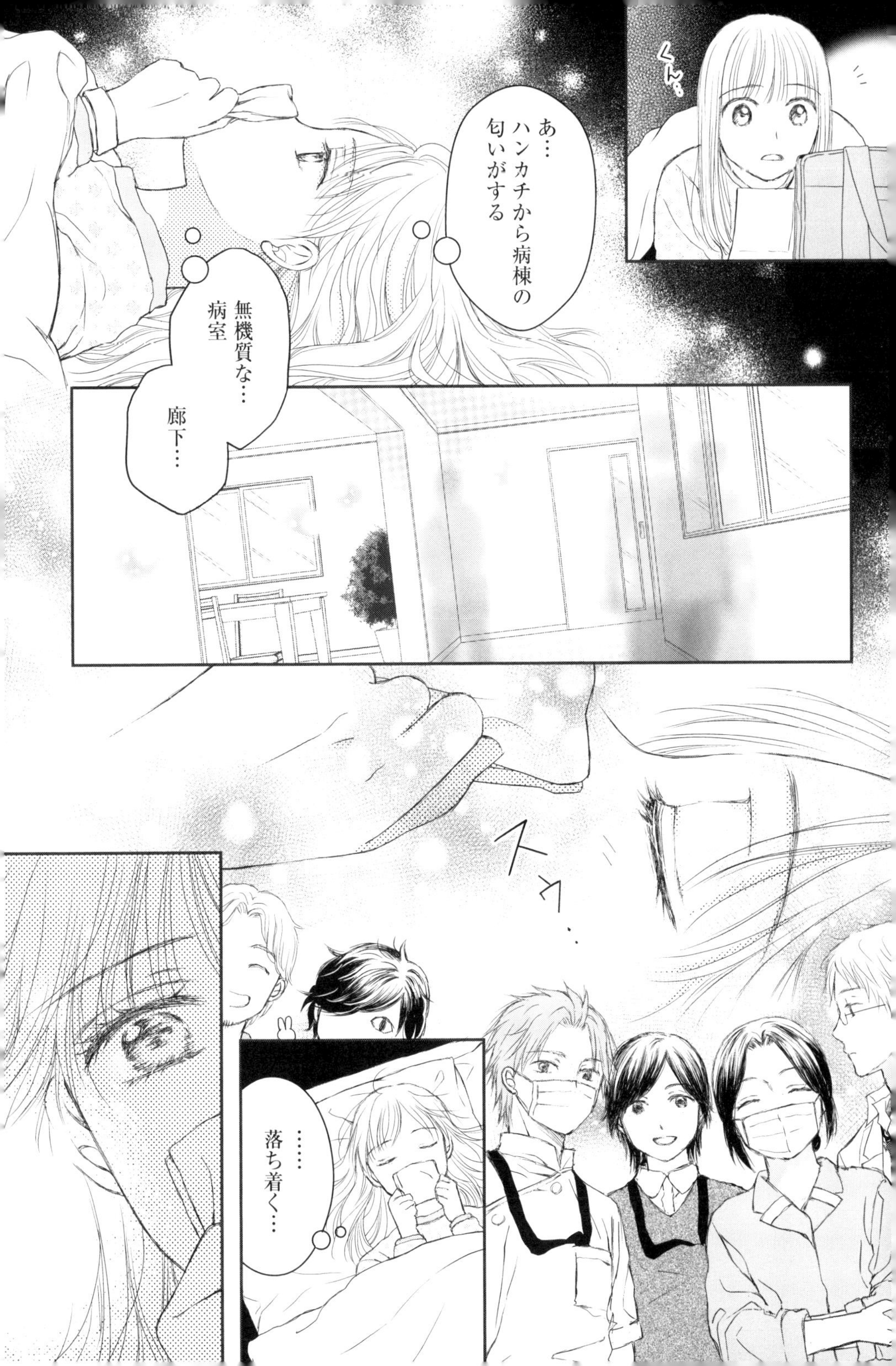
くん…
あ…
ハンカチから病棟の匂いがする
無機質な…
病室
廊下…
スゥ…
……
落ち着く…

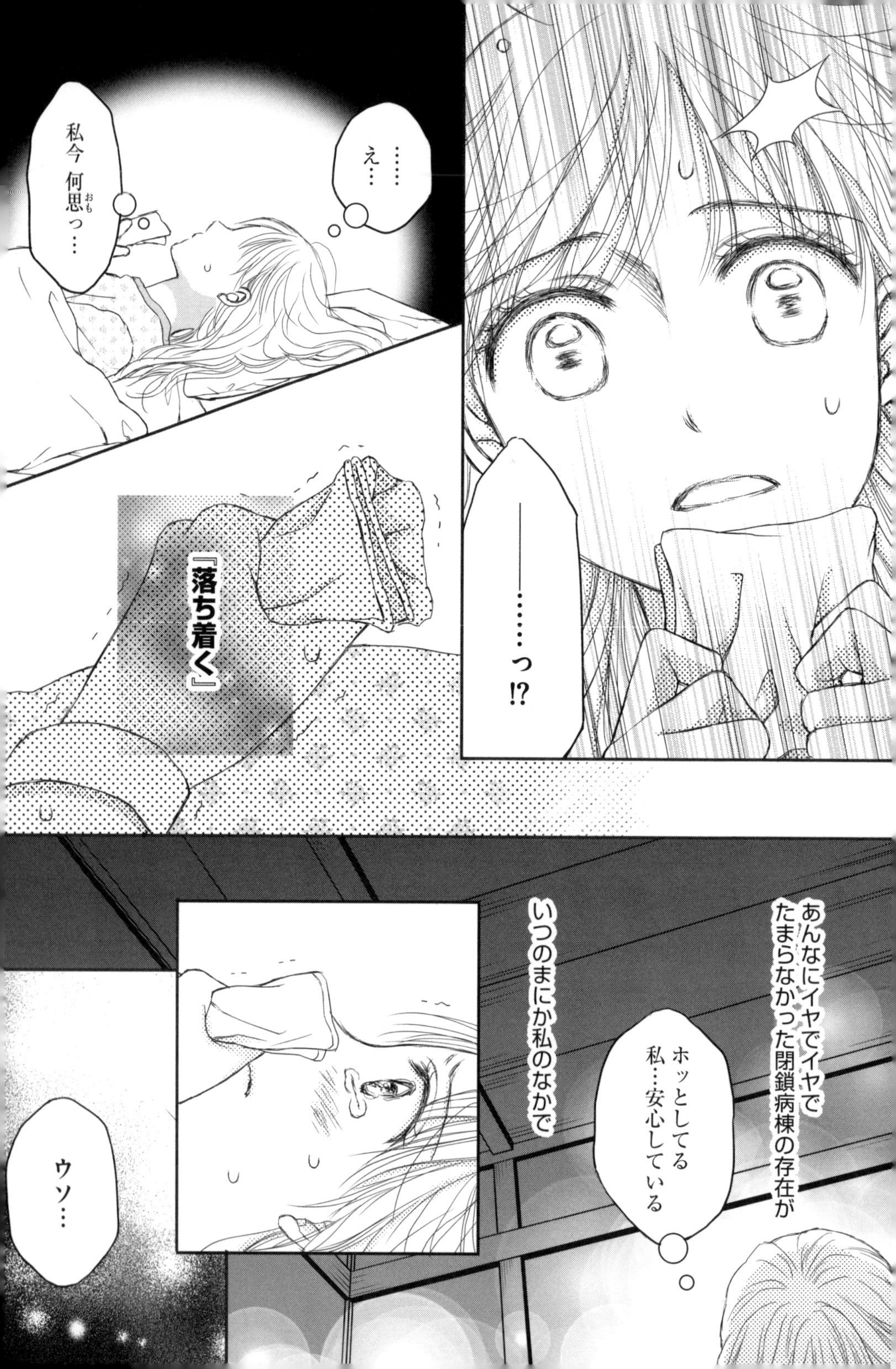
……え…
私今 何思《おも》っ…
『落ち着く』
――……っ!?
あんなにイヤでイヤで
たまらなかった閉鎖病棟の存在が
いつのまにか私のなかで
ホッとしてる
私…安心している
ウソ…

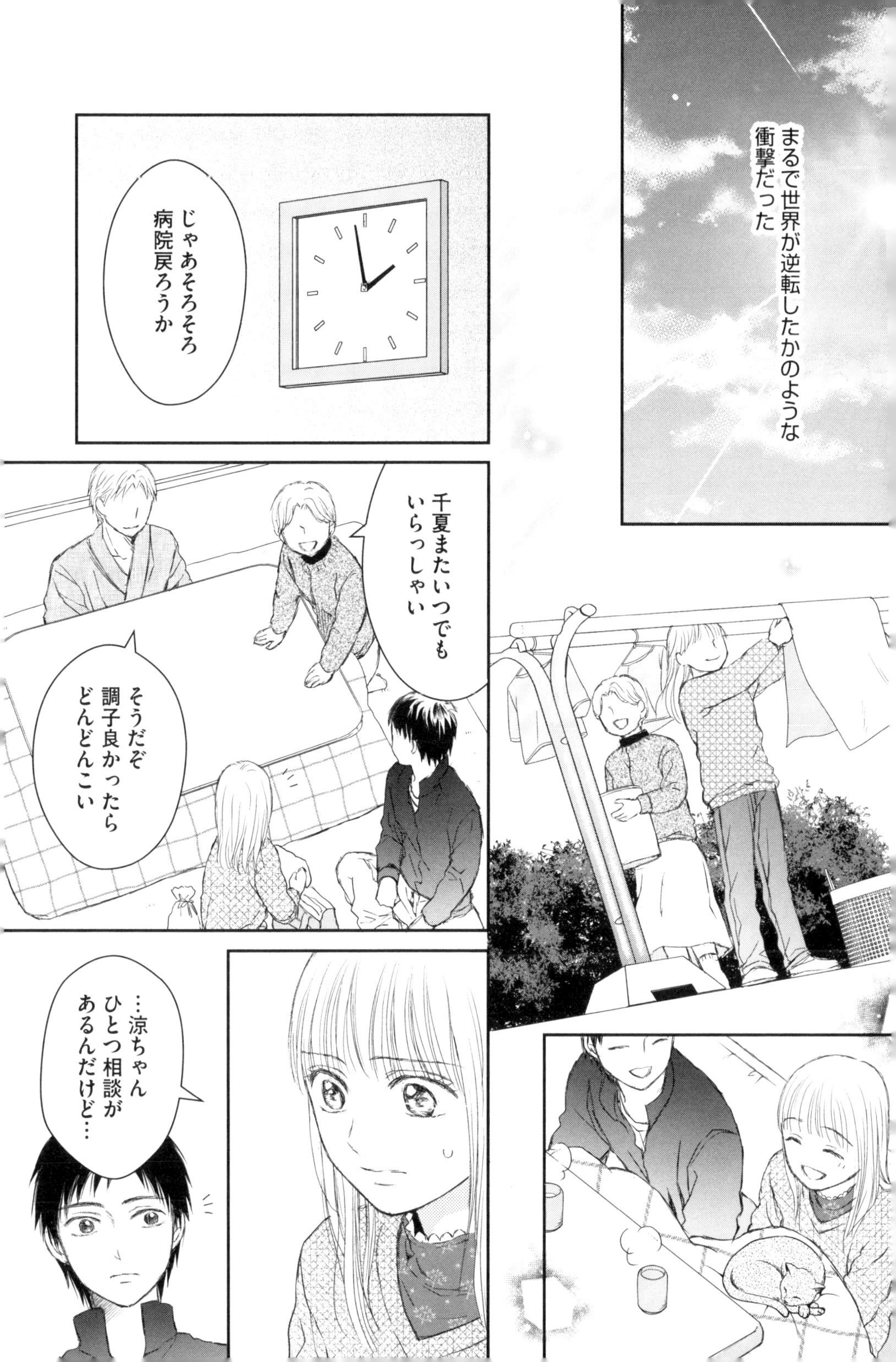
まるで世界が逆転したかのような衝撃だった
じゃあそろそろ病院戻ろうか
千夏またいつでもいらっしゃい
そうだぞ調子良かったらどんどんこい
…涼ちゃんひとつ相談があるんだけど…

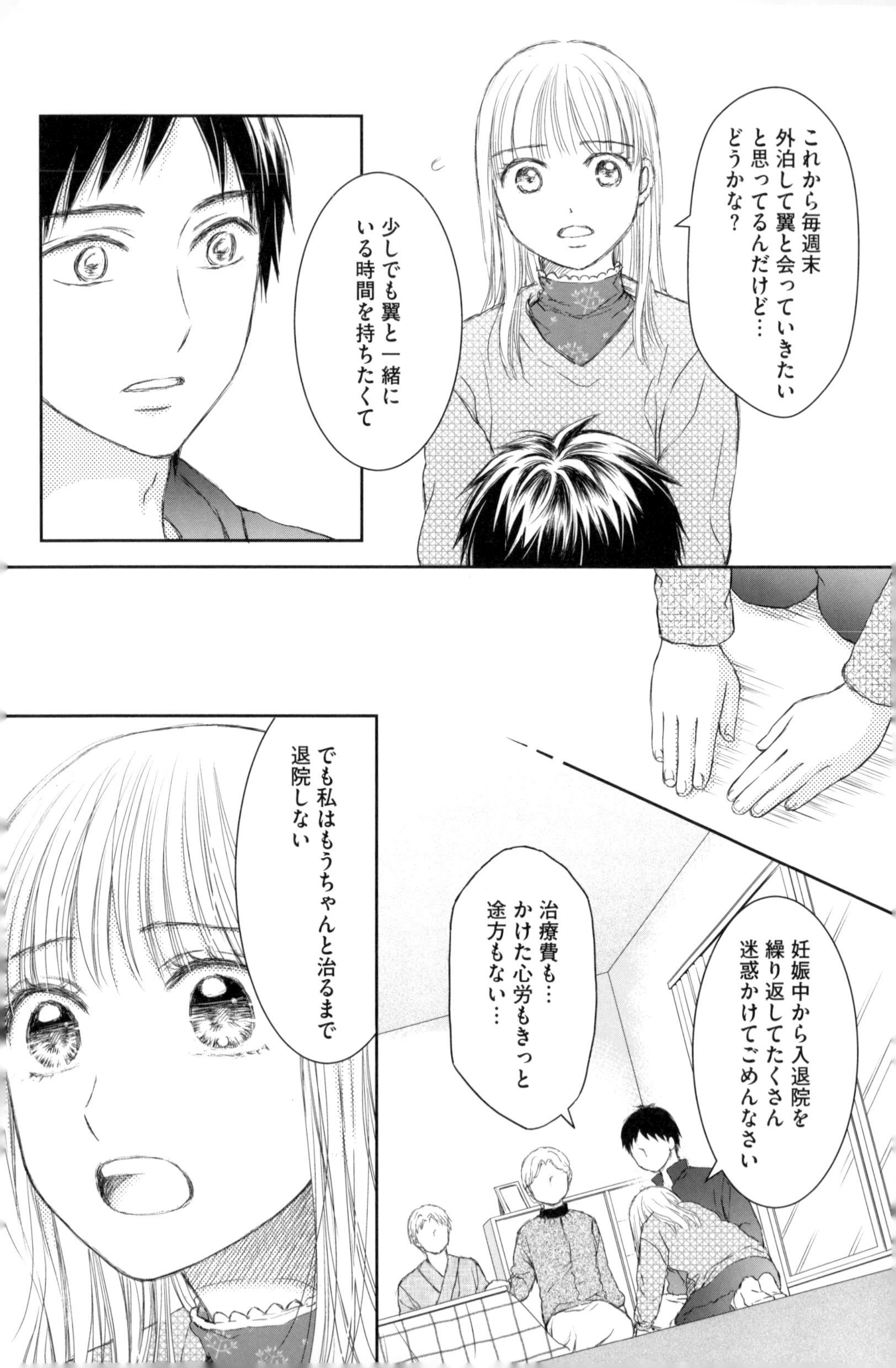
これから毎週末外泊して翼と会っていきたいと思ってるんだけど…どうかな？
少しでも翼と一緒にいる時間を持ちたくて
妊娠中から入退院を繰り返してたくさん迷惑かけてごめんなさい
治療費も…かけた心労もきっと途方もない…
でも私はもうちゃんと治るまで退院しない

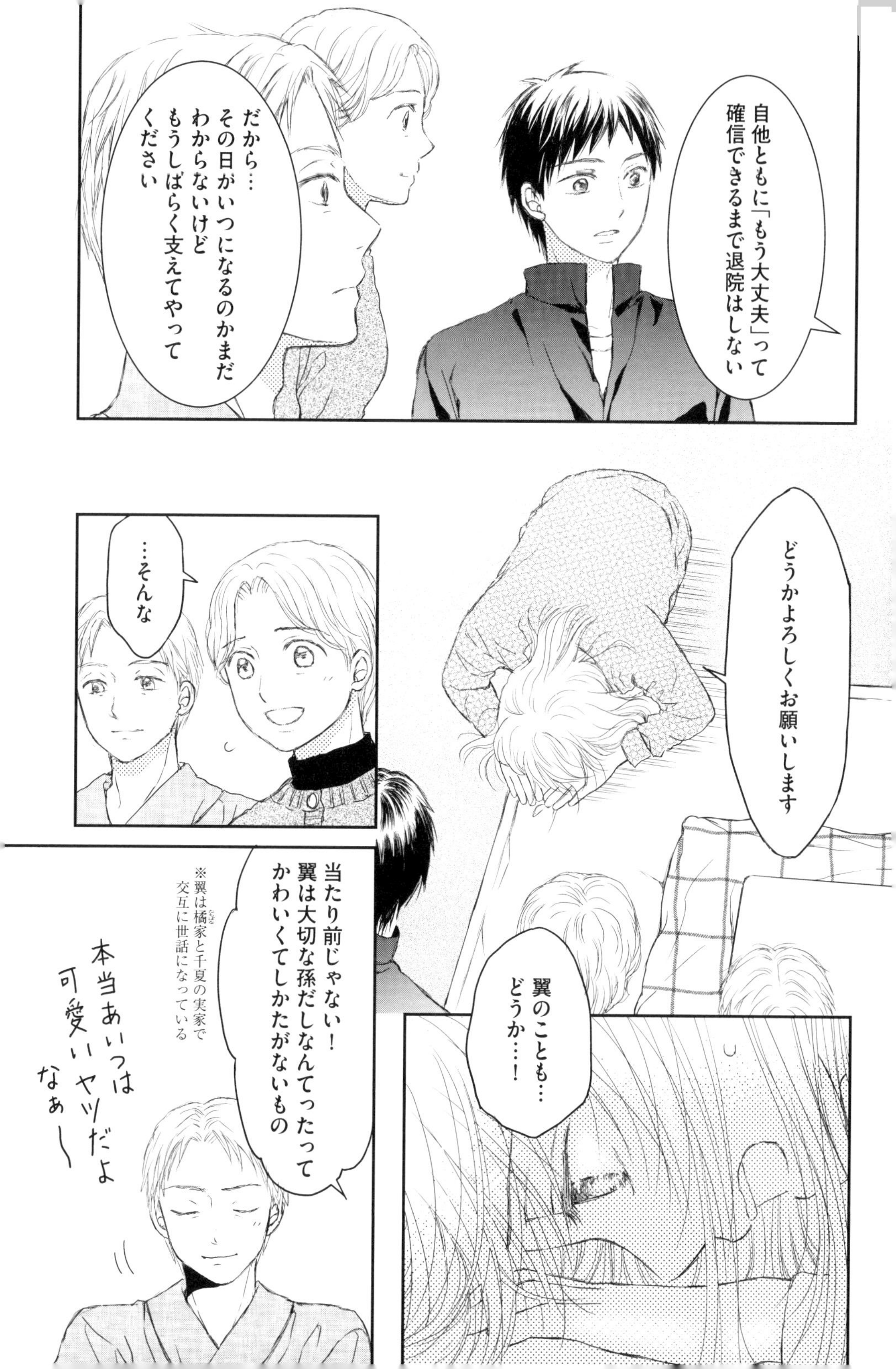
自他ともに「もう大丈夫」って確信できるまで退院はしない
だから…その日がいつになるのかまだわからないけどもうしばらく支えてやってください
どうかよろしくお願いします
…そんな
翼のことも…どうか…！
当たり前じゃない！翼は大切な孫だしなんてったってかわいくてしかたがないもの
※翼は橘《たちばな》家と千夏の実家で交互に世話になっている
本当あいつは可愛いヤツだよなぁ～

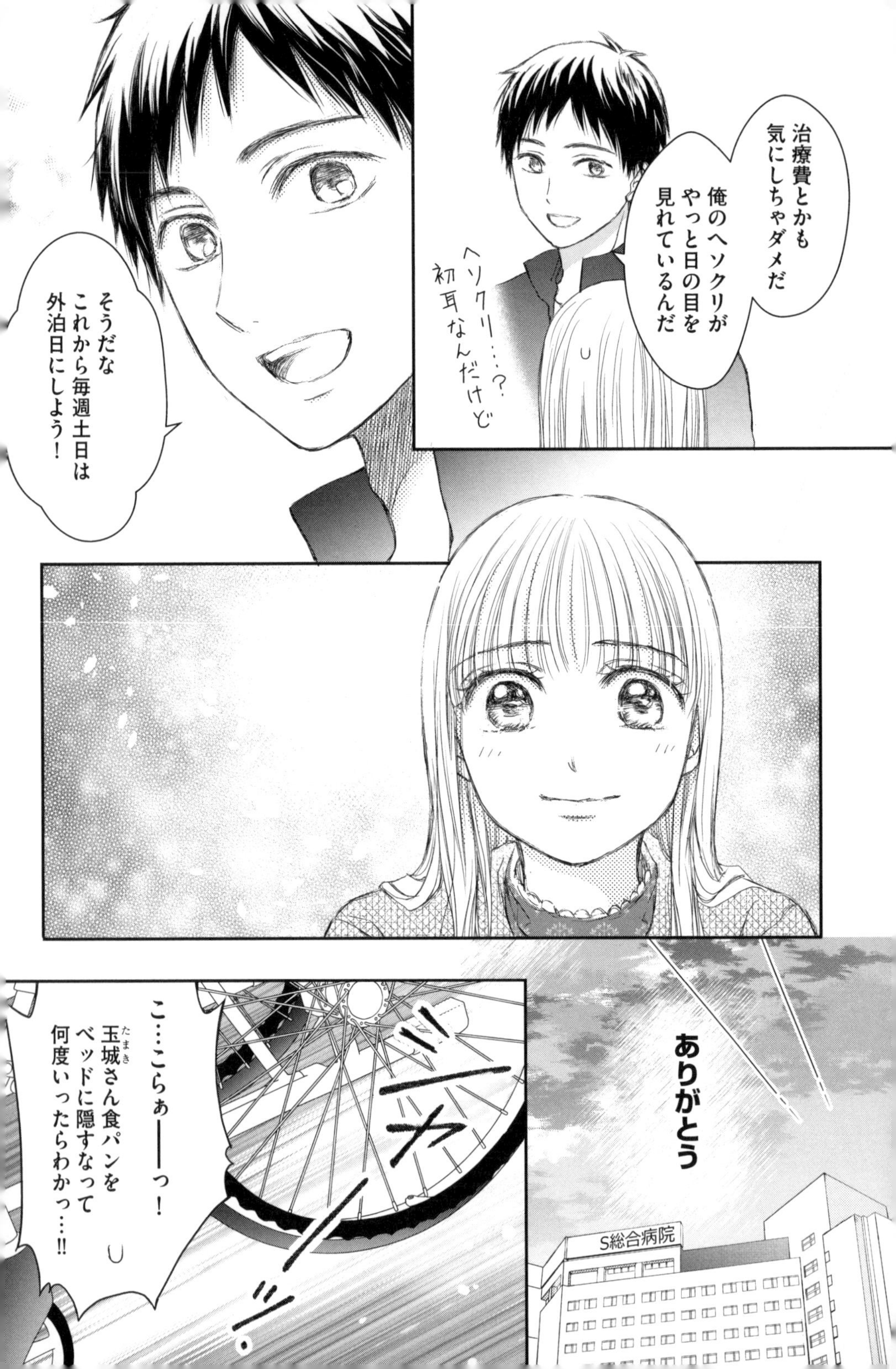
治療費とかも気にしちゃダメだ
俺のヘソクリがやっと日の目を見れているんだ
ヘソクリ…？初耳なんだけど
そうだな これから毎週土日は外泊日にしよう！
ありがとう
S総合病院
こ…こらぁーーっ！
玉城《たまき》さん食パンをベッドに隠すなって何度いったらわかっ…!!

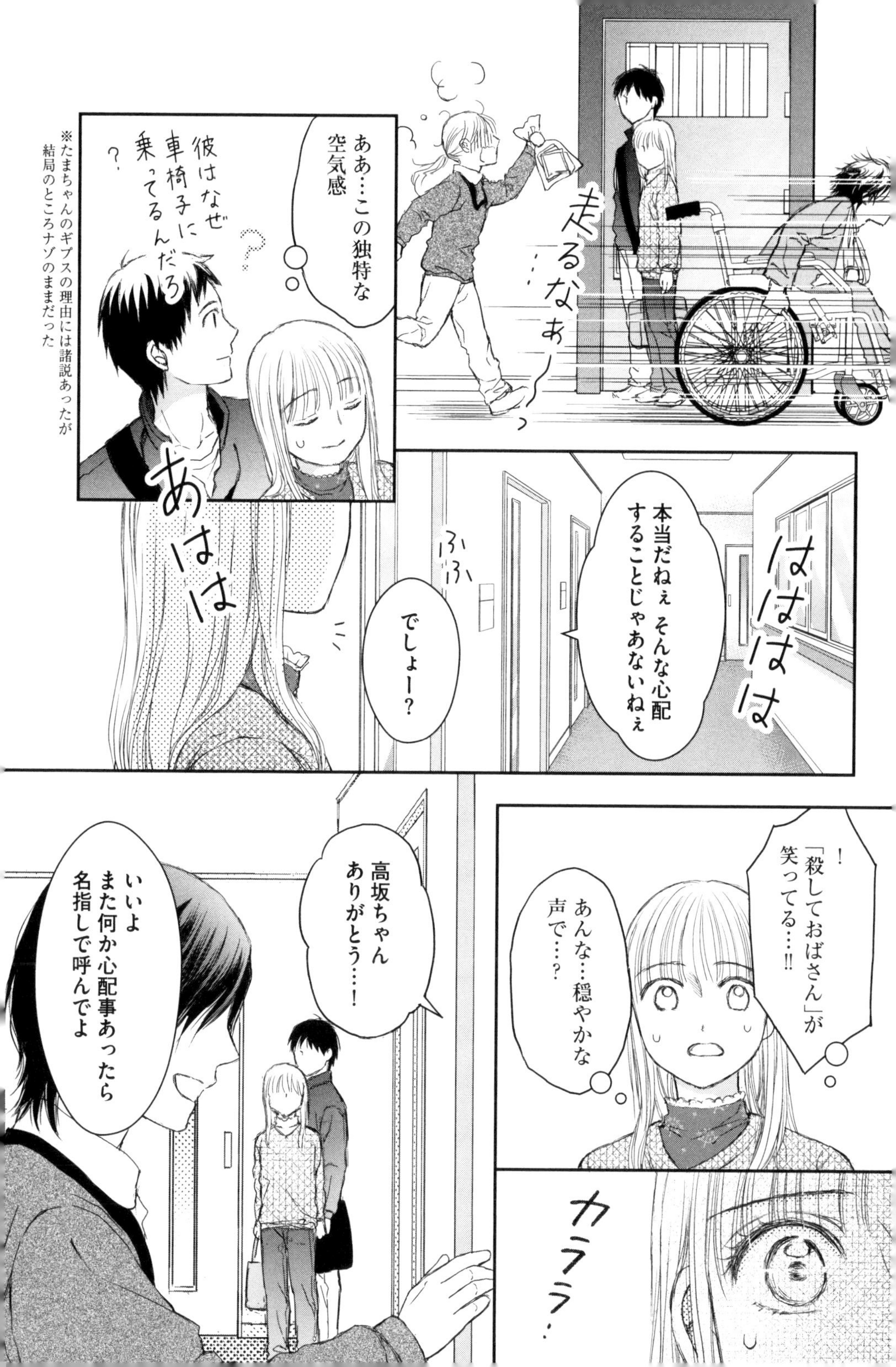
走るなぁ…
ああ…この独特な空気感
彼はなぜ車椅子に乗ってるんだろ？
？
はははは
本当だねぇ そんな心配することじゃあないねぇ
ふふ
でしょー？
あはは
！「殺しておばさん」が笑ってる…‼
あんな…穏やかな声で…？
カラララ…
高坂ちゃんありがとう…！
いいよ また何か心配事あったら名指しで呼んでよ

※たまちゃんのギプスの理由には諸説あったが結局のところナゾのままだった

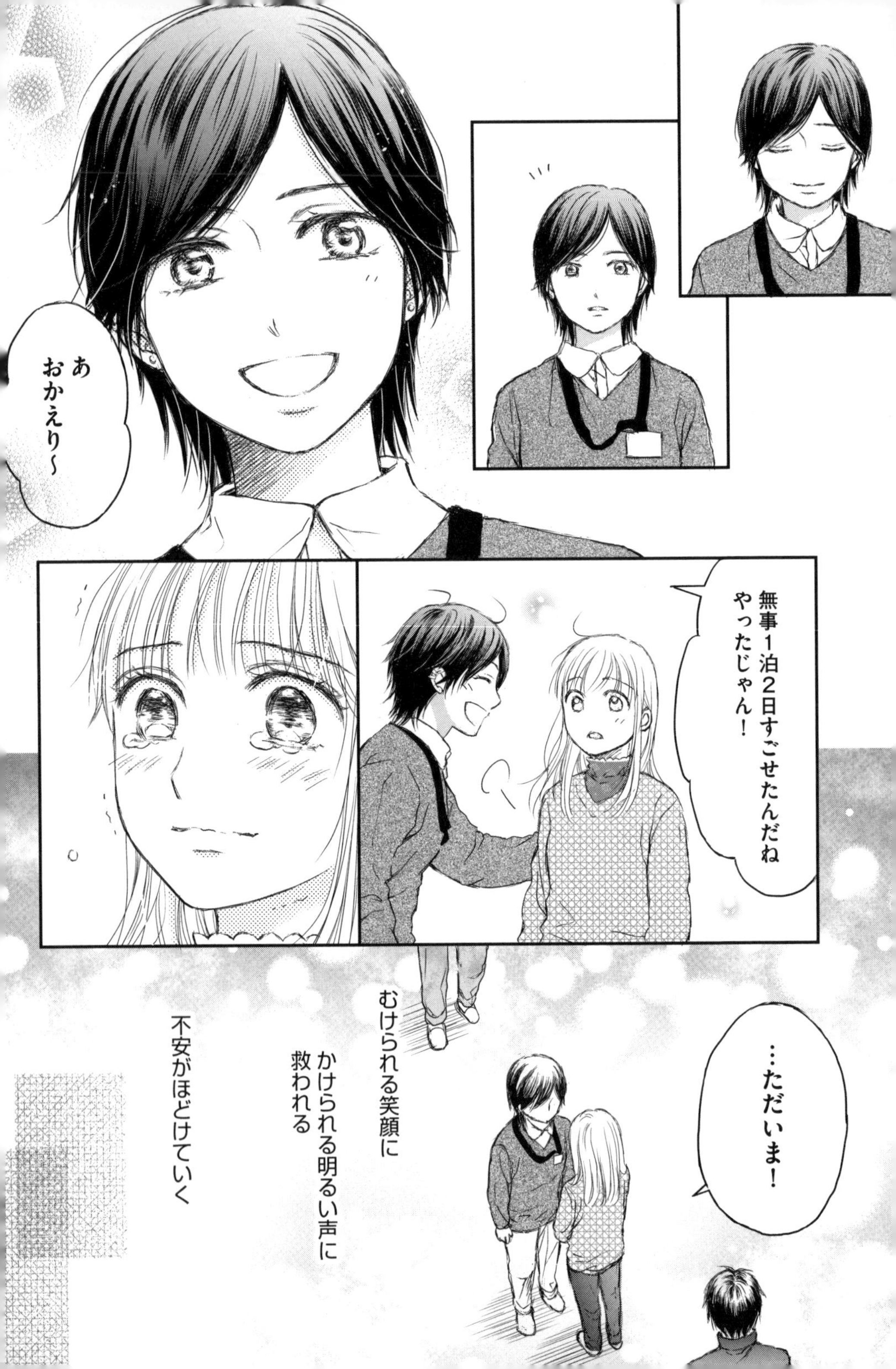
あ
おかえり〜
無事1泊2日すごせたんだね
やったじゃん!
…ただいま!
むけられる笑顔に
かけられる明るい声に
救われる
不安がほどけていく

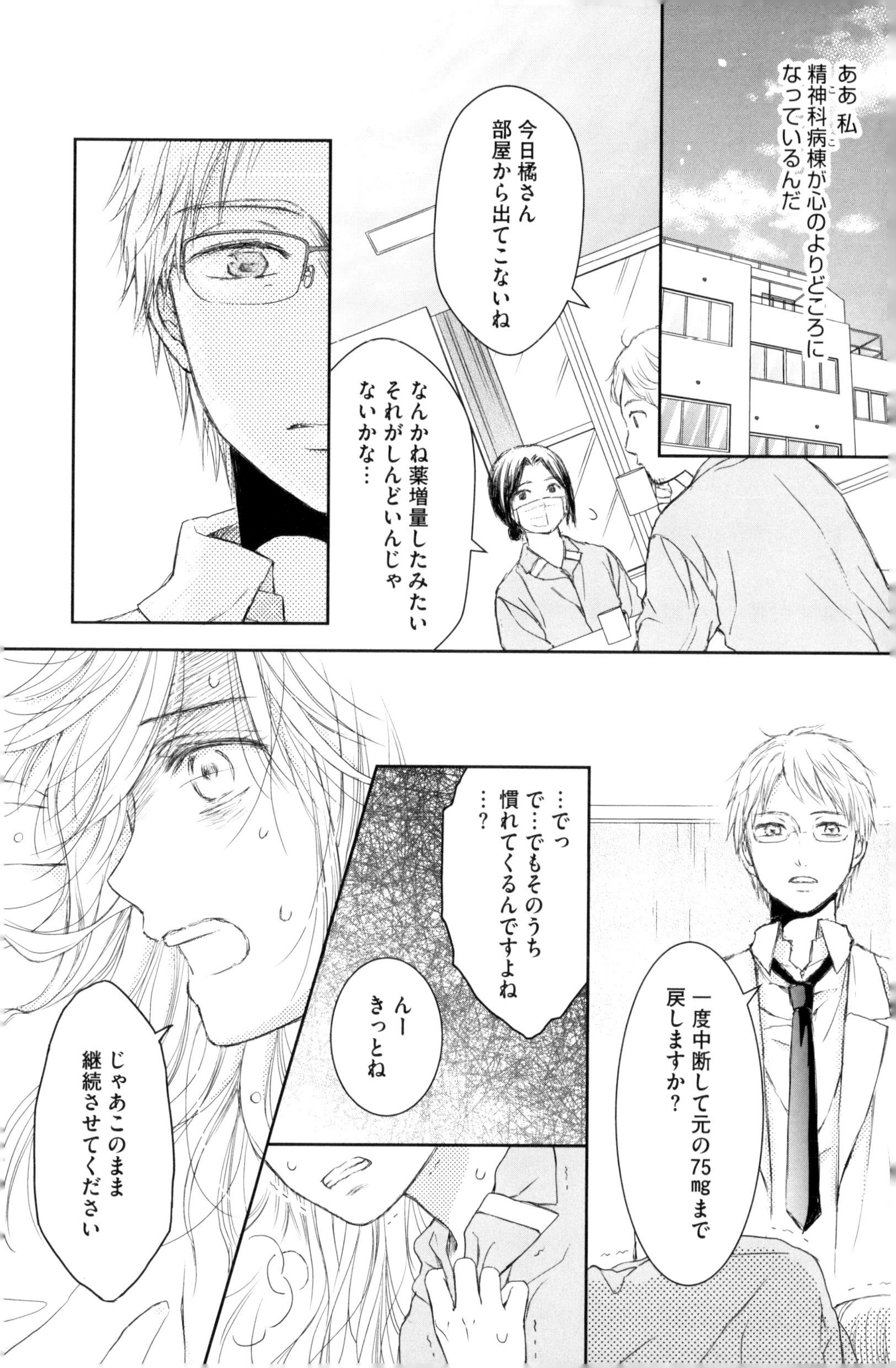
ああ 私
精神科病棟《ここ》が心のよりどころに
なっているんだ
今日橘さん
部屋から出てこないね
なんかね薬増量したみたい
それがしんどいんじゃ
ないかな…
一度中断して元の75mgまで
戻しますか？
…でっ
で…でもそのうち
慣れてくるんですよね
…？
んー
きっとね
じゃあこのまま
継続させてください

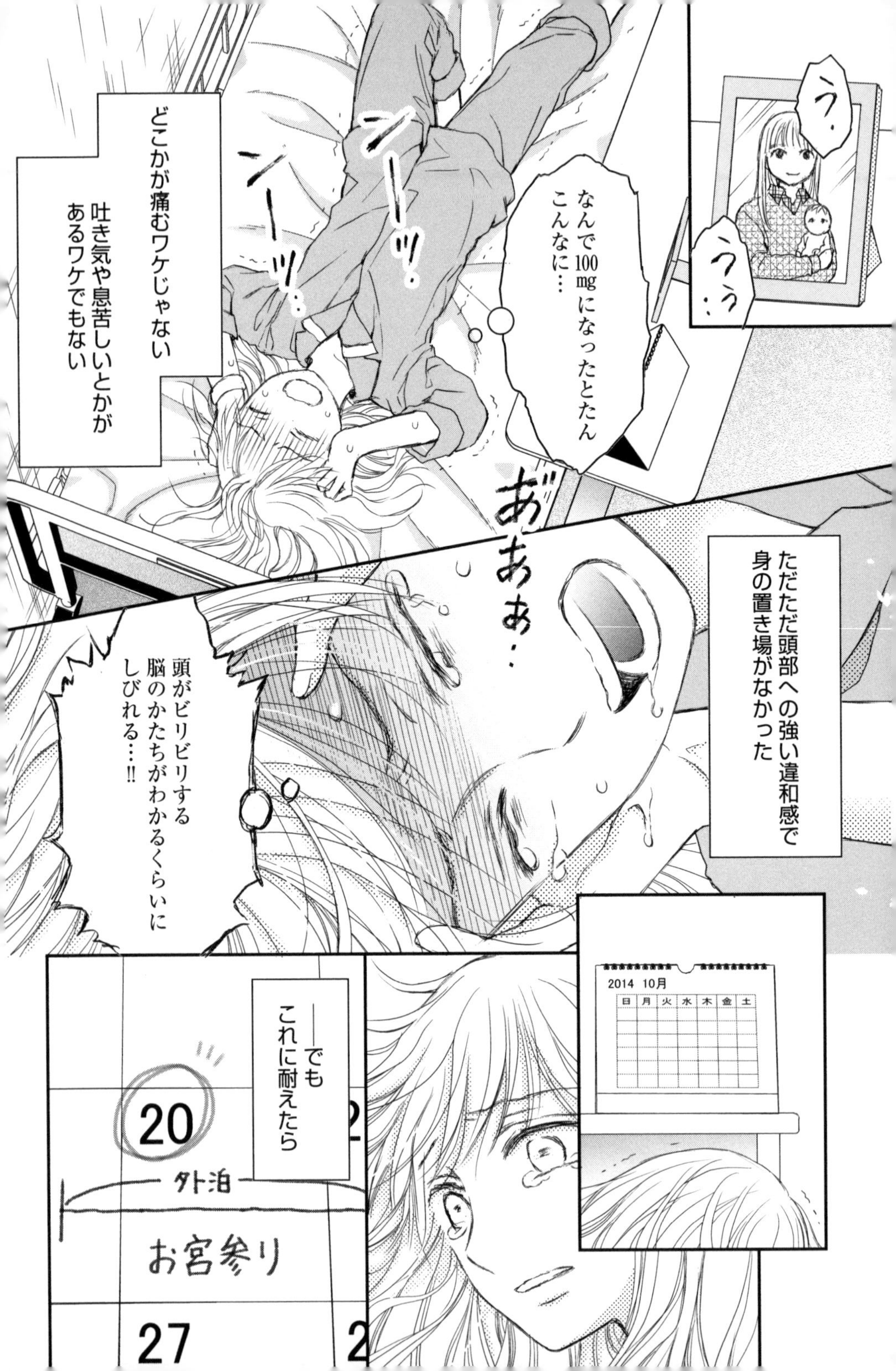

うっ・・
ううう・・
なんで100mgになったとたん
こんなに…
どこかが痛むワケじゃない
吐き気や息苦しいとかが
あるワケでもない
あ゛ぁぁ・・
ただただ頭部への強い違和感で
身の置き場がなかった
頭がビリビリする
脳のかたちがわかるくらいに
しびれる…!!
2014 10月
日 月 火 水 木 金 土
――でも
これに耐えたら
20
外泊
お宮参り
27

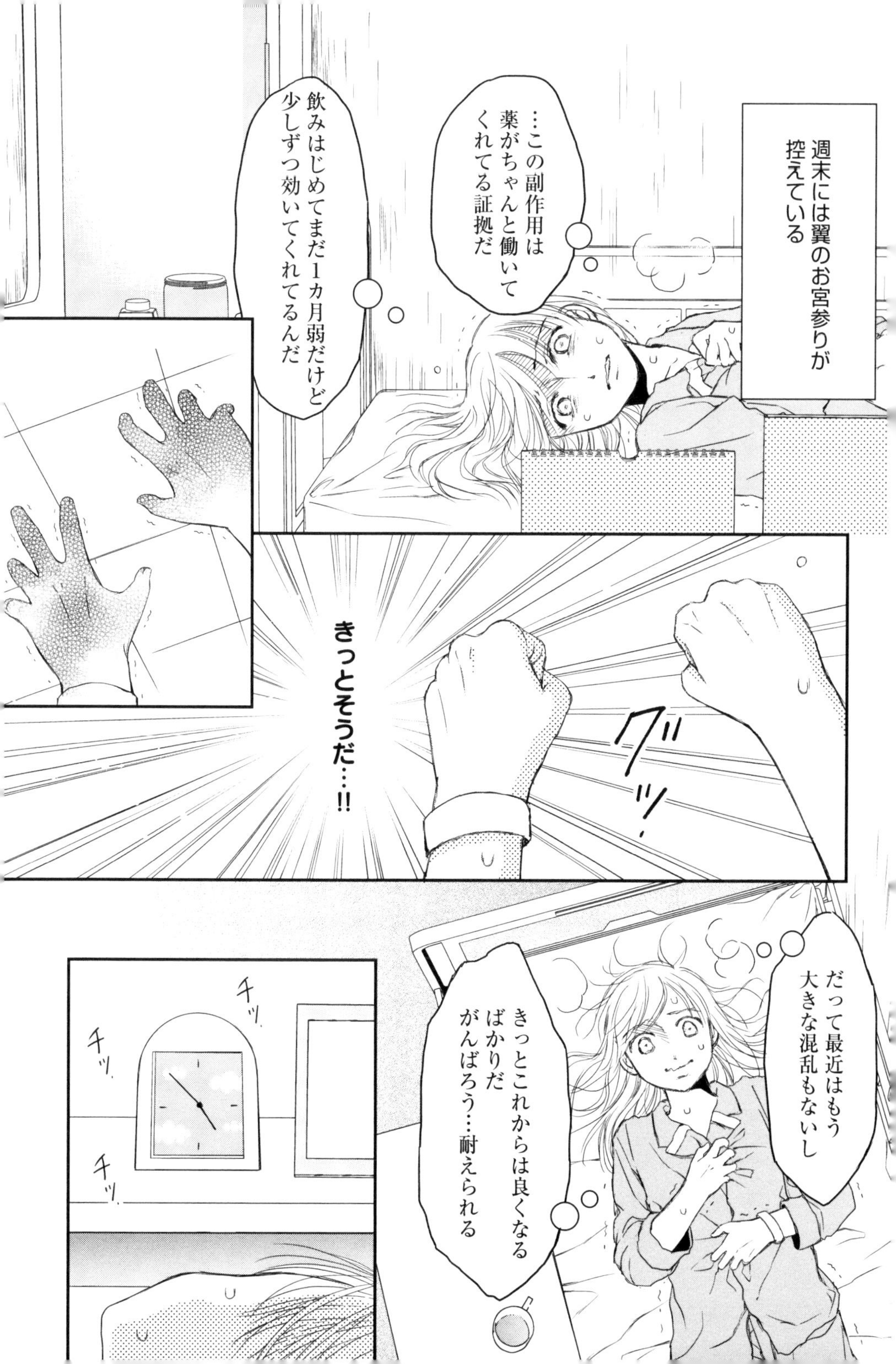
週末には翼のお宮参りが控えている
…この副作用は薬がちゃんと働いてくれてる証拠だ
飲みはじめてまだ1カ月弱だけど少しずつ効いてくれてるんだ
グッ
きっとそうだ…!!
だって最近はもう大きな混乱もないし
きっとこれからは良くなるばかりだ
がんばろう…耐えられる
チッ
チッ
チッ

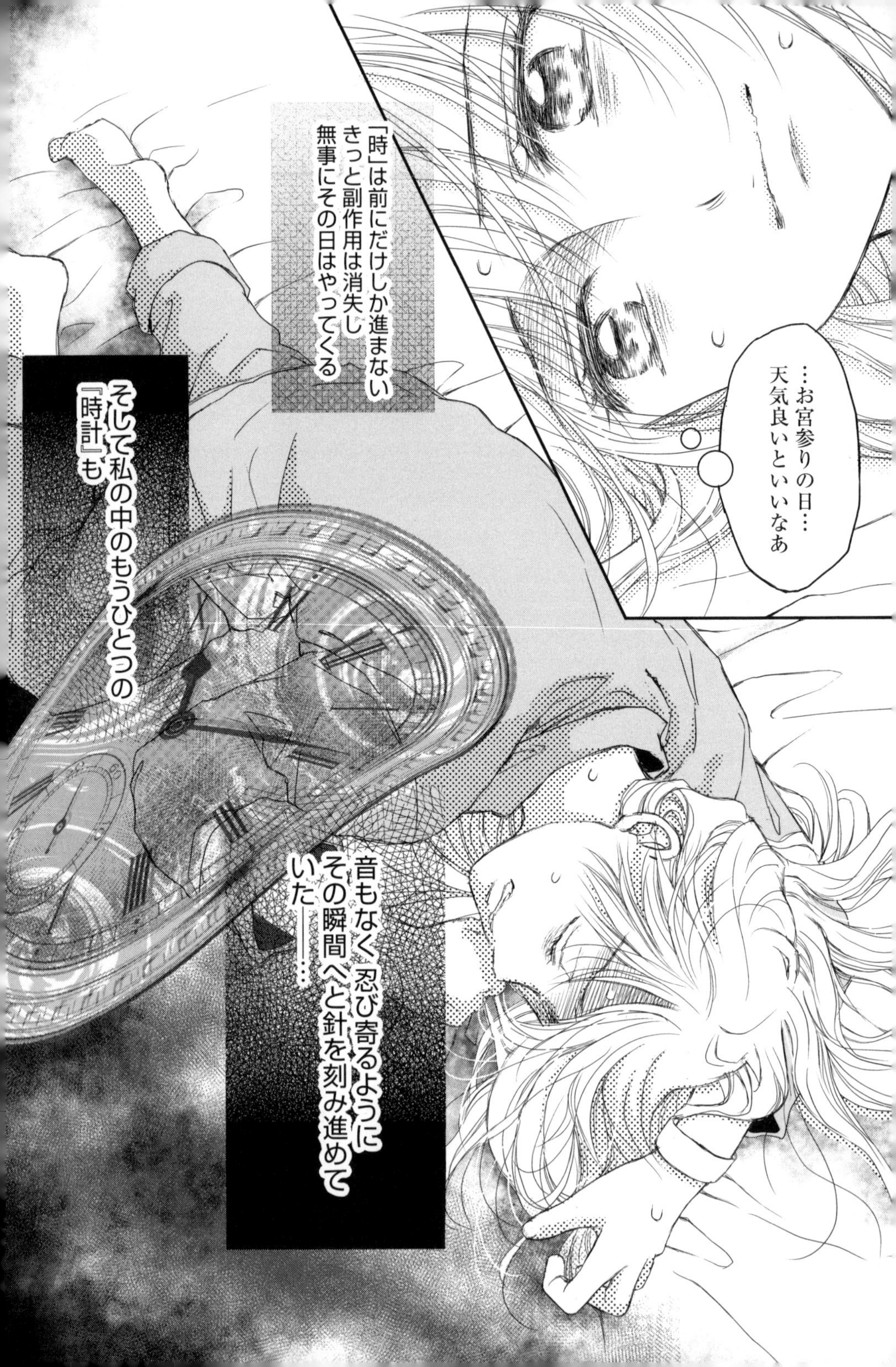
…お宮参りの日…天気良いといいなあ
「時」は前にだけしか進まない
きっと副作用は消失し
無事にその日はやってくる
そして私の中のもうひとつの『時計』も
音もなく忍び寄るように
その瞬間へと針を刻み進めていた――…

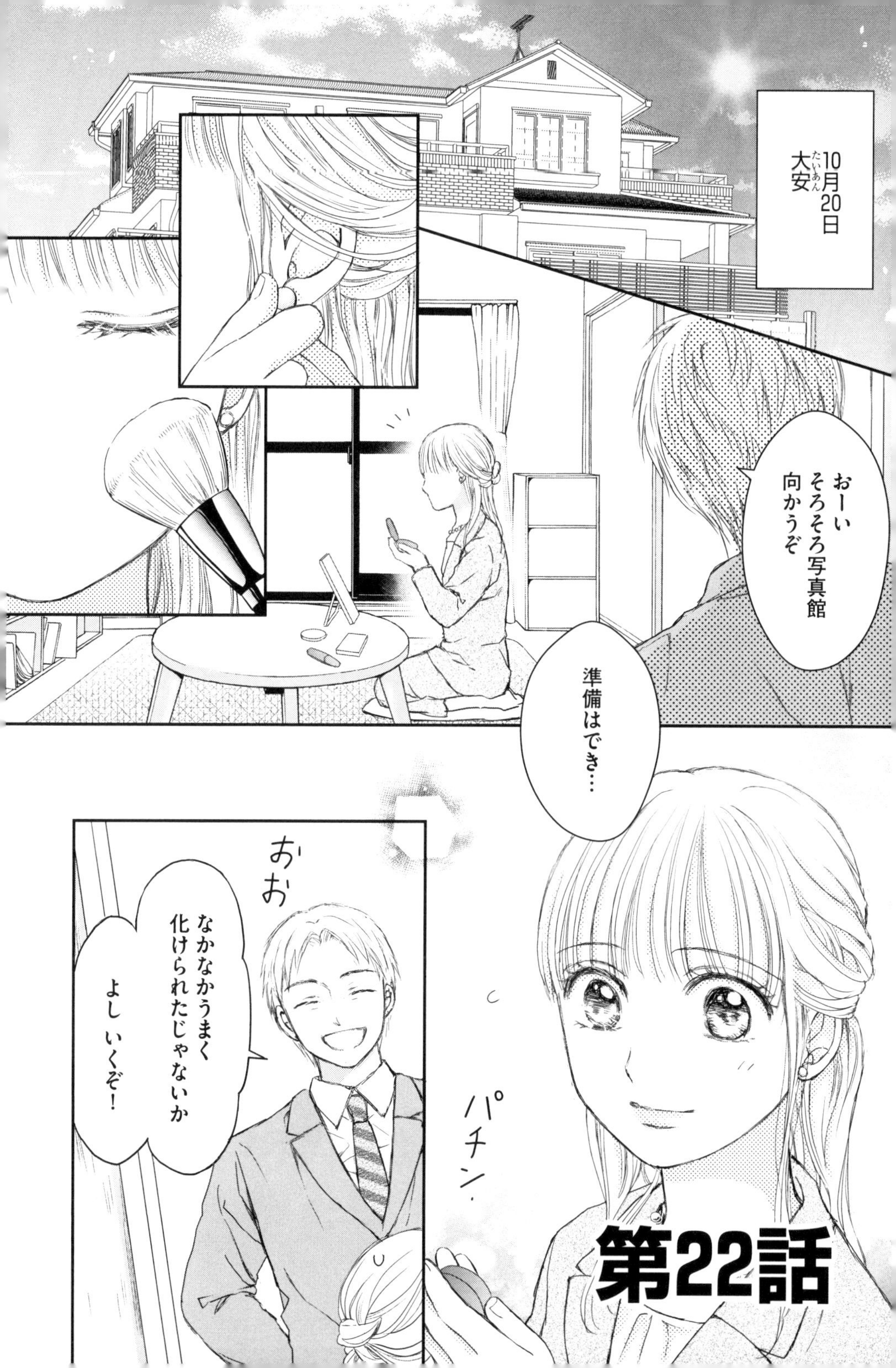

10月20日
大安《たいあん》
おーい そろそろ写真館 向かうぞ
準備はでき…
パチン
第22話
おお
なかなかうまく化けられたじゃないか
よし いくぞ!

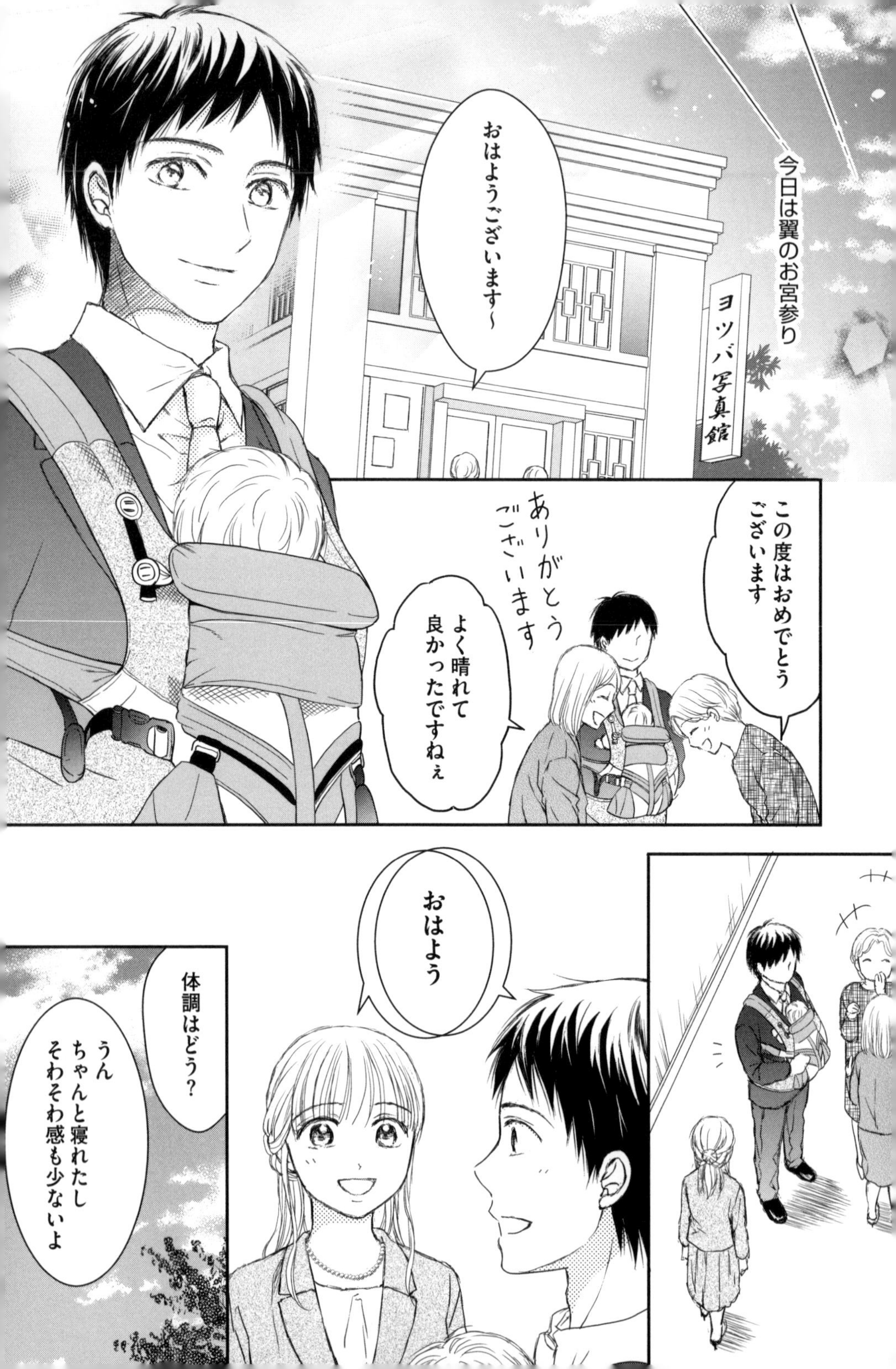
今日は翼のお宮参り
ヨツバ写真館
おはようございます～
この度はおめでとうございます
ありがとうございます
よく晴れて良かったですねぇ
おはよう
体調はどう？
うん ちゃんと寝れたし そわそわ感も少ないよ

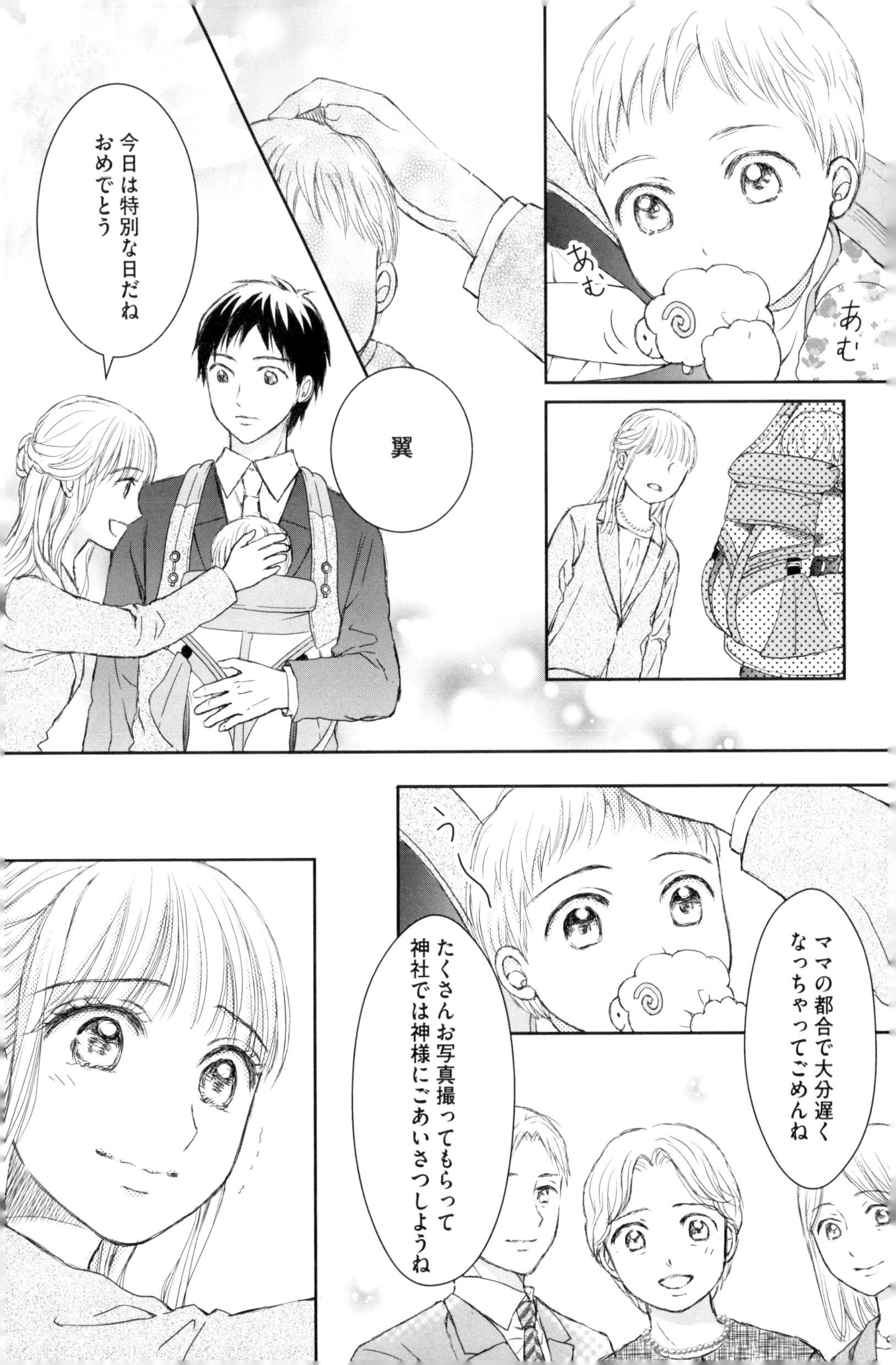
あむ
あむ
翼
今日は特別な日だね
おめでとう
う
ママの都合で大分遅く
なっちゃってごめんね
たくさんお写真撮ってもらって
神社では神様にごあいさつしようね

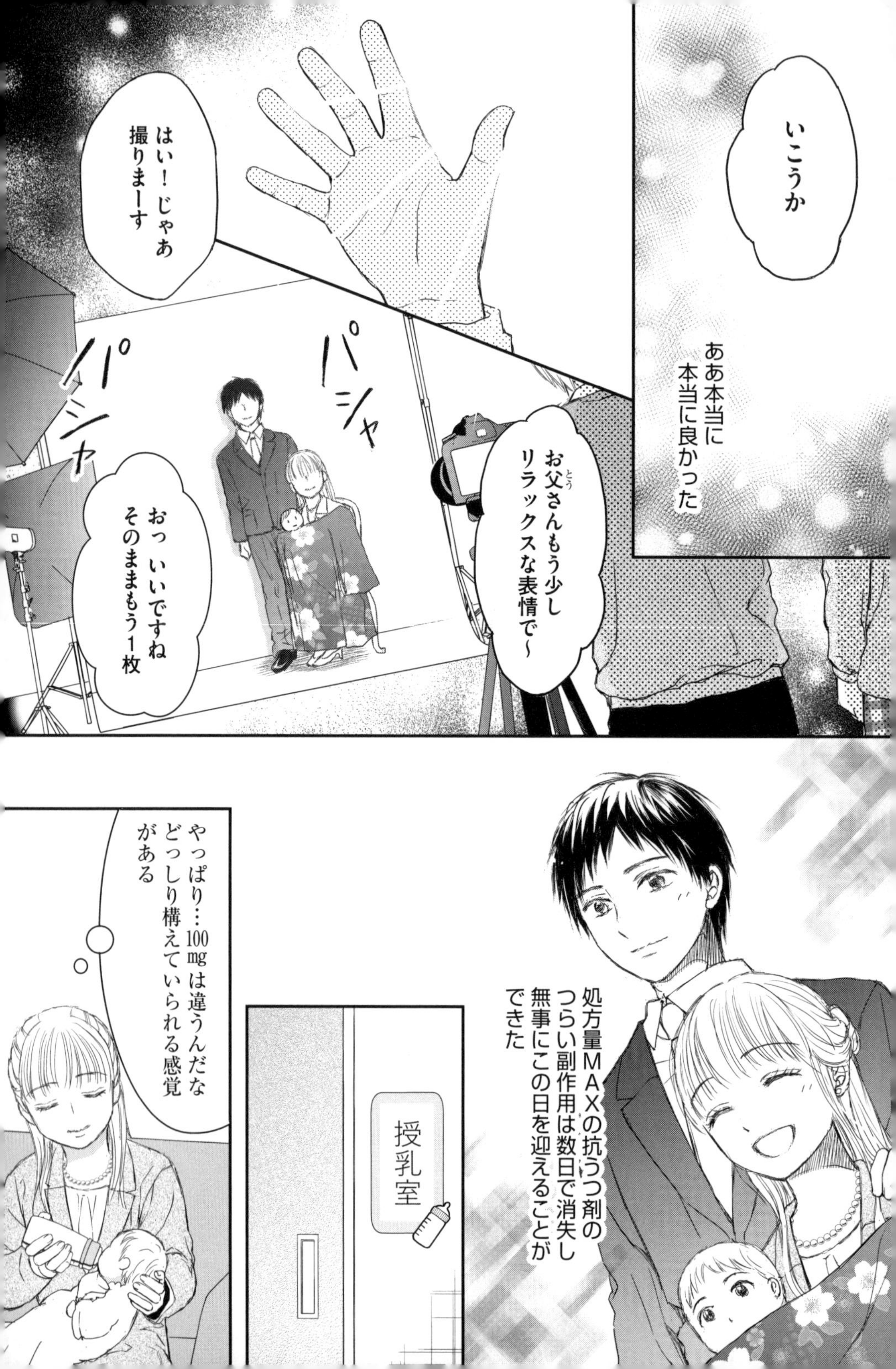
いこうか
ああ本当に本当に良かった
はい！じゃあ撮りまーす
パシャ
パシャ
お父《とう》さんもう少しリラックスな表情で〜
おっ いいですねそのままもう1枚
処方量MAXの抗うつ剤のつらい副作用は数日で消失し無事にこの日を迎えることができた
やっぱり…100mgは違うんだなどっしり構えていられる感覚がある
授乳室

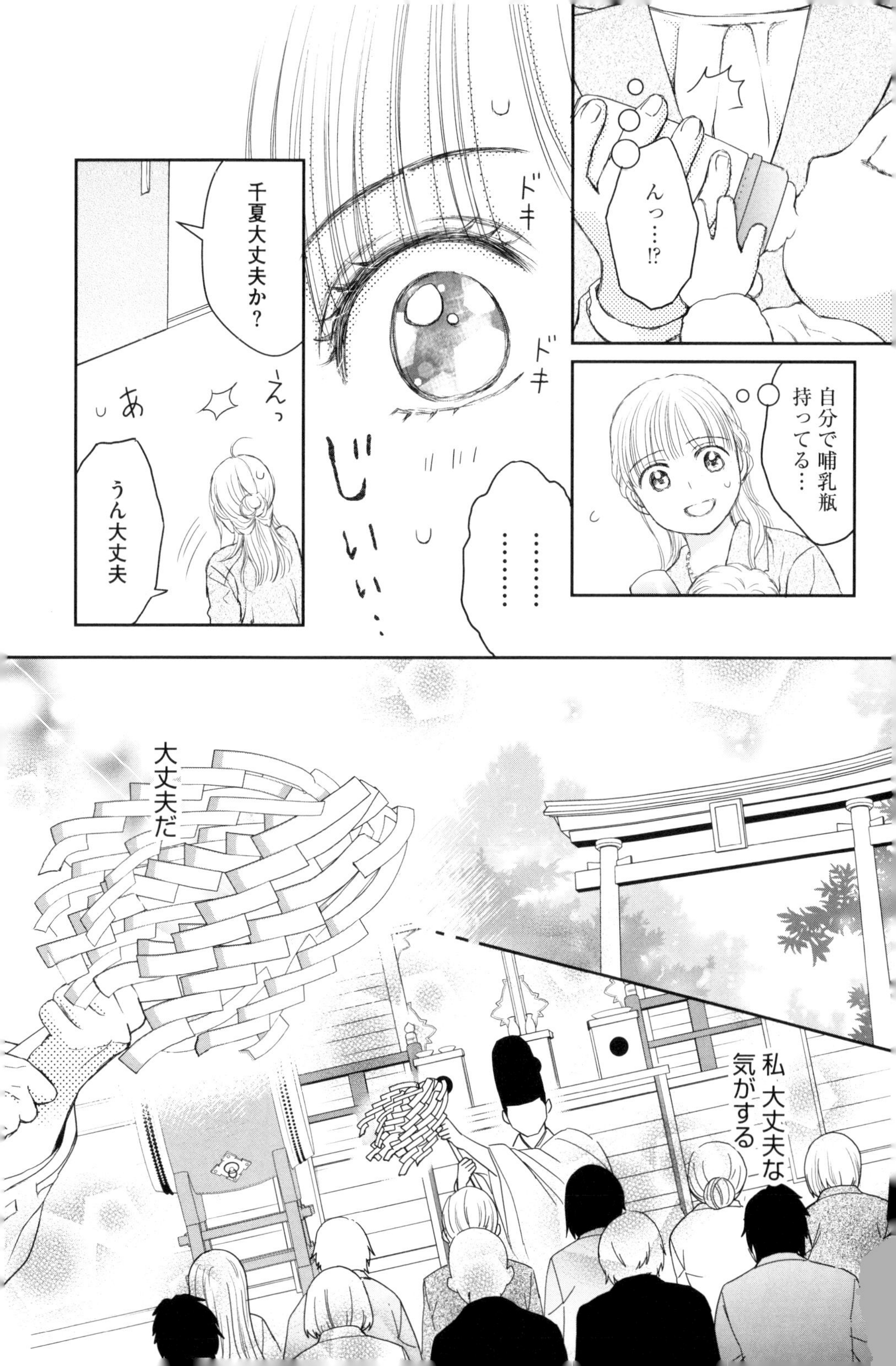

んっ…!?
自分で哺乳瓶持ってる…
ドキ
ドキ
じいぃ…
……
千夏大丈夫か？
えっ
あ
うん大丈夫
大丈夫だ
私 大丈夫な気がする

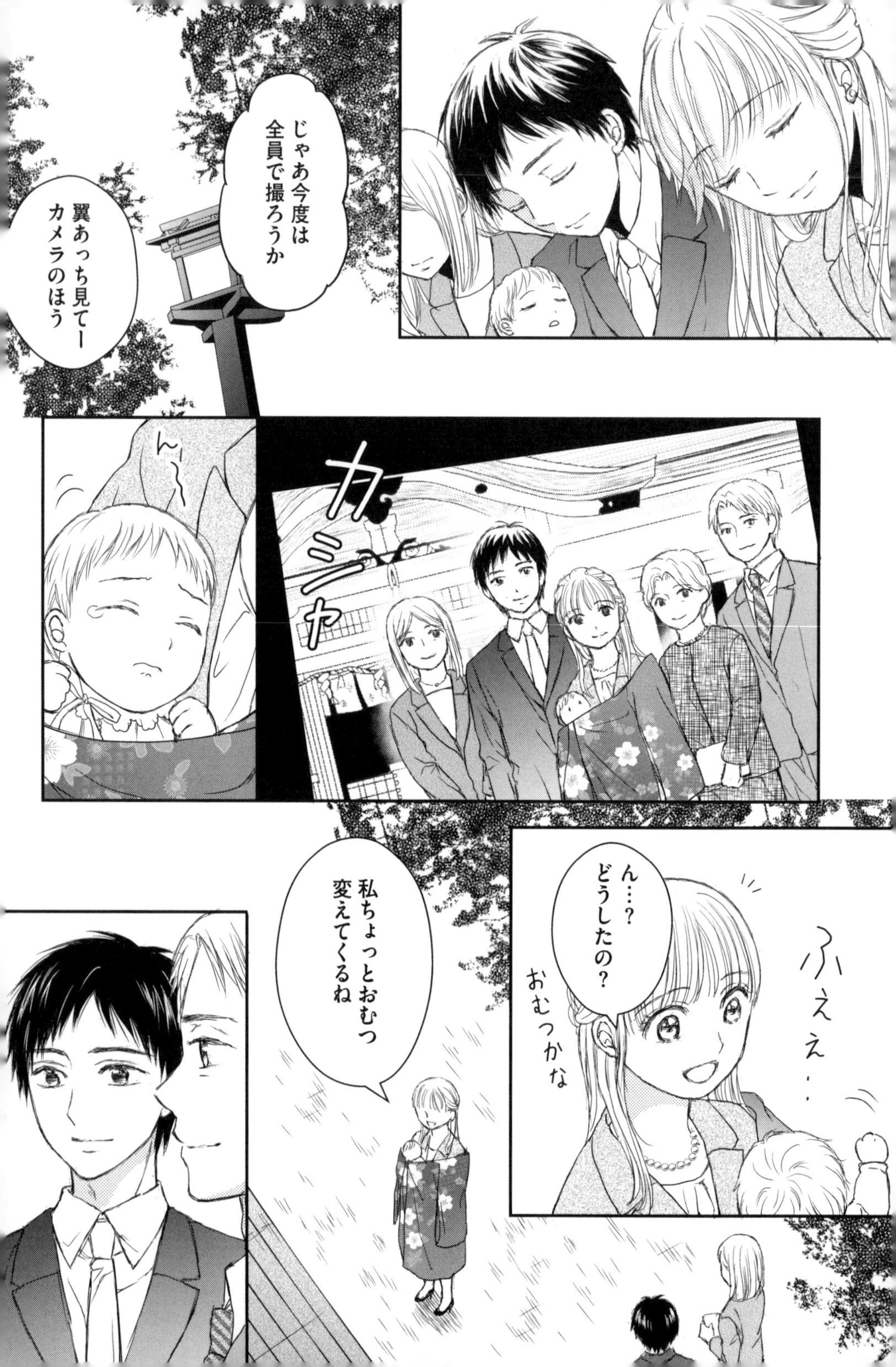
じゃあ今度は
全員で撮ろうか
翼あっち見てー
カメラのほう
ん〜
カシャ
ふぇえ・・
ん…?
どうしたの?
おむつかな
私ちょっとおむつ
変えてくるね

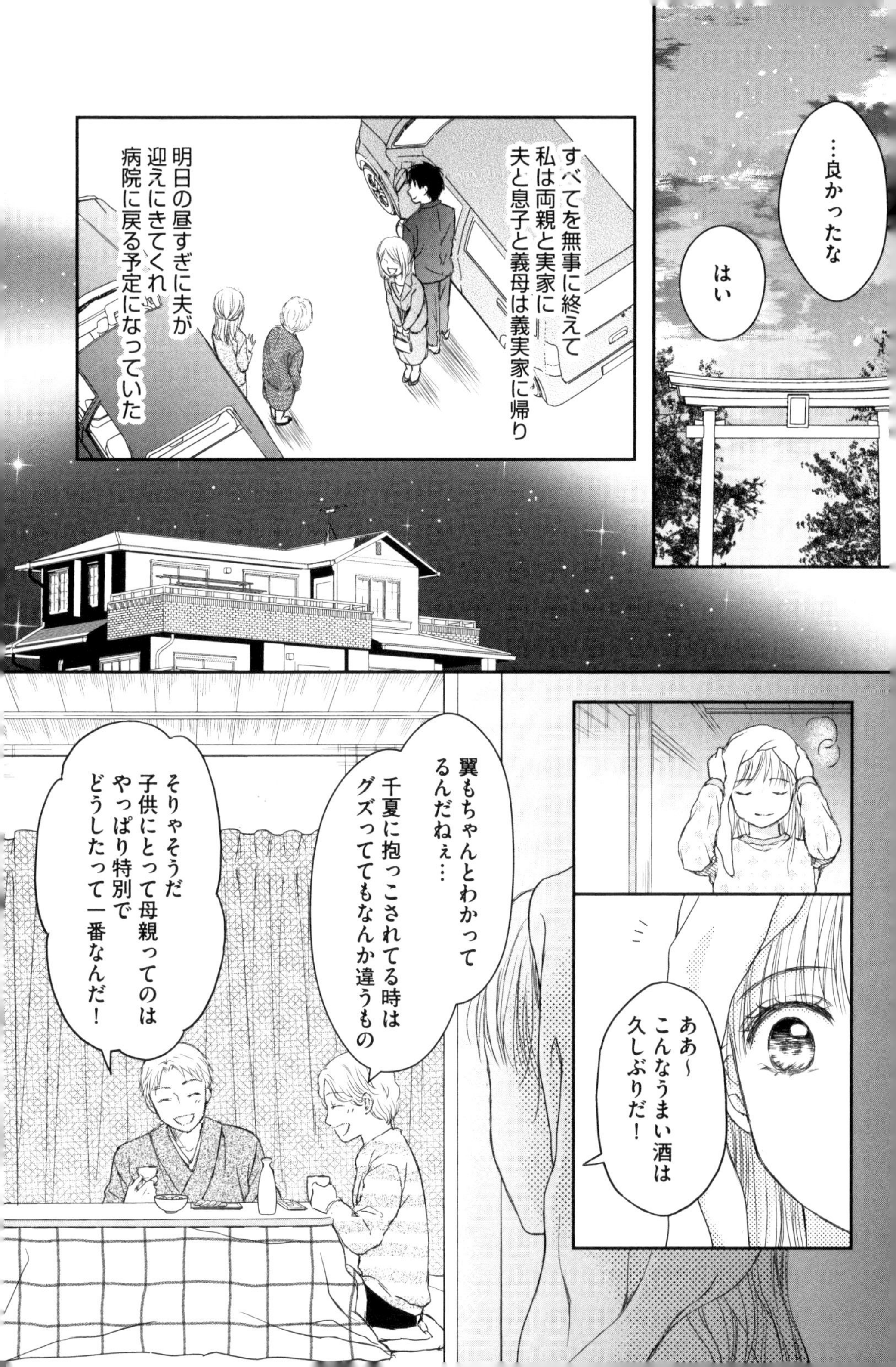
…良かったな
はい
すべてを無事に終えて
私は両親と実家に
夫と息子と義母は義実家に帰り
明日の昼すぎに夫が
迎えにきてくれ
病院に戻る予定になっていた
ああ～
こんなうまい酒は
久しぶりだ！
翼もちゃんとわかってるんだねぇ…
千夏に抱っこされてる時は
グズっててもなんか違うもの
そりゃそうだ
子供にとって母親ってのは
やっぱり特別で
どうしたって一番なんだ！

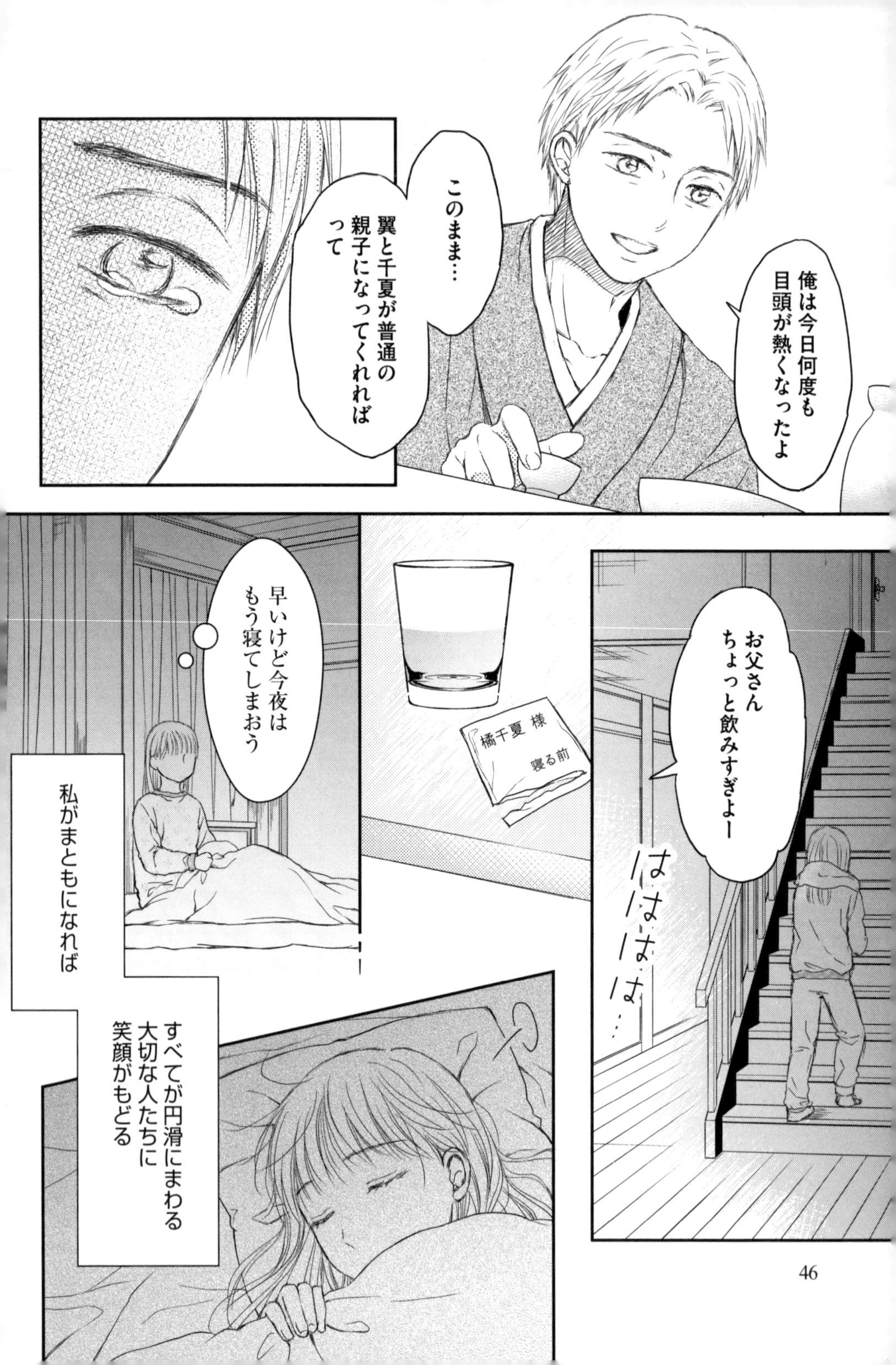
俺は今日何度も
目頭が熱くなったよ
このまま…
翼と千夏が普通の
親子になってくれれば
って
お父さん
ちょっと飲みすぎよー
ははは…
橘千夏 様
寝る前
早いけど今夜は
もう寝てしまおう
私がまともになれば
すべてが円滑にまわる
大切な人たちに
笑顔がもどる

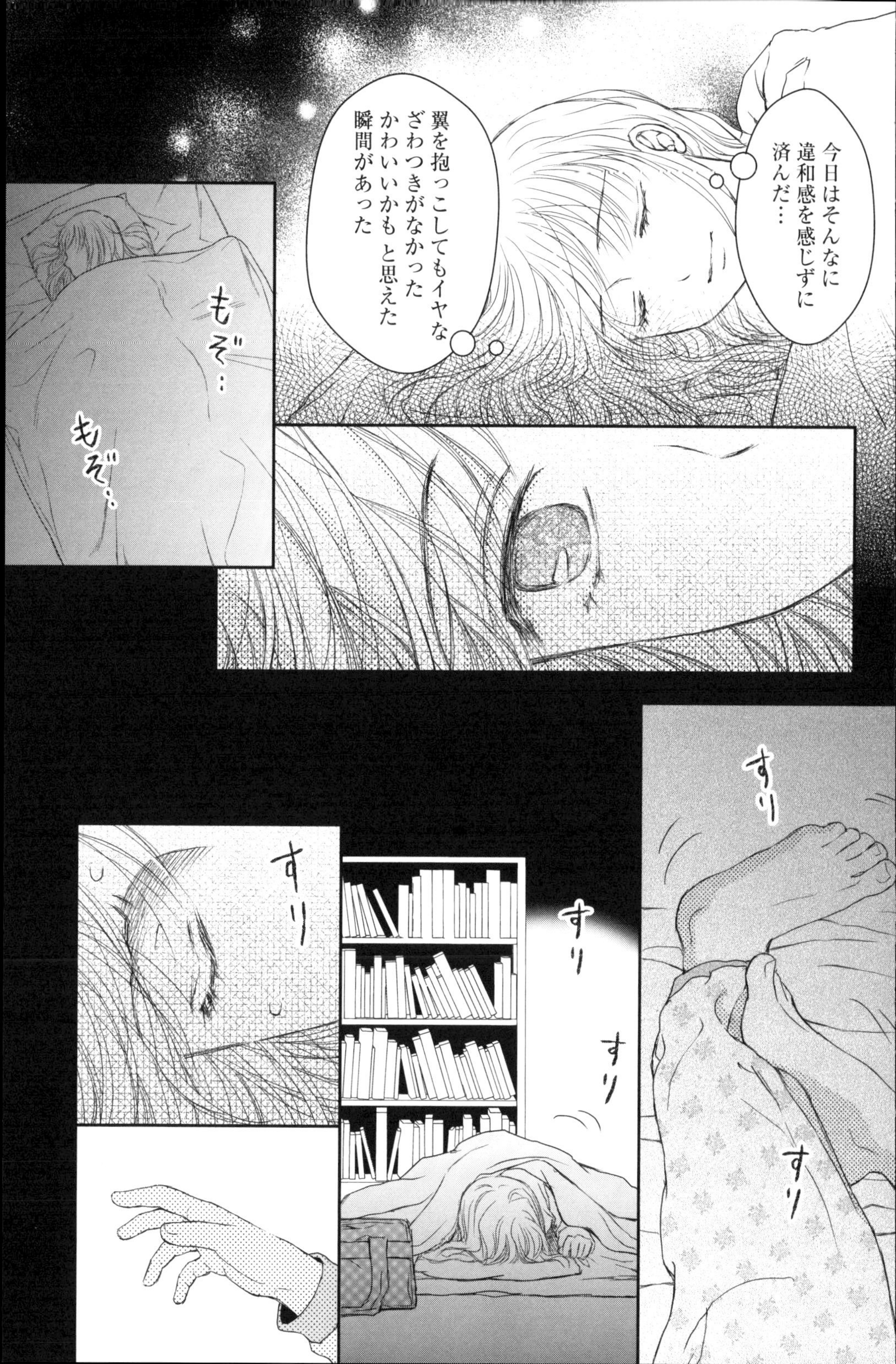
今日はそんなに
違和感を感じずに
済んだ…
翼を抱っこしてもイヤな
ざわつきがなかった
かわいいかもと思えた
瞬間があった
もぞ…
もぞ…
すり
すり
すり
すり
すり

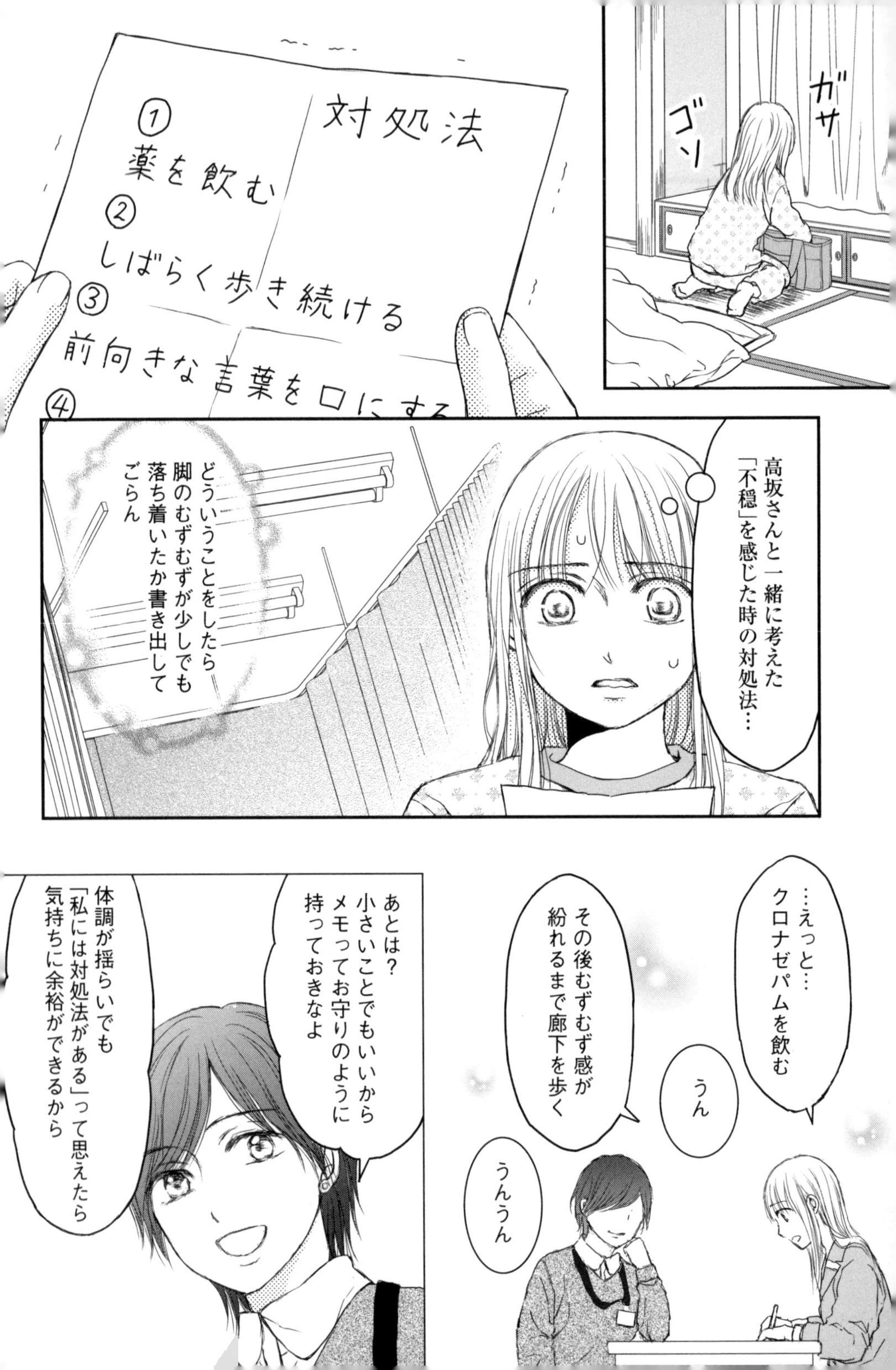
ガサ
ゴソ
対処法
① 薬を飲む
② しばらく歩き続ける
③ 前向きな言葉を口にする
④
高坂さんと一緒に考えた「不穏」を感じた時の対処法…
どういうことをしたら脚のむずむずが少しでも落ち着いたか書き出してごらん
…えっと…クロナゼパムを飲む
うん
その後むずむず感が紛れるまで廊下を歩く
うんうん
あとは？小さいことでもいいからメモってお守りのように持っておきなよ
体調が揺らいでも「私には対処法がある」って思えたら気持ちに余裕ができるから

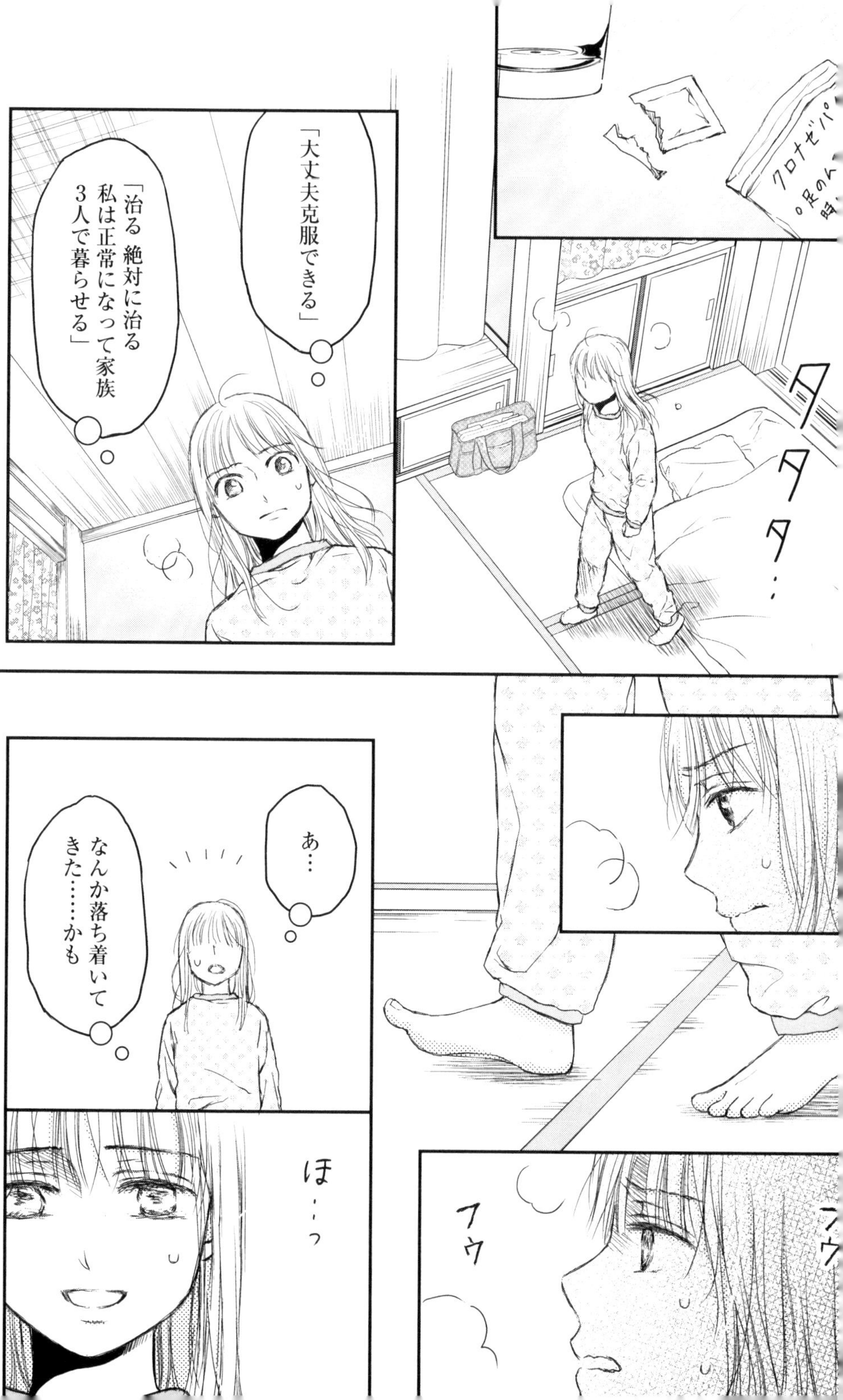
クロナゼパ
タ
タ
タ…
「大丈夫克服できる」
「治る 絶対に治る
私は正常になって家族
3人で暮らせる」
フウ
フウ
あ…
なんか落ち着いて
きた……かも
ほ…っ

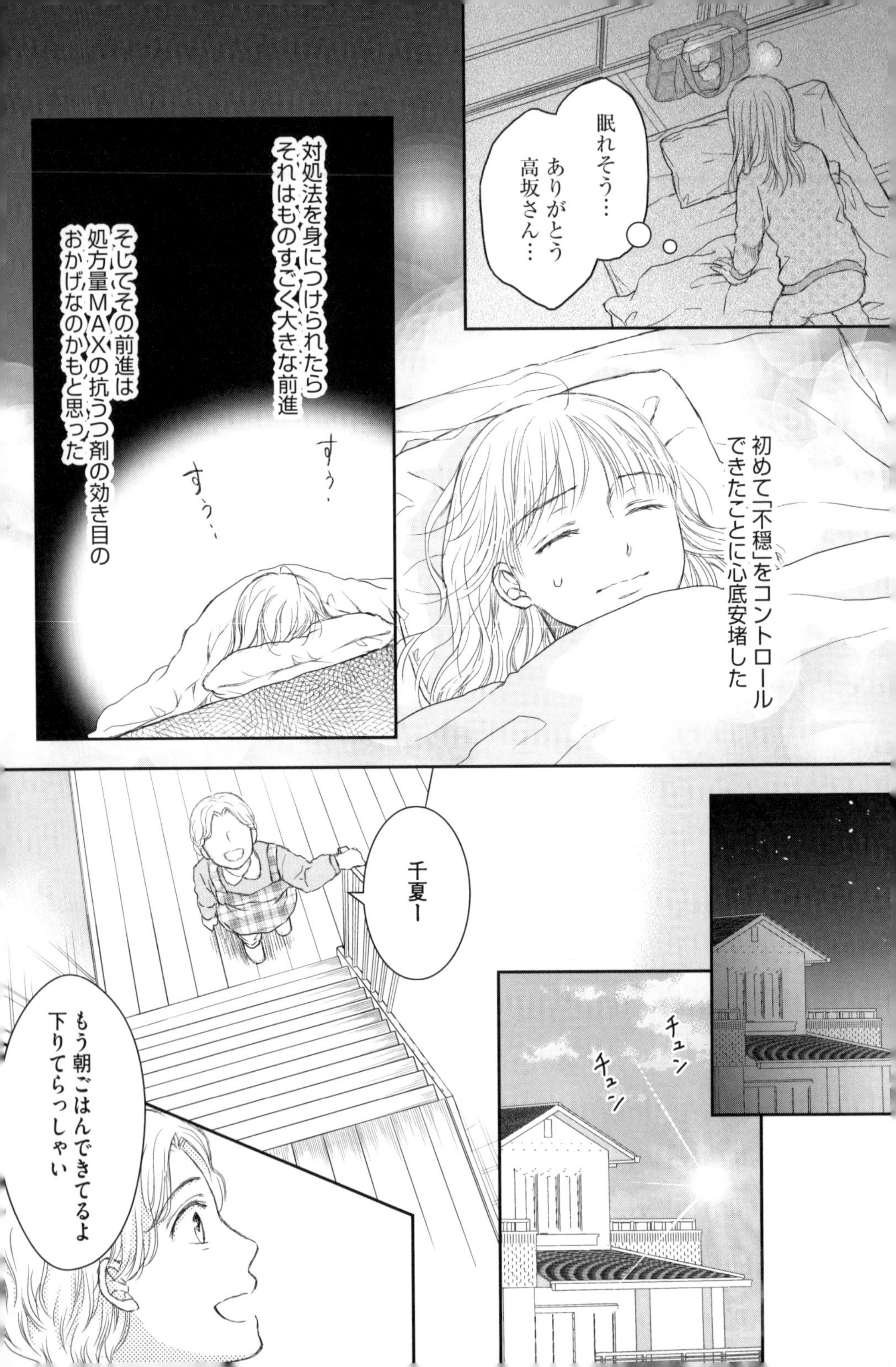

眠れそう…
ありがとう
高坂さん…
初めて「不穏」をコントロールできたことに心底安堵した
すぅ
すぅ…
対処法を身につけられたら
それはものすごく大きな前進
そしてその前進は
処方量MAXの抗うつ剤の効き目の
おかげなのかもと思った
チュン
チュン
千夏ー
もう朝ごはんできてるよ
下りてらっしゃい

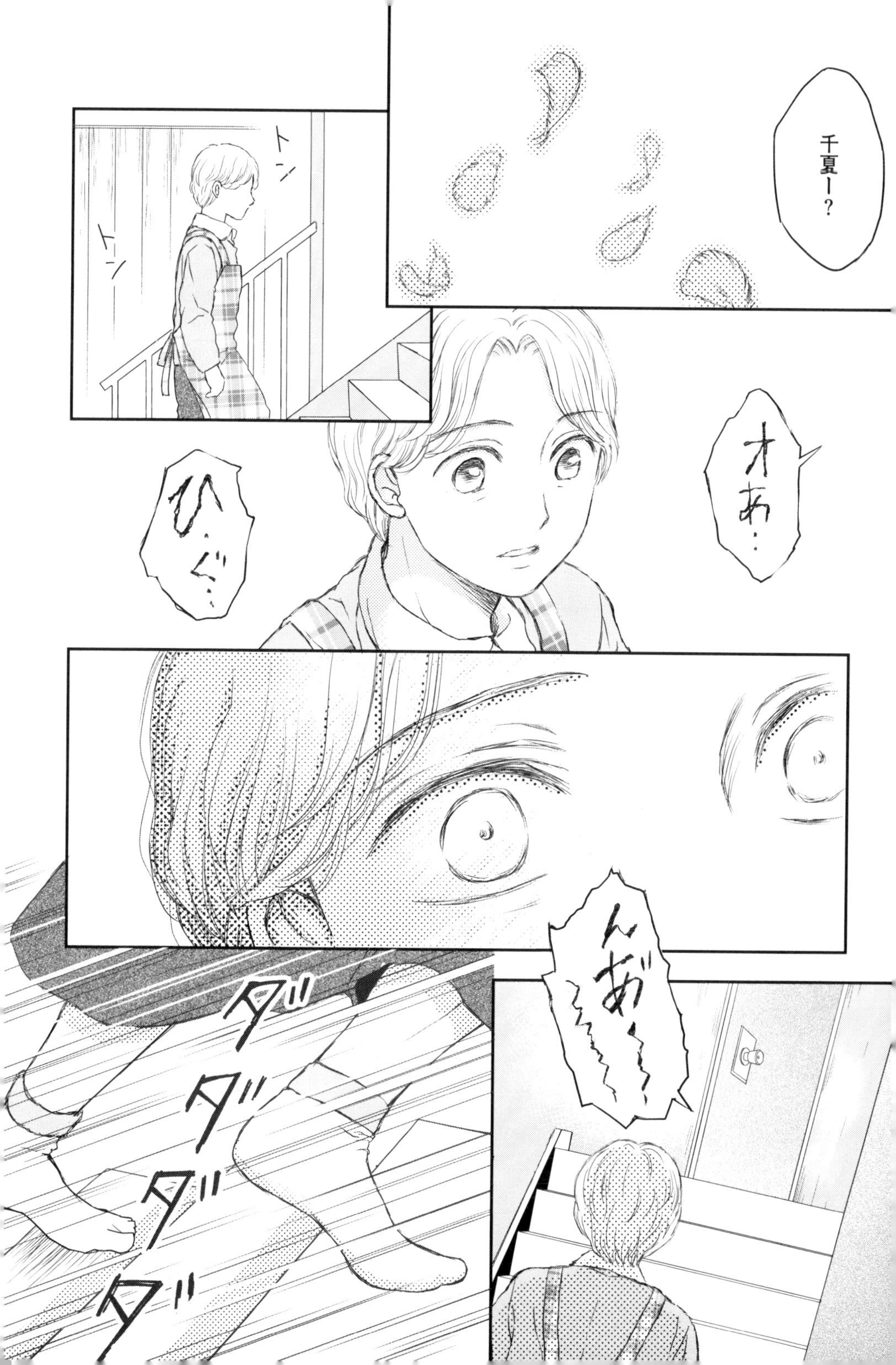
千夏ー？
トン
トン
オあ‥
ひぐ‥
んあ゛〜〜
ダ
ダ
ダ
ダ

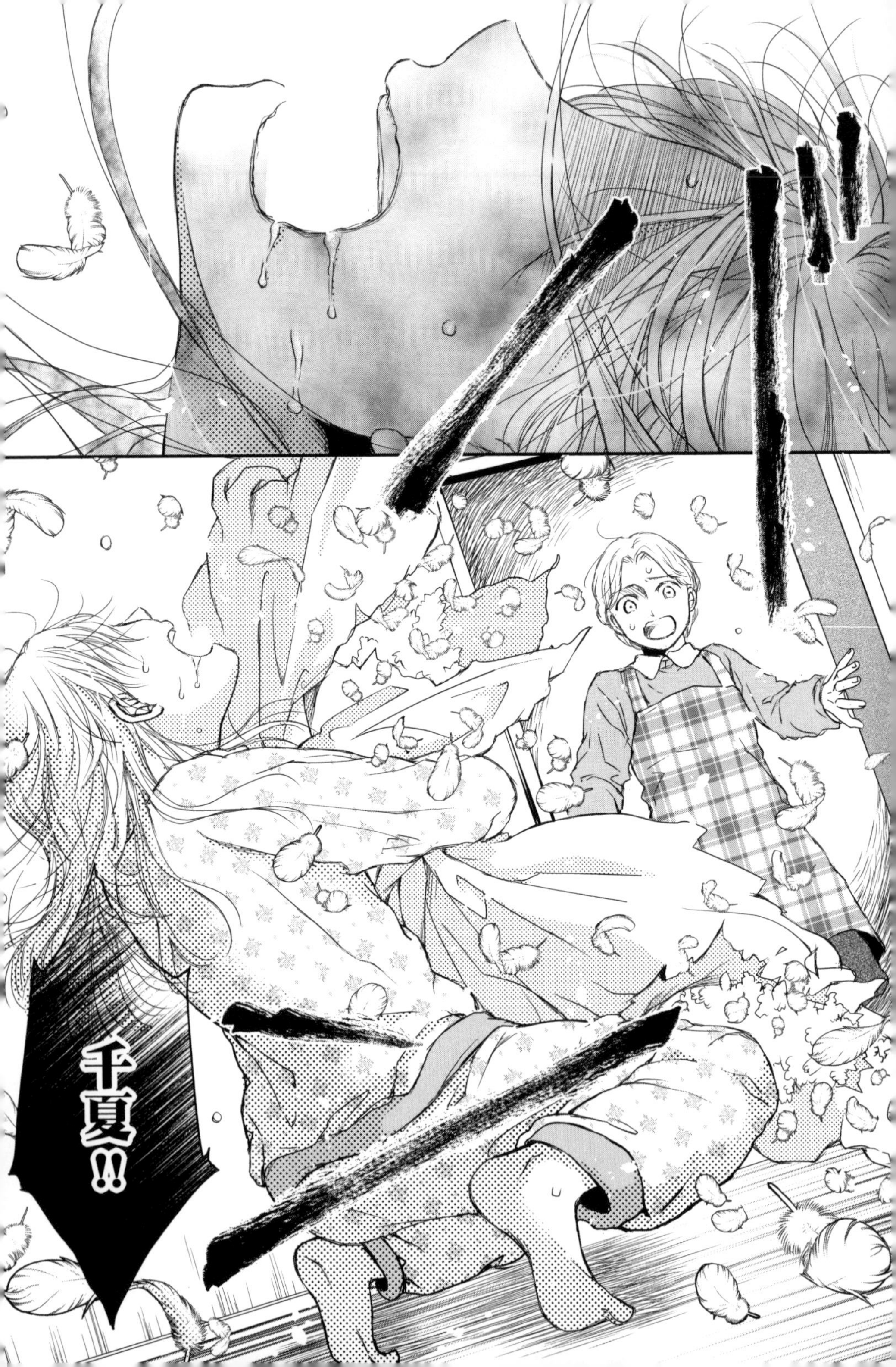
千夏!!

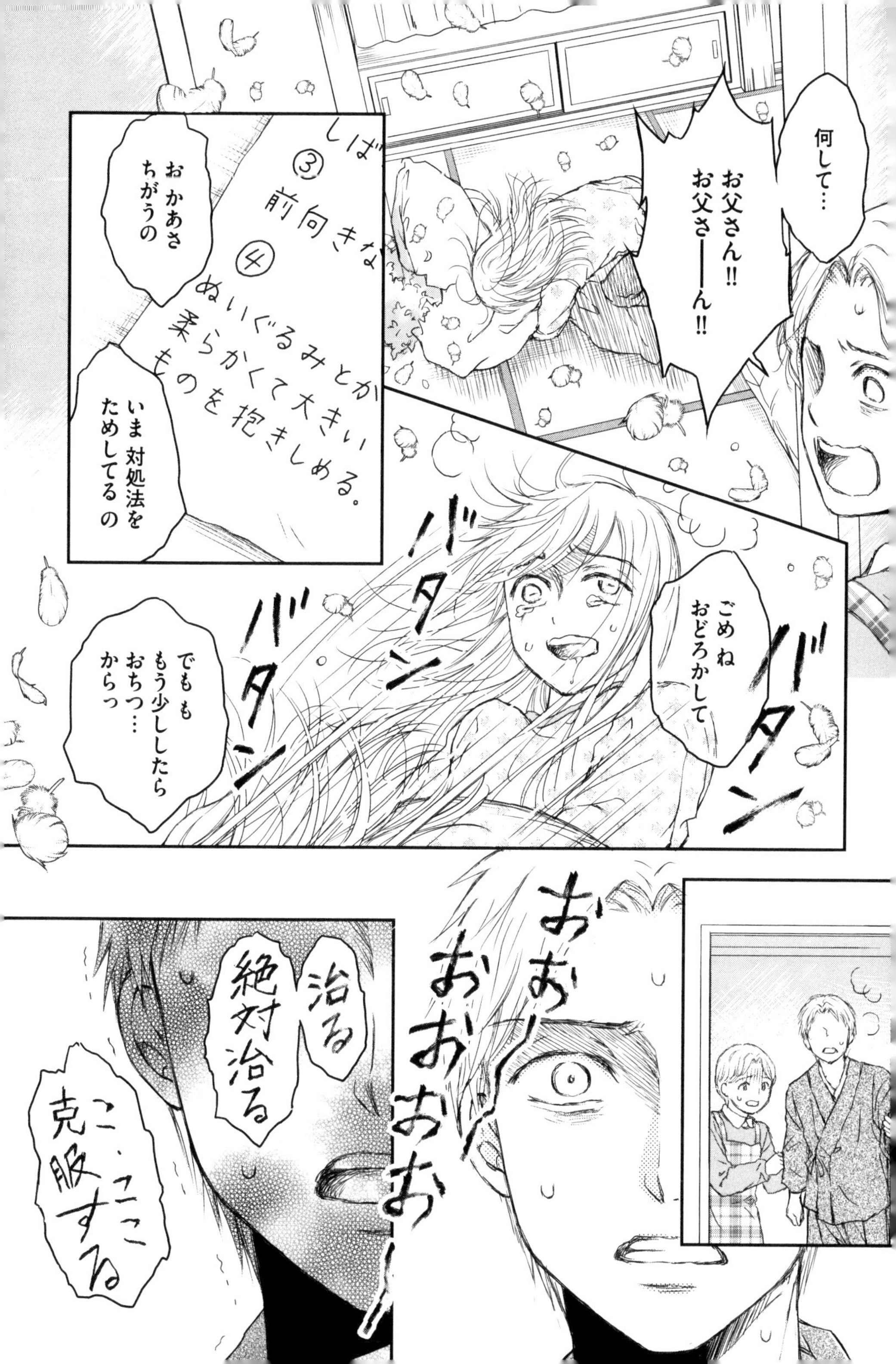
何して…
お父さん!! お父さーーーん!!
しば
③前向きな
④ぬいぐるみとか柔らかくて大きいものを抱きしめる。
おかあさ ちがうの
いま対処法をためしてるの
バタン
ごめね おどろかして
バタン
バタン
でも もう少ししたら おちつ…からっ
おおおおお
治る
絶対治る
こ、ここ克服する

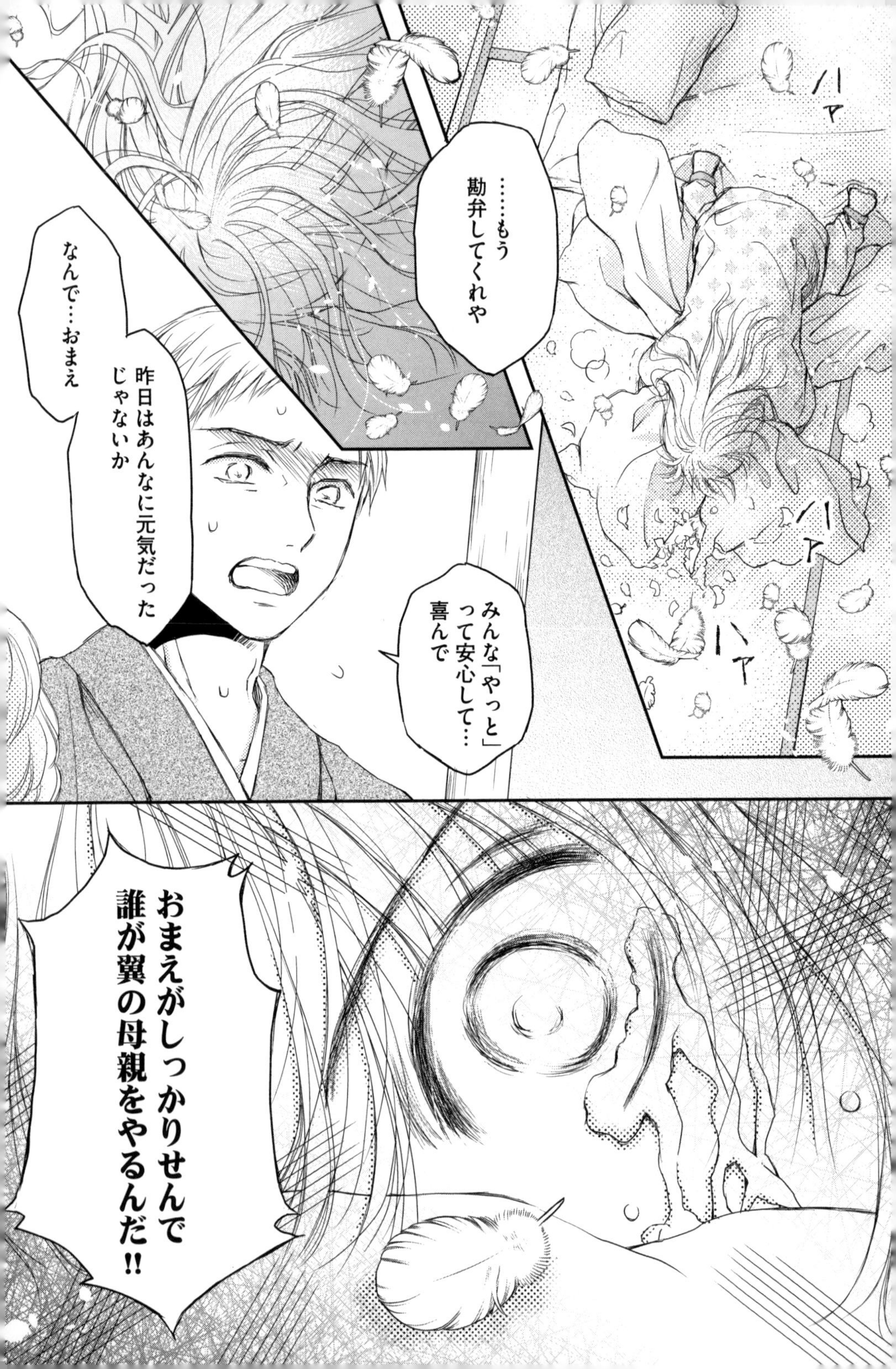
ハァ
……もう勘弁してくれや
ハァ
ハァ
なんで…おまえ
昨日はあんなに元気だったじゃないか
みんな「やっと」って安心して喜んで…
おまえがしっかりせんで誰が翼の母親をやるんだ!!

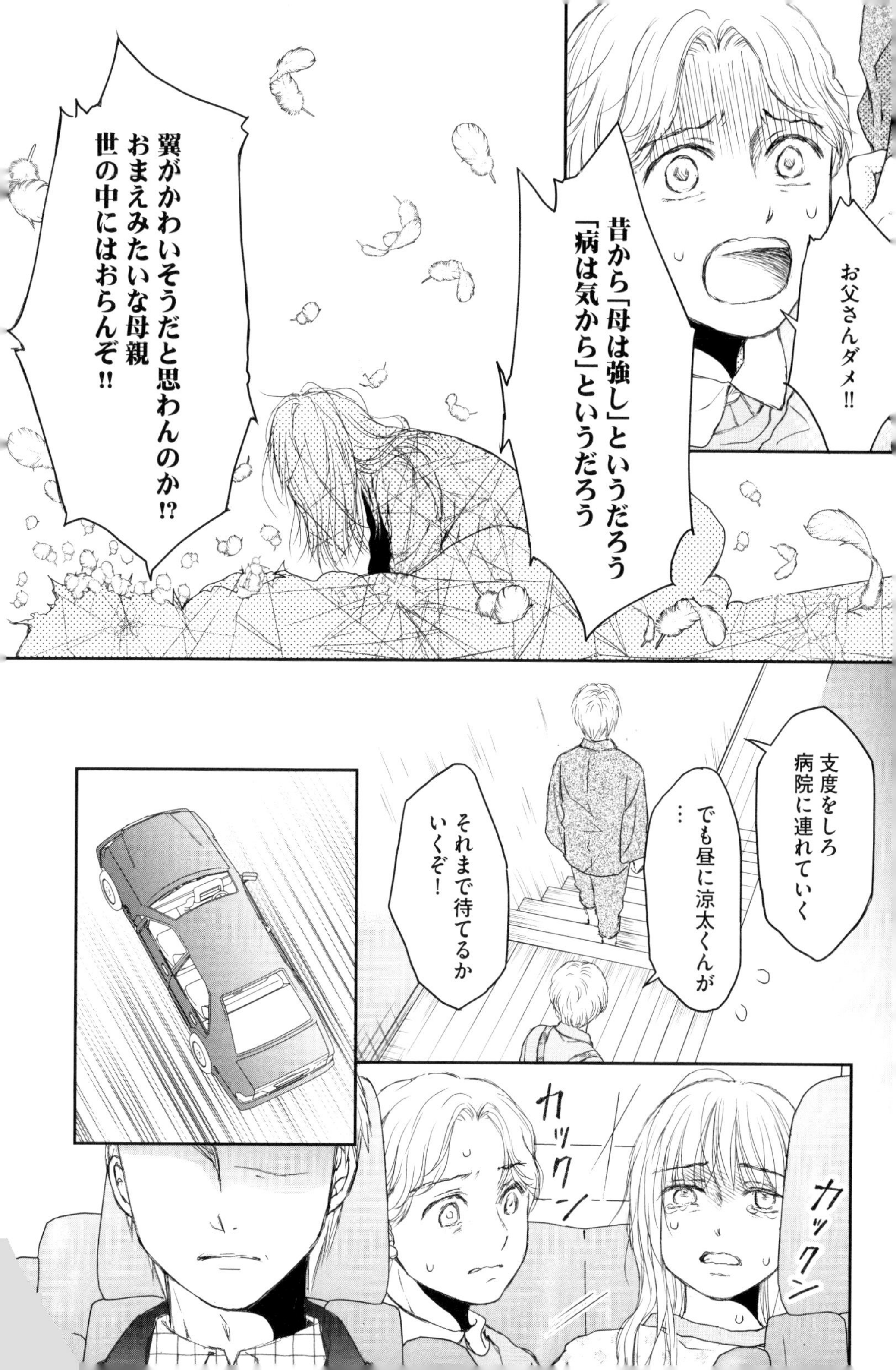
お父さんダメ!!
昔から「母は強し」というだろう「病は気から」というだろう
翼がかわいそうだと思わんのか!? おまえみたいな母親 世の中にはおらんぞ!!
支度をしろ 病院に連れていく
でも昼に涼太くんが…
それまで待てるか いくぞ!
カックン
カックン

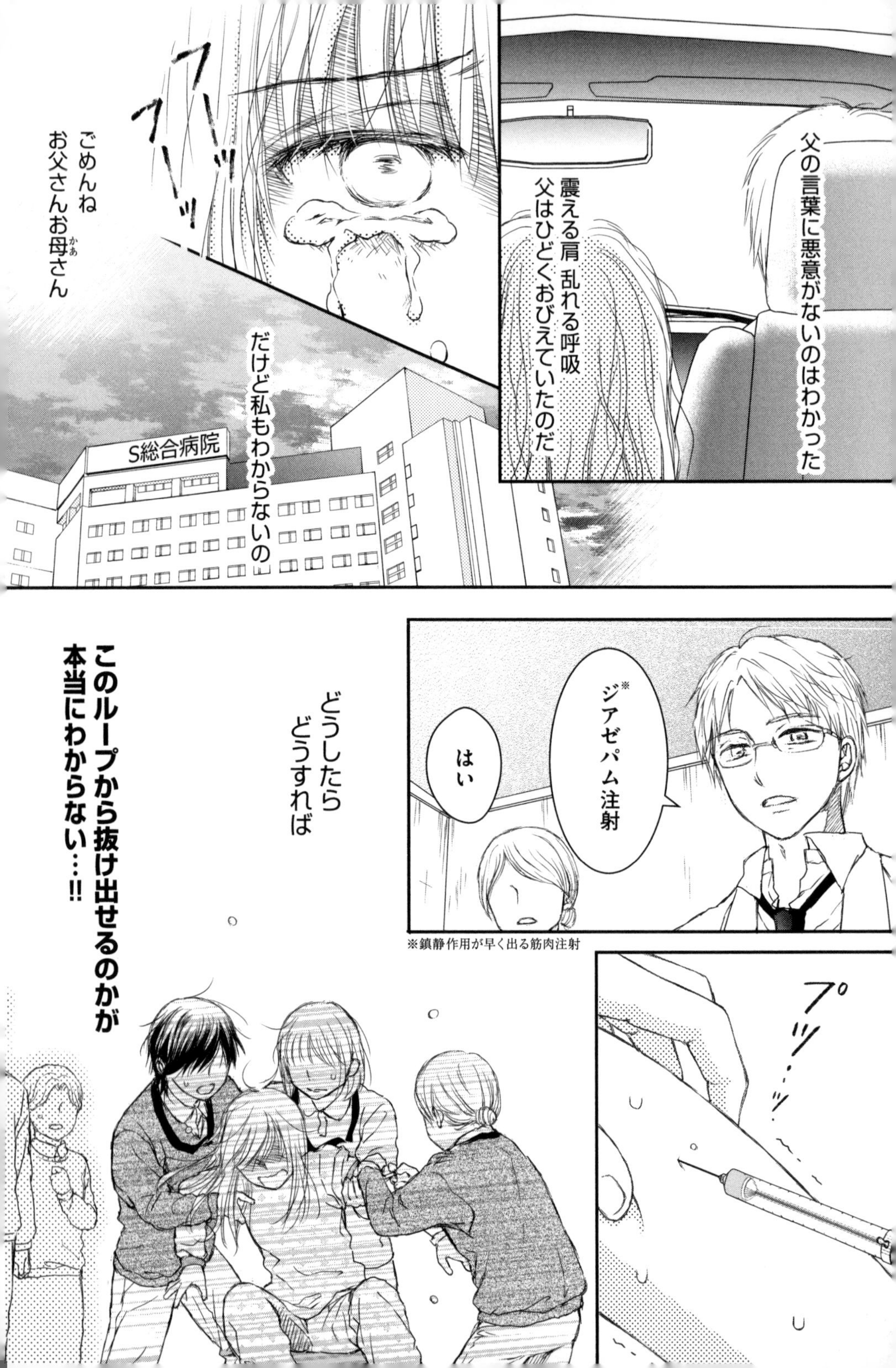
父の言葉に悪意がないのはわかった
震える肩 乱れる呼吸 父はひどくおびえていたのだ
だけど私もわからないの」
S総合病院
ごめんね お父さんお母《かあ》さん
※ジアゼパム注射
はい
※鎮静作用が早く出る筋肉注射
プツ…ッ
どうしたら どうすれば
このループから抜け出せるのかが 本当にわからない…!!

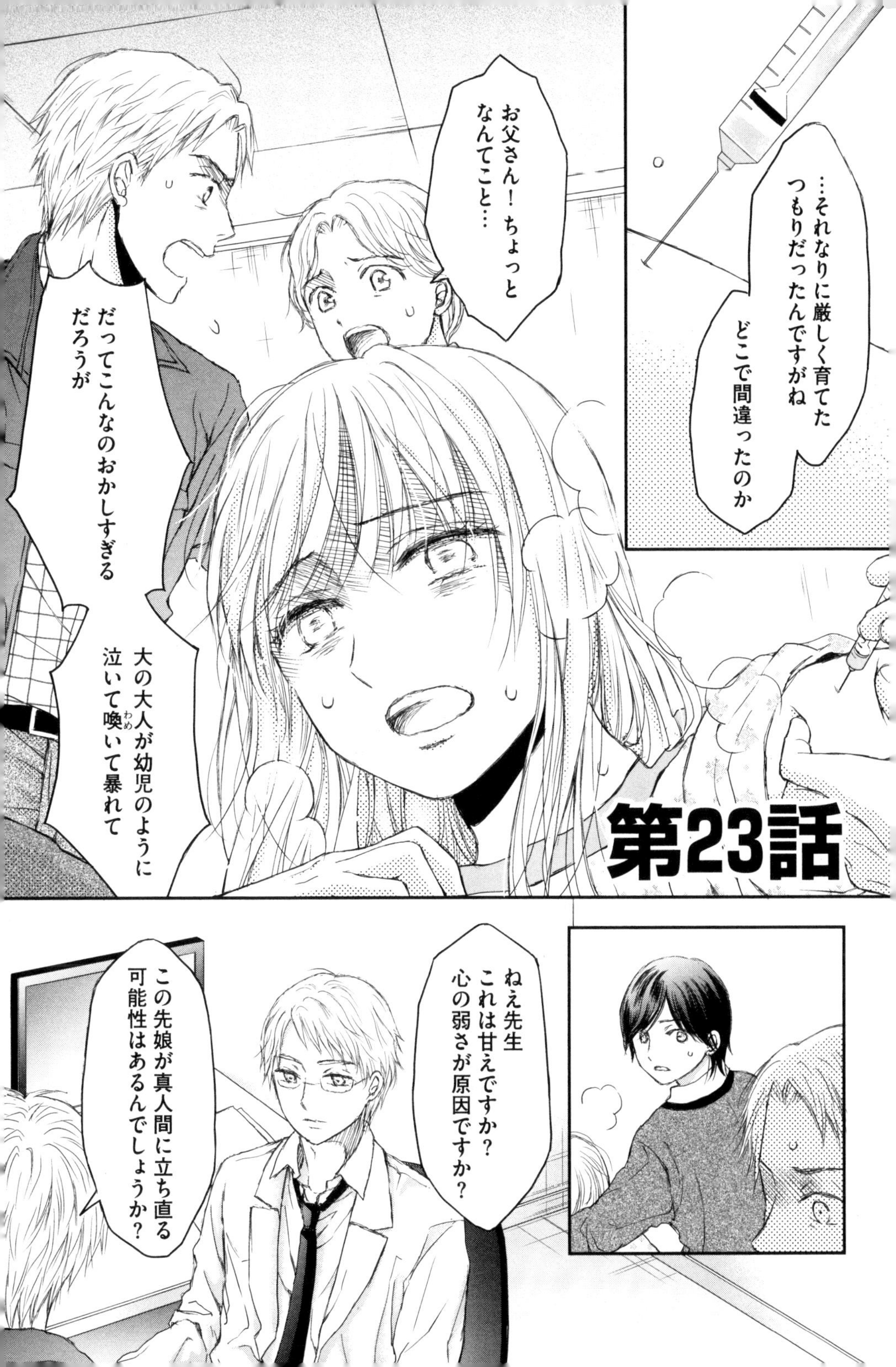
…それなりに厳しく育てたつもりだったんですがね
どこで間違ったのか
お父さん！ちょっとなんてこと…
だってこんなのおかしすぎるだろうが
大の大人が幼児のように泣いて喚《わめ》いて暴れて
第23話
ねえ先生 これは甘えですか？ 心の弱さが原因ですか？
この先娘が真人間に立ち直る可能性はあるんでしょうか？

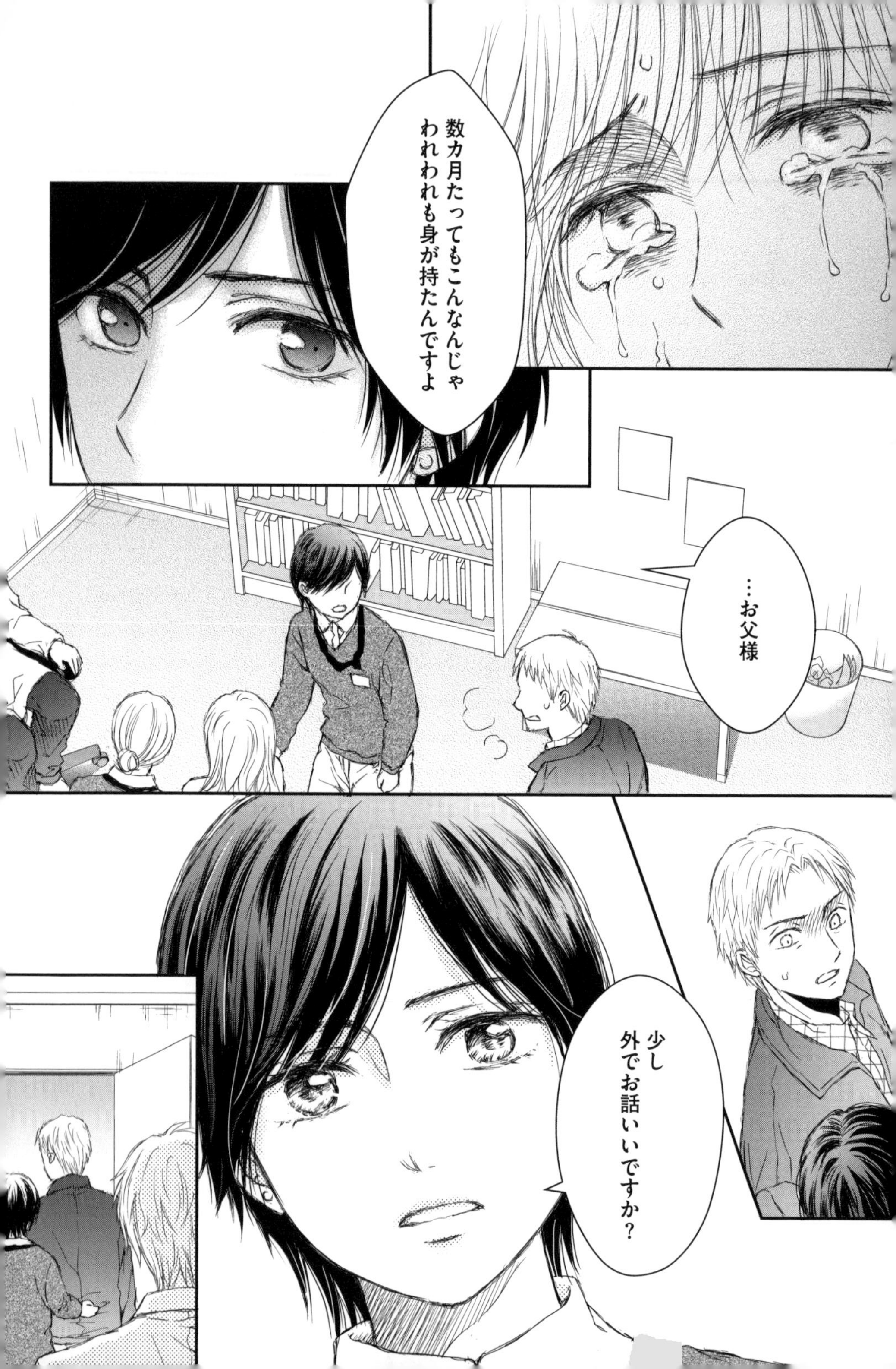
数カ月たってもこんなんじゃ
われわれも身が持たんですよ
…お父様
少し
外でお話いいですか？

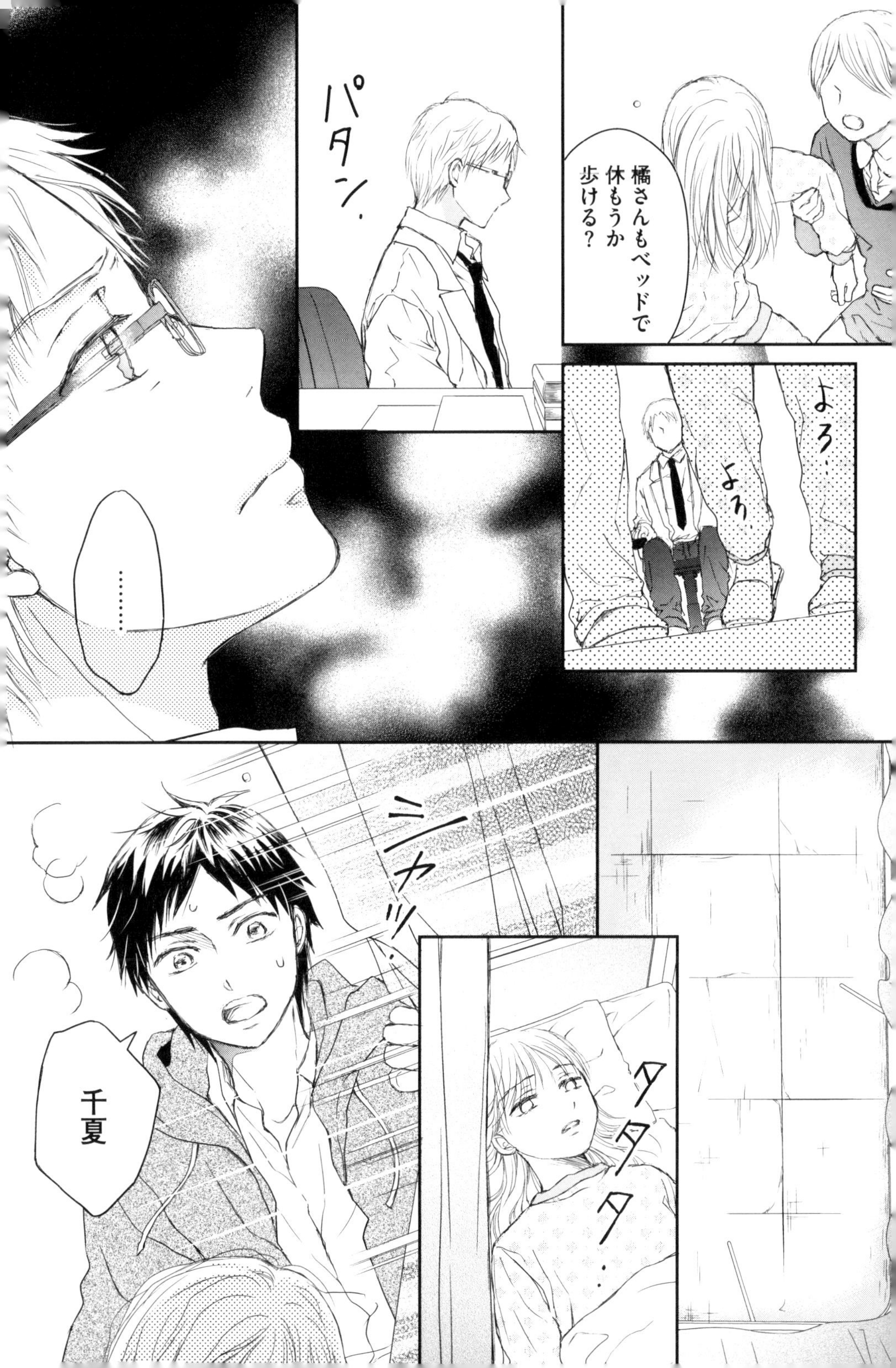

橘さんもベッドで
休もうか
歩ける？
パタン．
……
よろ…
よろ…
タタタ‥
シャッ!
千夏

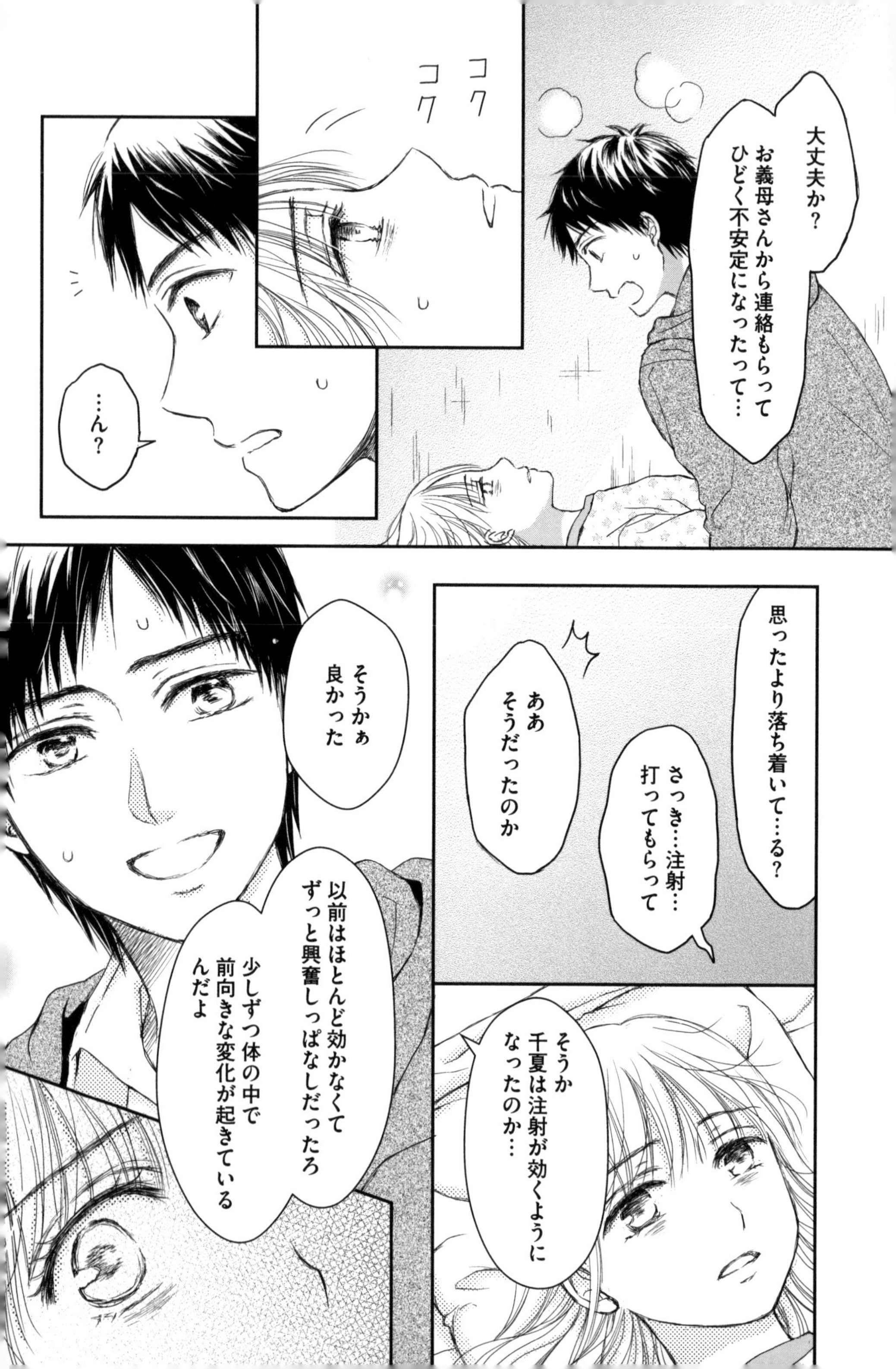
大丈夫か？
お義母さんから連絡もらって
ひどく不安定になったたって…
コク
コク
…ん？
思ったより落ち着いて…る？
さっき…注射…
打ってもらって
あぁ
そうだったのか
そうかぁ
良かった
そうか
千夏は注射が効くように
なったのか…
以前はほとんど効かなくて
ずっと興奮しっぱなしだったろ
少しずつ体の中で
前向きな変化が起きている
んだよ

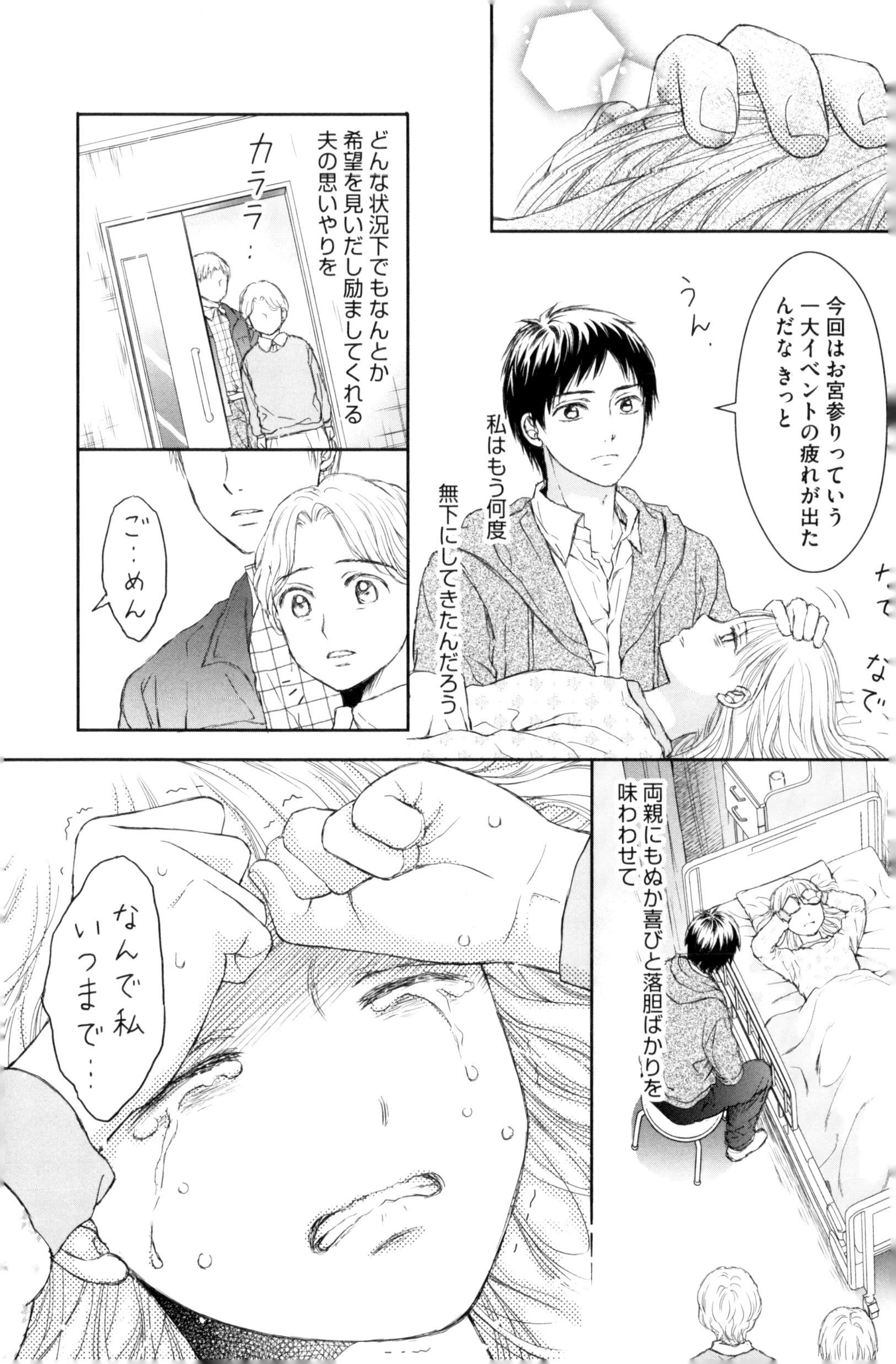
今回はお宮参りっていう一大イベントの疲れが出たんだな きっと
うん。
なで なで
私はもう何度
無下にしてきたんだろう
どんな状況下でもなんとか
希望を見いだし励ましてくれる
夫の思いやりを
カララ…
ご…めん
両親にもぬか喜びと落胆ばかりを
味わわせて
なんで私
いつまで…

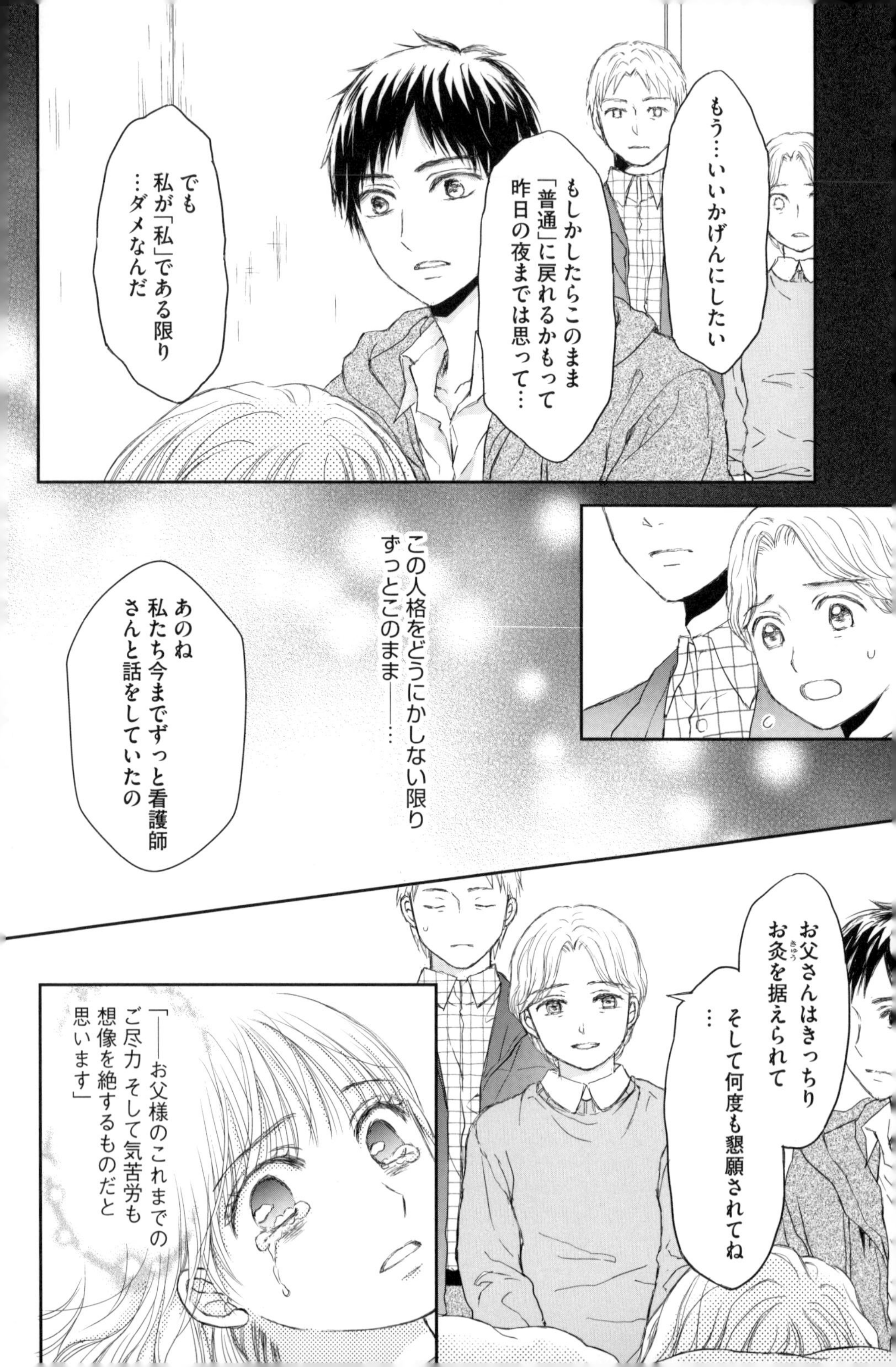
もう…いいかげんにしたい
もしかしたらこのまま「普通」に戻れるかもって昨日の夜までは思って…
でも私が「私」である限り…ダメなんだ
この人格をどうにかしない限りずっとこのまま――…
あのね私たち今までずっと看護師さんと話をしていたの
お父さんはきっちりお灸《きゅう》を据えられて そして何度も懇願されてね …
「――お父様のこれまでのご尽力 そして気苦労も想像を絶するものだと思います」

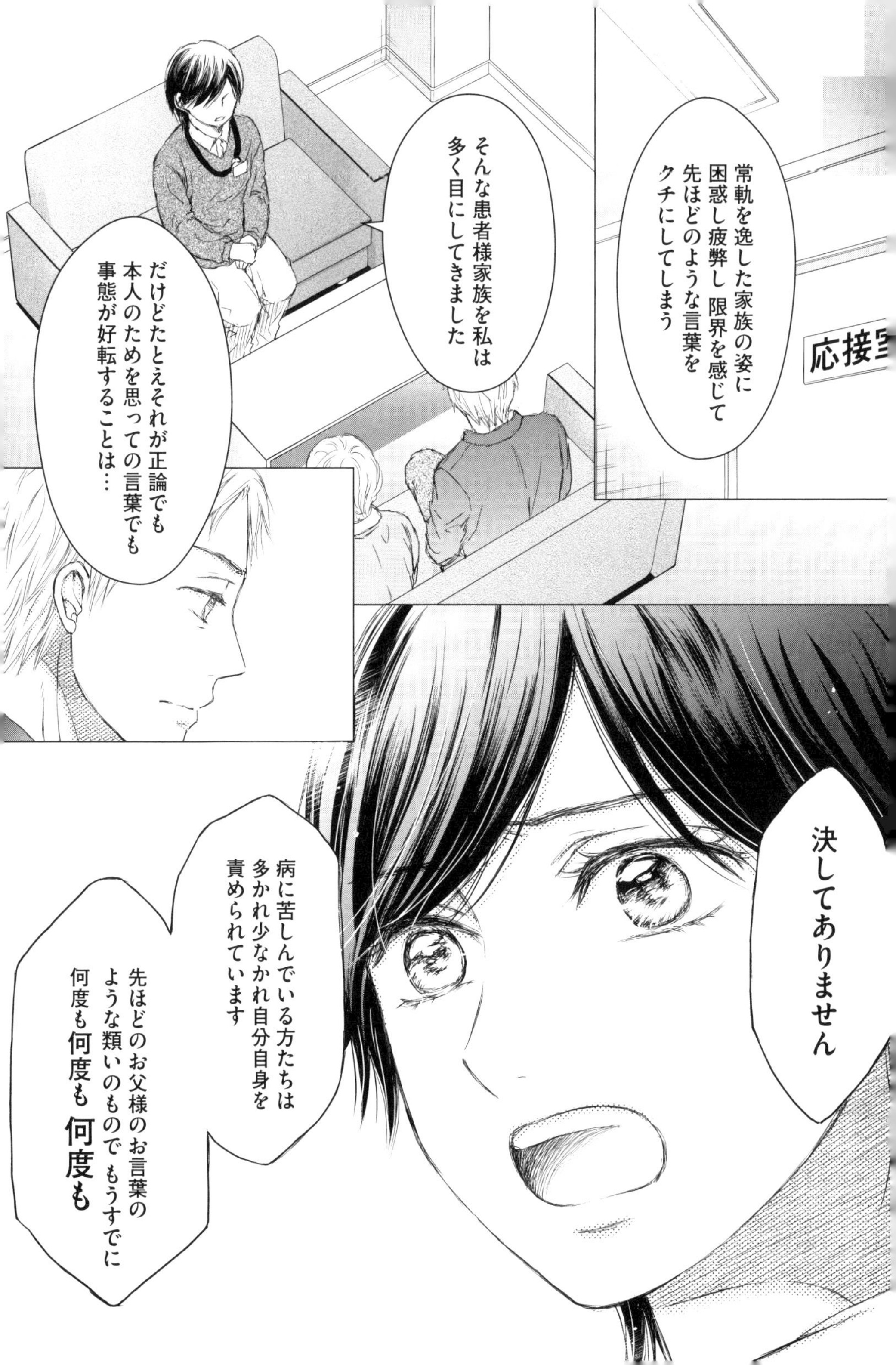
応接室
常軌を逸した家族の姿に困惑し疲弊し 限界を感じて先ほどのような言葉をクチにしてしまう
そんな患者様家族を私は多く目にしてきました
だけどたとえそれが正論でも本人のためを思っての言葉でも事態が好転することは…
決してありません
病に苦しんでいる方たちは多かれ少なかれ自分自身を責められています
先ほどのお父様のお言葉のような類いのものでもうすでに何度も何度も何度も

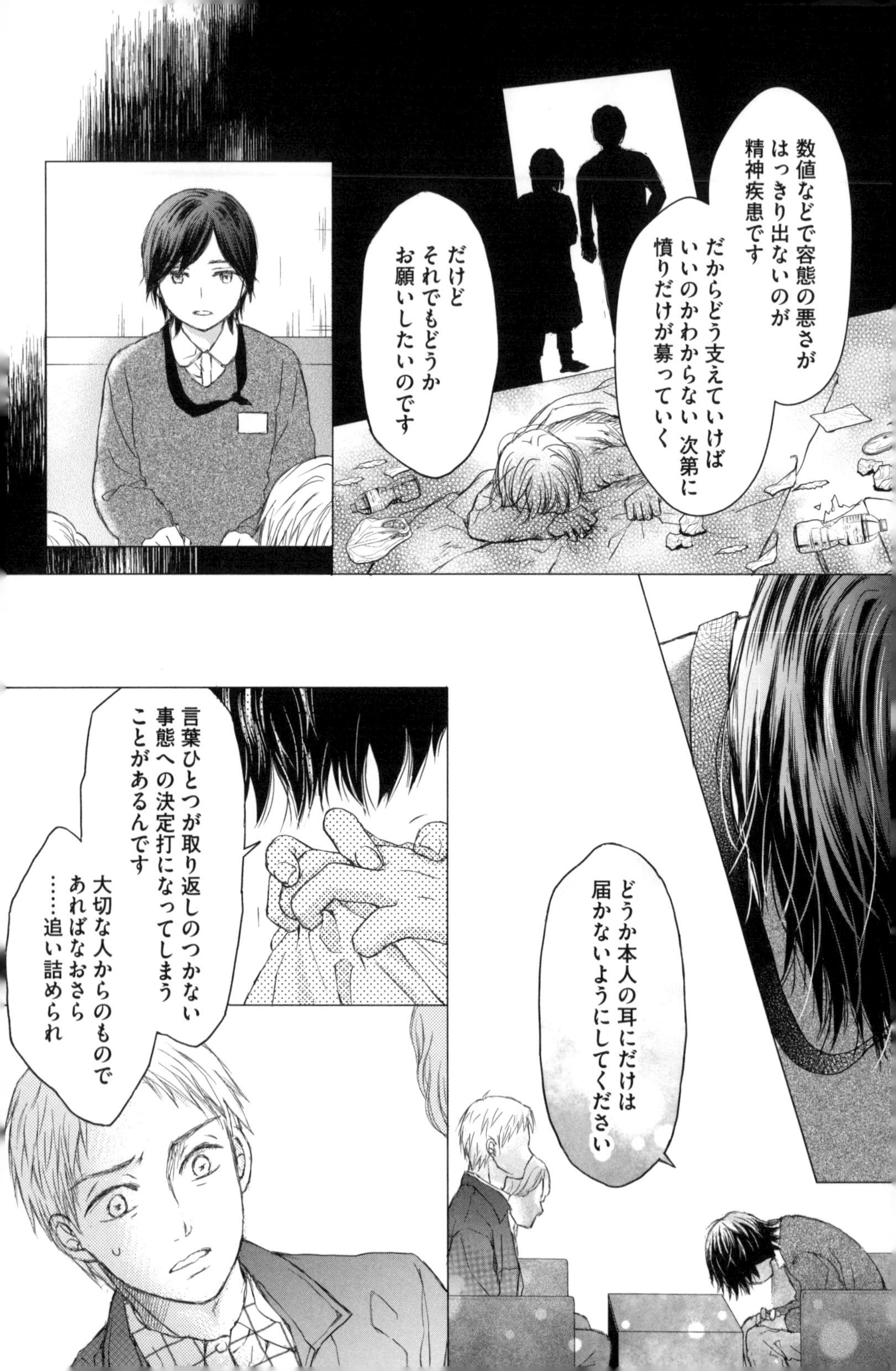
数値などで容態の悪さがはっきり出ないのが精神疾患です
だからどう支えていけばいいのかわからない 次第に憤りだけが募っていく
だけどそれでもどうかお願いしたいのです
どうか本人の耳にだけは届かないようにしてください
言葉ひとつが取り返しのつかない事態への決定打になってしまうことがあるんです
大切な人からのものであればなおさら……追い詰められ

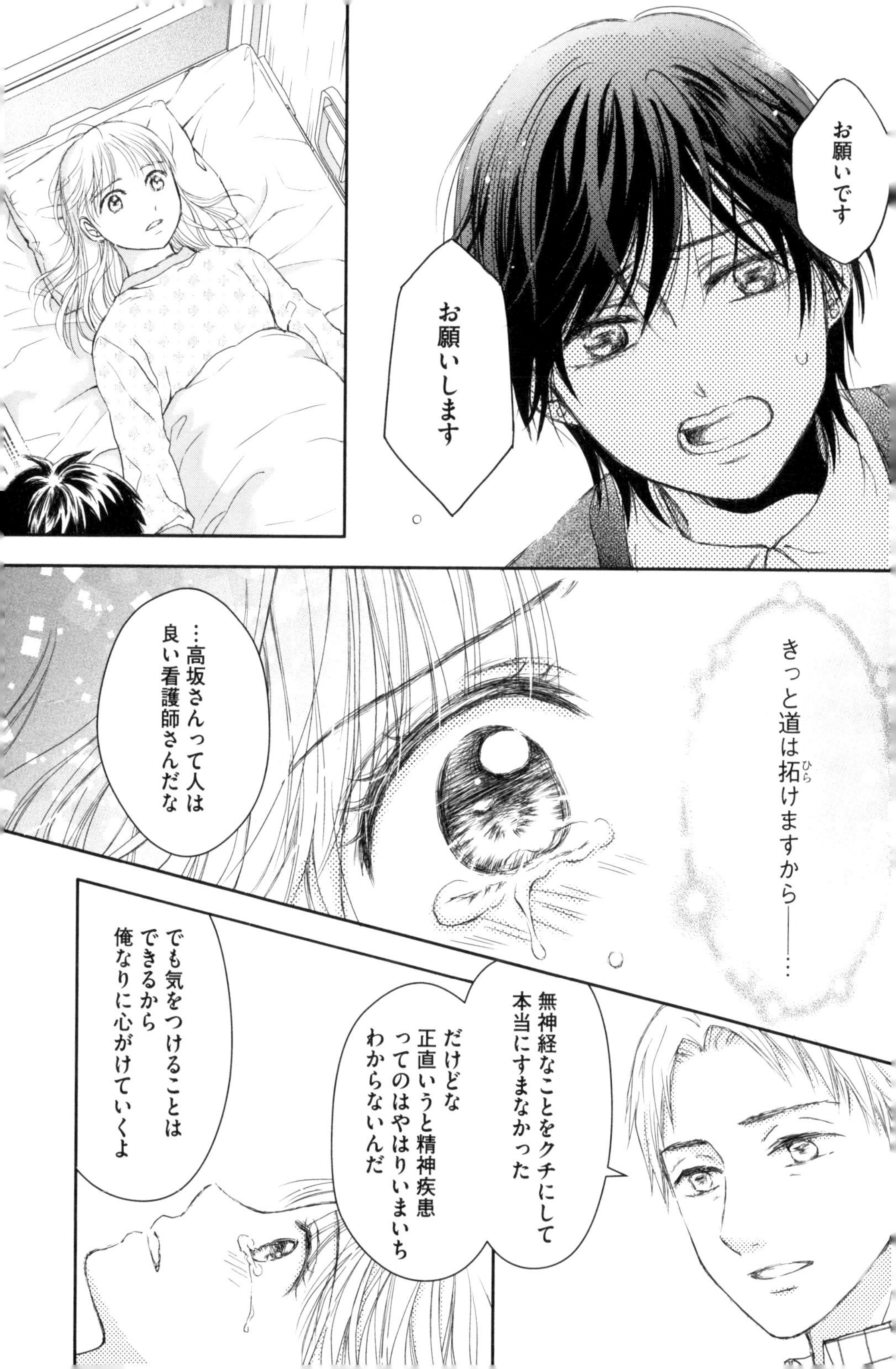
お願いです
お願いします
きっと道は拓《ひら》けますから――…
…高坂さんって人は良い看護師さんだな
無神経なことをクチにして本当にすまなかった
だけどな正直いうと精神疾患ってのはやはりいまいちわからないんだ
でも気をつけることはできるから俺なりに心がけていくよ

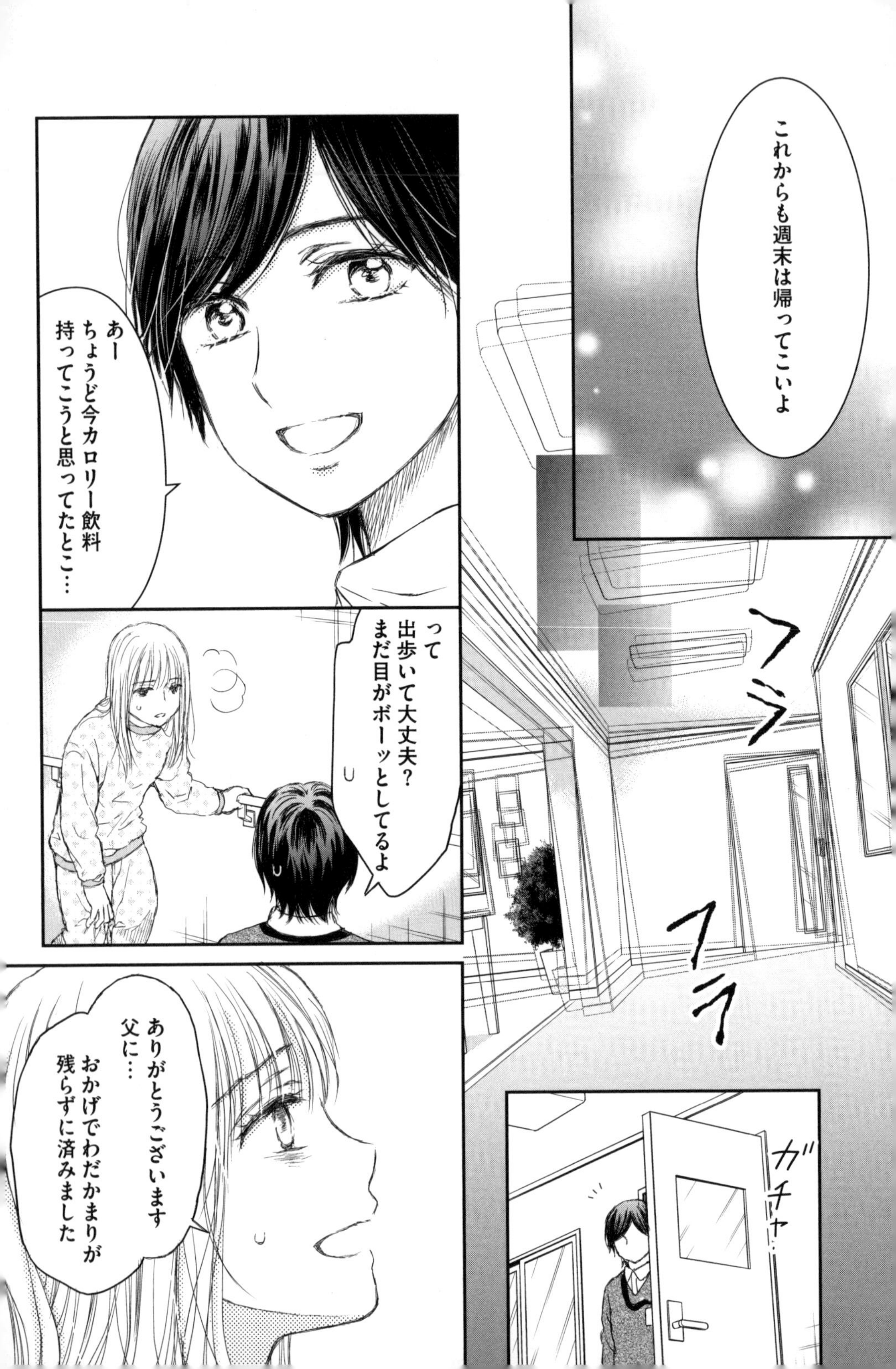
これからも週末は帰ってこいよ
フラ
フラ
ガチャ…
あー
ちょうど今カロリー飲料
持ってこうと思ってたとこ…
って
出歩いて大丈夫?
まだ目がボーッとしてるよ
ありがとうございます
父に…
おかげでわだかまりが
残らずに済みました

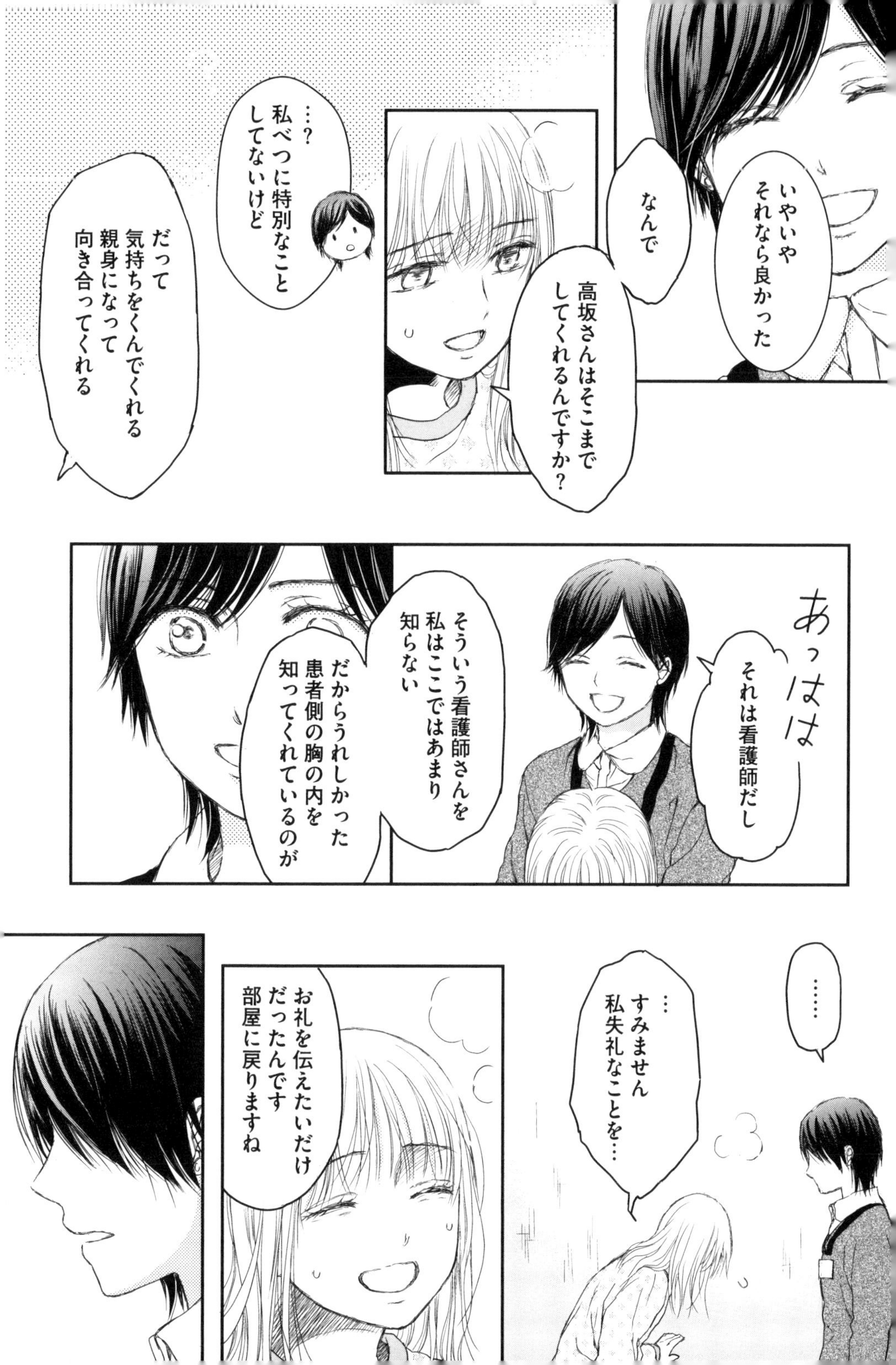
いやいや それなら良かった
なんで
高坂さんはそこまでしてくれるんですか？
…？ 私べつに特別なことしてないけど
だって 気持ちをくんでくれる 親身になって 向き合ってくれる
あっはは
それは看護師だし
そういう看護師さんを 私はここではあまり 知らない
だからうれしかった 患者側の胸の内を 知ってくれているのが
……
…すみません 私失礼なことを…
お礼を伝えたいだけだったんです 部屋に戻りますね

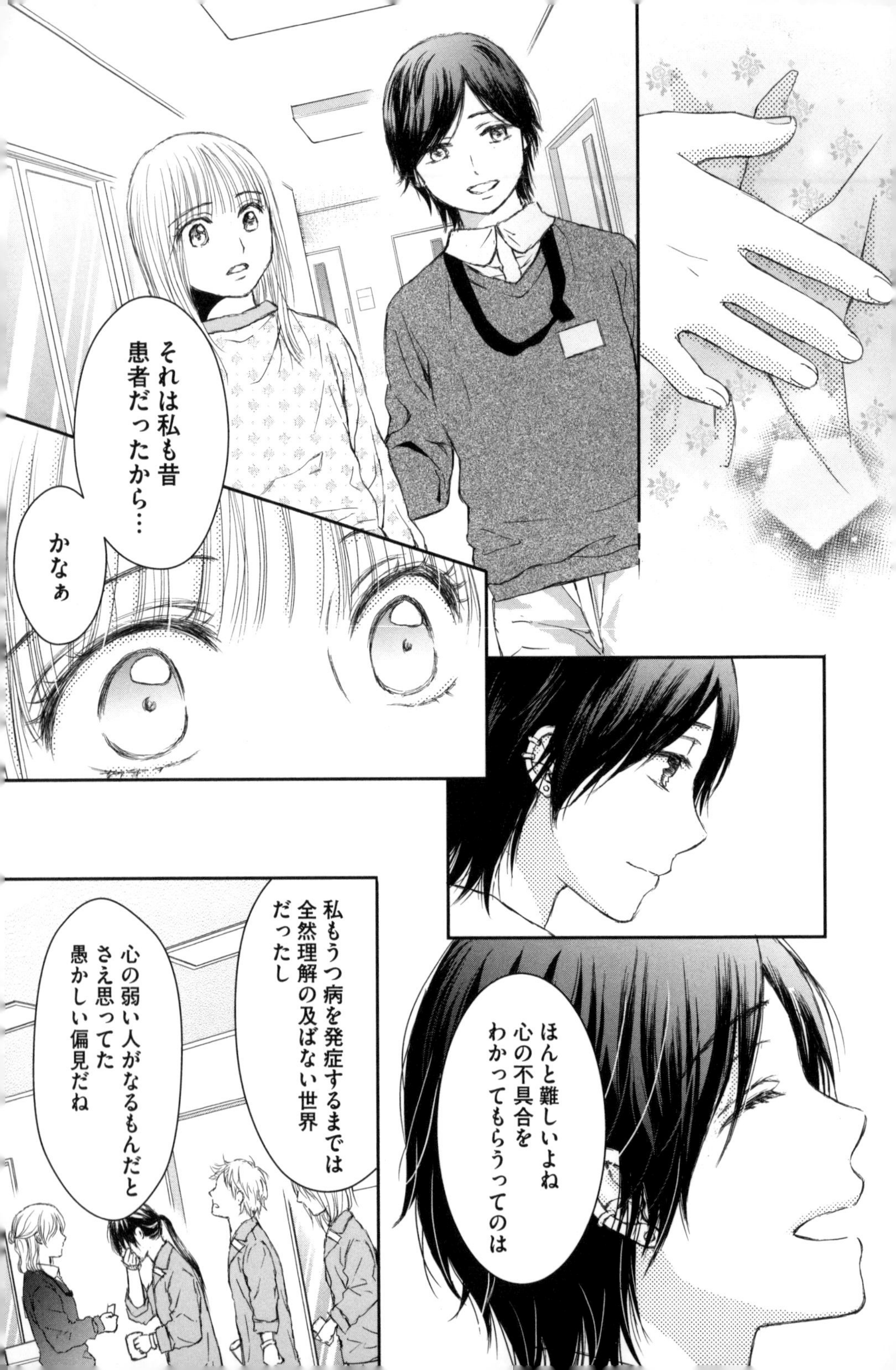

それは私も昔
患者だったから…
かなぁ
ほんと難しいよね
心の不具合を
わかってもらうってのは
私もうつ病を発症するまでは
全然理解の及ばない世界
だったし
心の弱い人がなるもんだと
さえ思ってた
愚かしい偏見だね

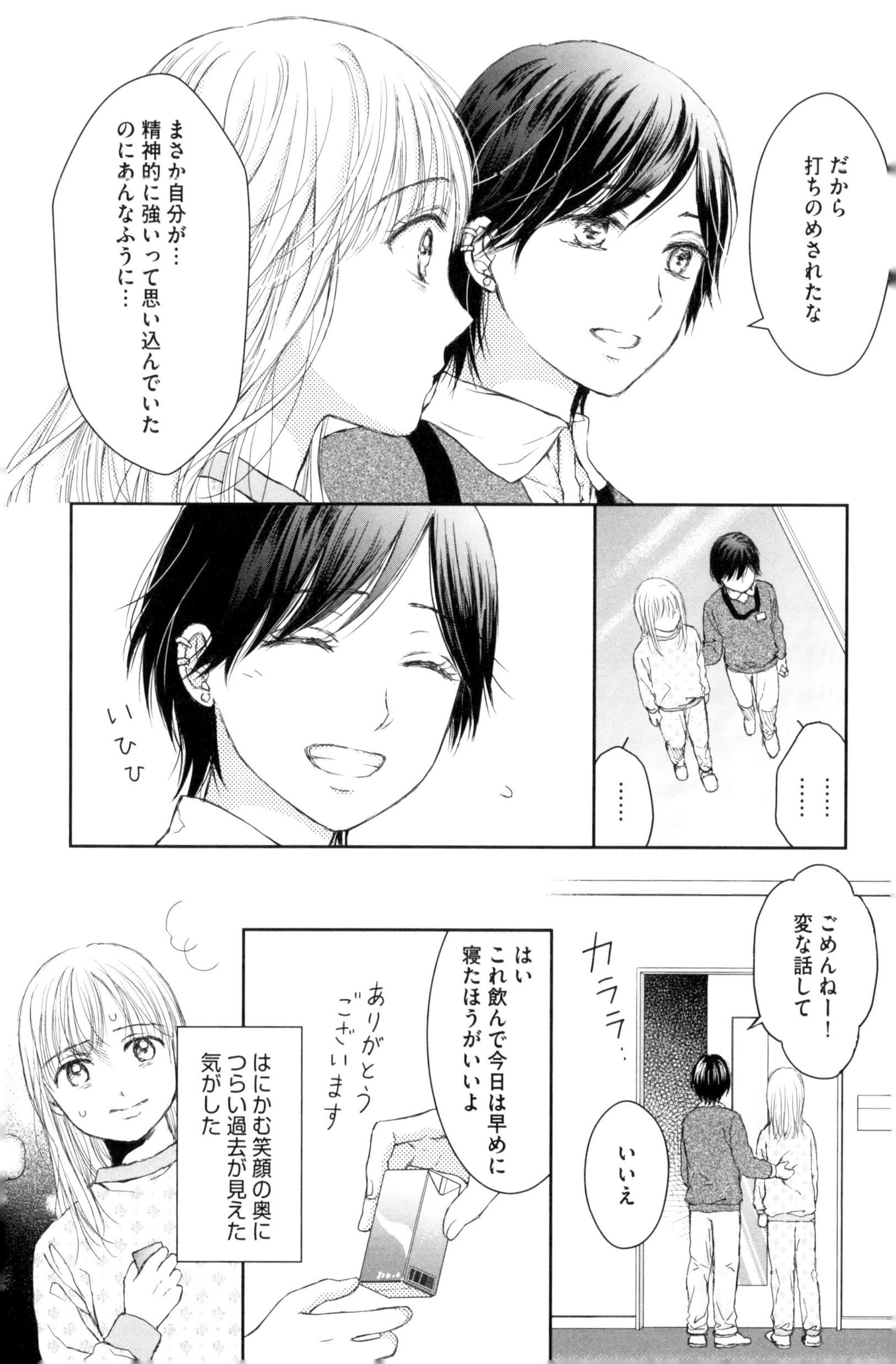
だから
打ちのめされたな
まさか自分が…
精神的に強いって思い込んでいた
のにあんなふうに…
いひひ
……
……
ごめんねー！
変な話して
いいえ
カララ…
はい
これ飲んで今日は早めに
寝たほうがいいよ
ありがとう
ございます
はにかむ笑顔の奥に
つらい過去が見えた
気がした

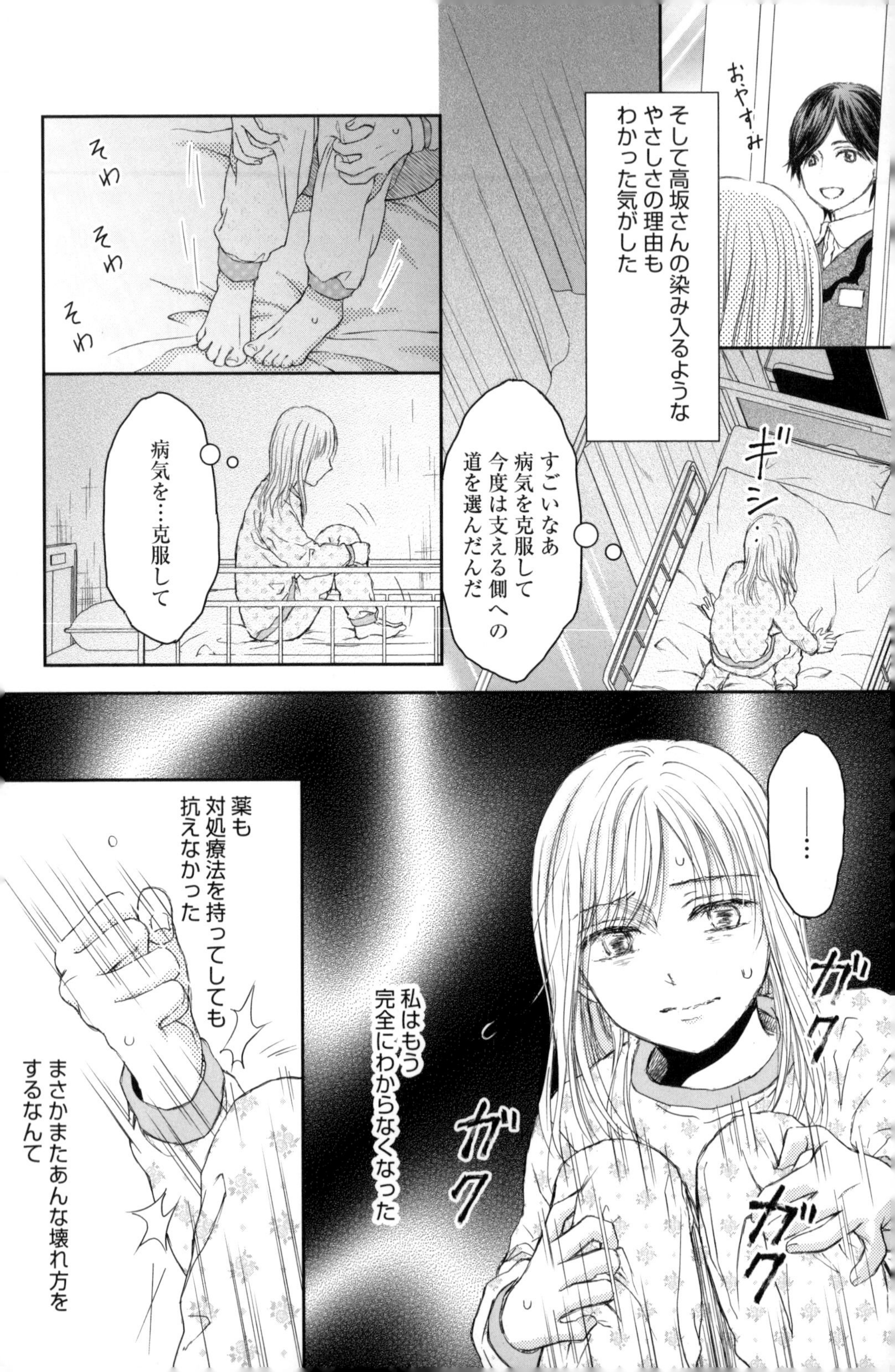

おやすみ
そして高坂さんの染み入るような
やさしさの理由も
わかった気がした
そわ
そわ
そわ
ギシ…
すごいなぁ
病気を克服して
今度は支える側への
道を選んだんだ
病気を…克服して
……
ガク
ガク
ガク
ガク
私はもう
完全にわからなくなった
薬も
対処療法を持ってしても
抗えなかった
まさかまたあんな壊れ方を
するなんて

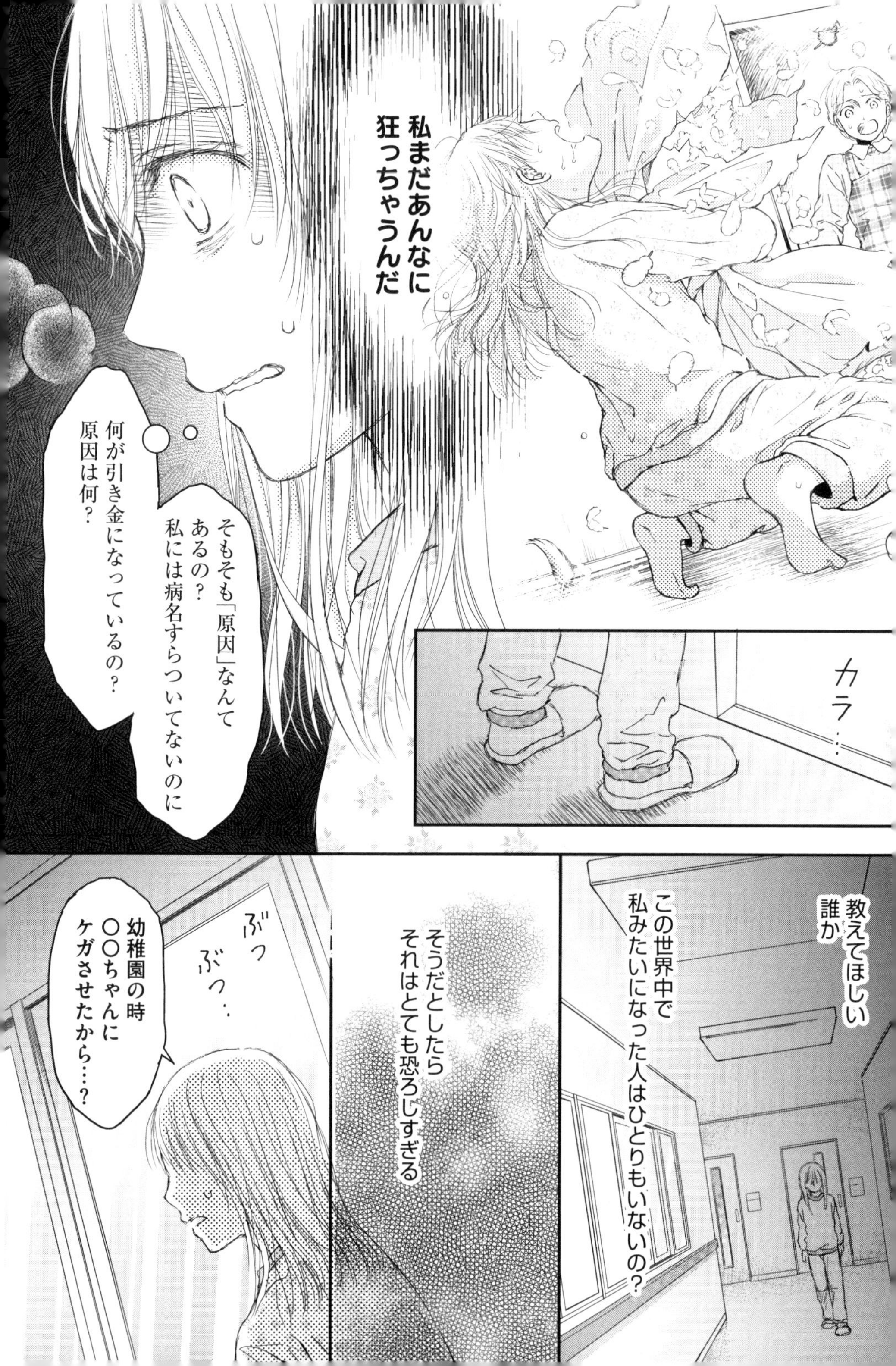
私まだあんなに
狂っちゃうんだ
そもそも「原因」なんてあるの？
私には病名すらついてないのに
何が引き金になっているの？
原因は何？
カラ…
教えてほしい
誰か
この世界中で
私みたいになった人はひとりもいないの？
そうだとしたら
それはとても恐ろしすぎる
ぶっ
ぶっ…
幼稚園の時
○○ちゃんに
ケガさせたから…？

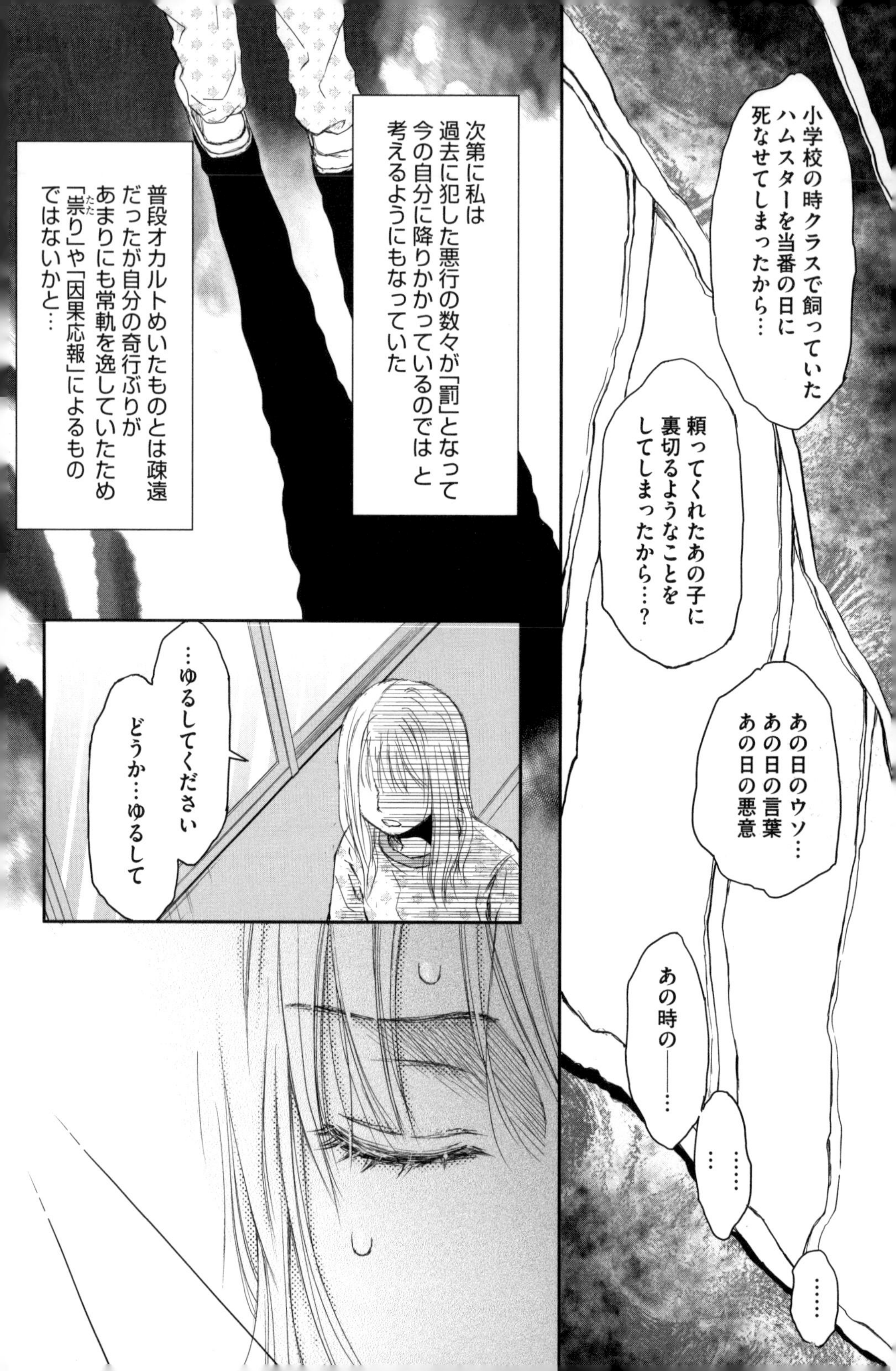

小学校の時クラスで飼っていたハムスターを当番の日に死なせてしまったから…
頼ってくれたあの子に裏切るようなことをしてしまったから…？
あの日のウソ…あの日の言葉あの日の悪意
あの時の――…
……
……
次第に私は過去に犯した悪行の数々が「罰」となって今の自分に降りかかっているのではと考えるようにもなっていた
普段オカルトめいたものとは疎遠だったが自分の奇行ぶりがあまりにも常軌を逸していたため「祟《たた》り」や「因果応報」によるものではないかと…
…ゆるしてください どうか…ゆるして

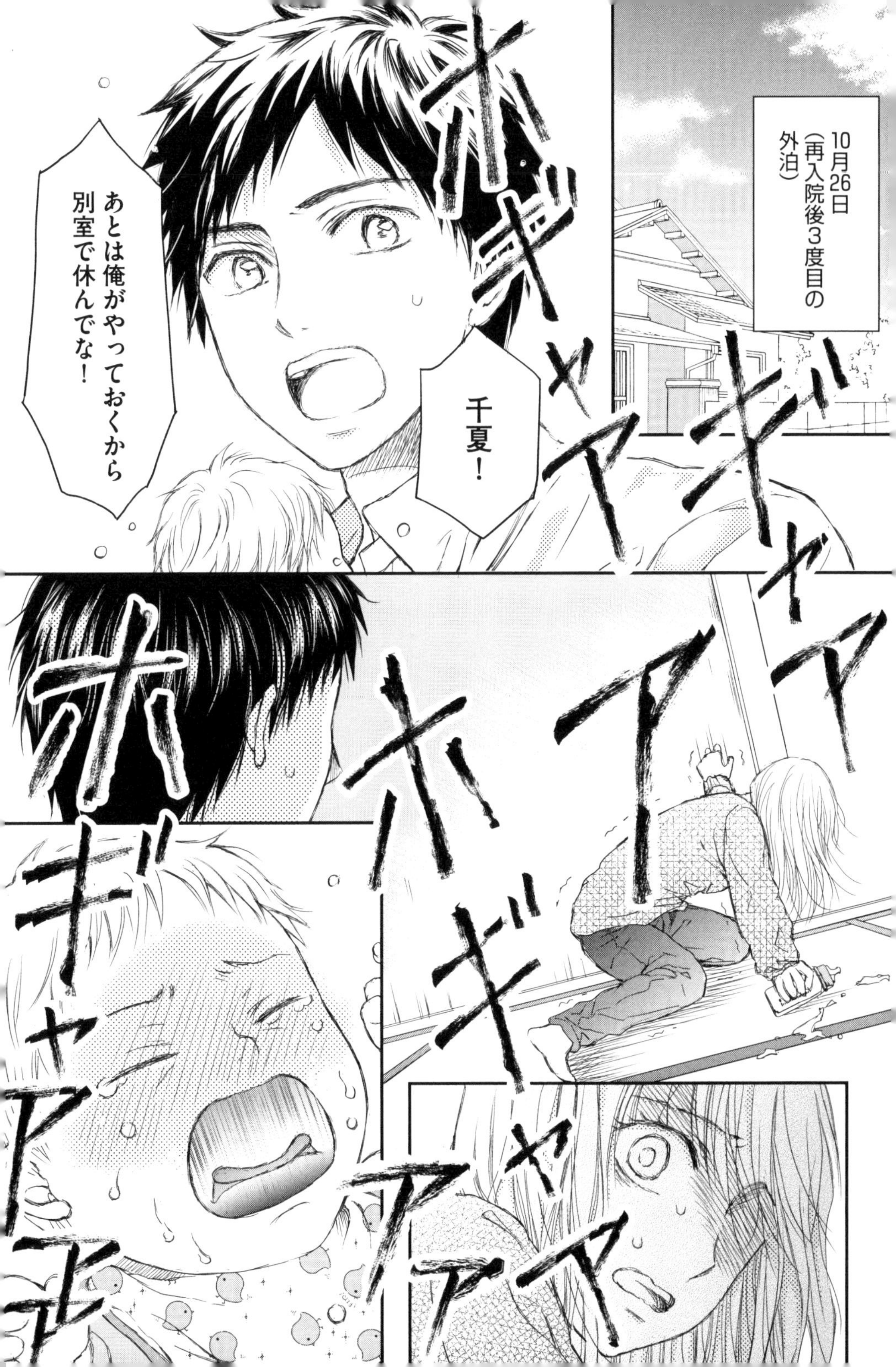

10月26日
（再入院後3度目の外泊）
千夏！
あとは俺がやっておくから
別室で休んでな！

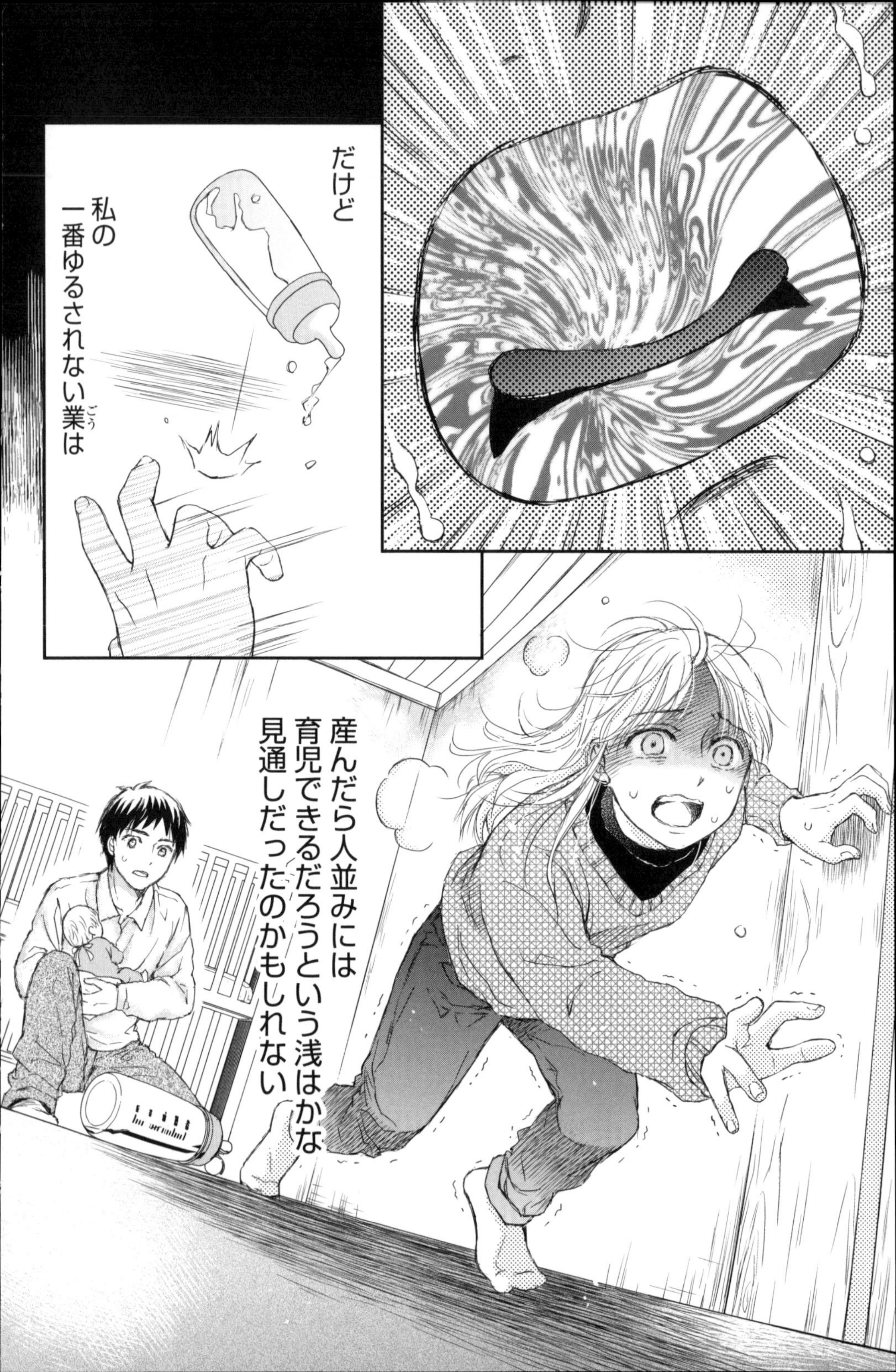
だけど
私の
一番ゆるされない業《ごう》は
産んだら人並みには
育児できるだろうという浅はかな
見通しだったのかもしれない

第24話

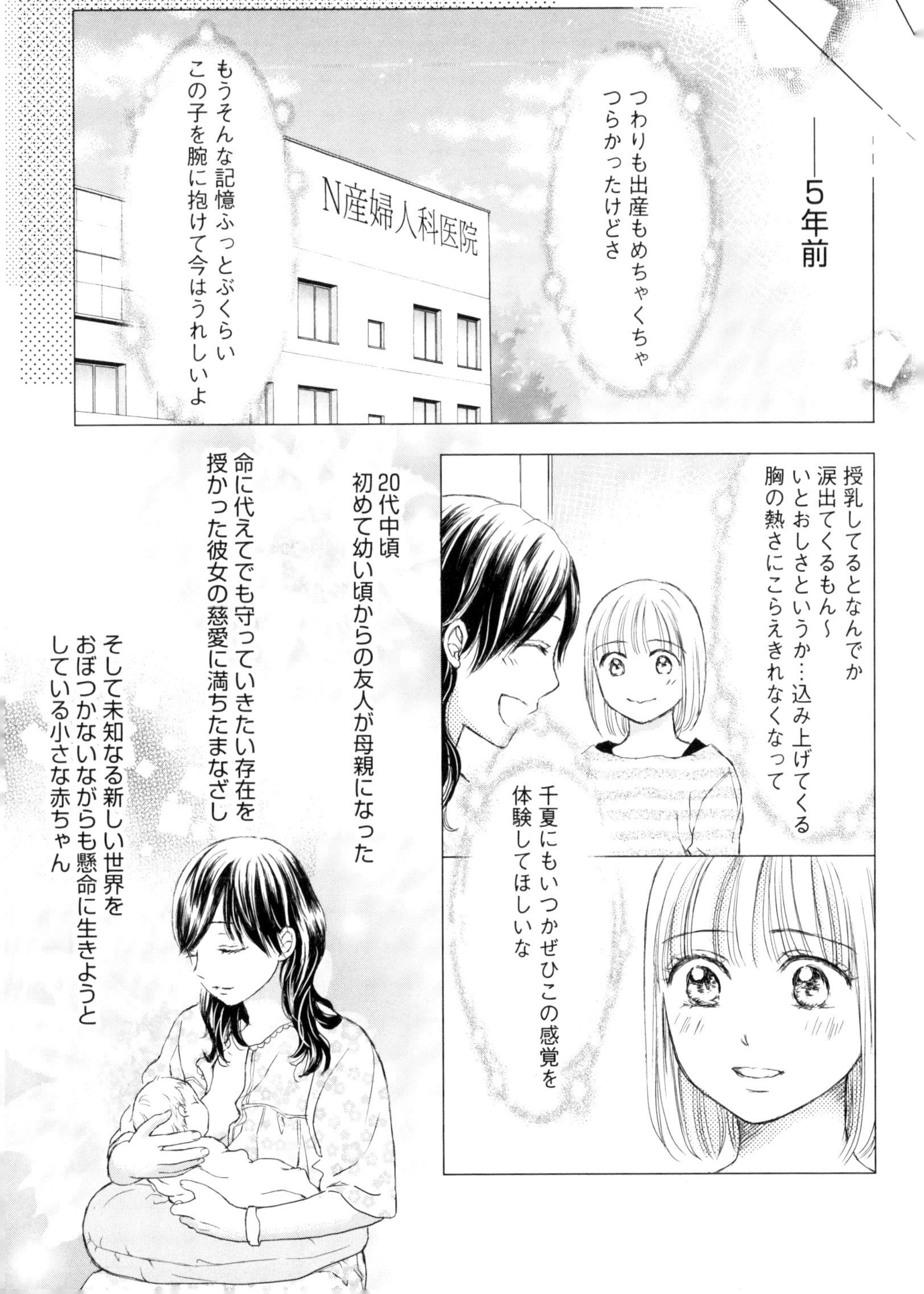
――5年前
つわりも出産もめちゃくちゃつらかったけどさ
もうそんな記憶ふっとぶくらいこの子を腕に抱けて今はうれしいよ
授乳してるとなんでか涙出てくるもん～ いとおしさというか…込み上げてくる胸の熱さにこらえきれなくなって
千夏にもいつかぜひこの感覚を体験してほしいな
20代中頃 初めて幼い頃からの友人が母親になった
命に代えてでも守っていきたい存在を授かった彼女の慈愛に満ちたまなざし
そして未知なる新しい世界をおぼつかないながらも懸命に生きようとしている小さな赤ちゃん

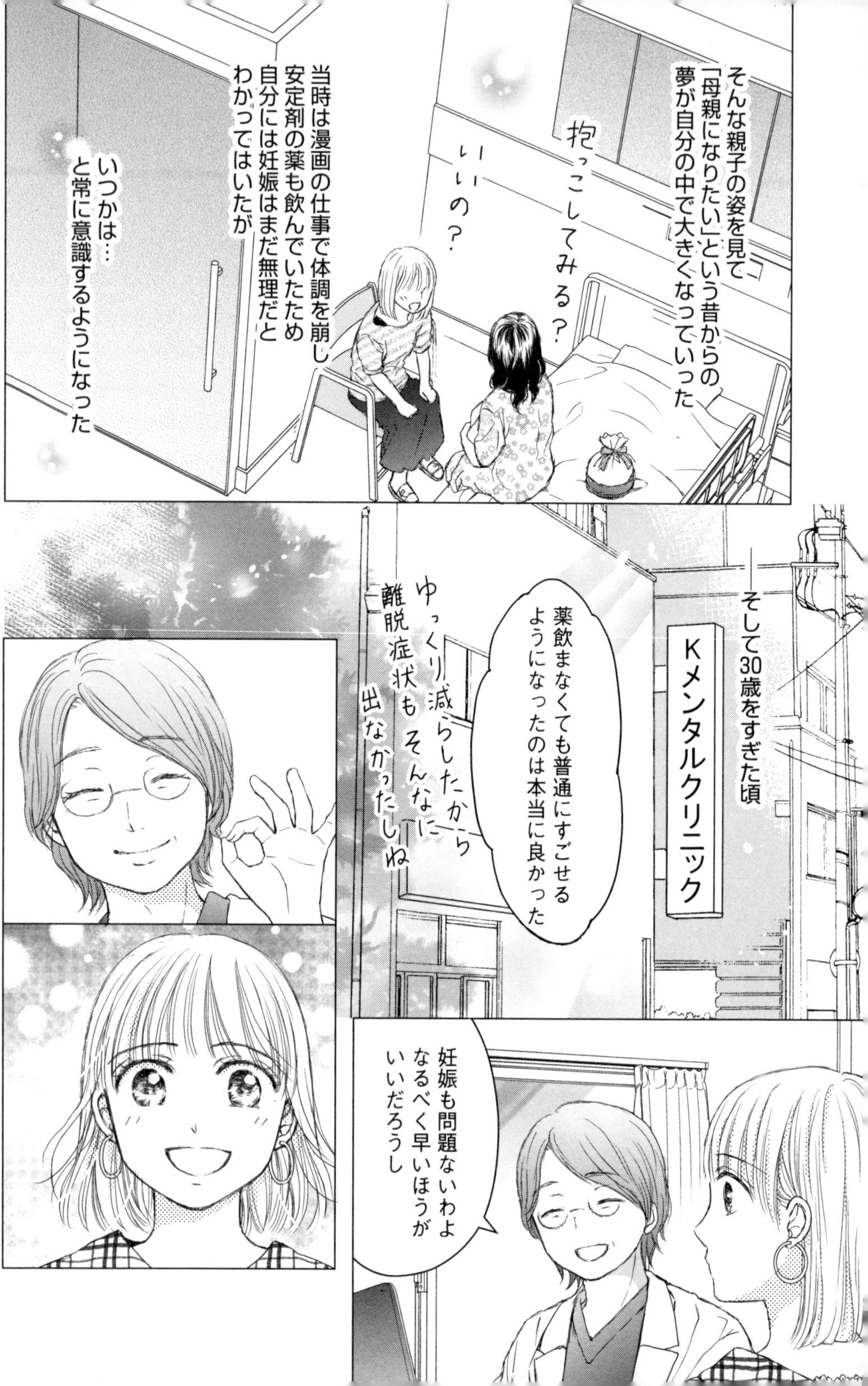

そんな親子の姿を見て
「母親になりたい」という昔からの
夢が自分の中で大きくなっていった
抱っこしてみる？
いいの？
当時は漫画の仕事で体調を崩し
安定剤の薬も飲んでいたため
自分には妊娠はまだ無理だと
わかってはいたが
いつかは…
と常に意識するようになった
そして30歳をすぎた頃
Kメンタルクリニック
薬飲まなくても普通にすごせる
ようになったのは本当に良かった
ゆっくり減らしたから
離脱症状もそんなに
出なかったしね
妊娠も問題ないわよ
なるべく早いほうが
いいだろうし

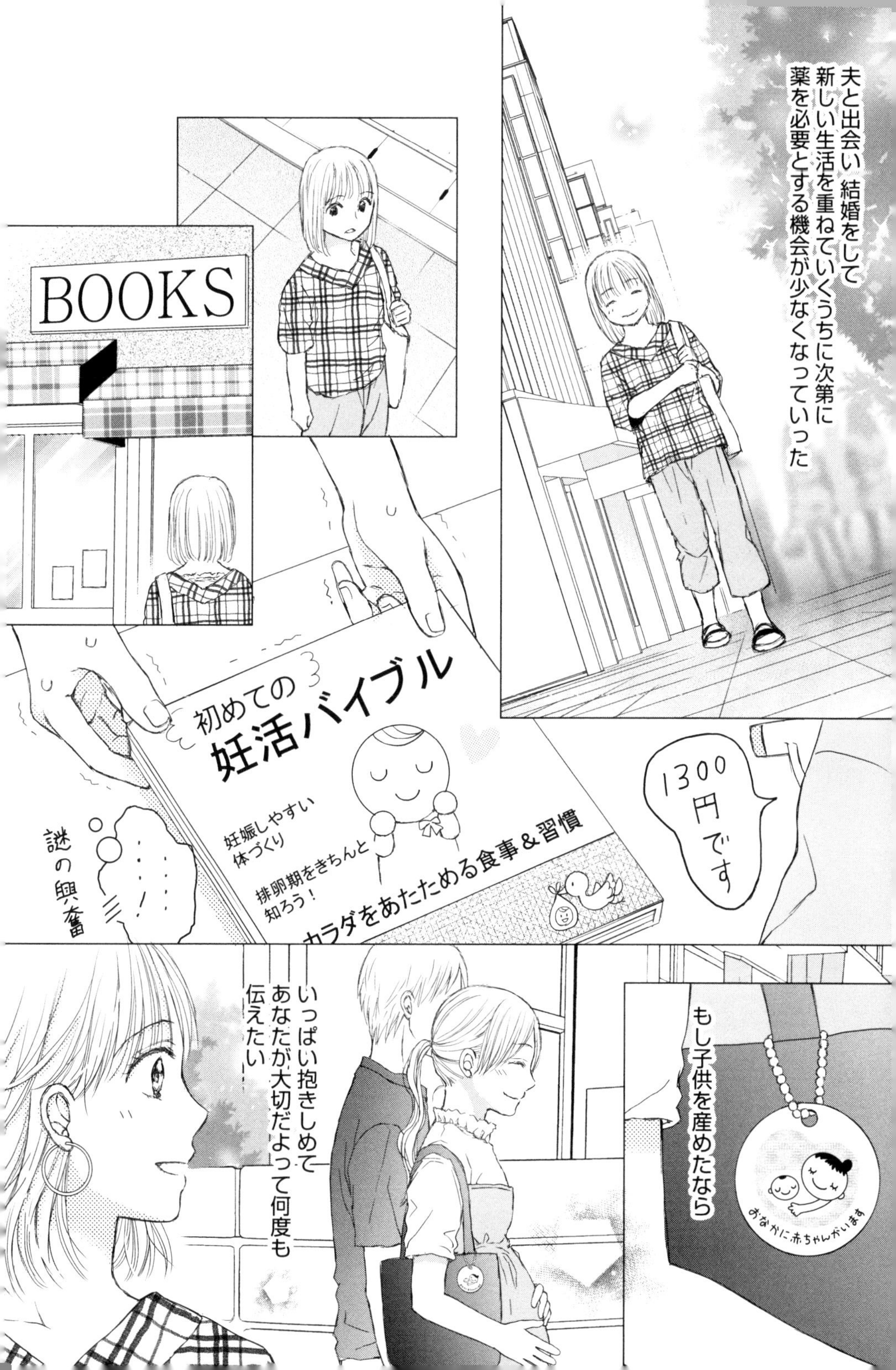
夫と出会い 結婚をして
新しい生活を重ねていくうちに次第に
薬を必要とする機会が少なくなっていった
BOOKS
1300円です
初めての
妊活バイブル
妊娠しやすい
体づくり
排卵期をきちんと
知ろう！
カラダをあたためる食事＆習慣
・・・！
謎の興奮
もし子供を産めたなら
おなかに赤ちゃんがいます
いっぱい抱きしめて
あなたが大切だよって何度も
伝えたい

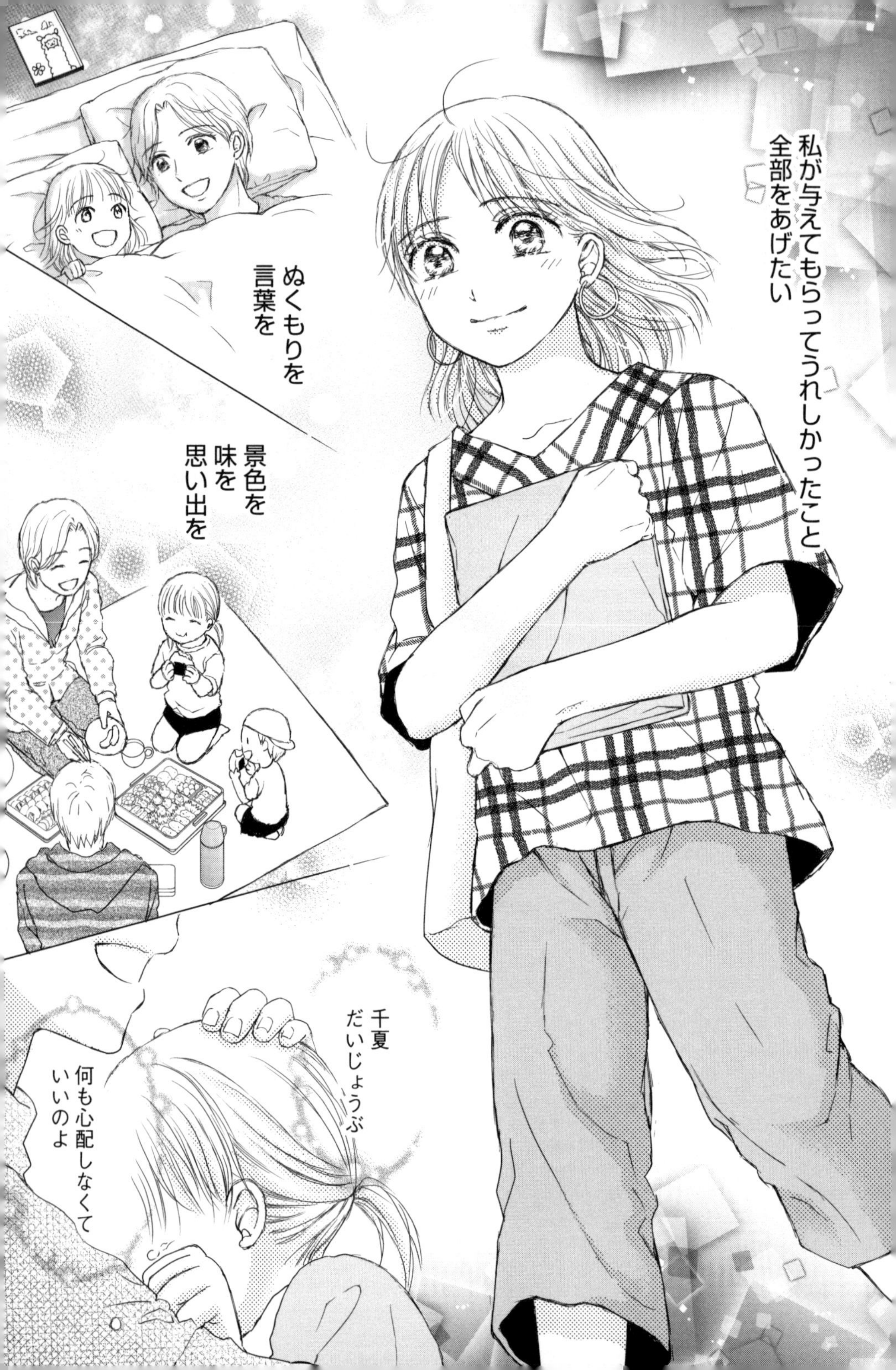
私が与えてもらってうれしかったこと
全部をあげたい
ぬくもりを
言葉を
景色を
味を
思い出を
千夏
だいじょうぶ
何も心配しなくて
いいのよ

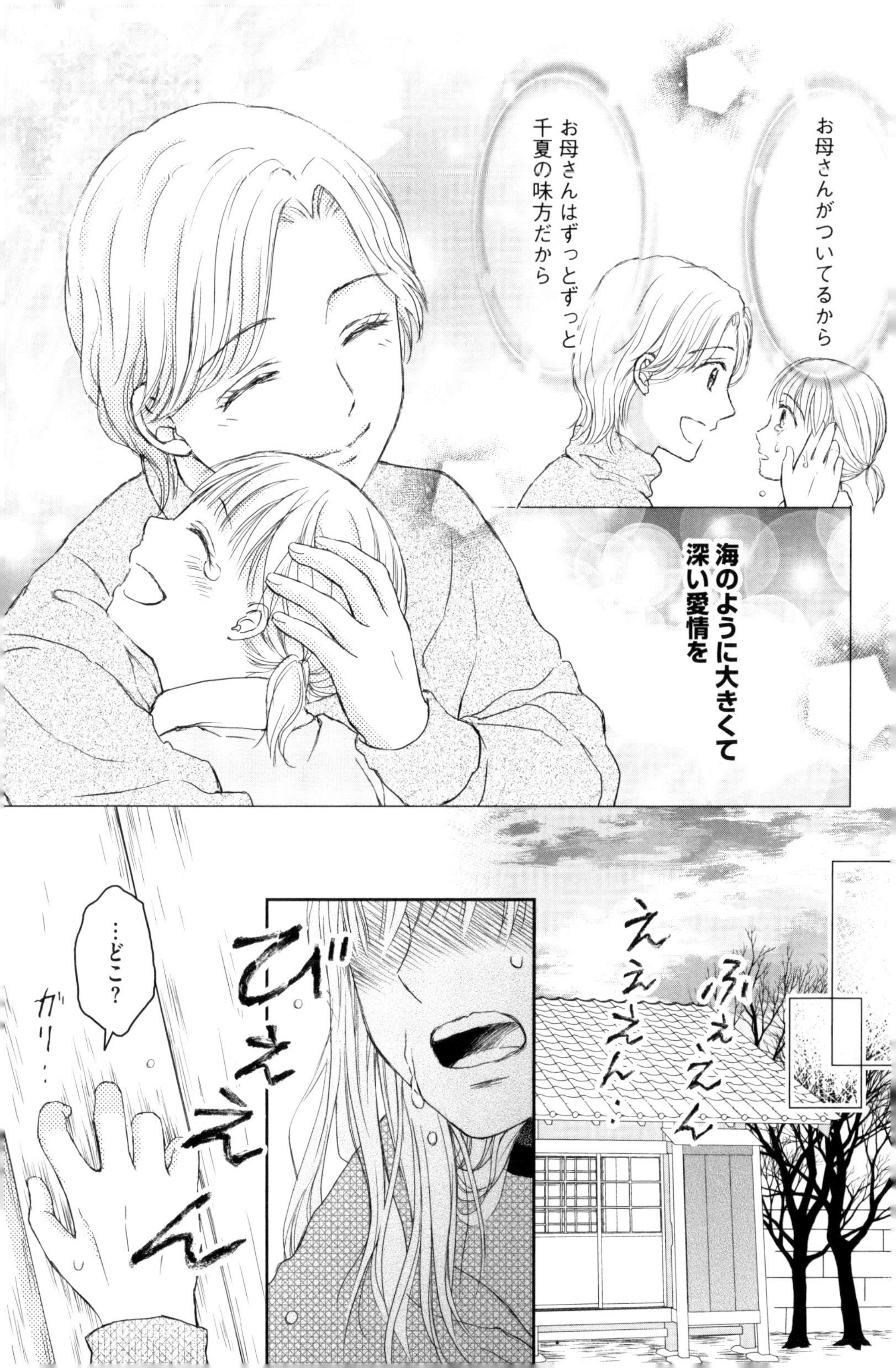
お母さんがついてるから
お母さんはずっとずっとずっと千夏の味方だから
海のように大きくて深い愛情を
ふえええんえええん…
びえええん
…どこ？
ガリ…

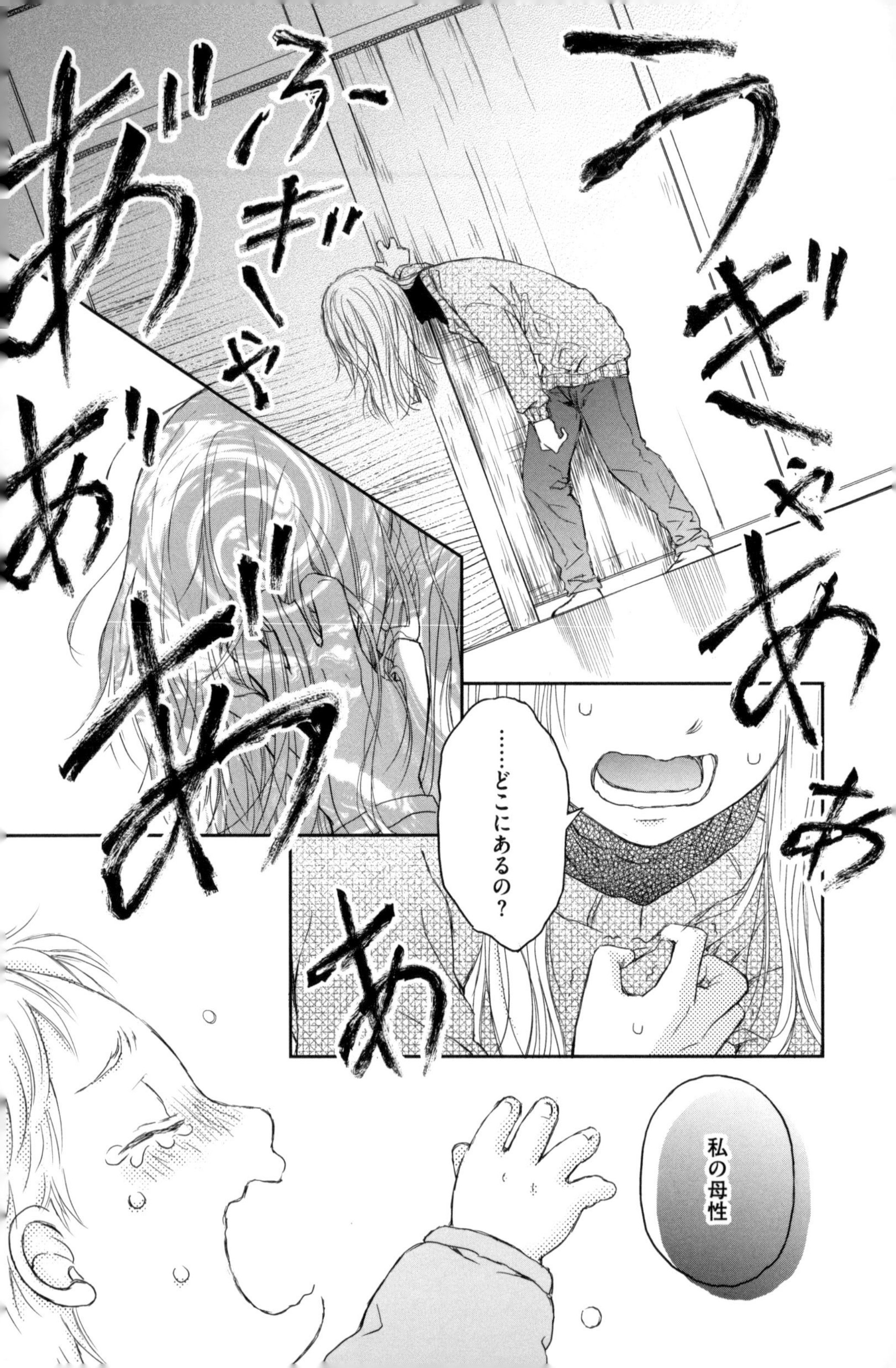
……どこにあるの？
私の母性

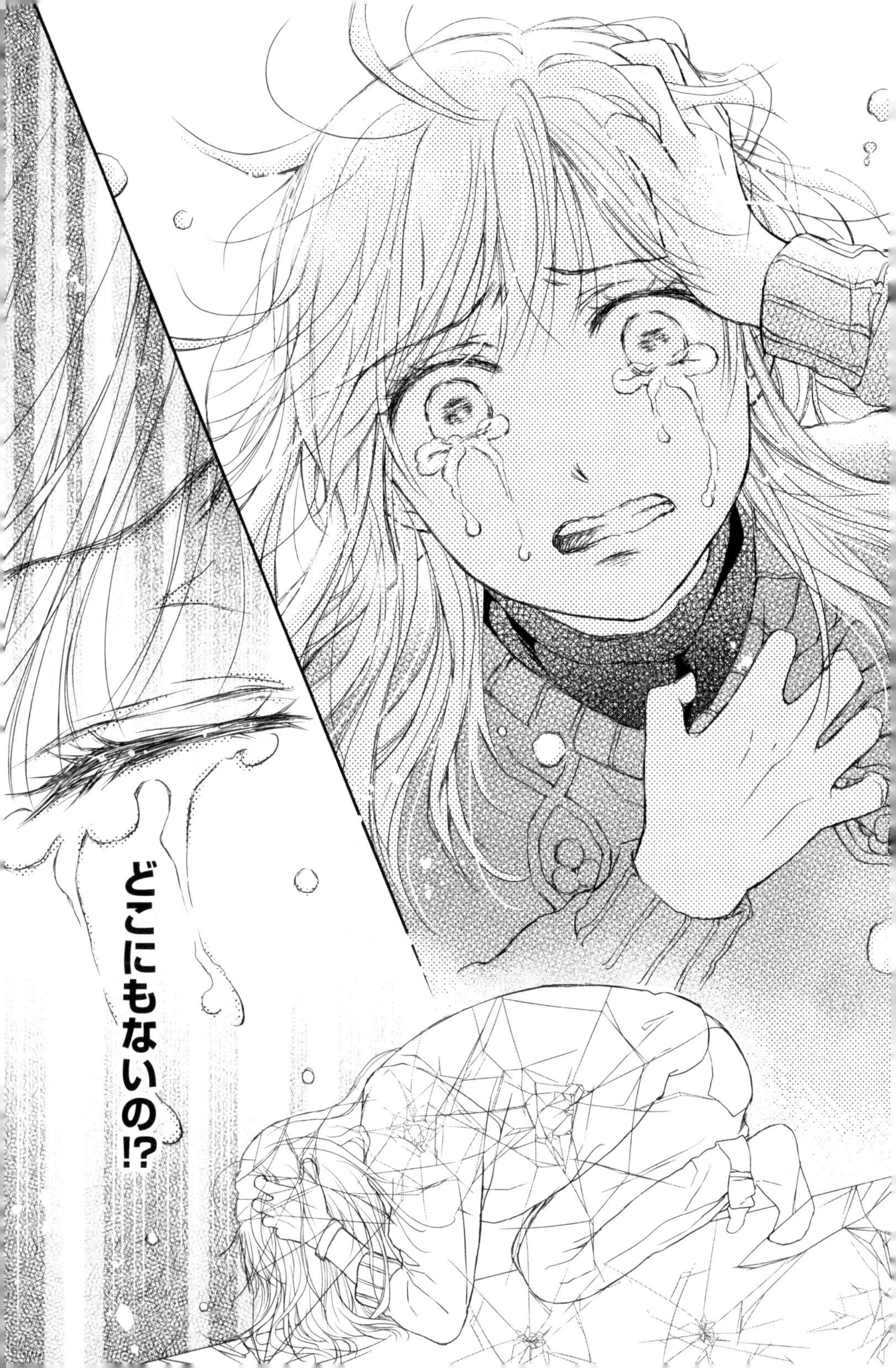
どこにもないの!?

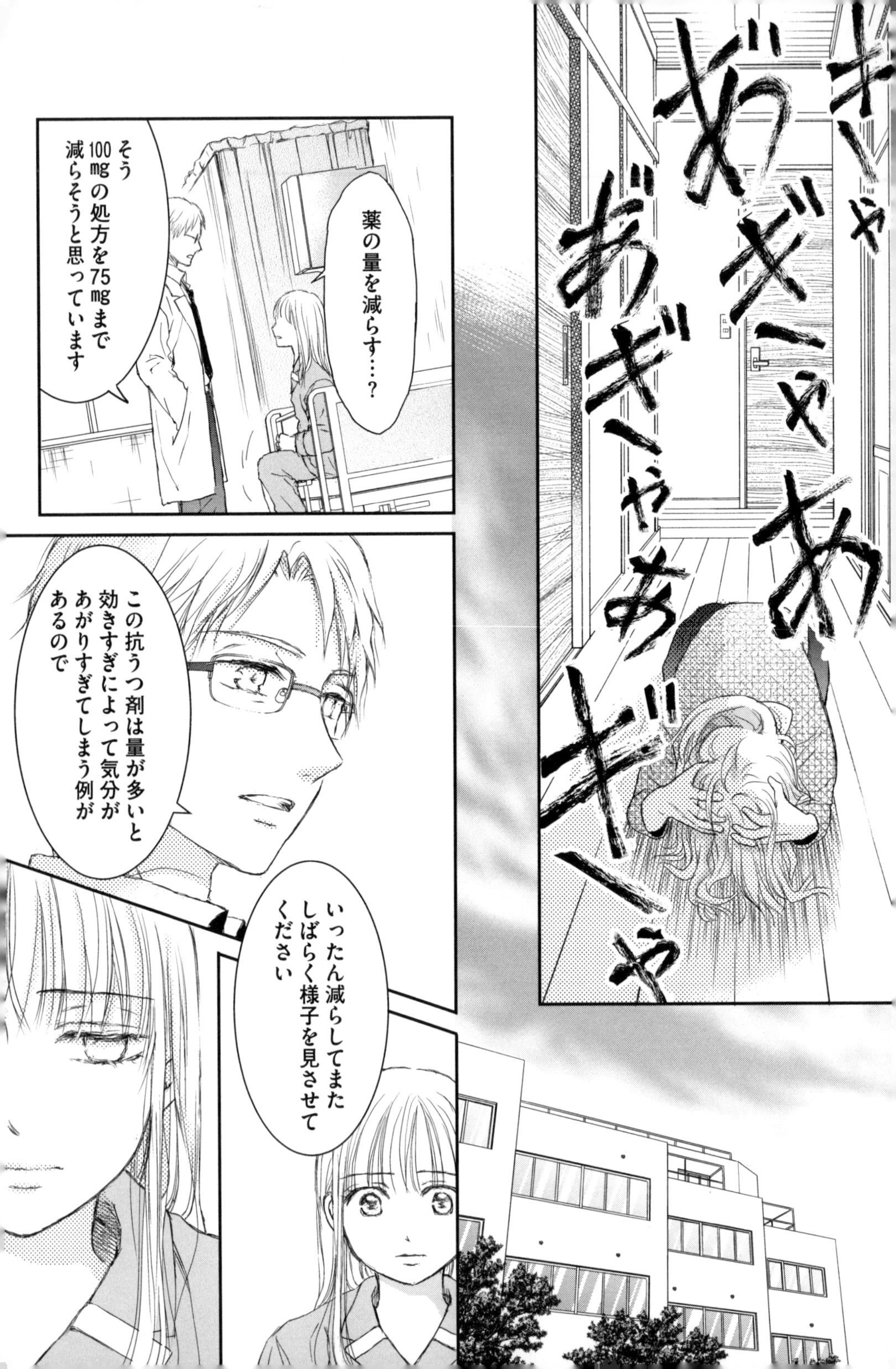
薬の量を減らす…？
そう 100mgの処方を75mgまで減らそうと思っています
この抗うつ剤は量が多いと効きすぎによって気分があがりすぎてしまう例があるので
いったん減らしてまたしばらく様子を見させてください

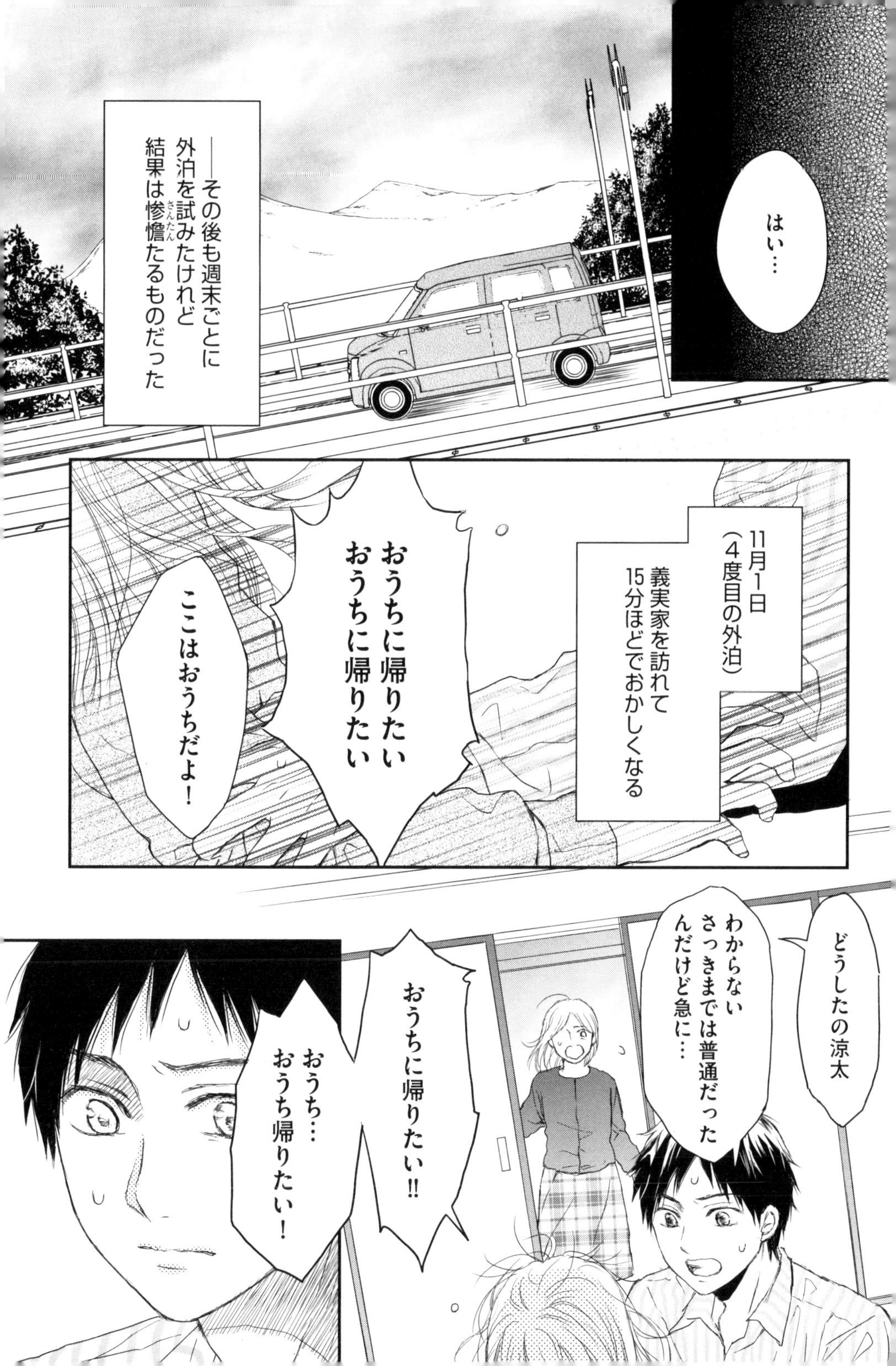
はい…
——その後も週末ごとに
外泊を試みたけれど
結果は惨憺《さんたん》たるものだった
11月1日
（4度目の外泊）
義実家を訪れて
15分ほどでおかしくなる
おうちに帰りたい
おうちに帰りたい
ここはおうちだよ！
どうしたの涼太
わからない
さっきまでは普通だったんだけど急に…
おうちに帰りたい!!
おうち…
おうち帰りたい！

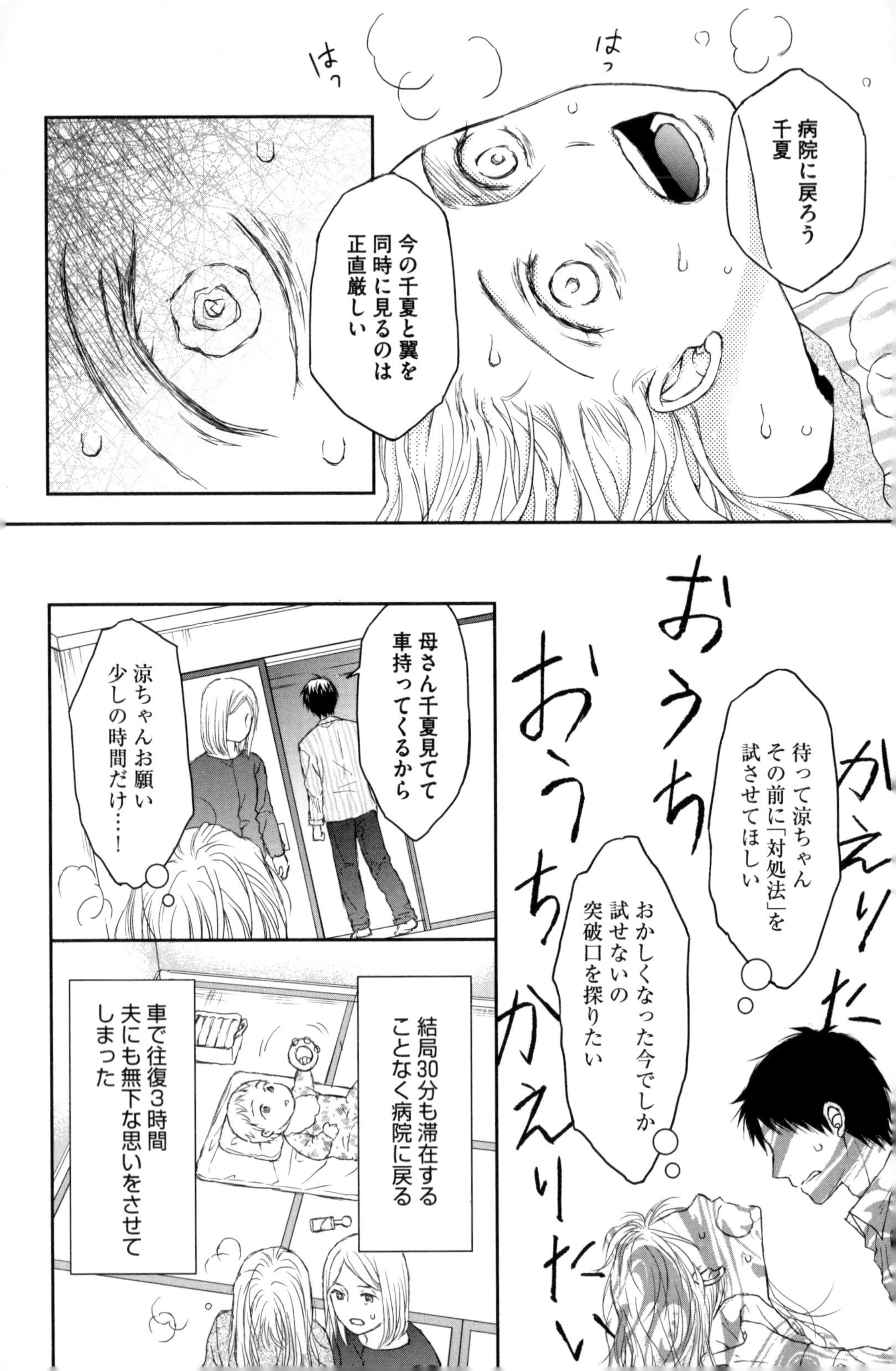
はっ
はっ
病院に戻ろう
千夏
今の千夏と翼を
同時に見るのは
正直厳しい
おうち おうち かえりたい
おうち かえりたい
待って涼ちゃん
その前に「対処法」を
試させてほしい
おかしくなった今でしか
試せないの
突破口を探りたい
母さん千夏見てて
車持ってくるから
涼ちゃんお願い
少しの時間だけ…！
結局30分も滞在する
ことなく病院に戻る
車で往復3時間
夫にも無下な思いをさせて
しまった

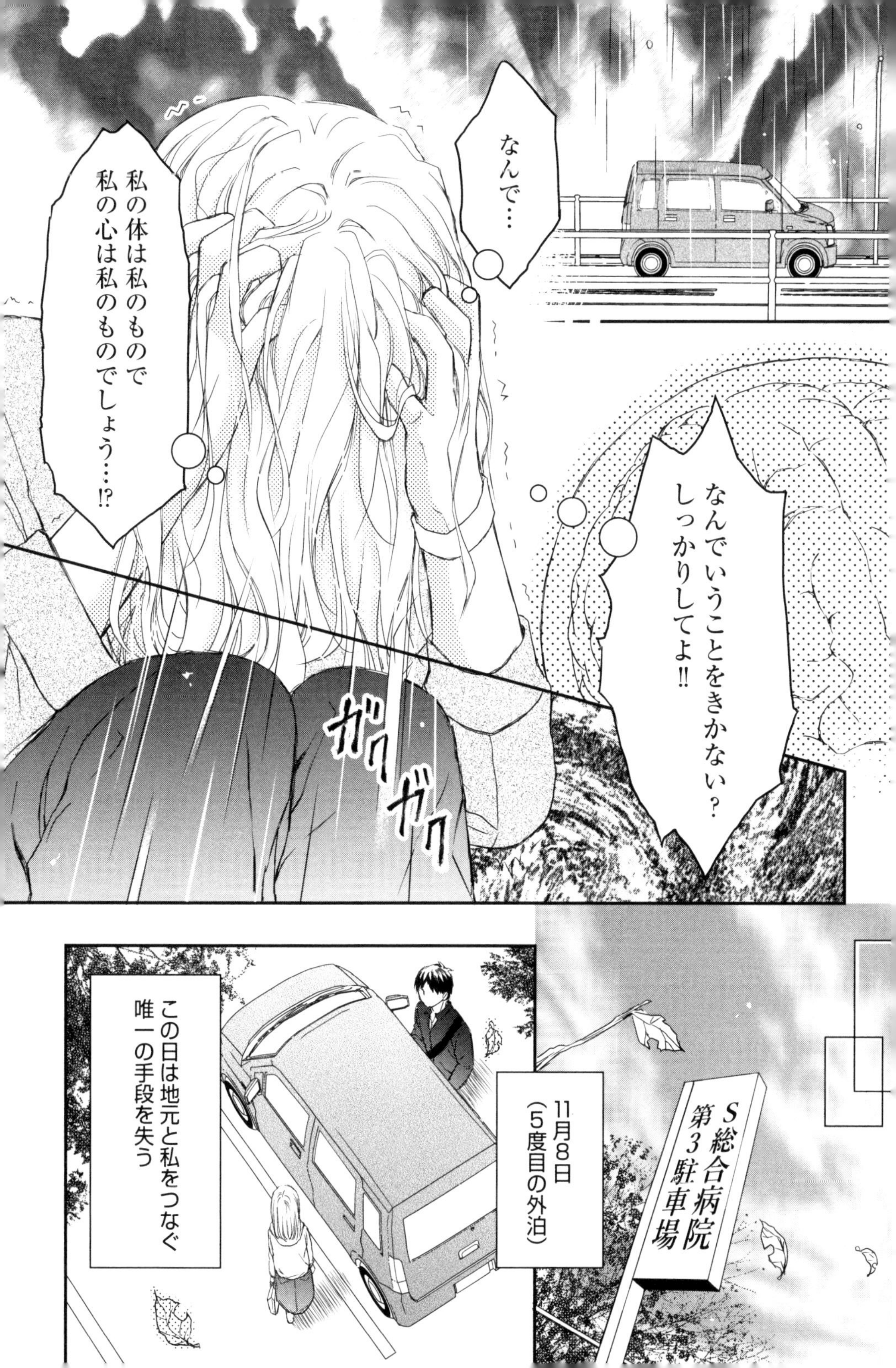
なんで…
私の体は私のもので
私の心は私のものでしょう…!?
なんでいうことをきかない?
しっかりしてよ!!
ガクガク
S総合病院
第3駐車場
11月8日
(5度目の外泊)
この日は地元と私をつなぐ
唯一の手段を失う

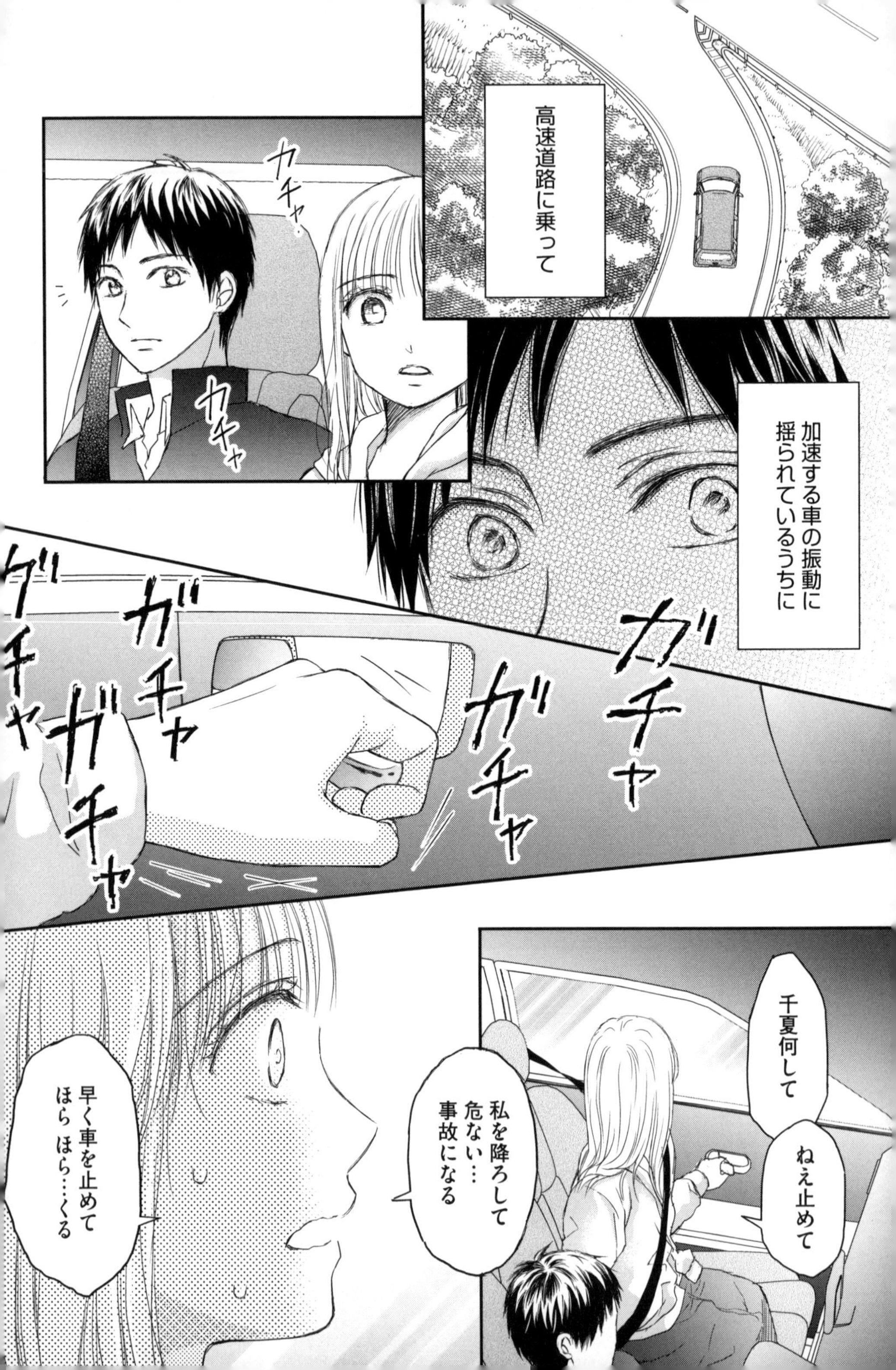

高速道路に乗って
カチャ
カチャ
加速する車の振動に揺られているうちに
ガチャ
ガチャ
ガチャ
ガチャ
ガチャ
千夏何して
ねえ止めて
私を降ろして
危ない…
事故になる
早く車を止めて
ほら ほら…くる

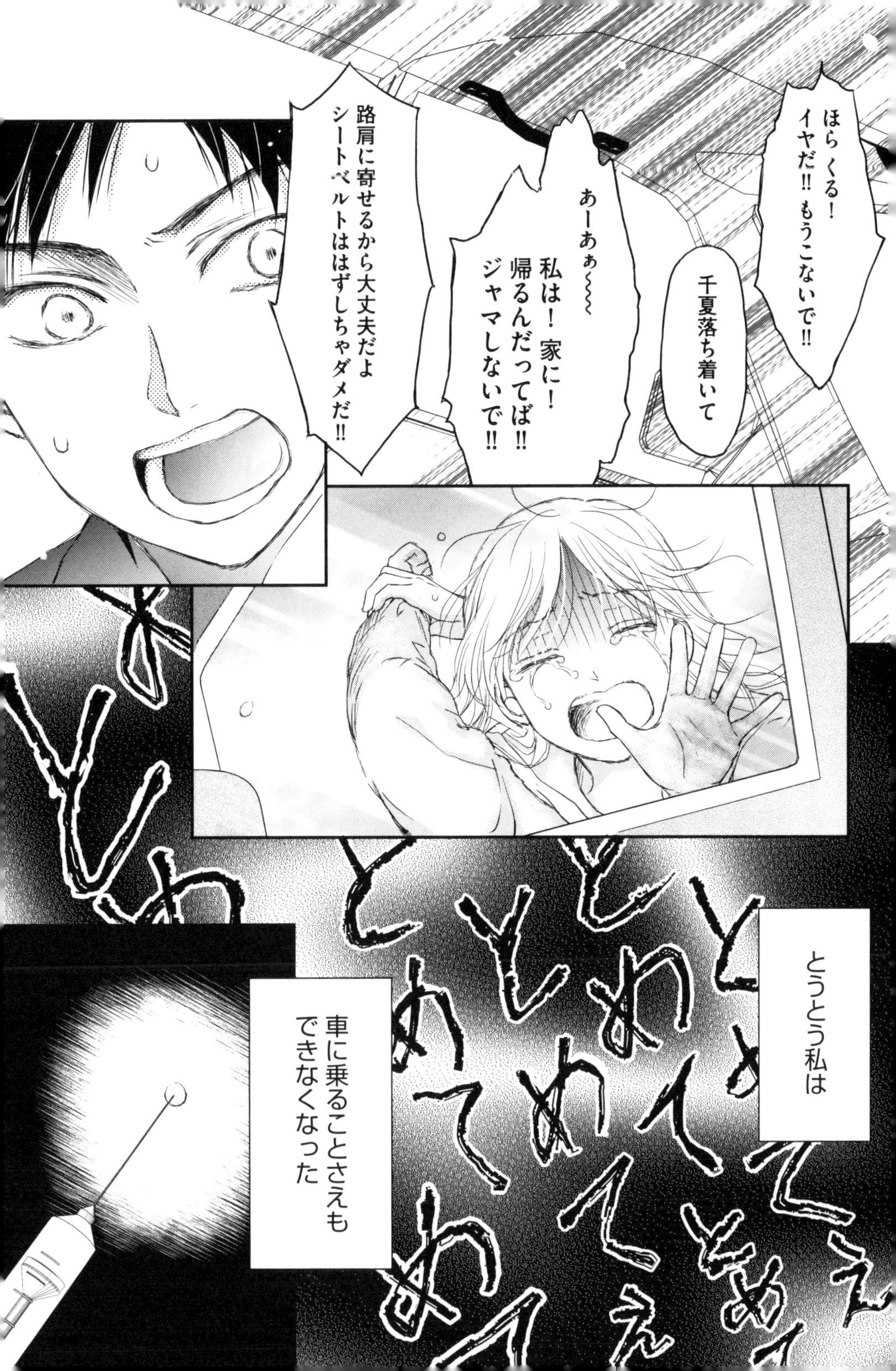
ほらくる！
イヤだ!! もうこないで!!
千夏落ち着いて
あーあぁ～～～
私は！家に！帰るんだってば!! ジャマしないで!!
路肩に寄せるから大丈夫だよ シートベルトははずしちゃダメだ!!
とうとう私は
車に乗ることさえも できなくなった

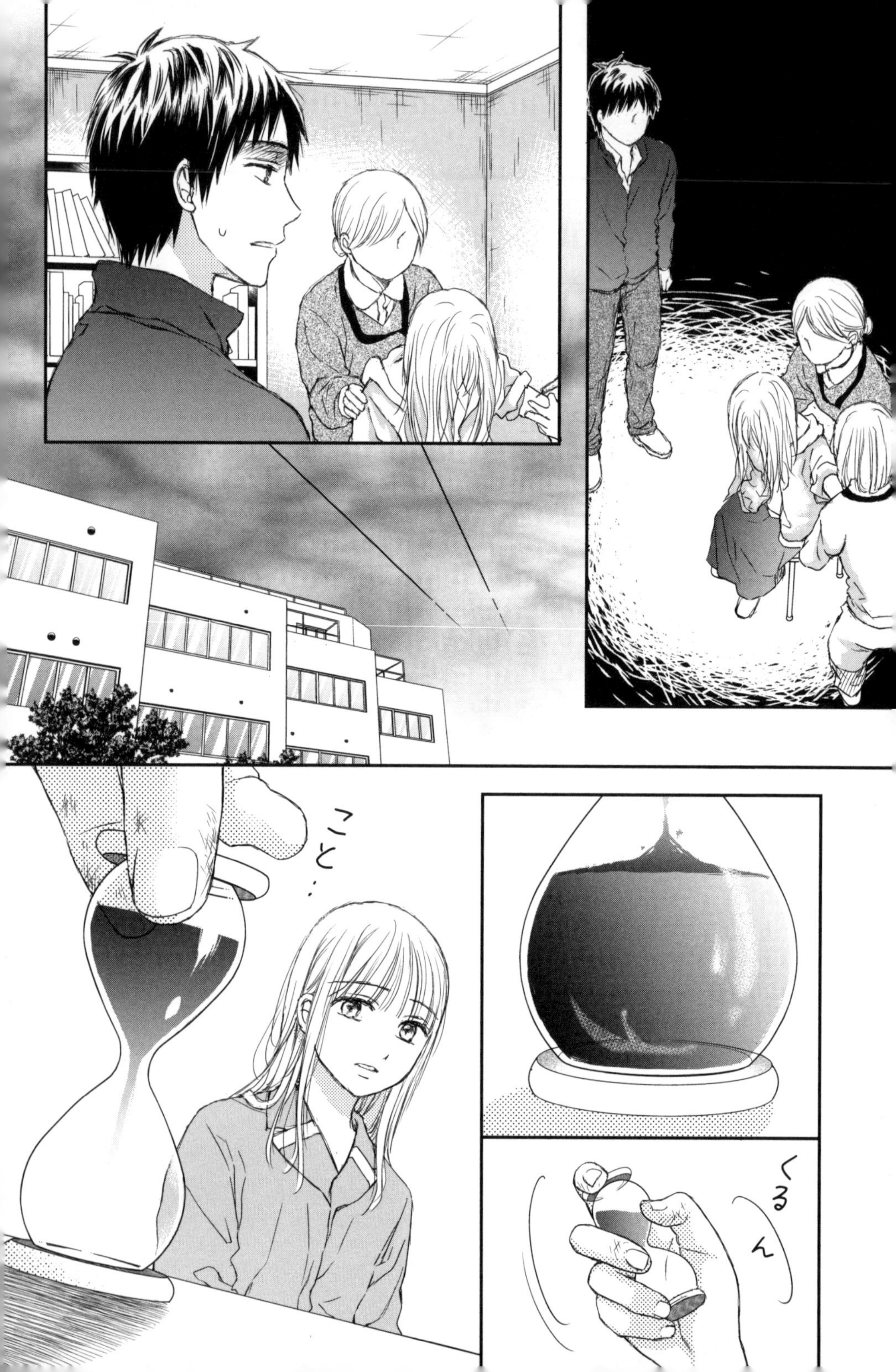
こと…
くるん

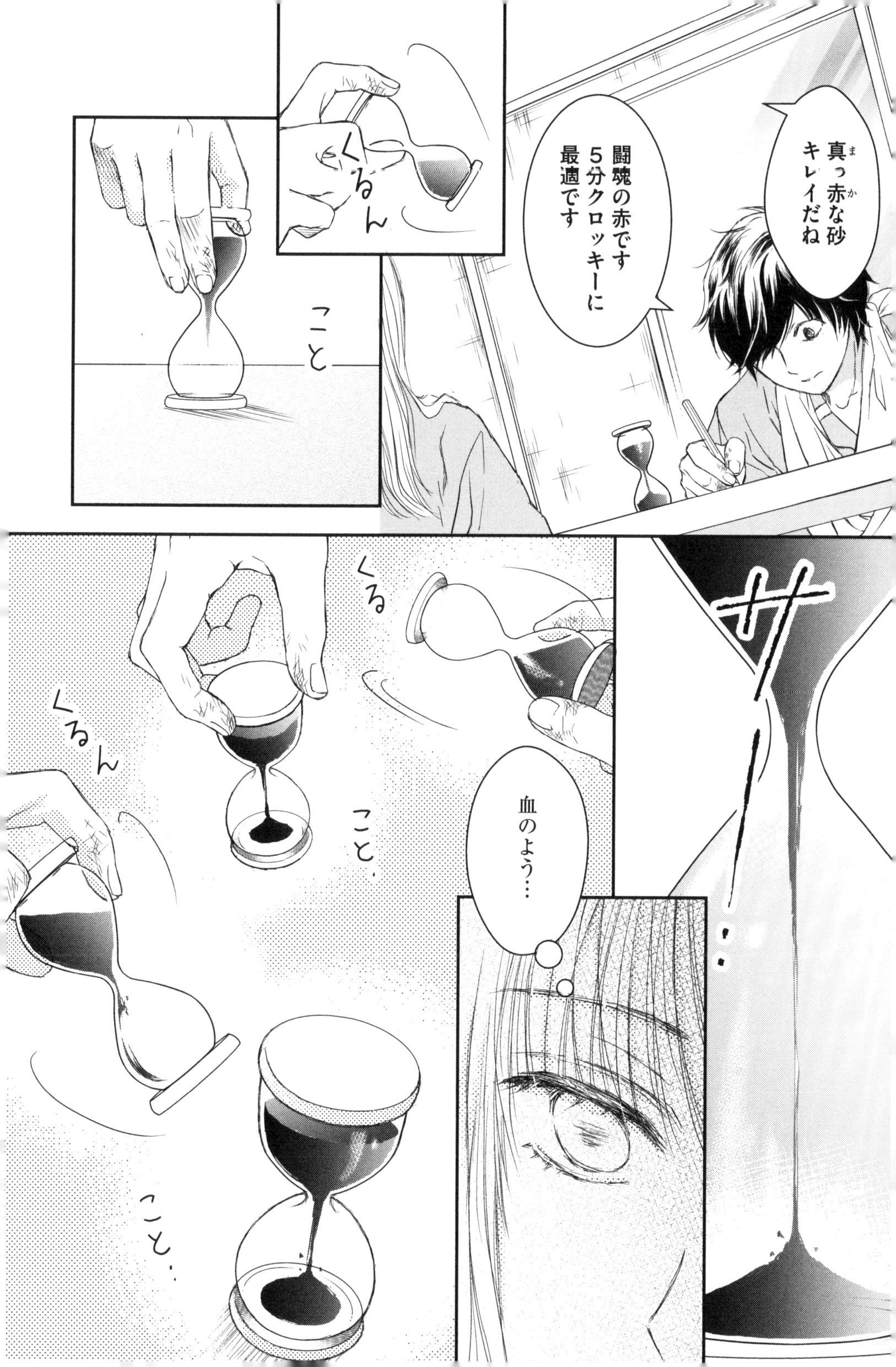
真《ま》っ赤《か》な砂
キレイだね
闘魄の赤です
5分クロッキーに
最適です
くるん
こと
サーー…
血のよう…
くる
くるん
こと…
こと…

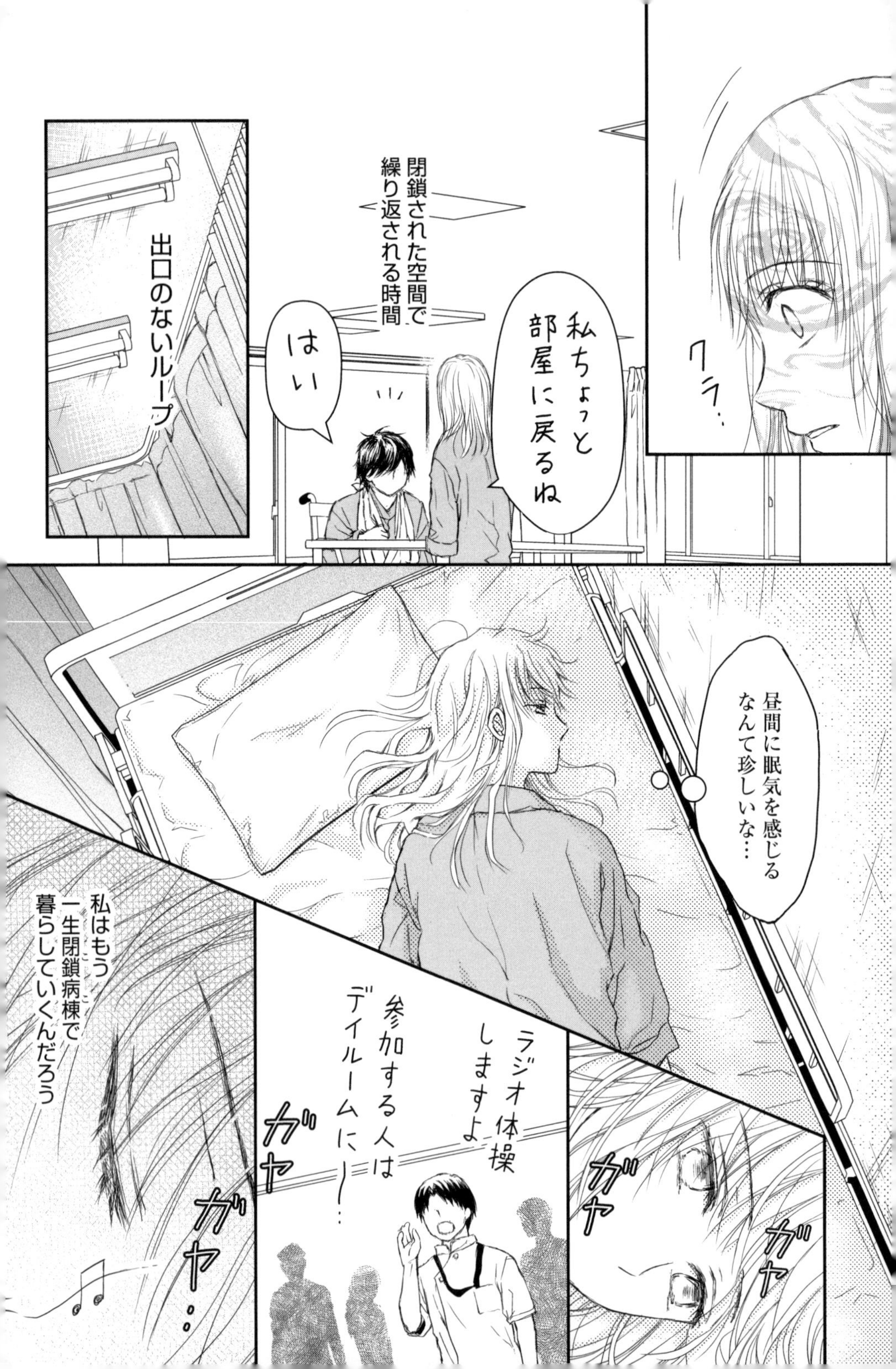
クラ…
私ちょっと部屋に戻るね
はい
閉鎖された空間で繰り返される時間
出口のないループ
昼間に眠気を感じるなんて珍しいな…
ガヤ
ガヤ
ラジオ体操しますよ
参加する人はデイルームに――…
ガヤ
ガヤ…
私はもう一生閉鎖病棟で暮らしていくんだろう

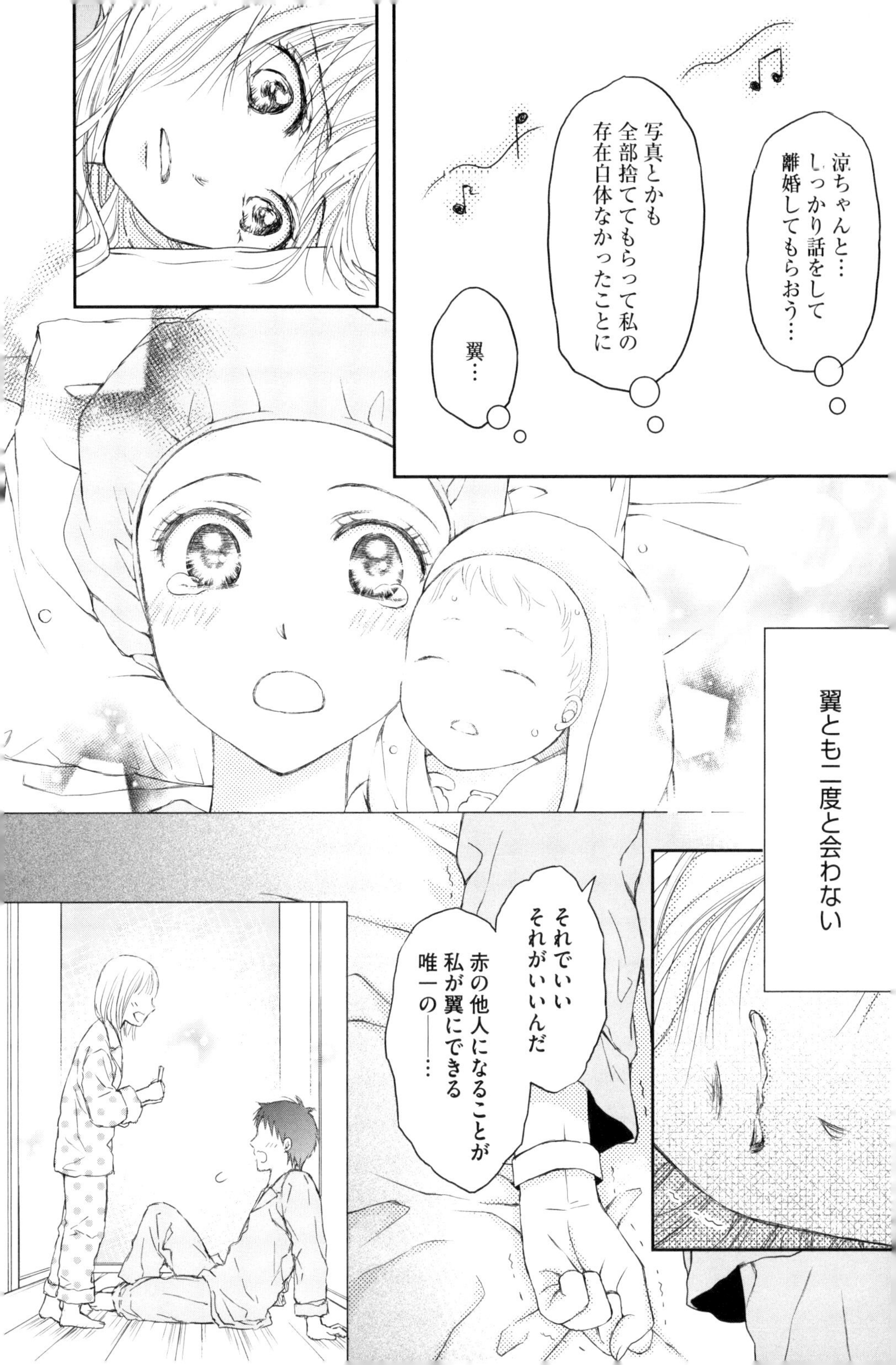
涼ちゃんと…
しっかり話をして
離婚してもらおう…
写真とかも
全部捨ててもらって私の
存在自体なかったことに
翼…
翼とも二度と会わない
それでいい
それがいいんだ
赤の他人になることが
私が翼にできる
唯一の——…

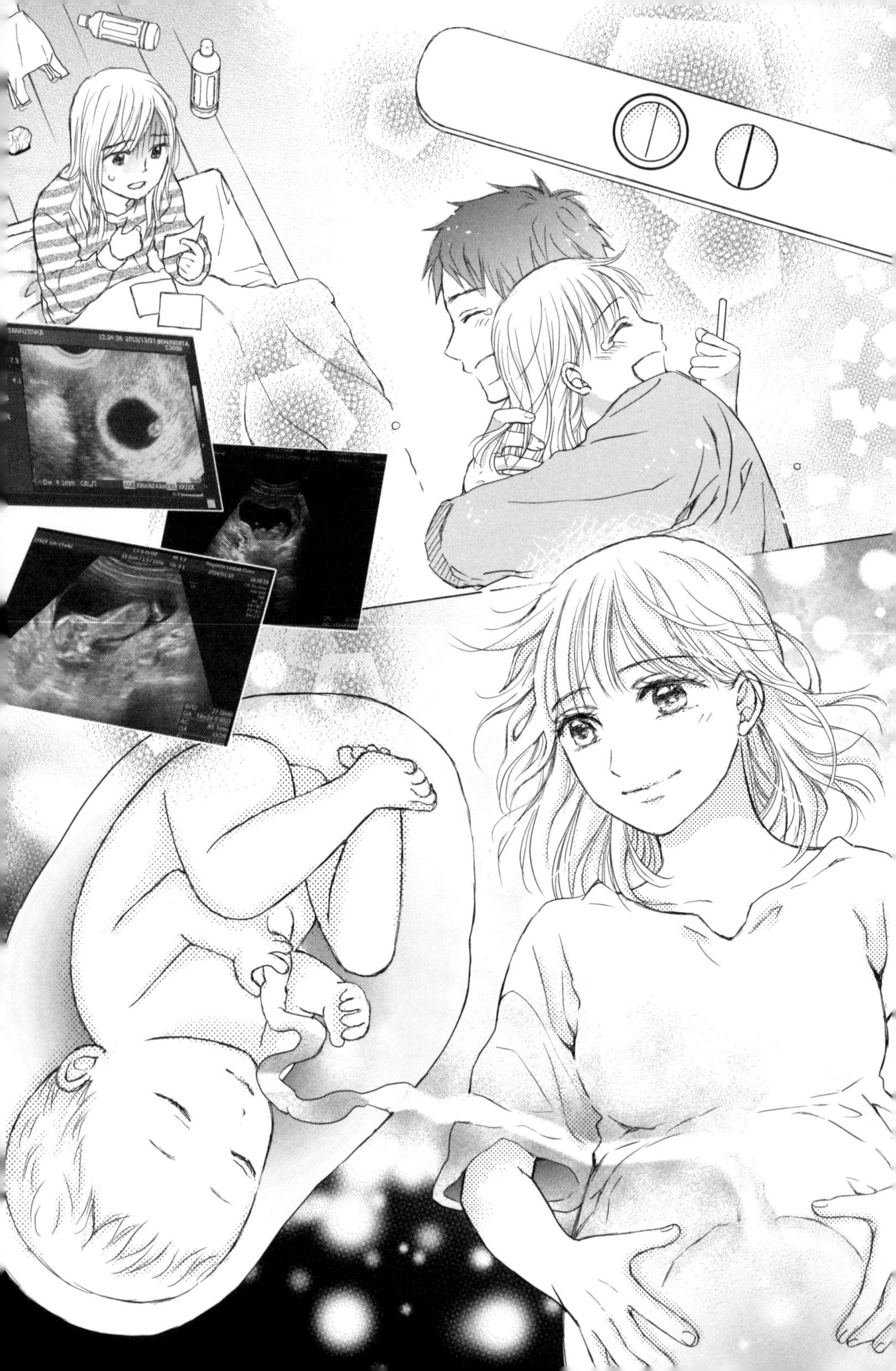

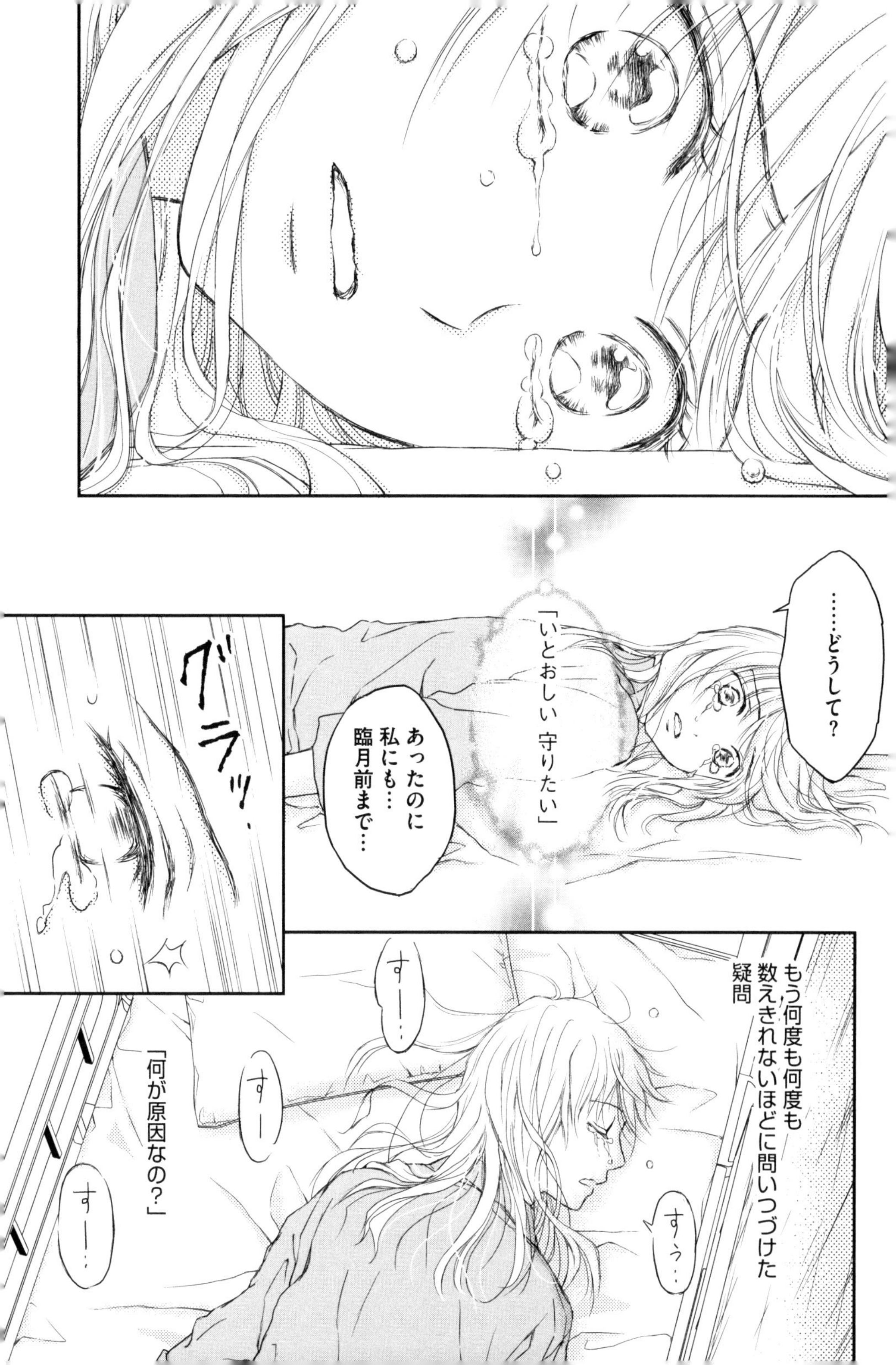
……どうして?
「いとおしい 守りたい」
臨月前まで…私にも…あったのに
グラッ!
もう何度も何度も数えきれないほどに問いつづけた疑問
すぅ…
すー…
すー
「何が原因なの?」
すー…

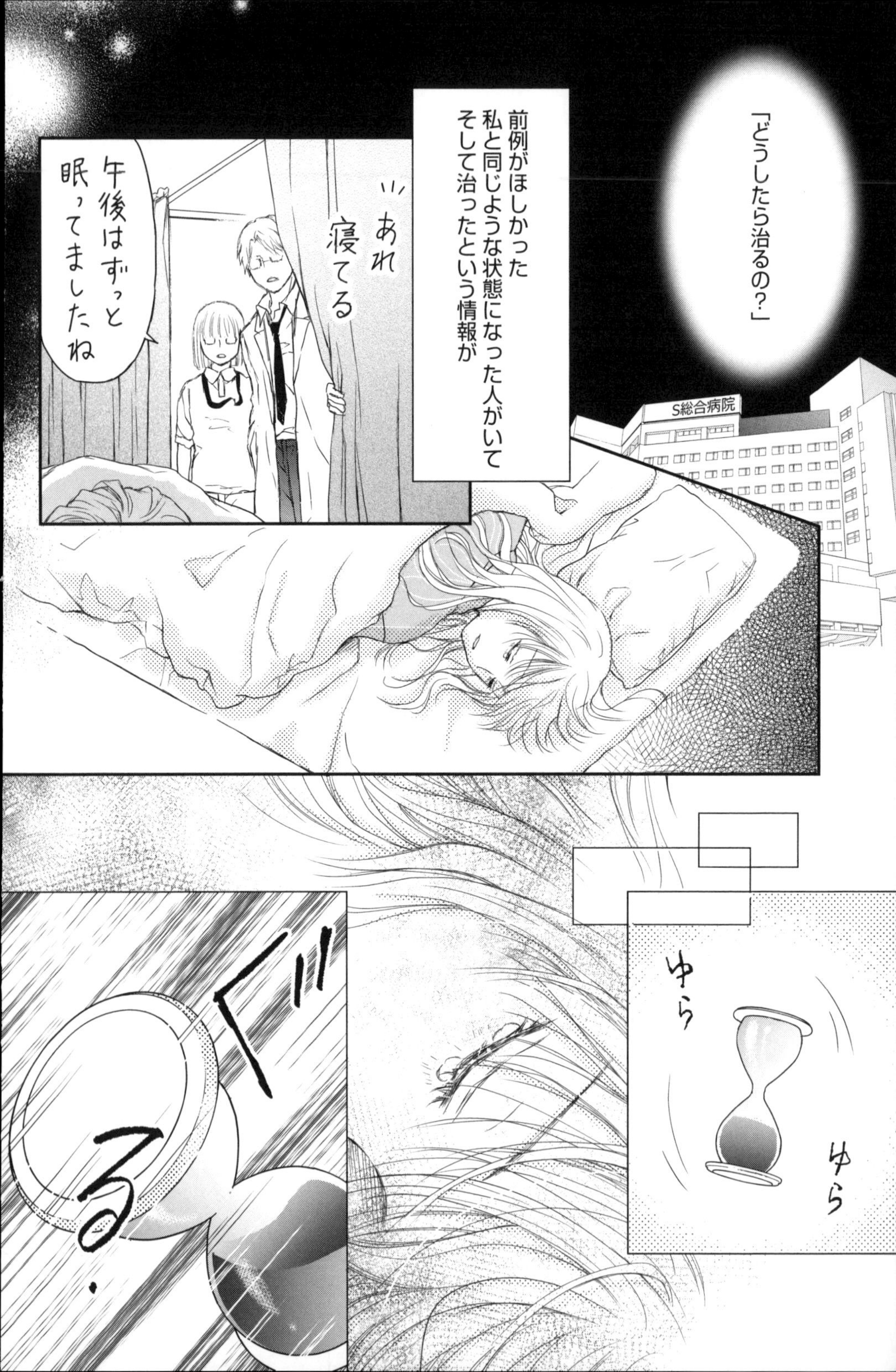

「どうしたら治るの?」
前例がほしかった
私と同じような状態になった人がいて
そして治ったという情報が
S総合病院
あれ
寝てる
午後はずっと
眠ってましたね
ゆら
ゆら

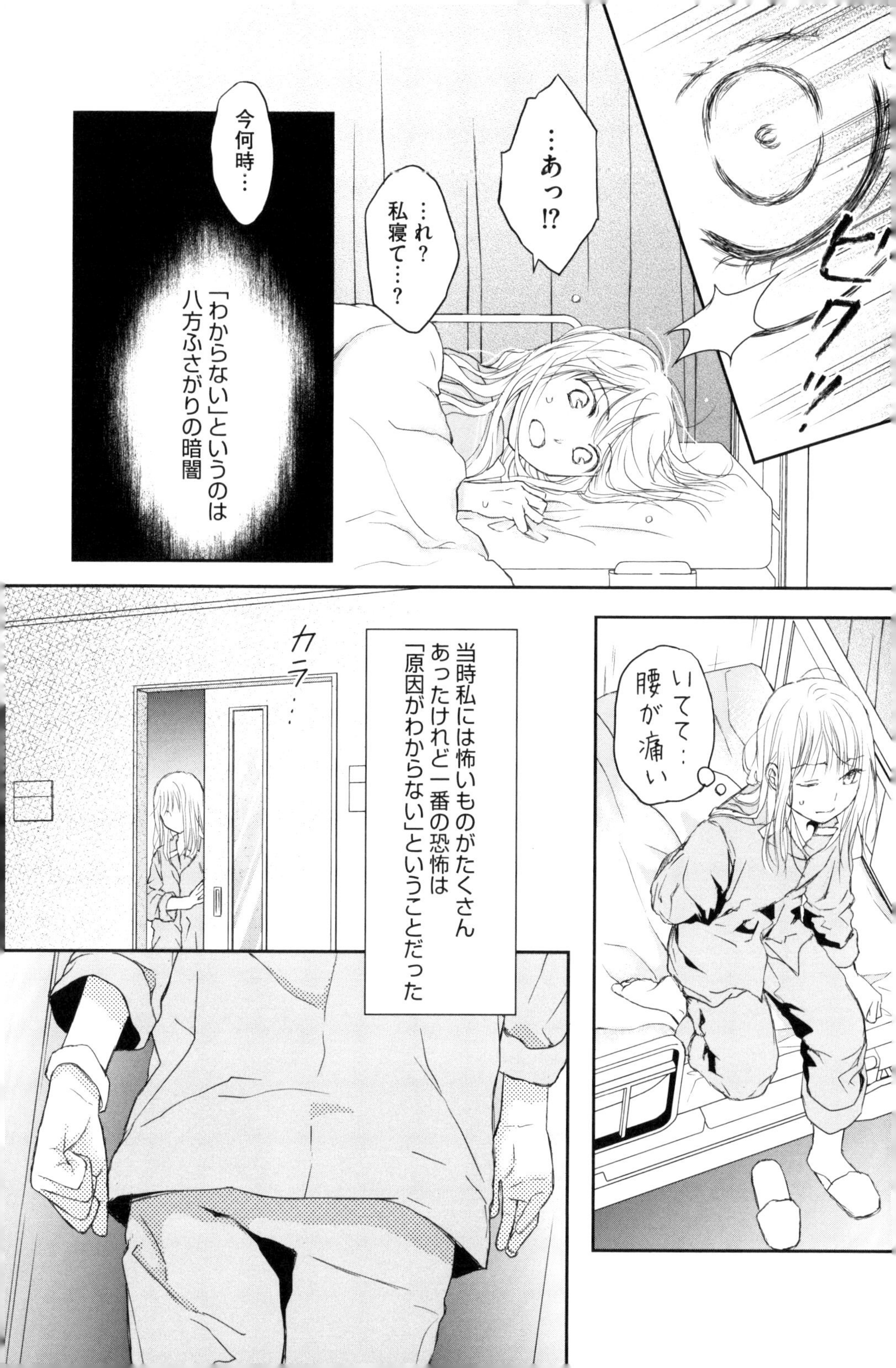
ビクッ!!
…あっ!?
…れ? 私寝て…?
今何時…
「わからない」というのは
八方ふさがりの暗闇
いてて… 腰が痛い
当時私には怖いものがたくさん
あったけれど一番の恐怖は
「原因がわからない」ということだった
カラ…

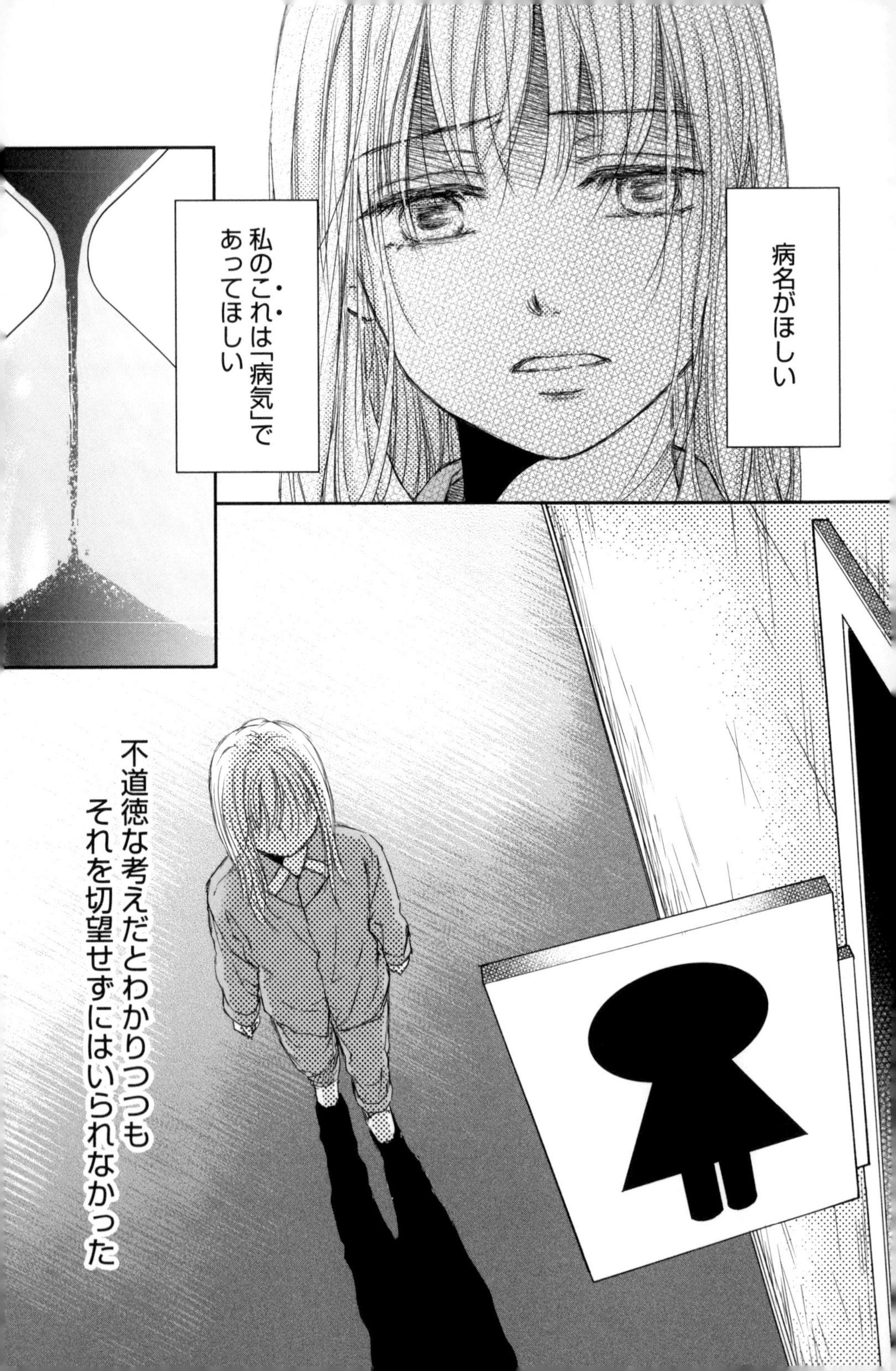
病名がほしい
私のこれは「病気」で
あってほしい
不道徳な考えだとわかりつつも
それを切望せずにはいられなかった

第25話

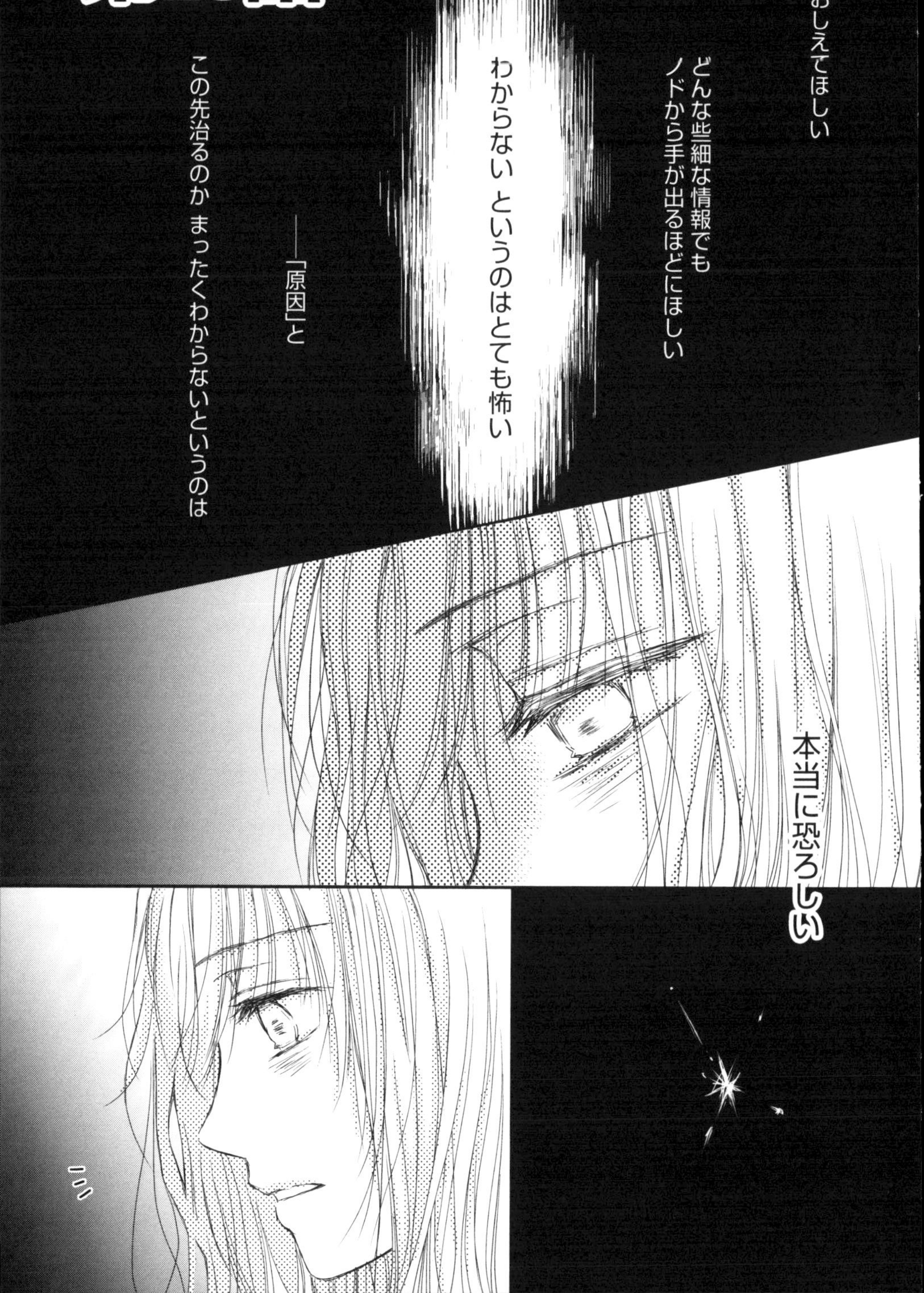
おしえてほしい
どんな些細な情報でも
ノドから手が出るほどにほしい
わからない というのはとても怖い
──「原因」と
この先治るのか まったくわからないというのは
本当に恐ろしい

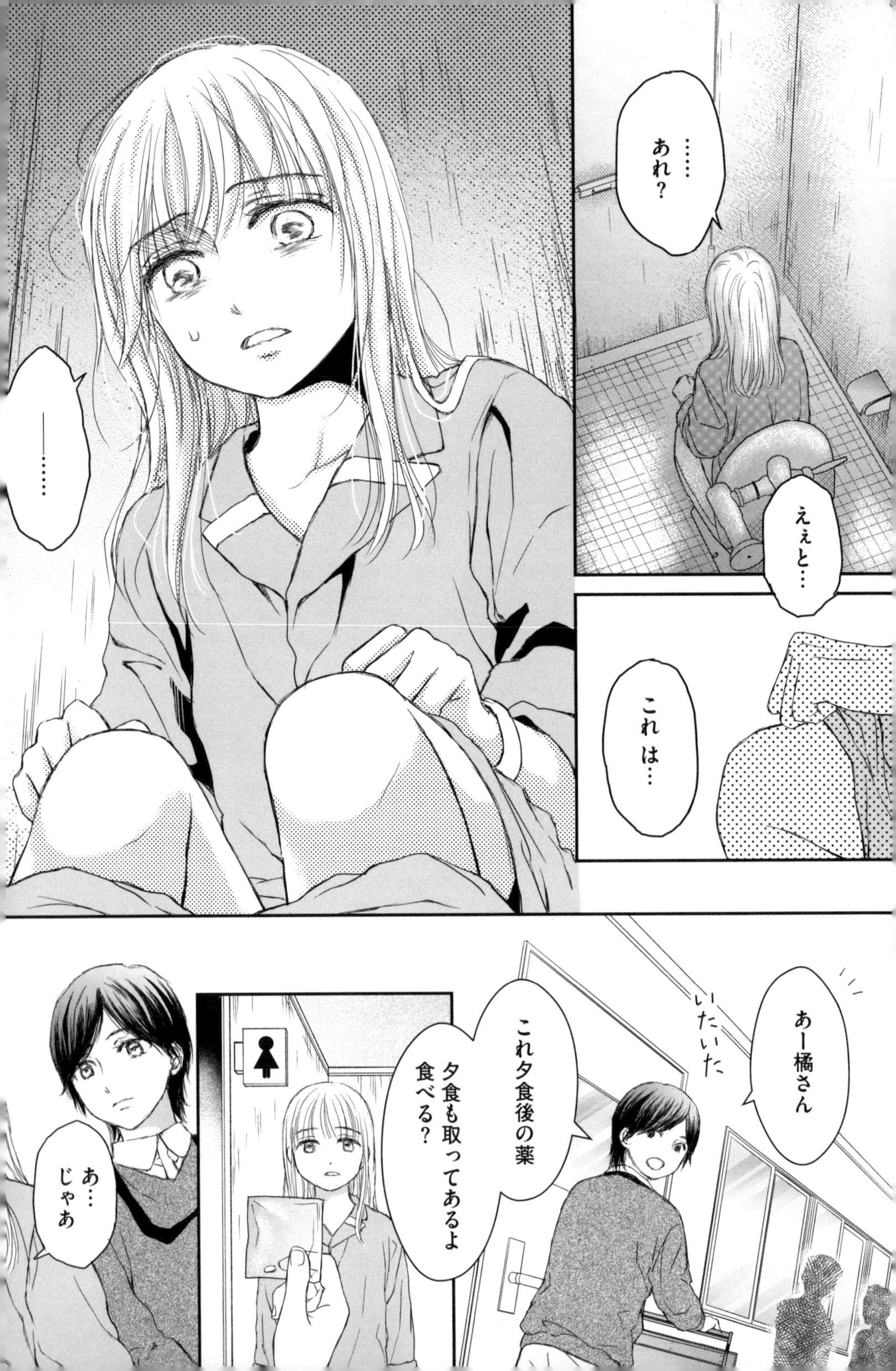
……
あれ？
ええと…
これは…
―――……
あー橘さん
いたいた
これ夕食後の薬
夕食も取ってあるよ
食べる？
あ…
じゃあ

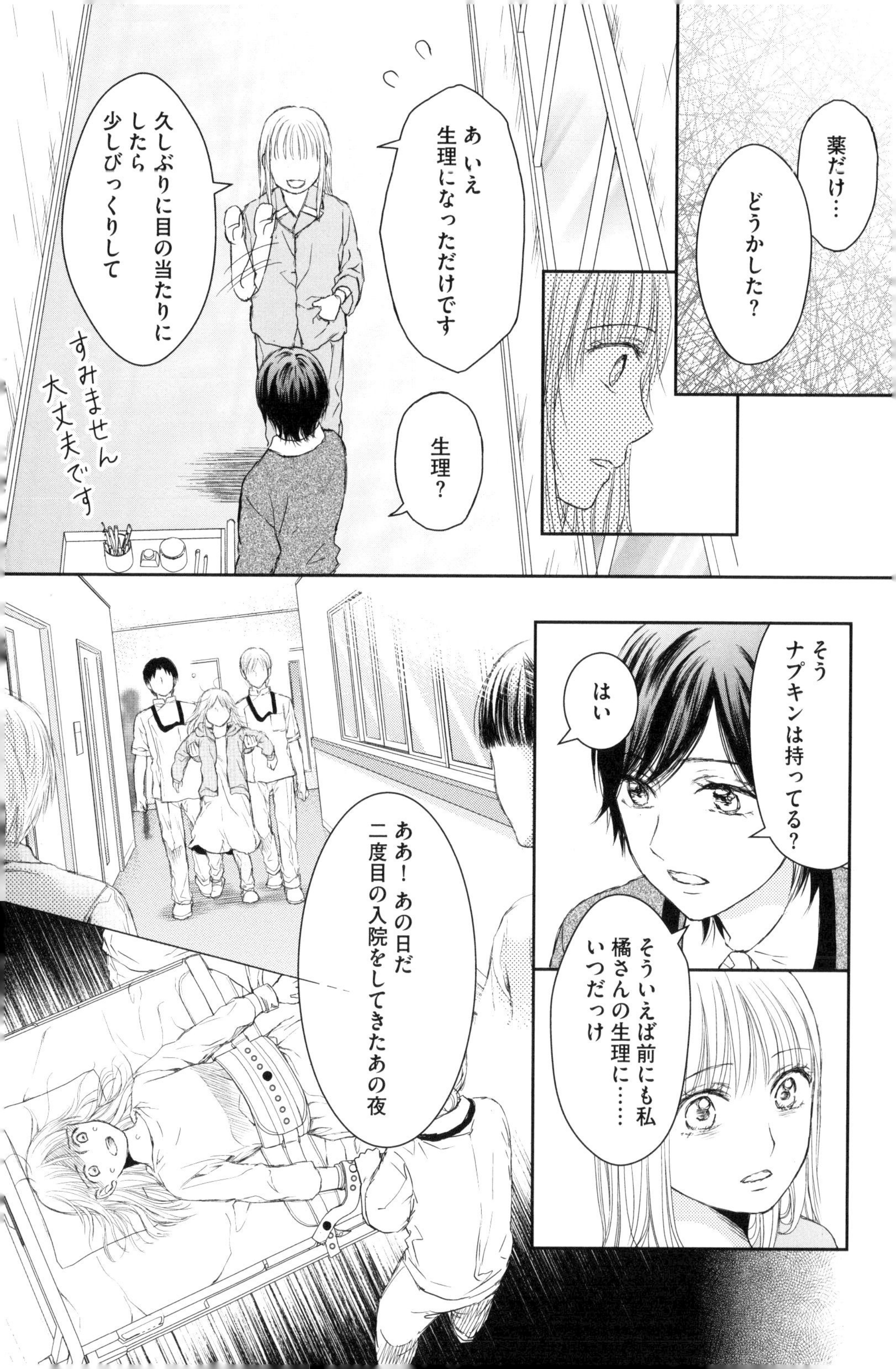
薬だけ…
どうかした?
あ いえ 生理になっただけです
生理?
久しぶりに目の当たりにしたら少しびっくりして
すみません 大丈夫です
そう ナプキンは持ってる?
はい
そういえば前にも私 橘さんの生理に……いつだっけ
ああ! あの日だ 二度目の入院をしてきたあの夜

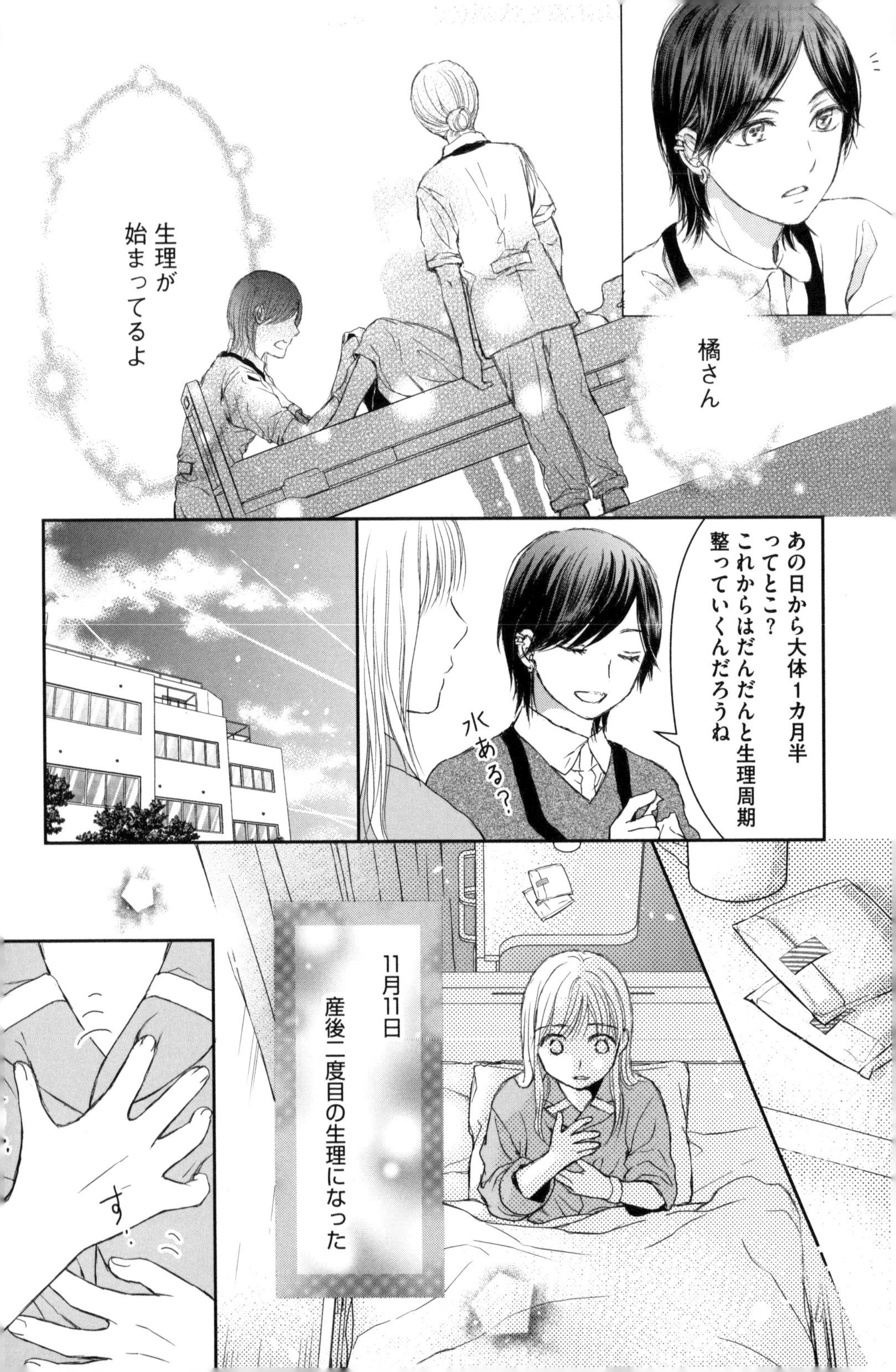

橘さん
生理が始まってるよ
あの日から大体1カ月半ってとこ？
これからはだんだんと生理周期整っていくんだろうね
水ある？
11月11日
産後二度目の生理になった
す…

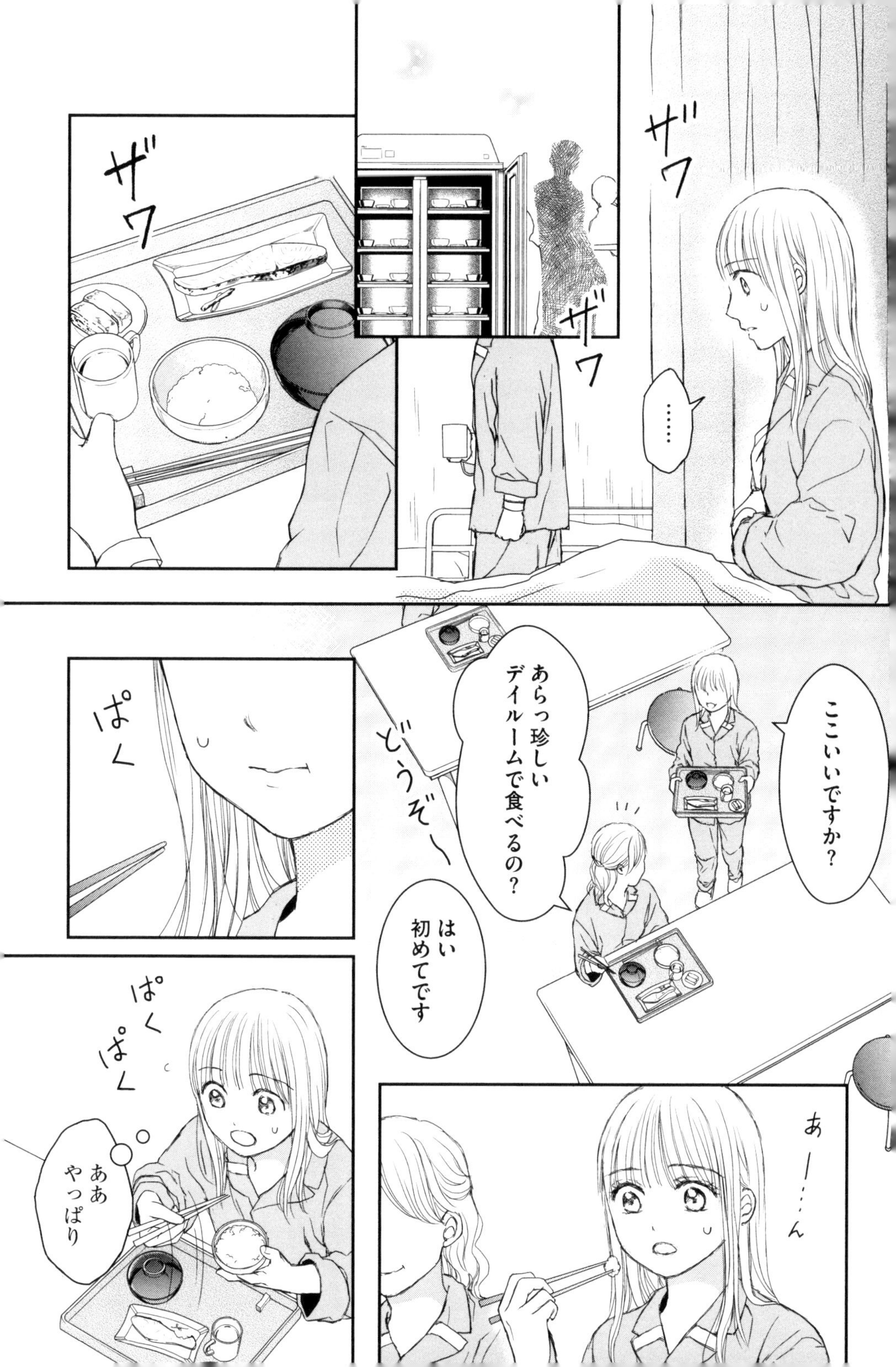

ザワ
ザワ
ザワ
……
ここいいですか？
あらっ珍しい
デイルームで食べるの？
どうぞ～
はい
初めてです
ぱく
ぱく
ぱく
ああ
やっぱり
あー…ん

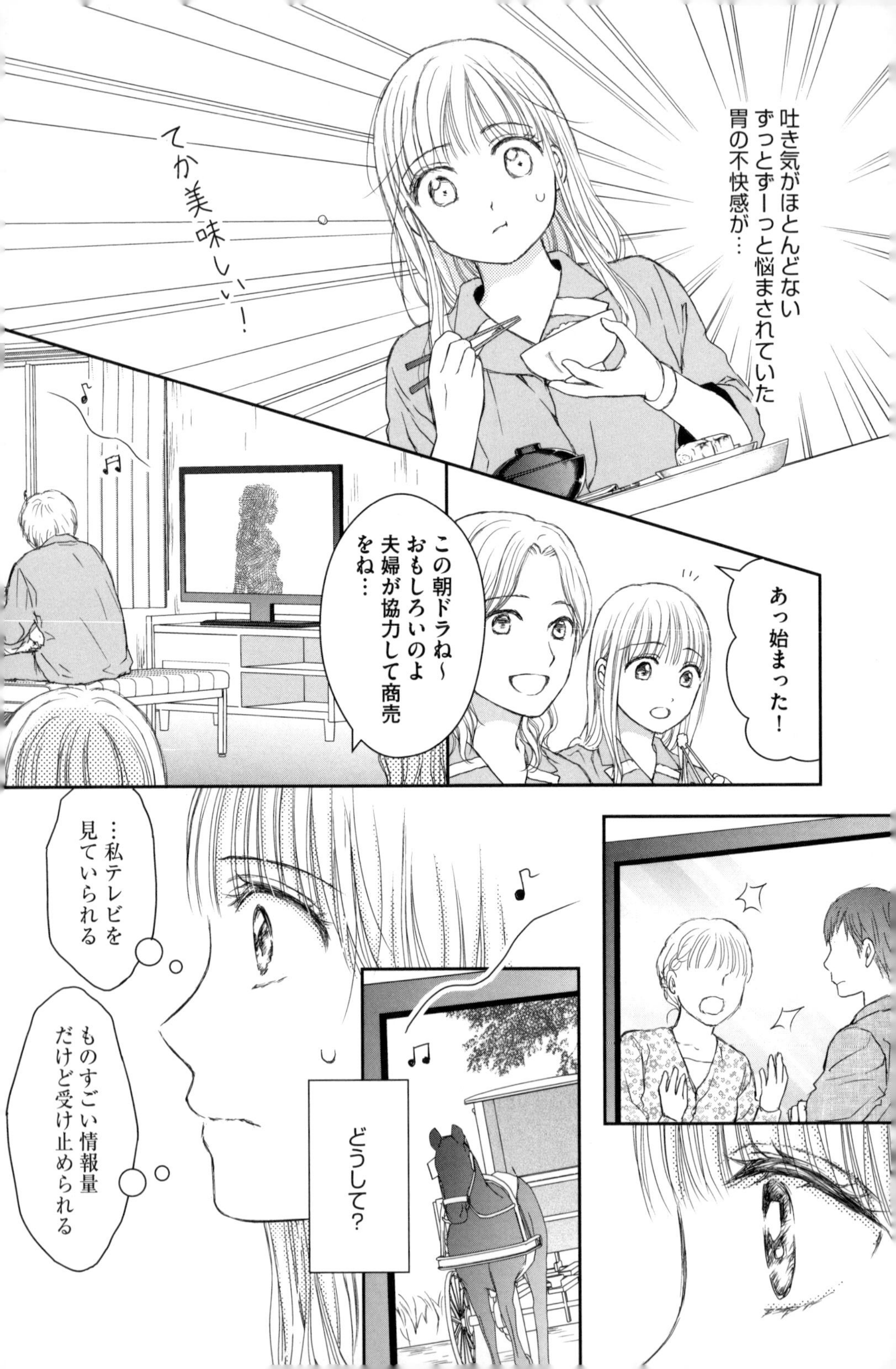
吐き気がほとんどない
ずっとずーっと悩まされていた
胃の不快感が…
てか美味しい！
あっ始まった！
この朝ドラね～
おもしろいのよ
夫婦が協力して商売
をね…
…私テレビを
見ていられる
どうして？
ものすごい情報量
だけど受け止められる

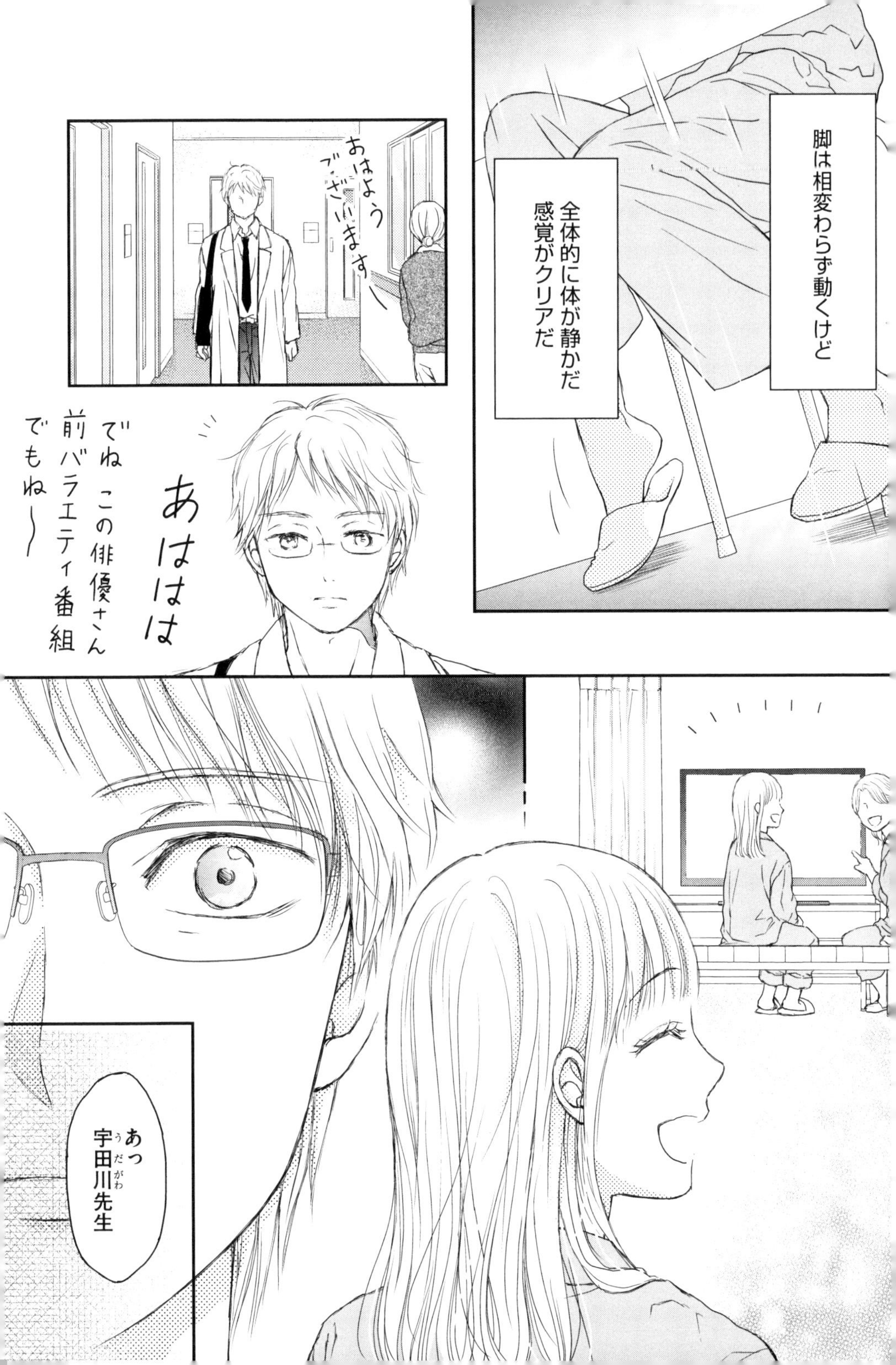
脚は相変わらず動くけど
全体的に体が静かだ
感覚がクリアだ
あはよう
ございます
あははは
でね この俳優さん
前バラエティ番組
でもね～
あっ
宇田川《うだがわ》先生

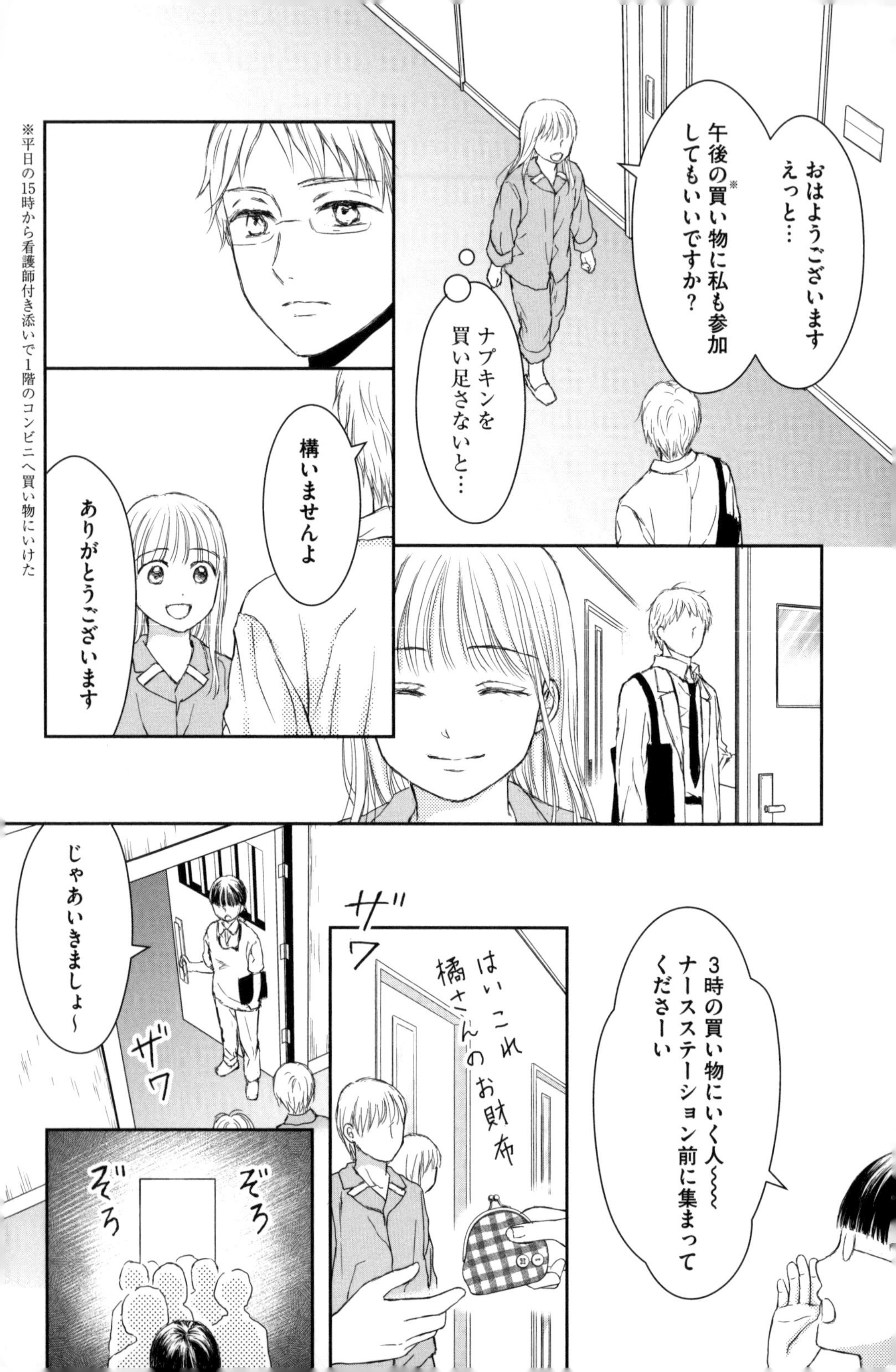

おはようございます
えっと…
午後の買い物※に私も参加してもいいですか？
ナプキンを買い足さないと…
※平日の15時から看護師付き添いで1階のコンビニへ買い物にいけた
構いませんよ
ありがとうございます
3時の買い物にいく人〜〜〜ナースステーション前に集まってくださーい
ザワ
はいこれ橘さんのお財布
じゃあいきましょ〜
ザワ
ぞろぞろ

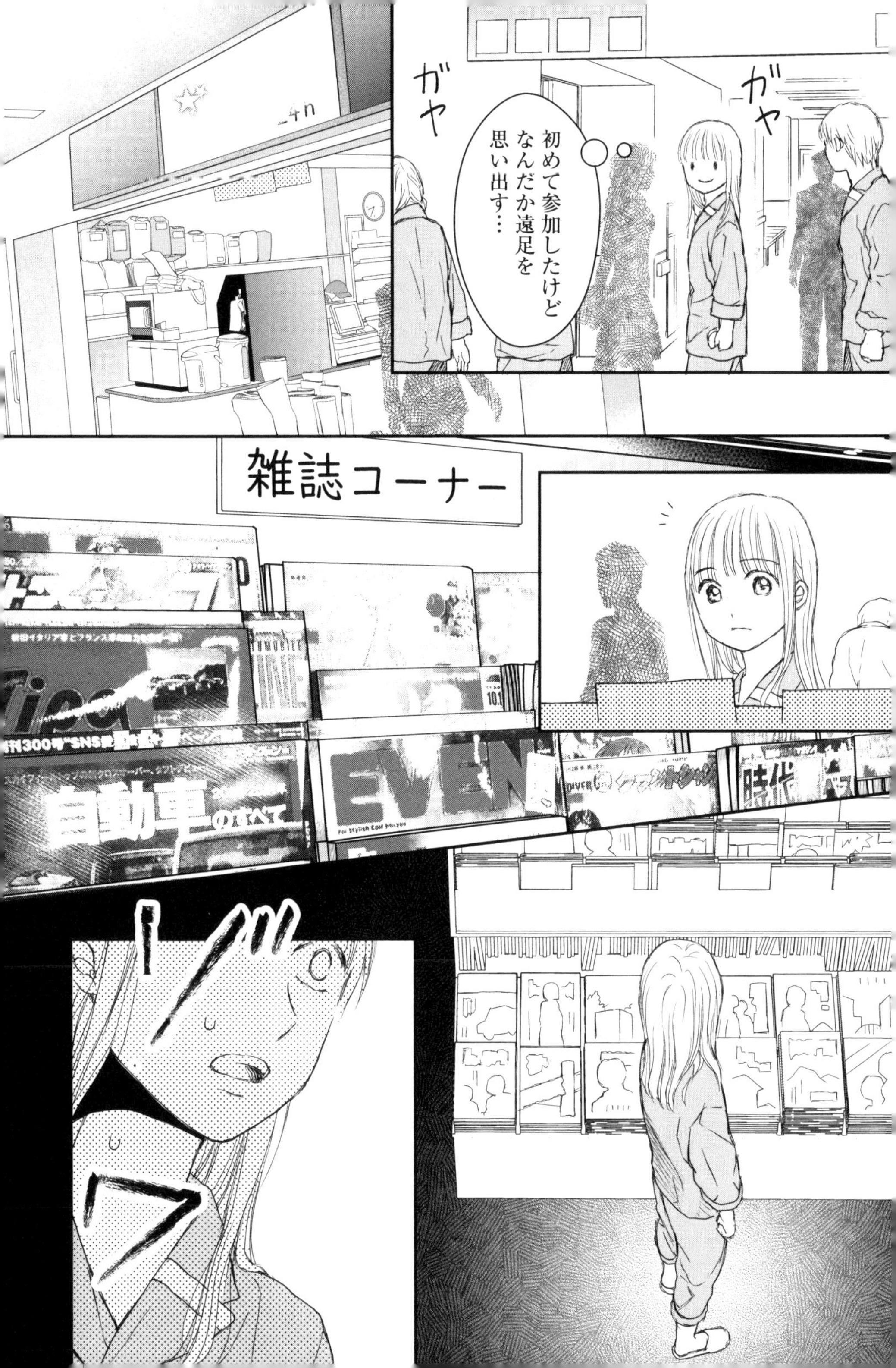
ガヤ
ガヤ
初めて参加したけど
なんだか遠足を
思い出す…
雑誌コーナー
自動車のすべて
EVEN
時代

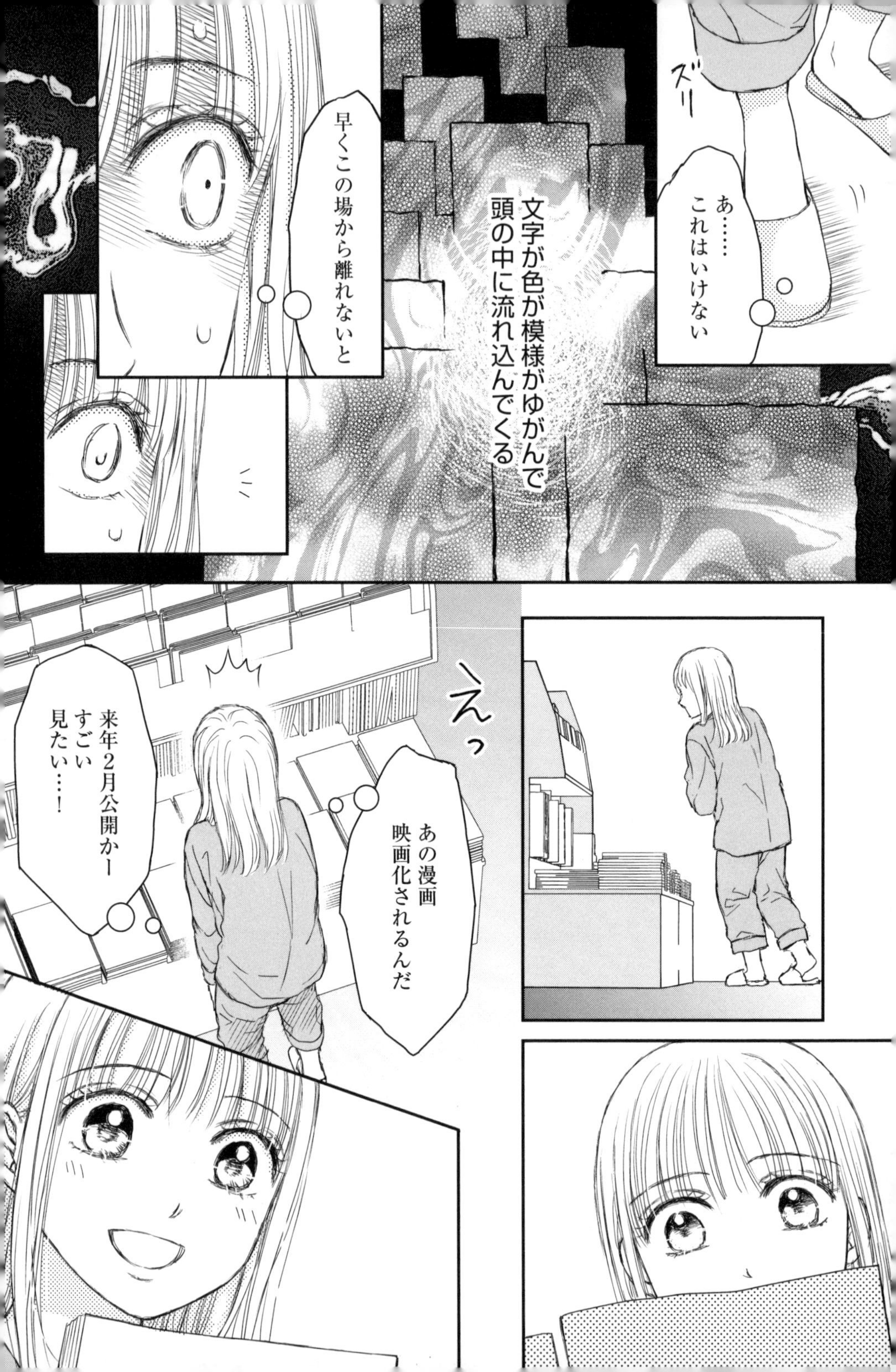
ズリ
あ……
これはいけない
文字が色が模様がゆがんで
頭の中に流れ込んでくる
早くこの場から離れないと
えっ
あの漫画
映画化されるんだ
来年2月公開かー
すごい
見たい…!

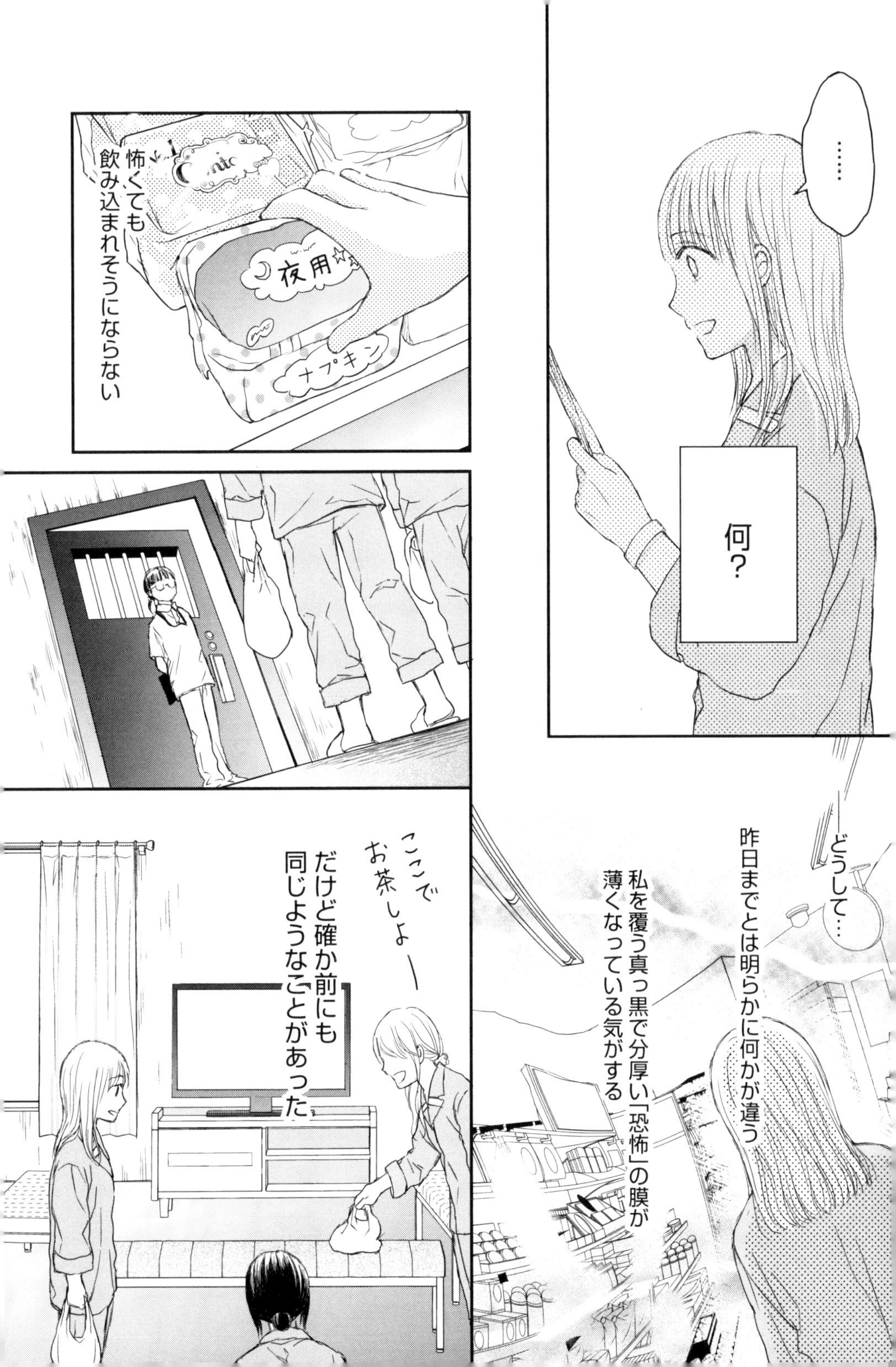
……
何?
夜用☆
ナプキン
怖くても
飲み込まれそうにならない
どうして…
昨日までとは明らかに何かが違う
私を覆う真っ黒で分厚い「恐怖」の膜が
薄くなっている気がする
ここでお茶しよー
だけど確か前にも
同じようなことがあった

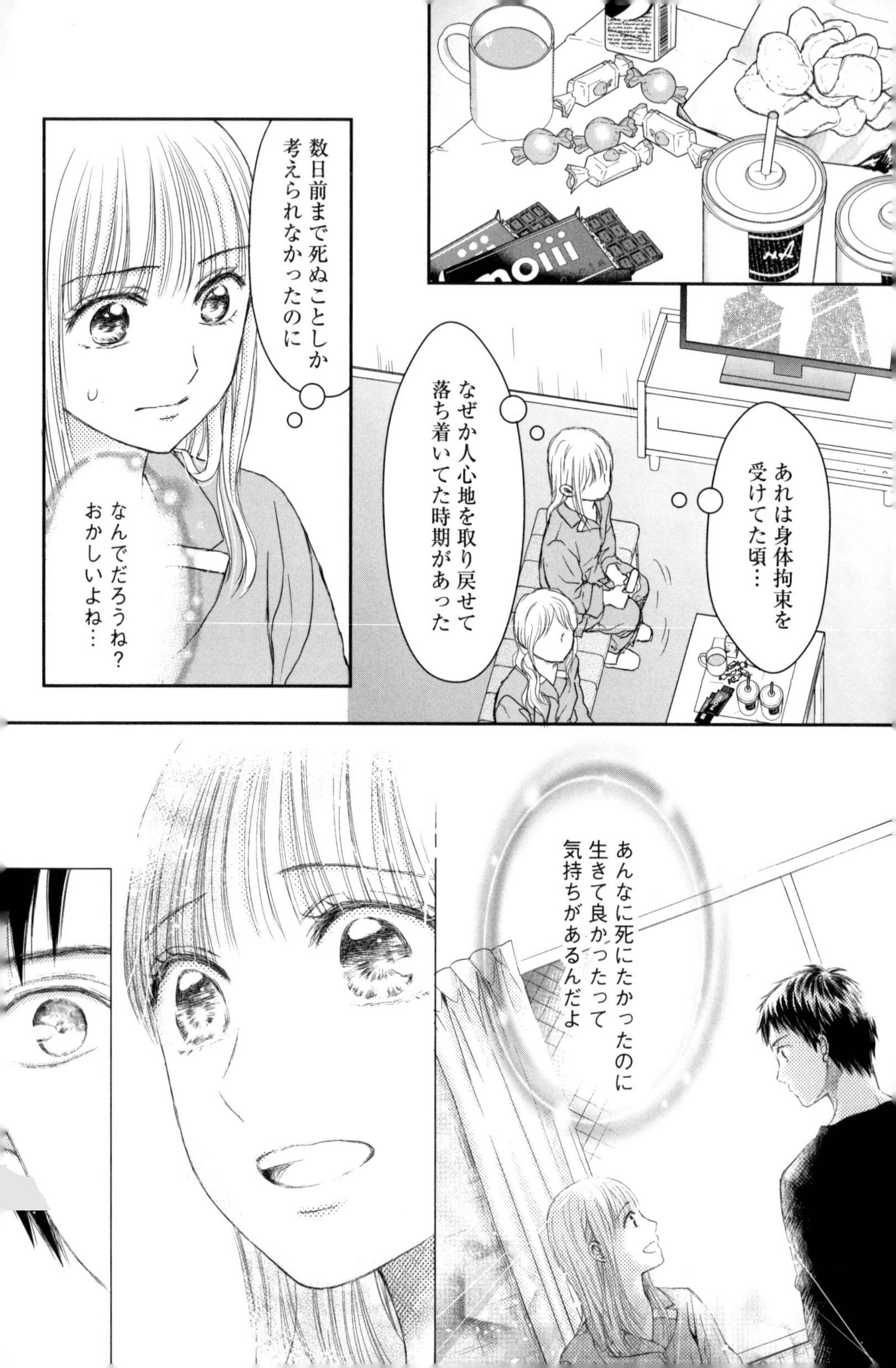
あれは身体拘束を受けてた頃…
なぜか人心地を取り戻せて落ち着いてた時期があった
数日前まで死ぬことしか考えられなかったのに
なんでだろうね？おかしいよね…
あんなに死にたかったのに生きて良かったって気持ちがあるんだよ

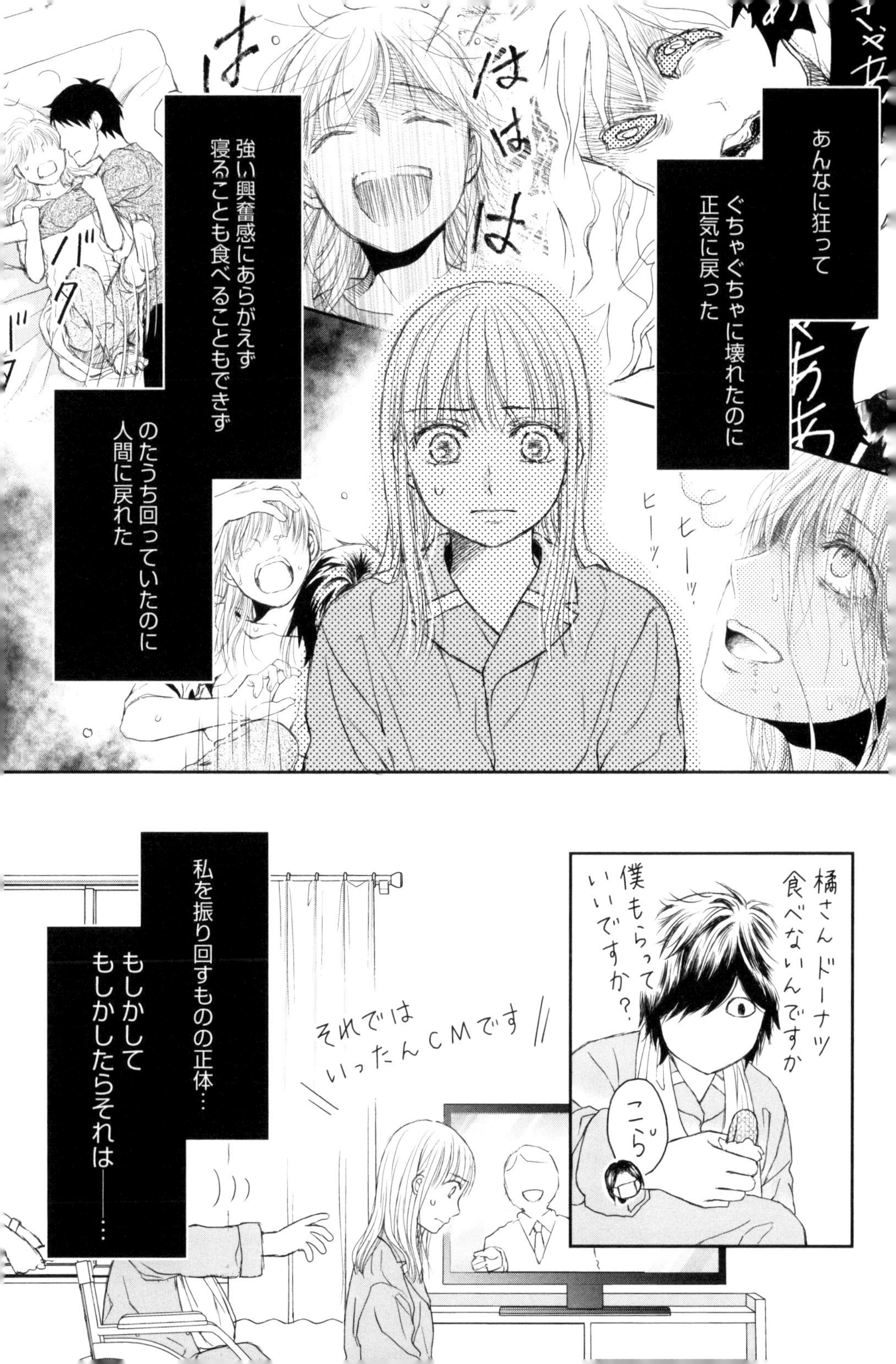
はははは
あんなに狂って
ぐちゃぐちゃに壊れたのに
正気に戻った
強い興奮感にあらがえず
寝ることも食べることもできず
のたうち回っていたのに
人間に戻れた
バタ
ヒーッ
ヒーッ
橘さんドーナツ食べないんですか
僕もらっていいですか？
こら
それでは
いったんCMです
私を振り回すものの正体…
もしかして
もしかしたらそれは――…

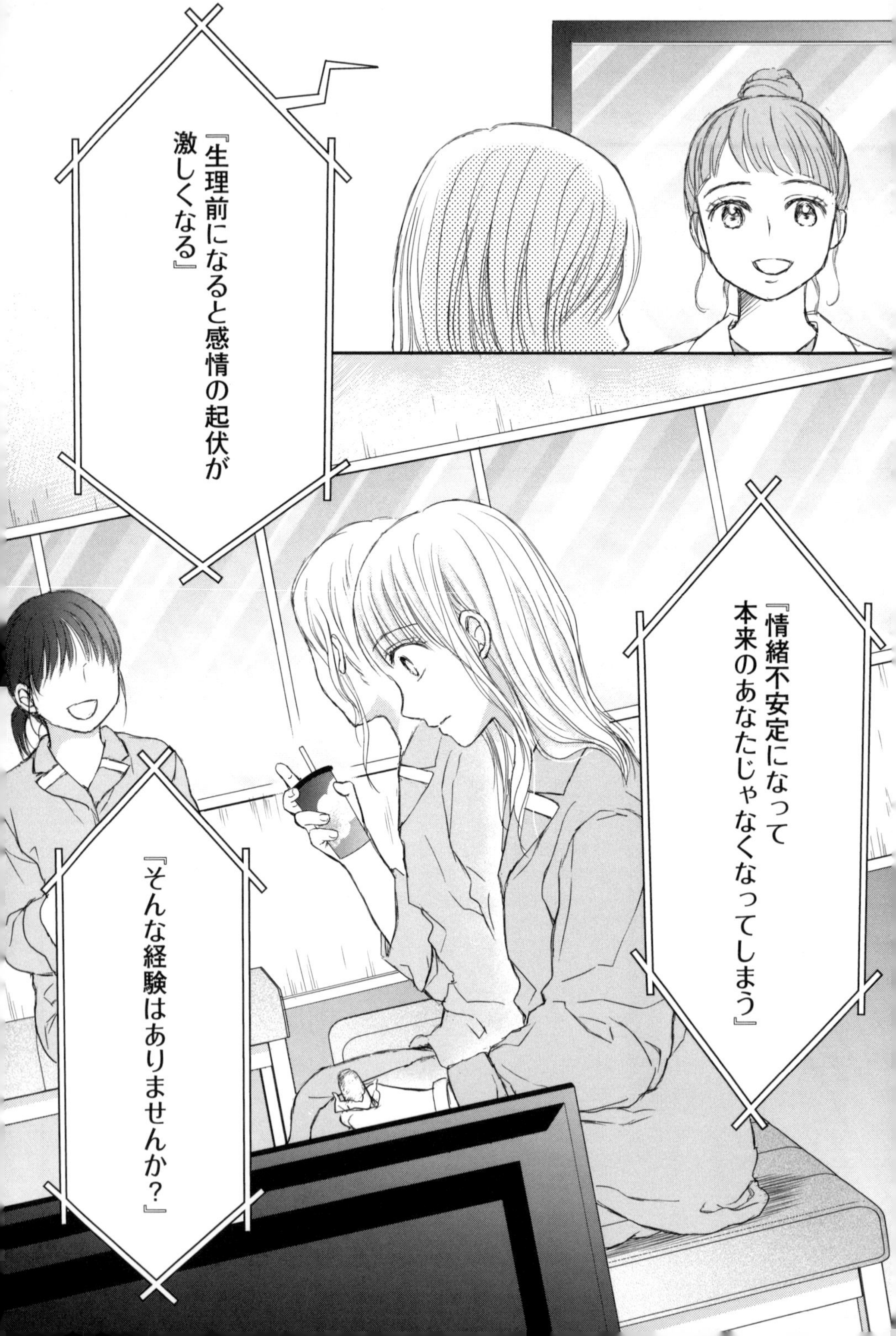
『生理前になると感情の起伏が激しくなる』
『情緒不安定になって本来のあなたじゃなくなってしまう』
『そんな経験はありませんか?』

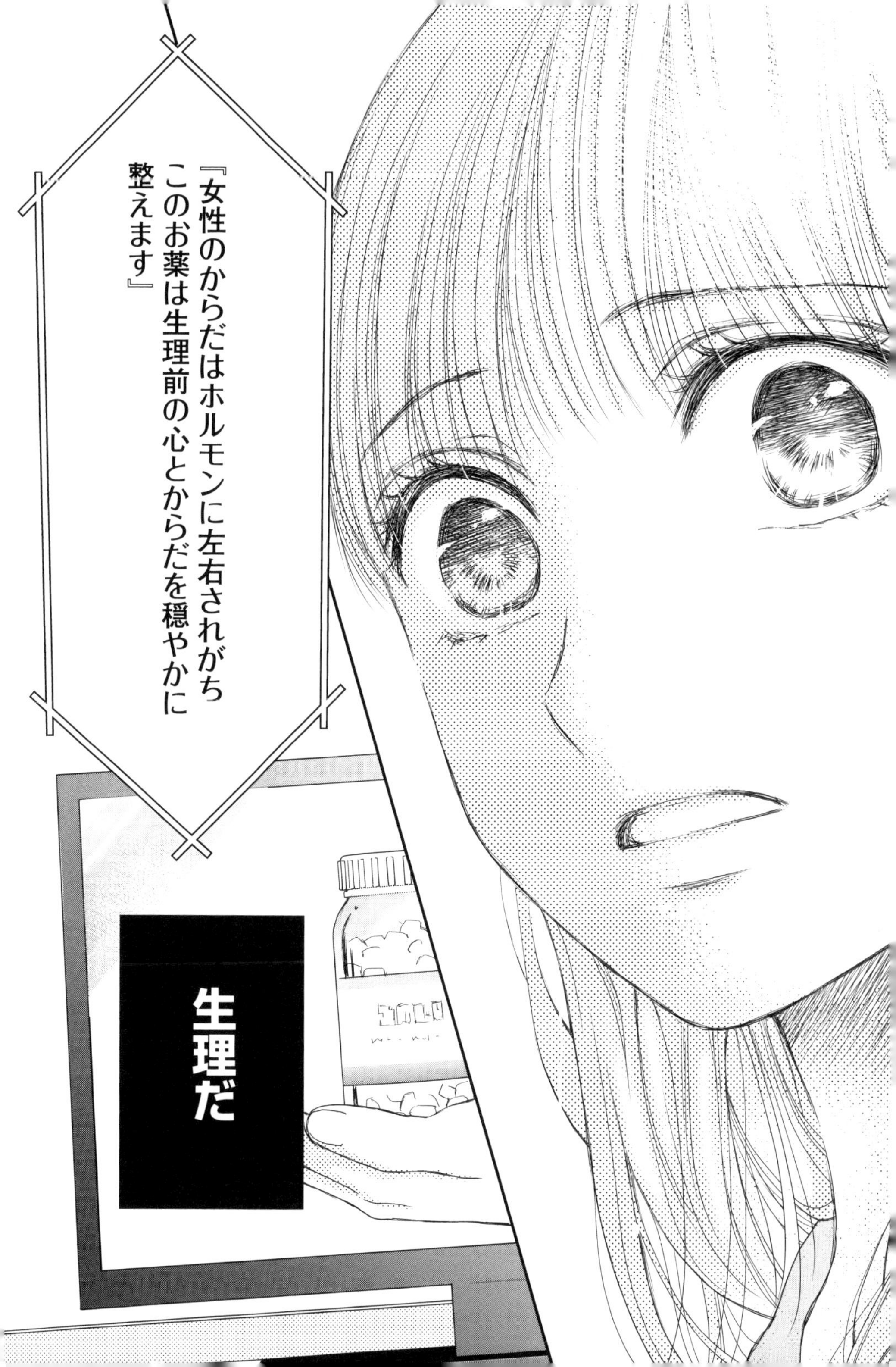
『女性のからだはホルモンに左右されがち
このお薬は生理前の心とからだを穏やかに
整えます』
生理だ

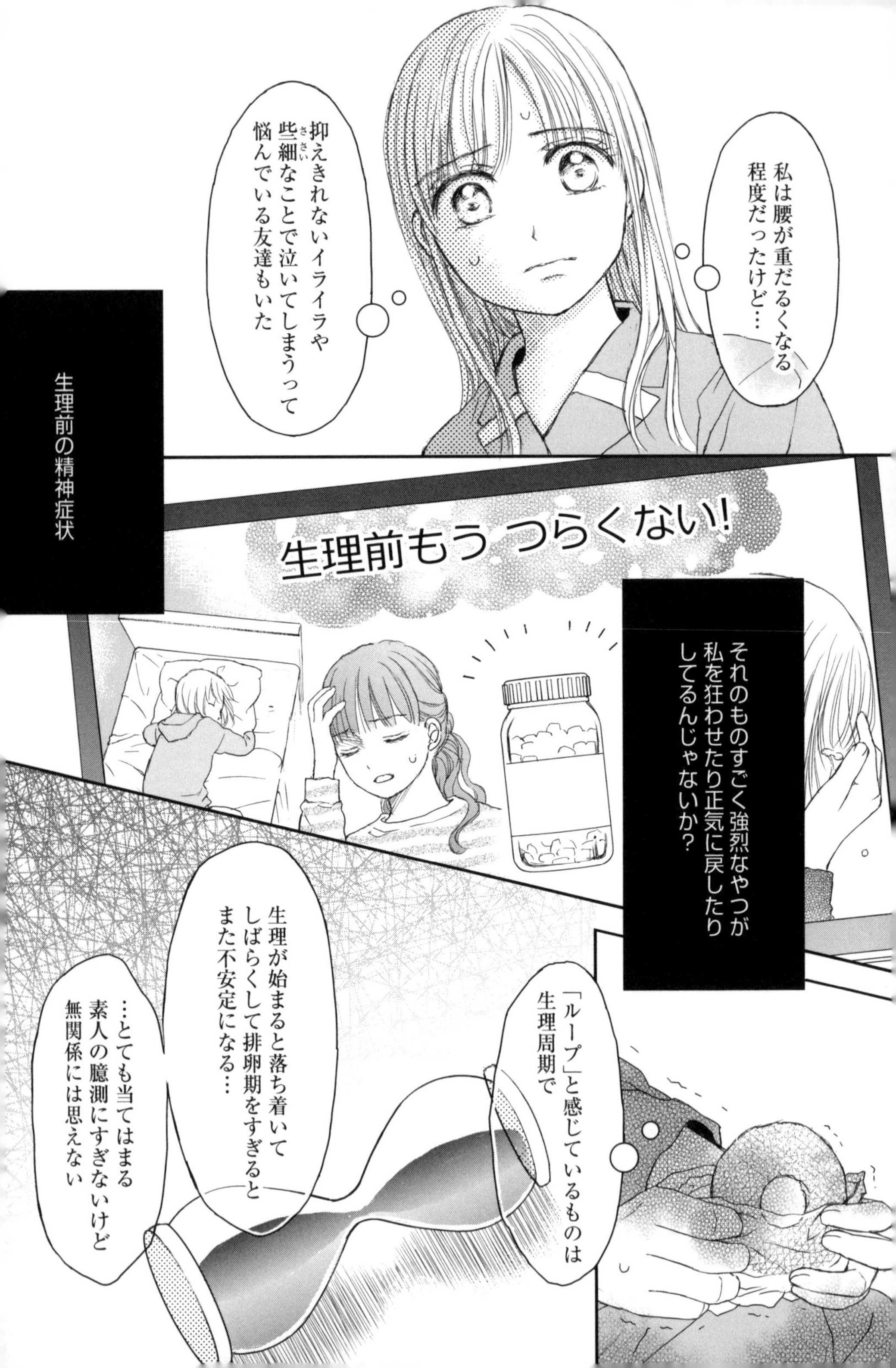
私は腰が重だるくなる程度だったけど…
抑えきれないイライラや些細《ささい》なことで泣いてしまうって悩んでいる友達もいた
生理前の精神症状
生理前もう つらくない!
それのものすごく強烈なやつが私を狂わせたり正気に戻したりしてるんじゃないか?
「ループ」と感じているものは生理周期で
生理が始まると落ち着いてしばらくして排卵期をすぎるとまた不安定になる…
…とても当てはまる素人の臆測にすぎないけど無関係には思えない

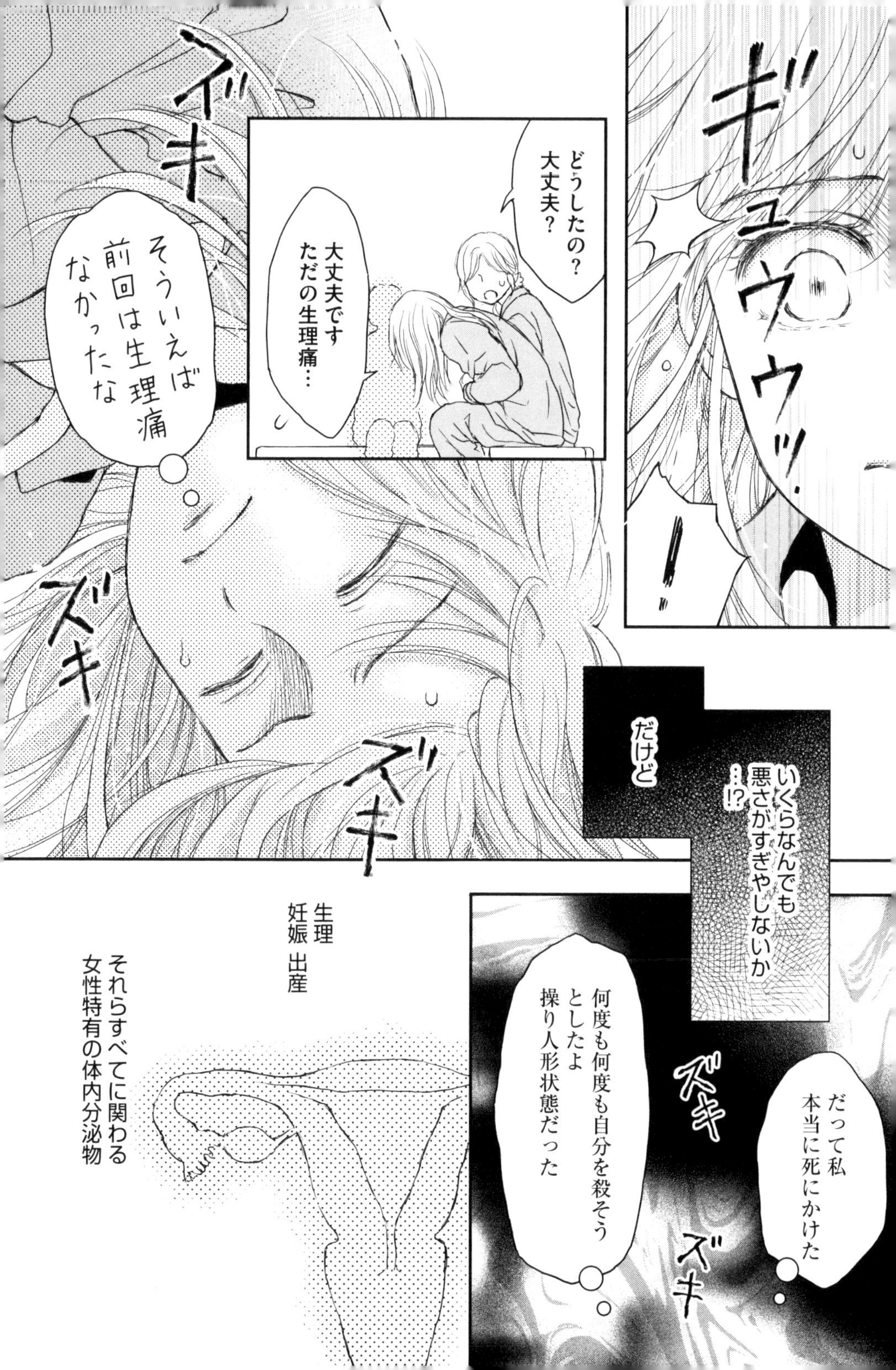
ギュウウッ!!
どうしたの？大丈夫？
大丈夫です ただの生理痛…
ズキ
そういえば前回は生理痛なかったな
ズキ
ズキ
いくらなんでも悪さがすぎやしないか…!?
だけど
だって私本当に死にかけた
ズキ
ズキ
何度も何度も自分を殺そうとしたよ操り人形状態だった
生理 妊娠 出産
それらすべてに関わる女性特有の体内分泌物

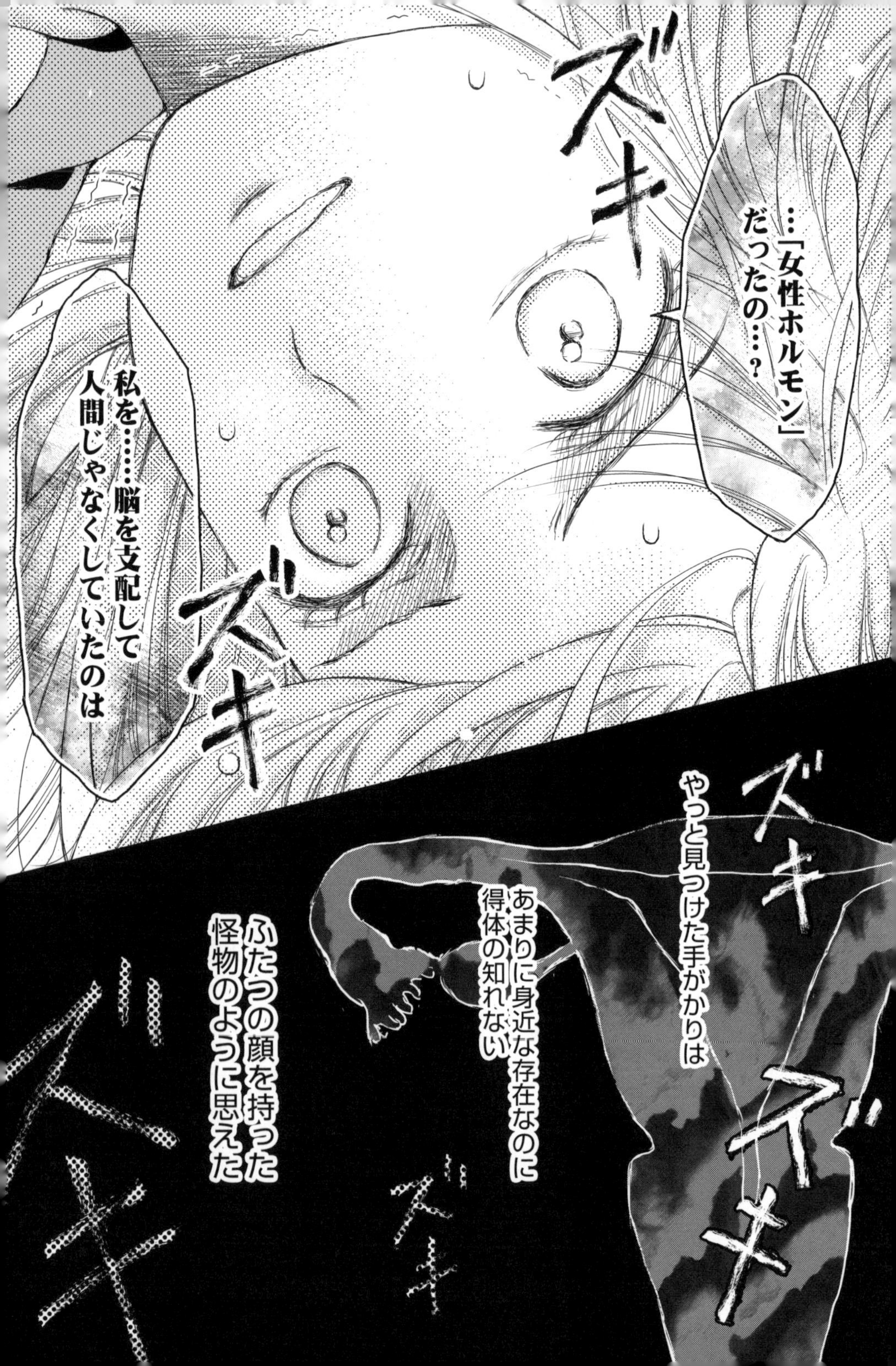
ズキ
…「女性ホルモン」だったの…？
私を……脳を支配して人間じゃなくしていたのは
ズキ
ズキ
やっと見つけた手がかりは
あまりに身近な存在なのに得体の知れない
ふたつの顔を持った怪物のように思えた
ズキ
ズキ
ズキ

第26話

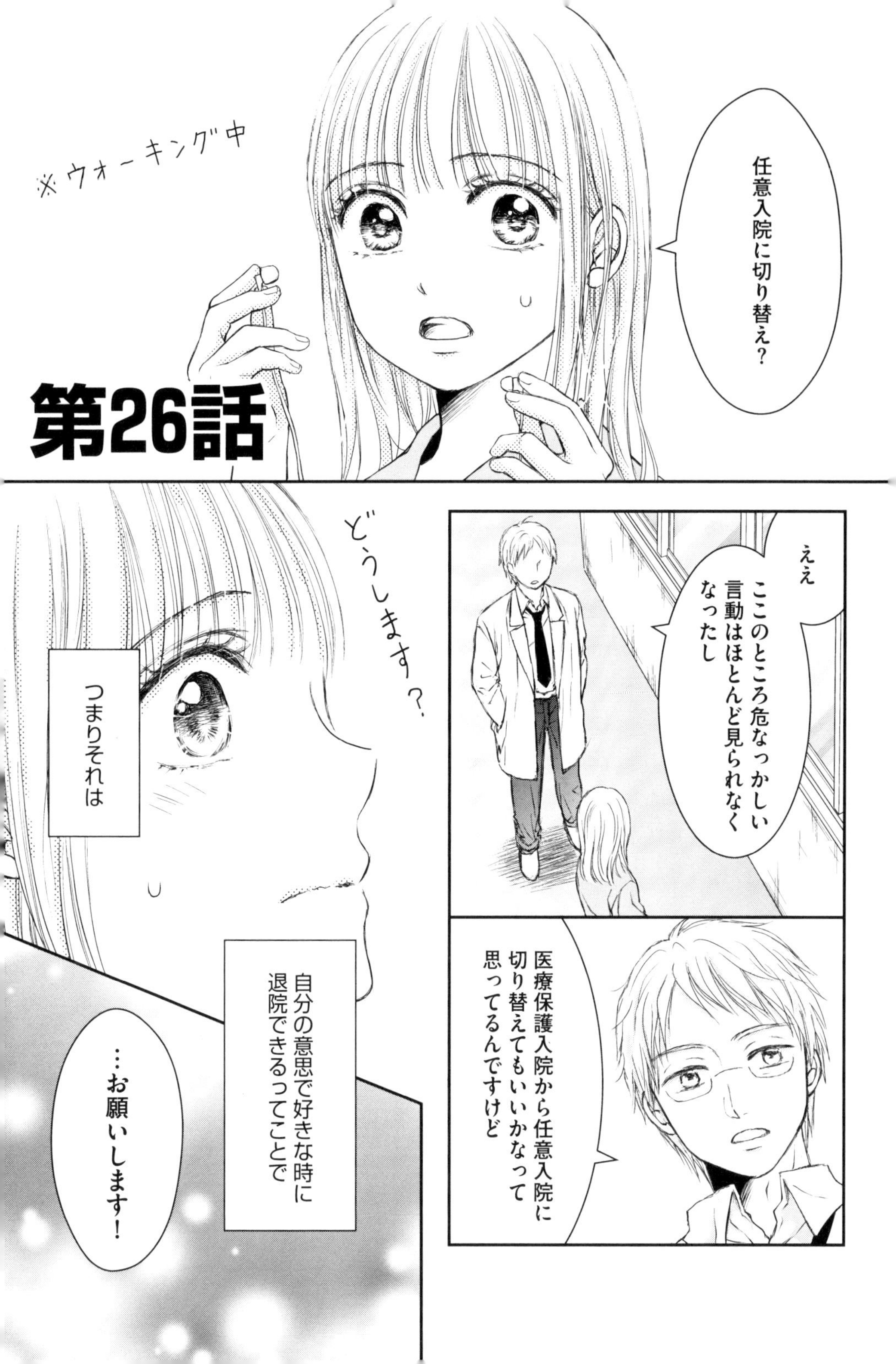
任意入院に切り替え？
※ウォーキング中
ええ
ここのところ危なっかしい言動はほとんど見られなくなったし
どうします？
医療保護入院から任意入院に切り替えてもいいかなって思ってるんですけど
つまりそれは
自分の意思で好きな時に退院できるってことで
…お願いします！

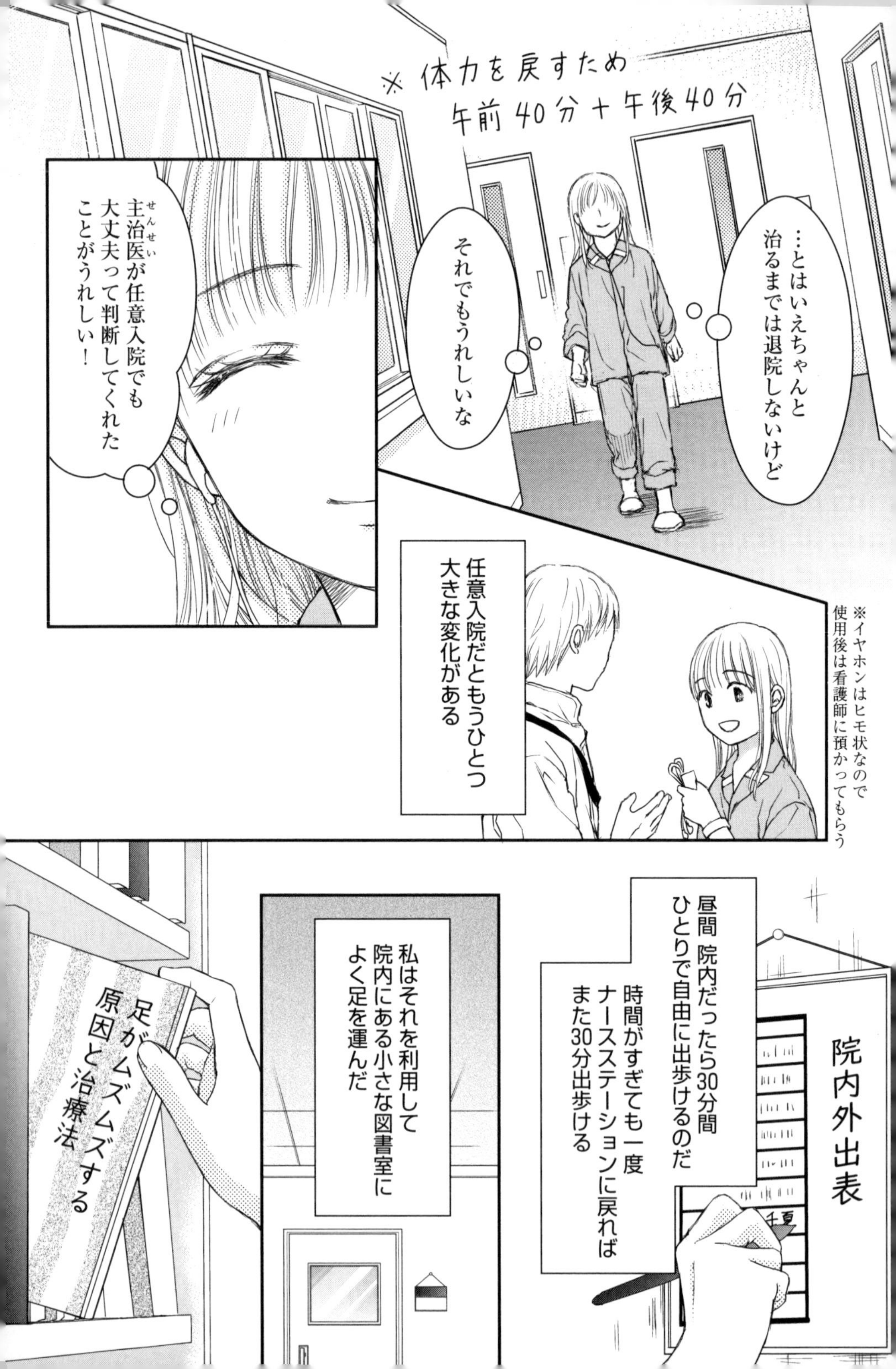
※体力を戻すため
午前40分＋午後40分
…とはいえちゃんと治るまでは退院しないけど
それでもうれしいな
主治医《せんせい》が任意入院でも大丈夫って判断してくれたことがうれしい！
任意入院だともうひとつ大きな変化がある
※イヤホンはヒモ状なので使用後は看護師に預かってもらう
院内外出表
昼間 院内だったら30分間ひとりで自由に出歩けるのだ
時間がすぎても一度ナースステーションに戻ればまた30分出歩ける
私はそれを利用して院内にある小さな図書室によく足を運んだ
足がムズムズする原因と治療法

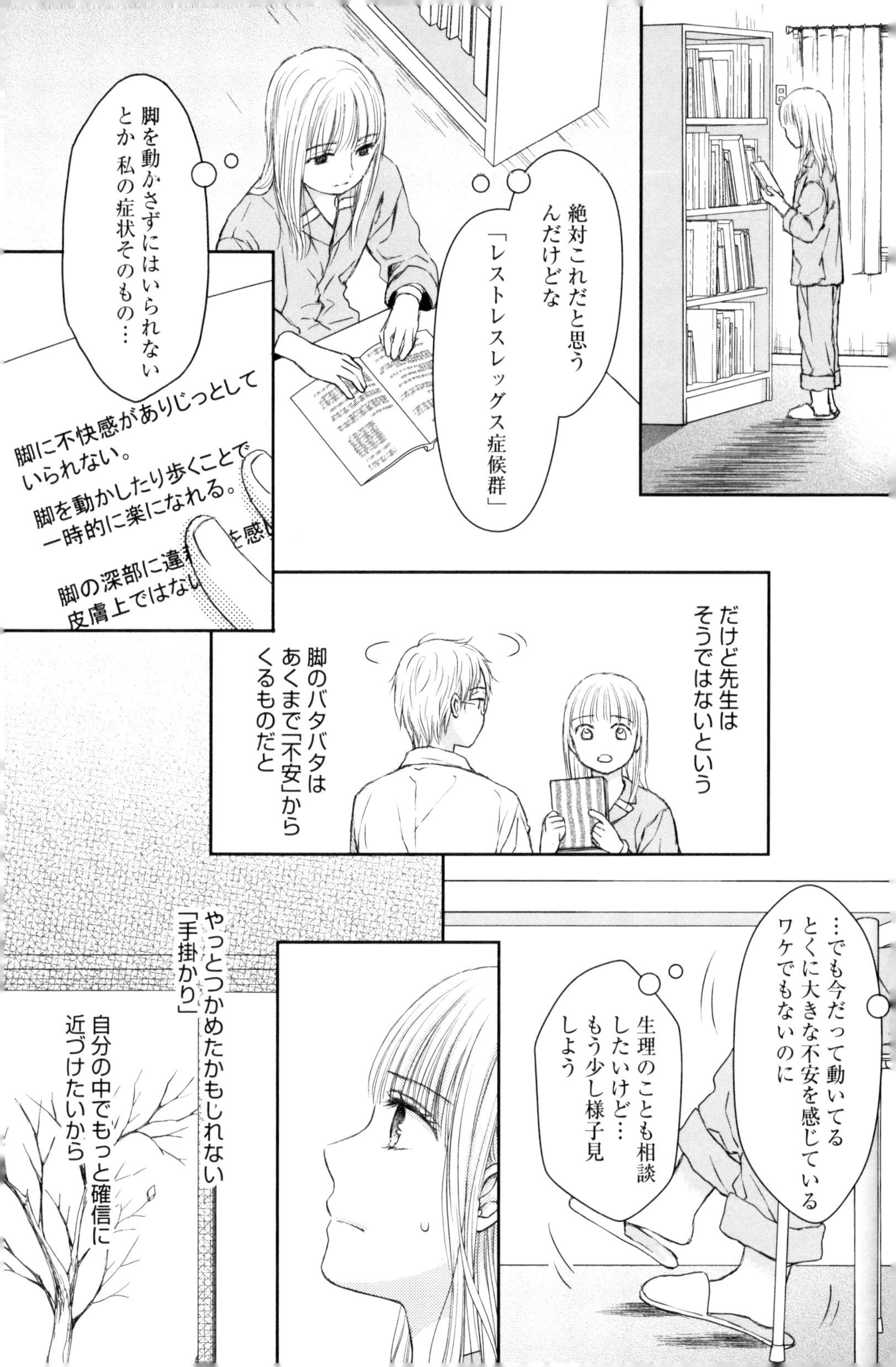

絶対これだと思うんだけどな「レストレスレッグス症候群」
脚を動かさずにはいられないとか 私の症状そのもの…
脚に不快感がありじっとしていられない。
脚を動かしたり歩くことで一時的に楽になれる。
脚の深部に違和
皮膚上ではない
だけど先生はそうではないという
脚のバタバタはあくまで「不安」からくるものだと
…でも今だって動いてるとくに大きな不安を感じているワケでもないのに
生理のことも相談したいけど…もう少し様子見しよう
やっとつかめたかもしれない「手掛かり」
自分の中でもっと確信に近づけたいから

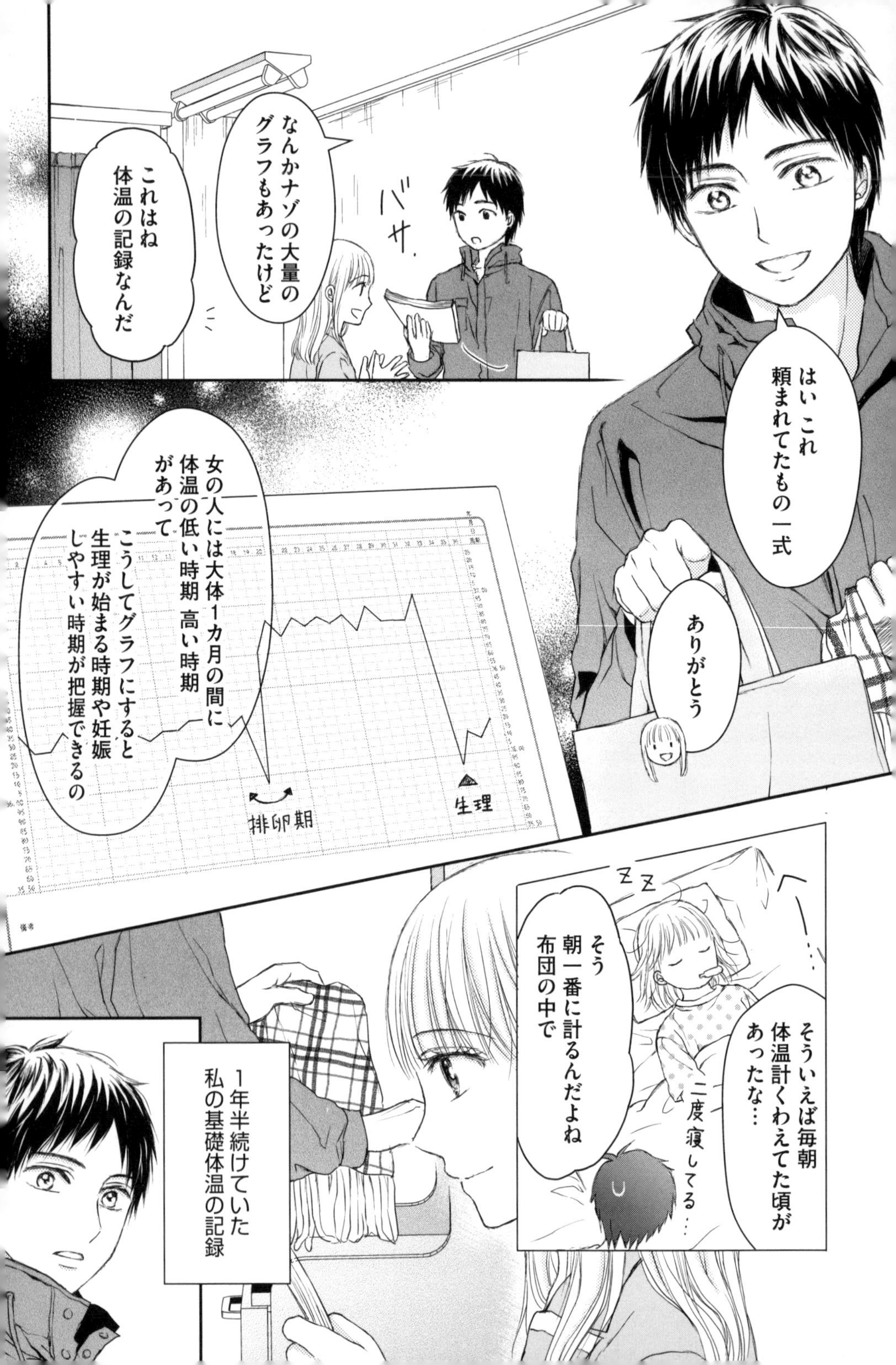
はい これ
頼まれてたもの一式
ありがとう
バサ
なんかナゾの大量のグラフもあったけど
これはね
体温の記録なんだ
女の人には大体1カ月の間に
体温の低い時期 高い時期
があって
こうしてグラフにすると
生理が始まる時期や妊娠
しやすい時期が把握できるの
排卵期
生理
そういえば毎朝
体温計くわえてた頃が
あったな…
ZZ
二度寝してる…
そう
朝一番に計るんだよね
布団の中で
1年半続けていた
私の基礎体温の記録

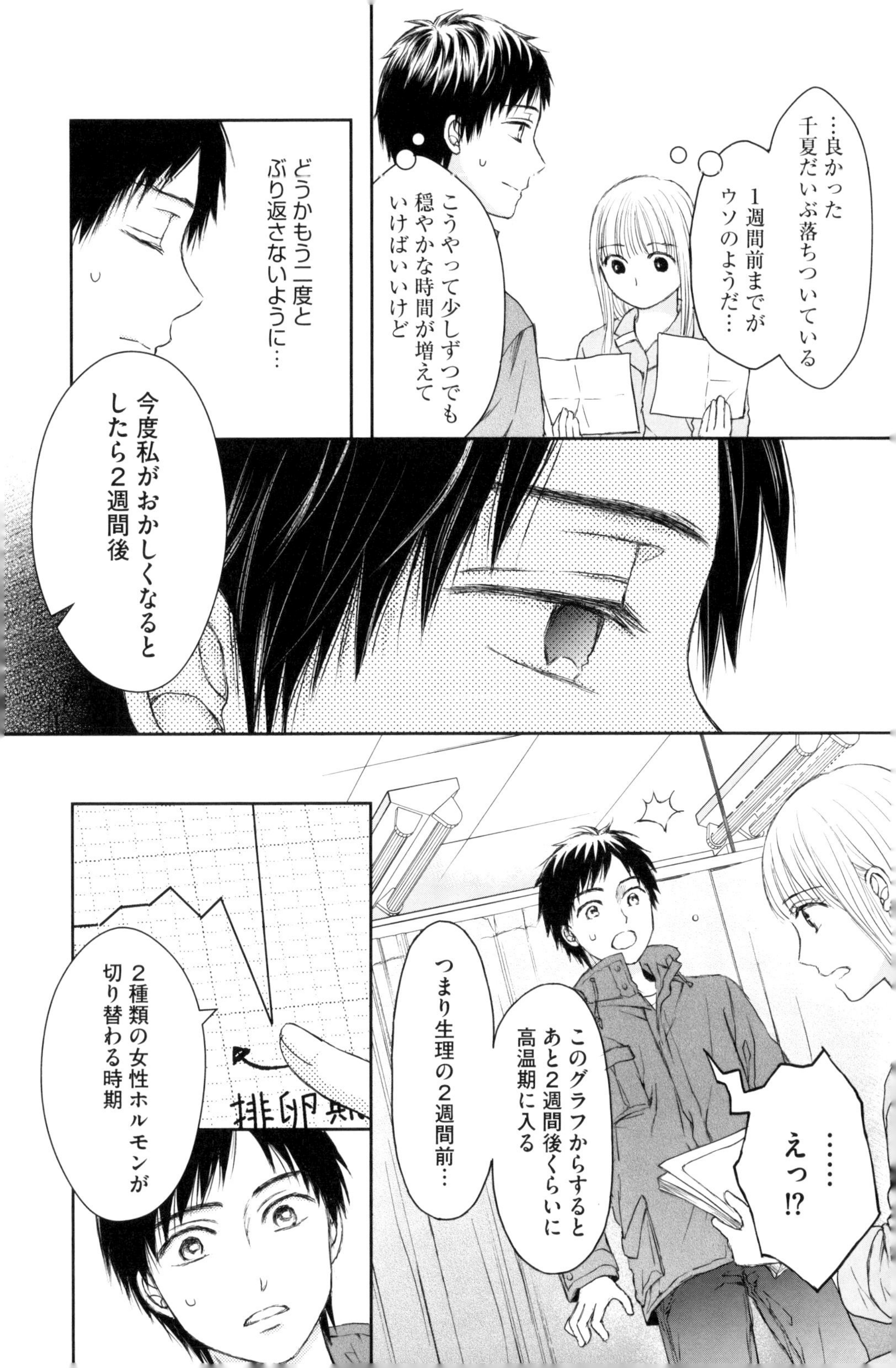
…良かった
千夏だいぶ落ちついている
1週間前までがウソのようだ…
こうやって少しずつでも穏やかな時間が増えていけばいいけど
どうかもう二度とぶり返さないように…
今度私がおかしくなるとしたら2週間後
……えっ⁉
このグラフからするとあと2週間後くらいに高温期に入る
つまり生理の2週間前…
2種類の女性ホルモンが切り替わる時期

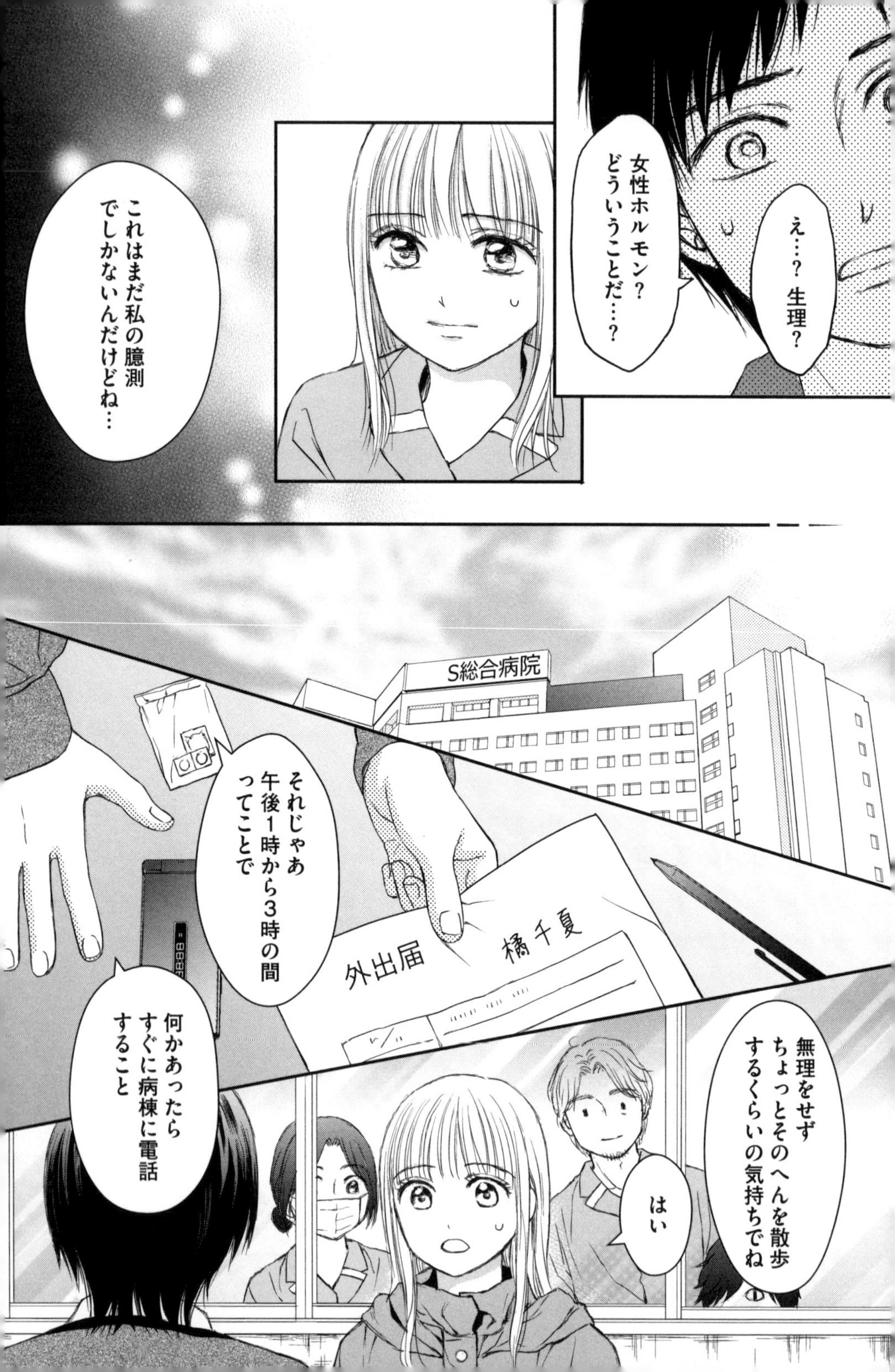
え…？ 生理？
女性ホルモン？ どういうことだ…？
これはまだ私の臆測でしかないんだけどね…
S総合病院
それじゃあ午後1時から3時の間ってことで
外出届 橘千夏
無理をせずちょっとそのへんを散歩するくらいの気持ちでね
はい
何かあったらすぐに病棟に電話すること

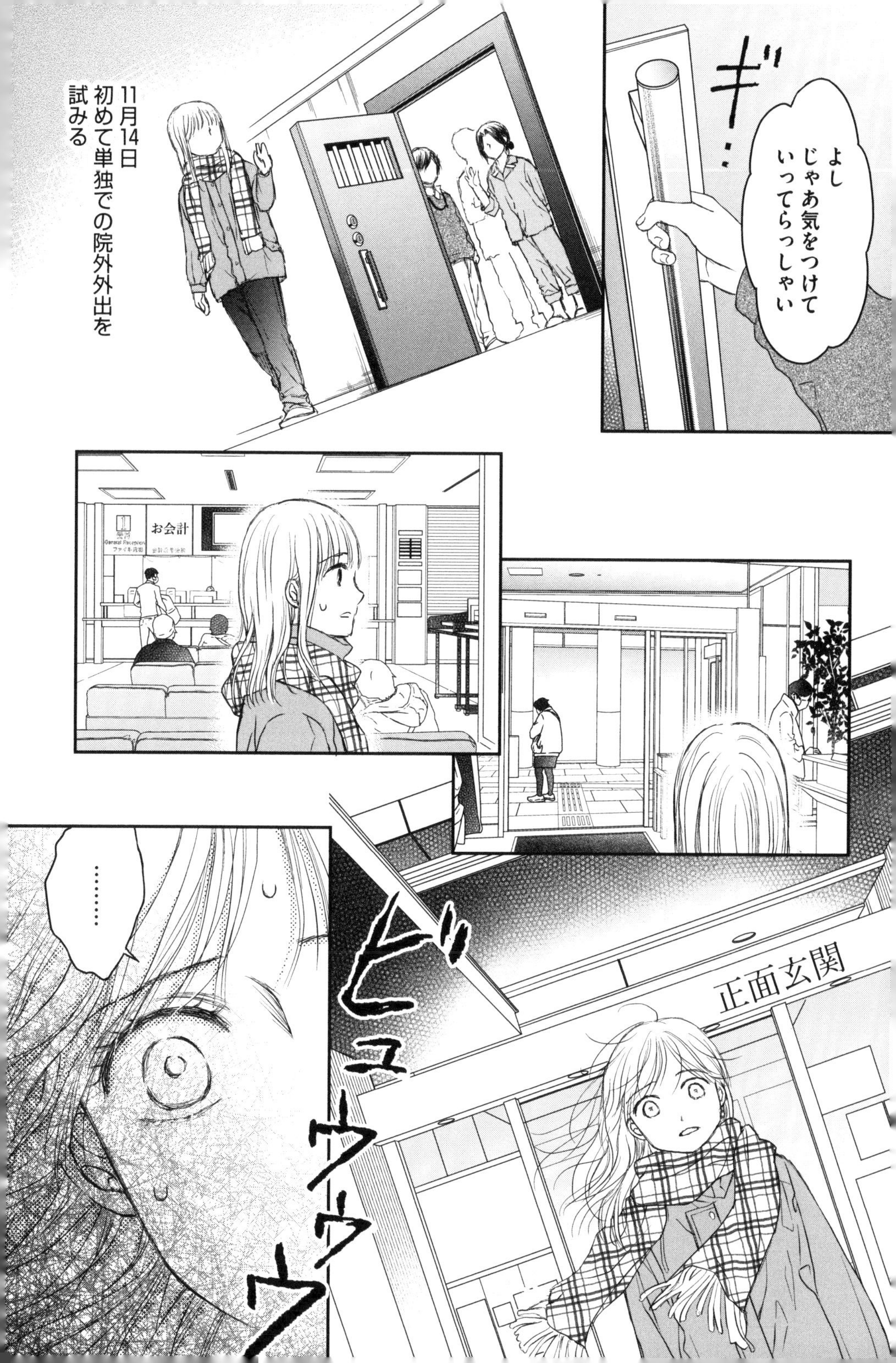

ギ‥
よし
じゃあ気をつけて
いってらっしゃい
11月14日
初めて単独での院外外出を
試みる
お会計
正面玄関
ビュウウウウ
………

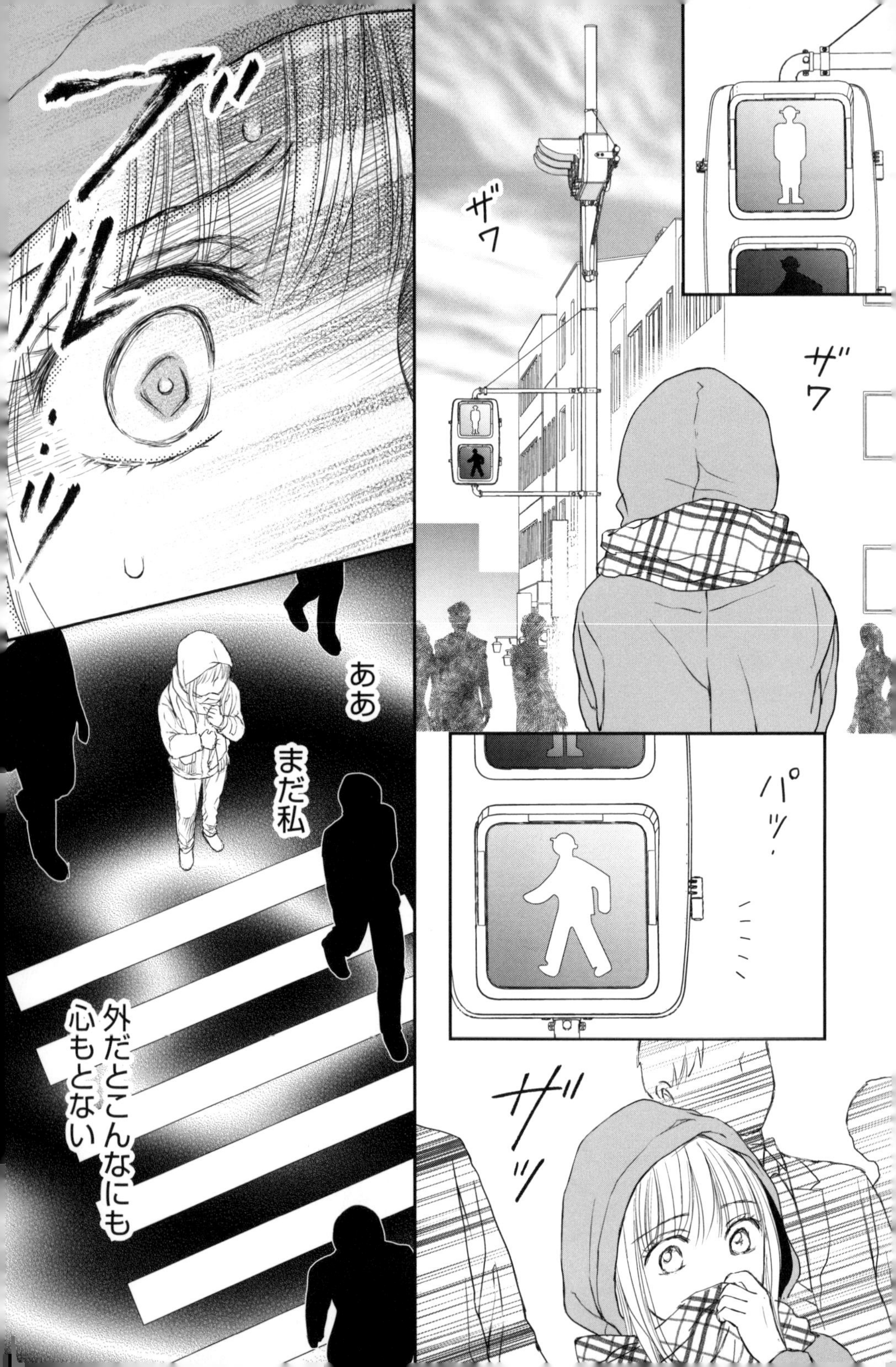
ザワ
ザワ
パッ!
ザッ
ブワッ
ああ
まだ私
外だとこんなにも
心もとない

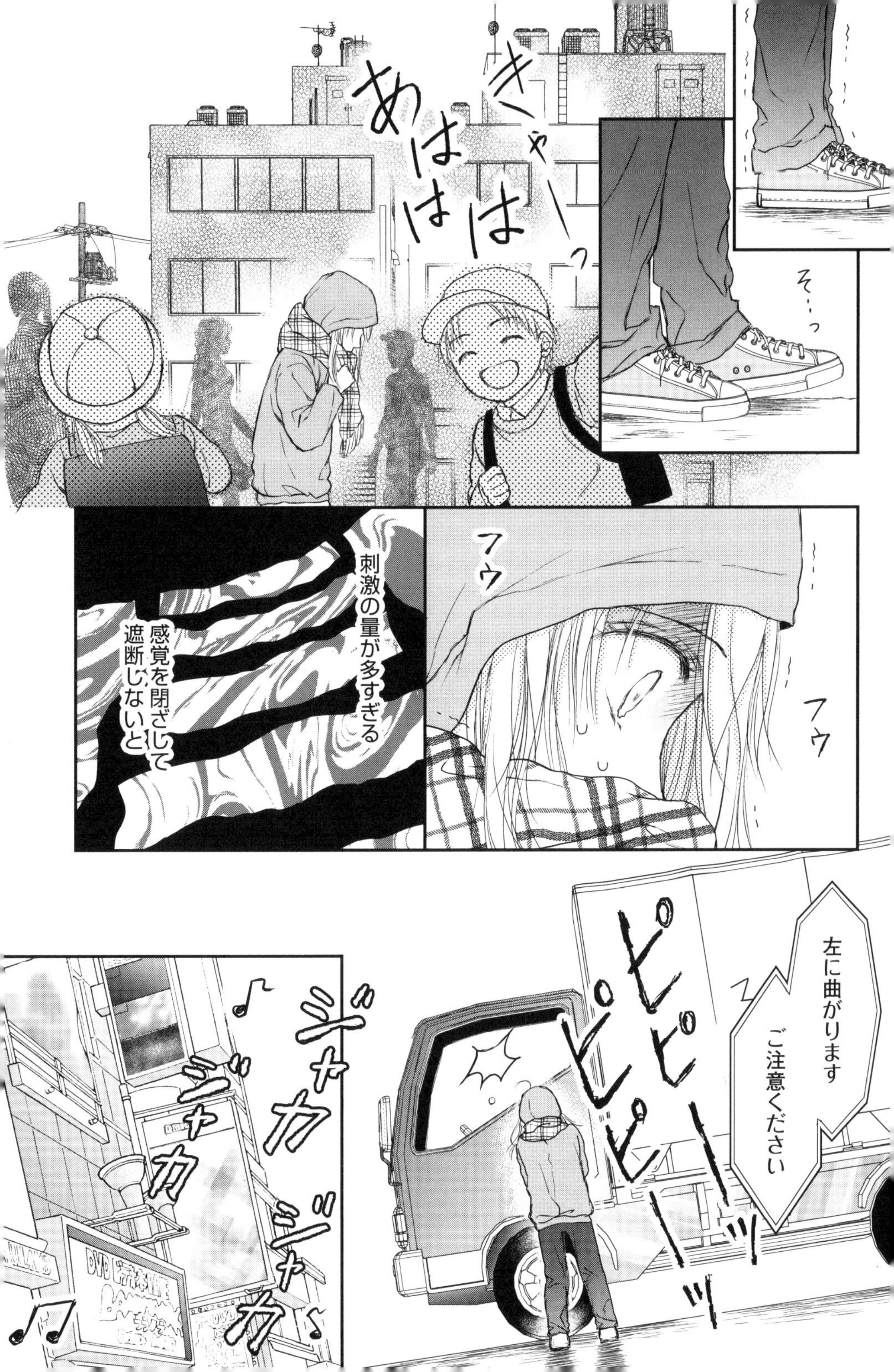
そ…っ
きゃ〜〜っ
あははは
フウ
フウ
刺激の量が多すぎる
感覚を閉ざして遮断しないと
ピピピーーッ
ピピピーーッ
左に曲がります
ご注意ください
ジャカジャカ
ジャカジャカ
DVD

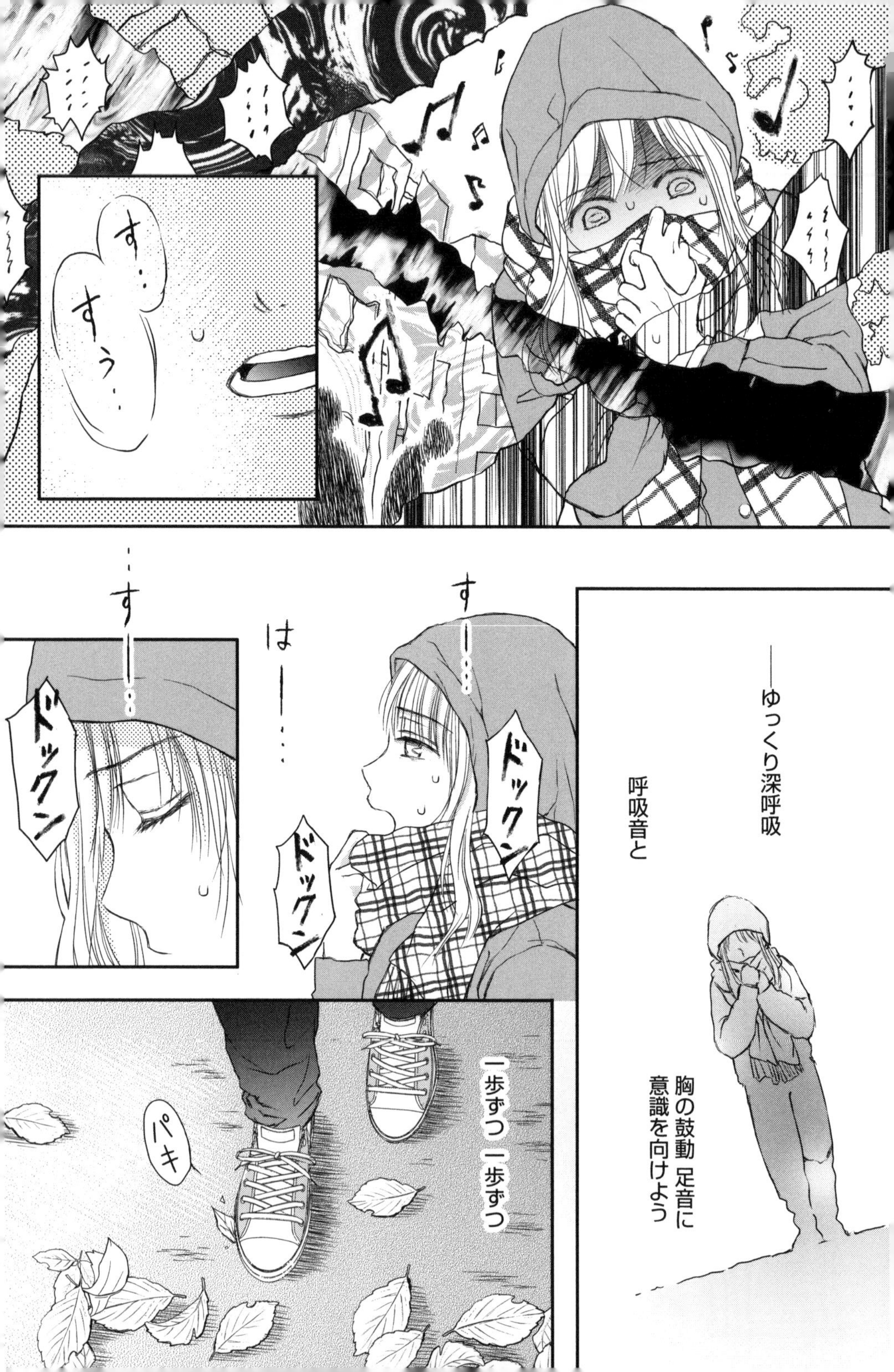

す…
すぅ…
――ゆっくり深呼吸
呼吸音と
胸の鼓動 足音に
意識を向けよう
す――…
ドックン
は――…
ドックン
…す――…
ドックン
一歩ずつ 一歩ずつ
パキ

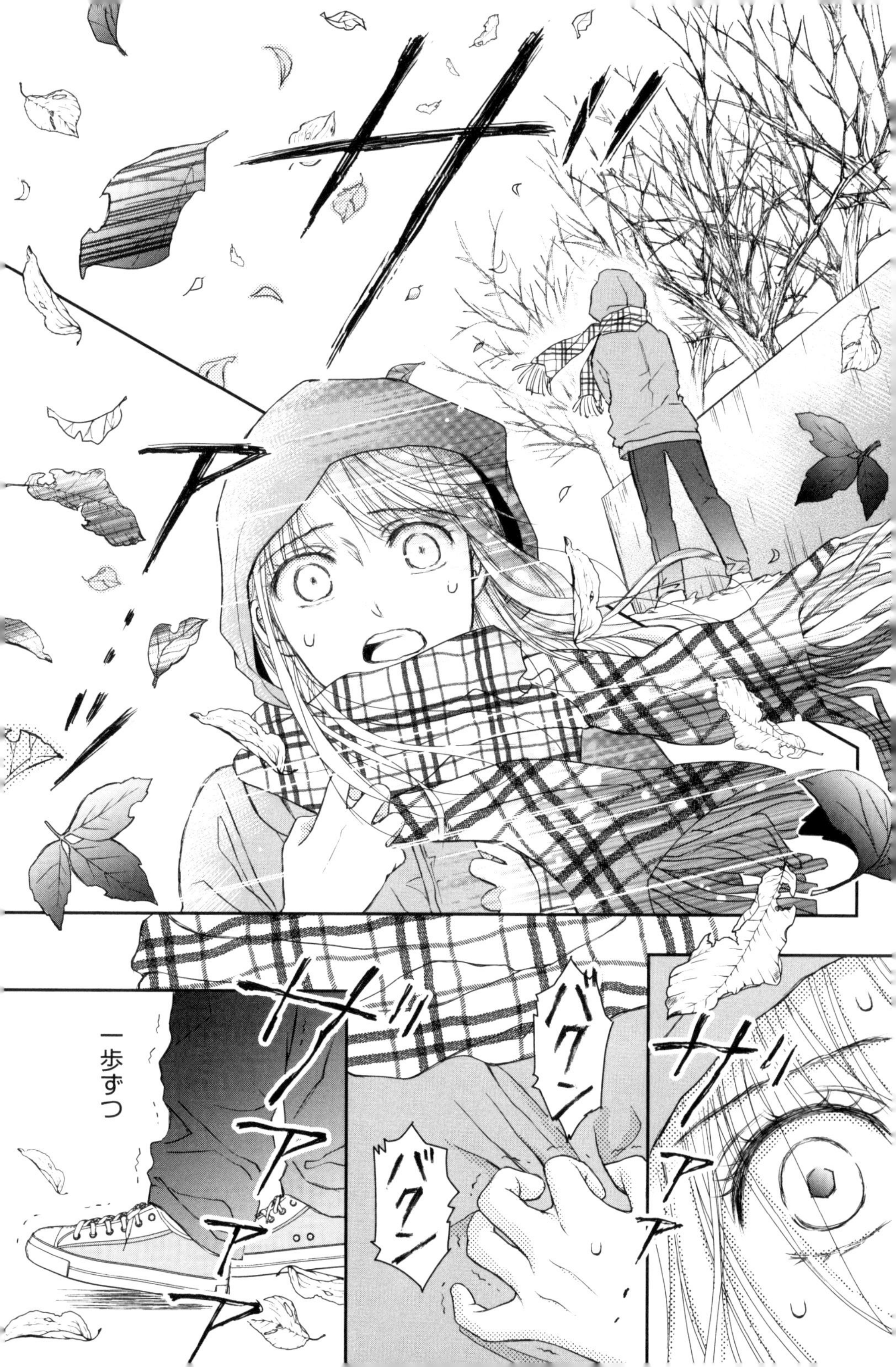
ザァァ
バクン
バクン
ザァァァァ
一歩ずつ

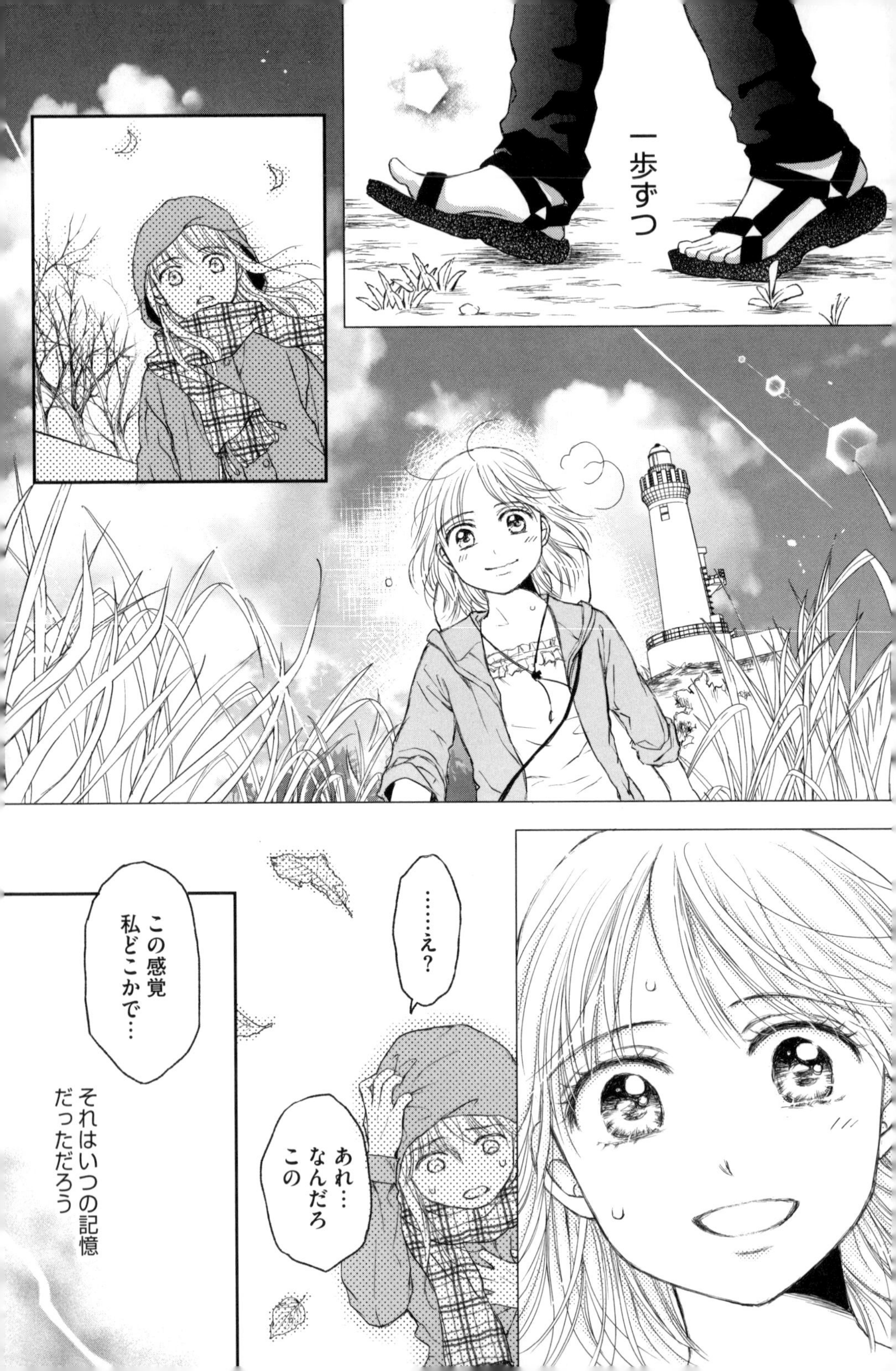
一歩ずつ
……え？
この感覚
私どこかで…
あれ…
なんだろ
この
それはいつの記憶
だっただろう

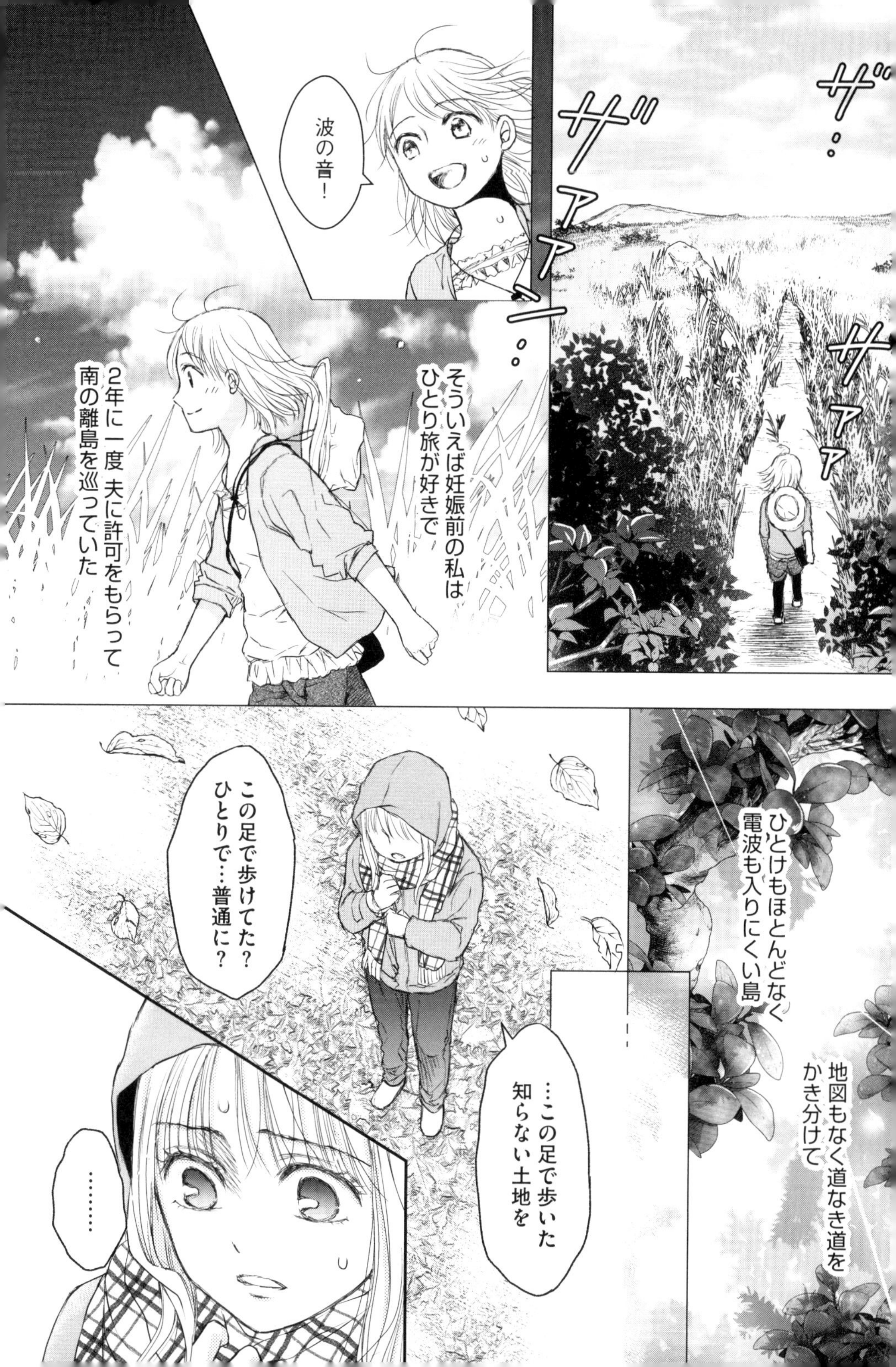

ザザ…
ザザアアアン…
ザァァァ
波の音!
そういえば妊娠前の私は
ひとり旅が好きで
2年に一度 夫に許可をもらって
南の離島を巡っていた
ひとけもほとんどなく
電波も入りにくい島
地図もなく道なき道を
かき分けて
…この足で歩いた
知らない土地を
この足で歩けてた?
ひとりで…普通に?
………

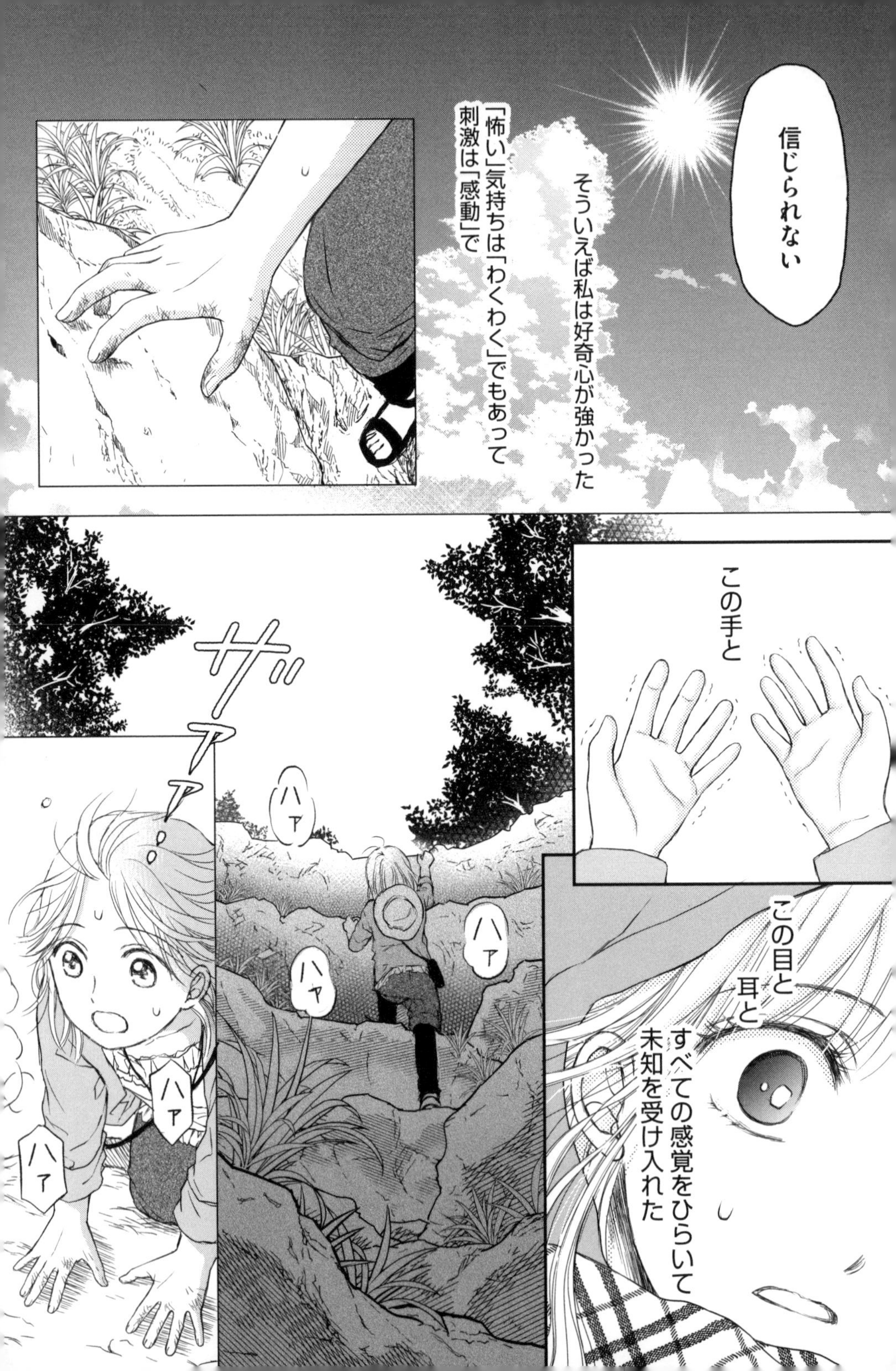
信じられない
そういえば私は好奇心が強かった
「怖い」気持ちは「わくわく」でもあって
刺激は「感動」で
この手と
この目と
耳と
すべての感覚をひらいて
未知を受け入れた
ザァァ
ハァ
ハァ
ハァ
ハァ
ハァ

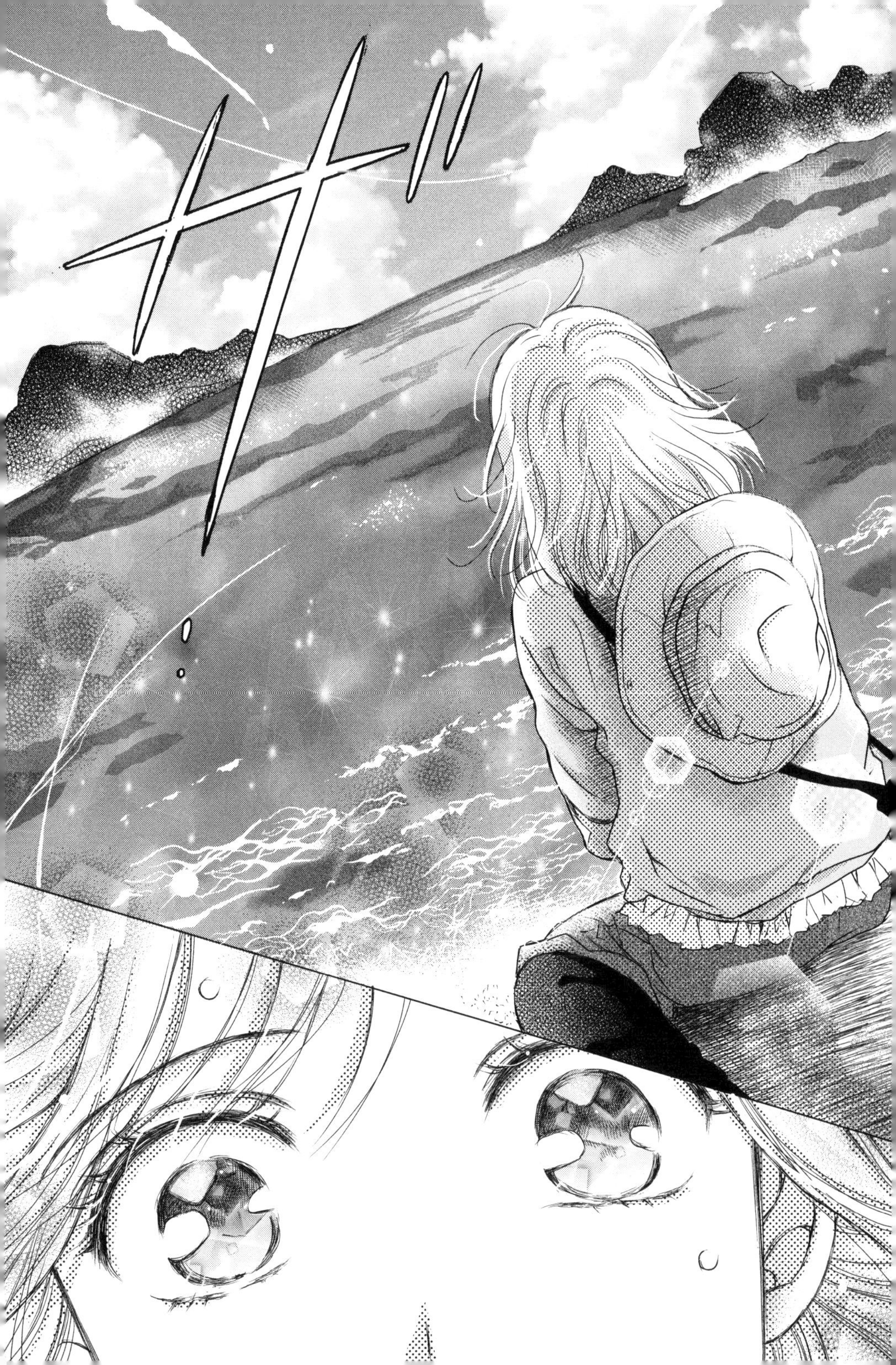
ザ
!

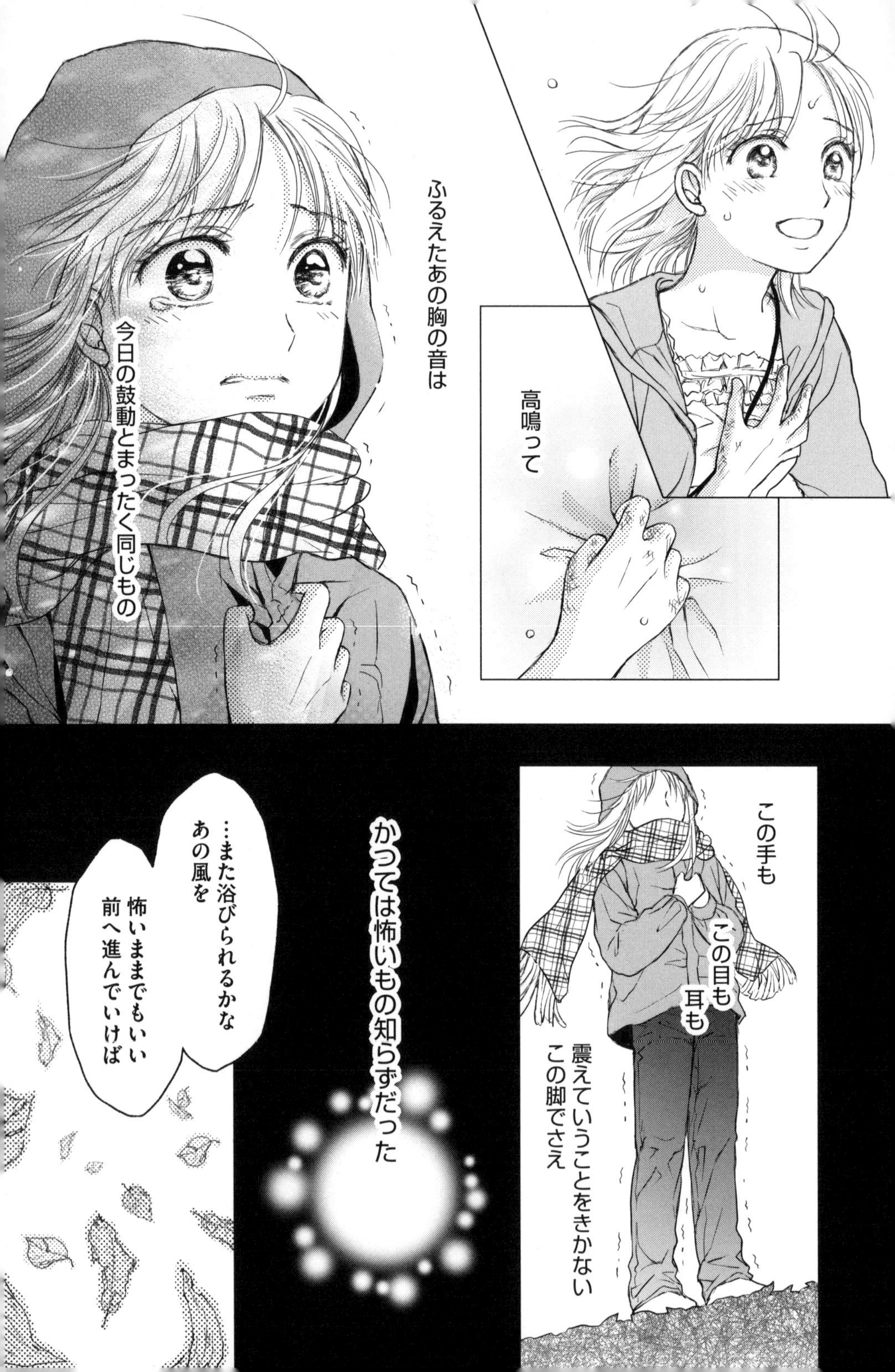
高鳴って
ふるえたあの胸の音は
今日の鼓動とまったく同じもの
この手も
この目も
耳も
震えていうことをきかない
この脚でさえ
かつては怖いもの知らずだった
…また浴びられるかな
あの風を
怖いままでもいい
前へ進んでいけば

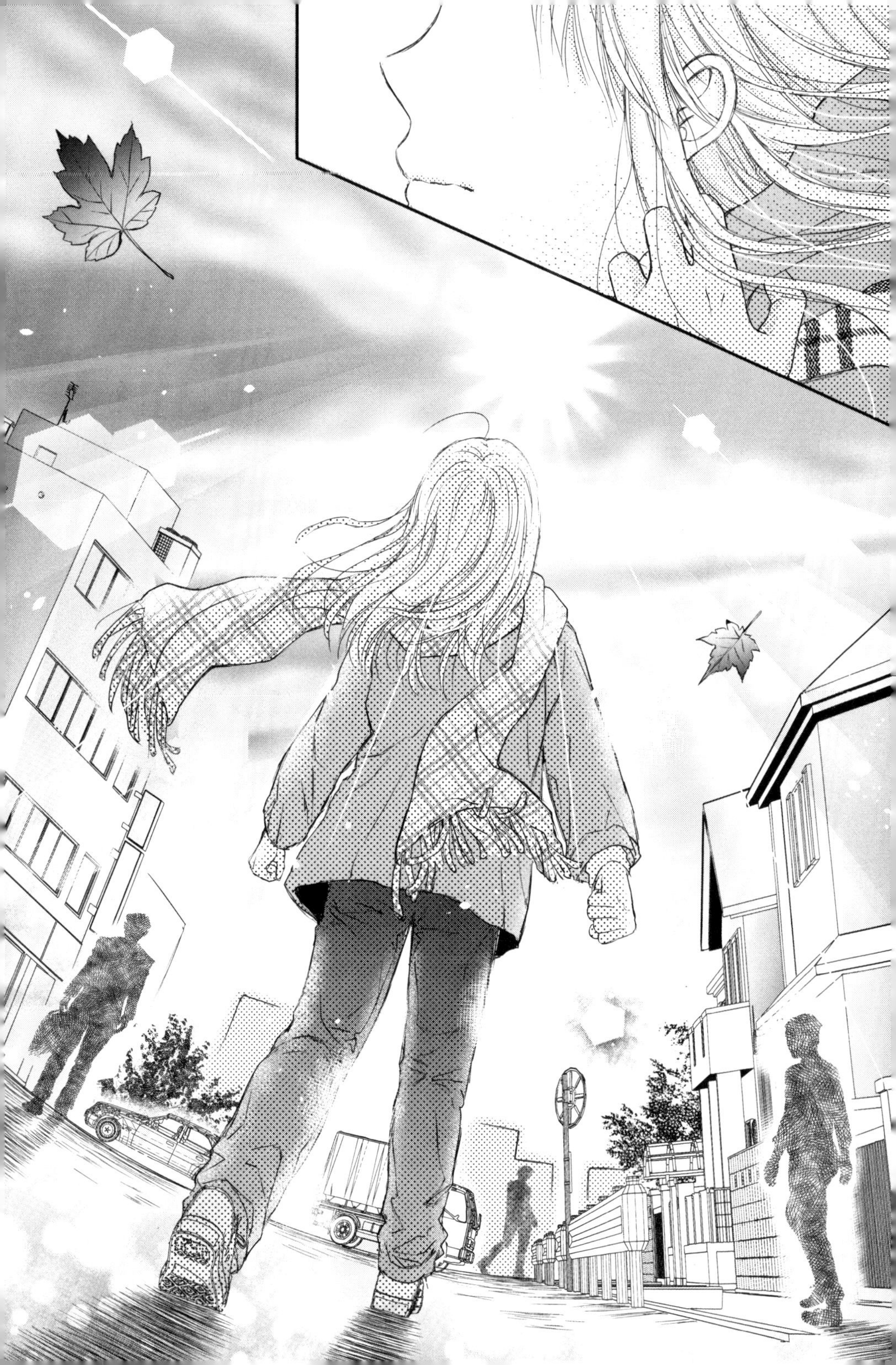

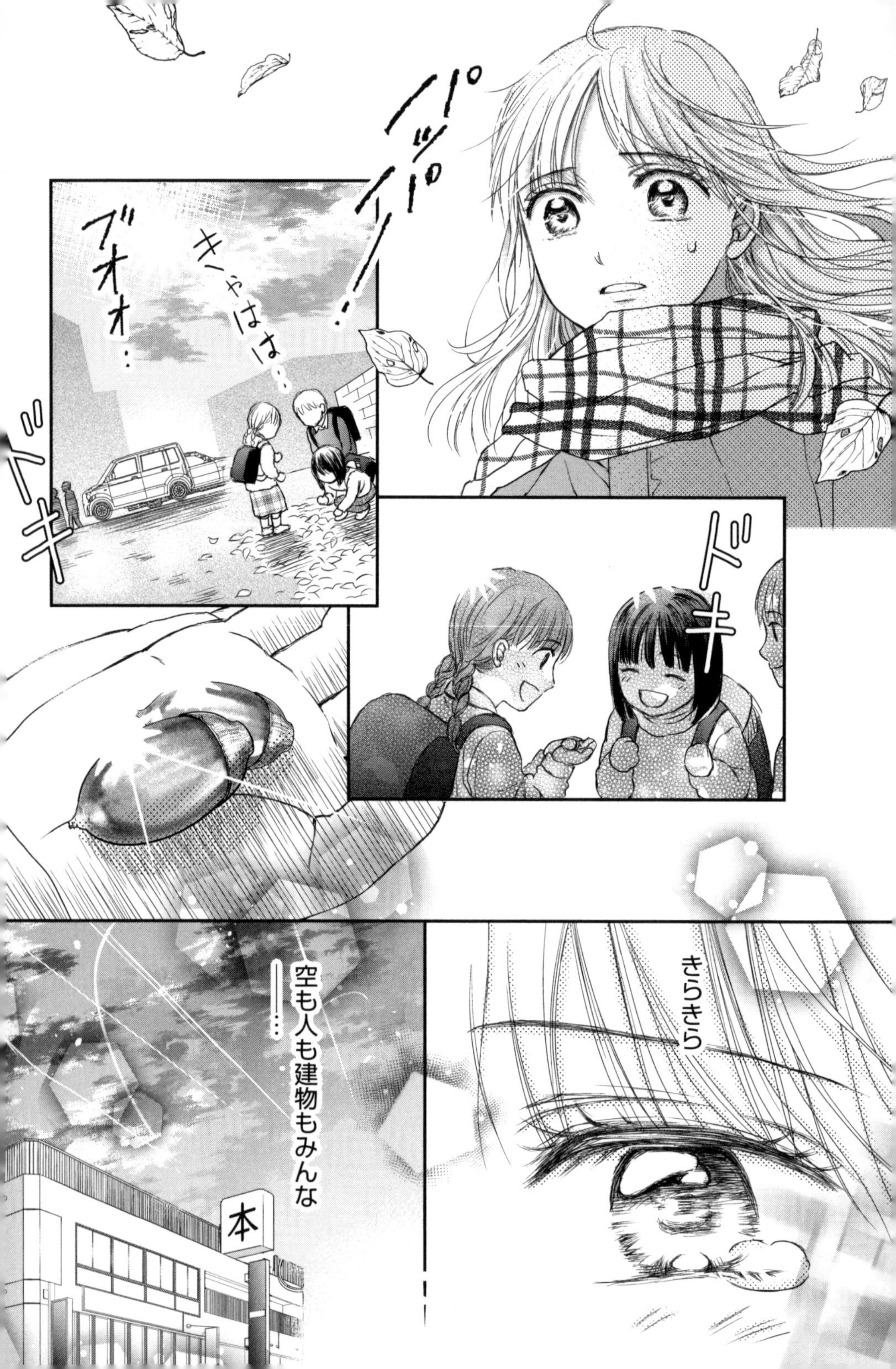
パッパー!!
きゃははは…
ブオオ…
ドキ
ドキ
きらきら
空も人も建物もみんな――…

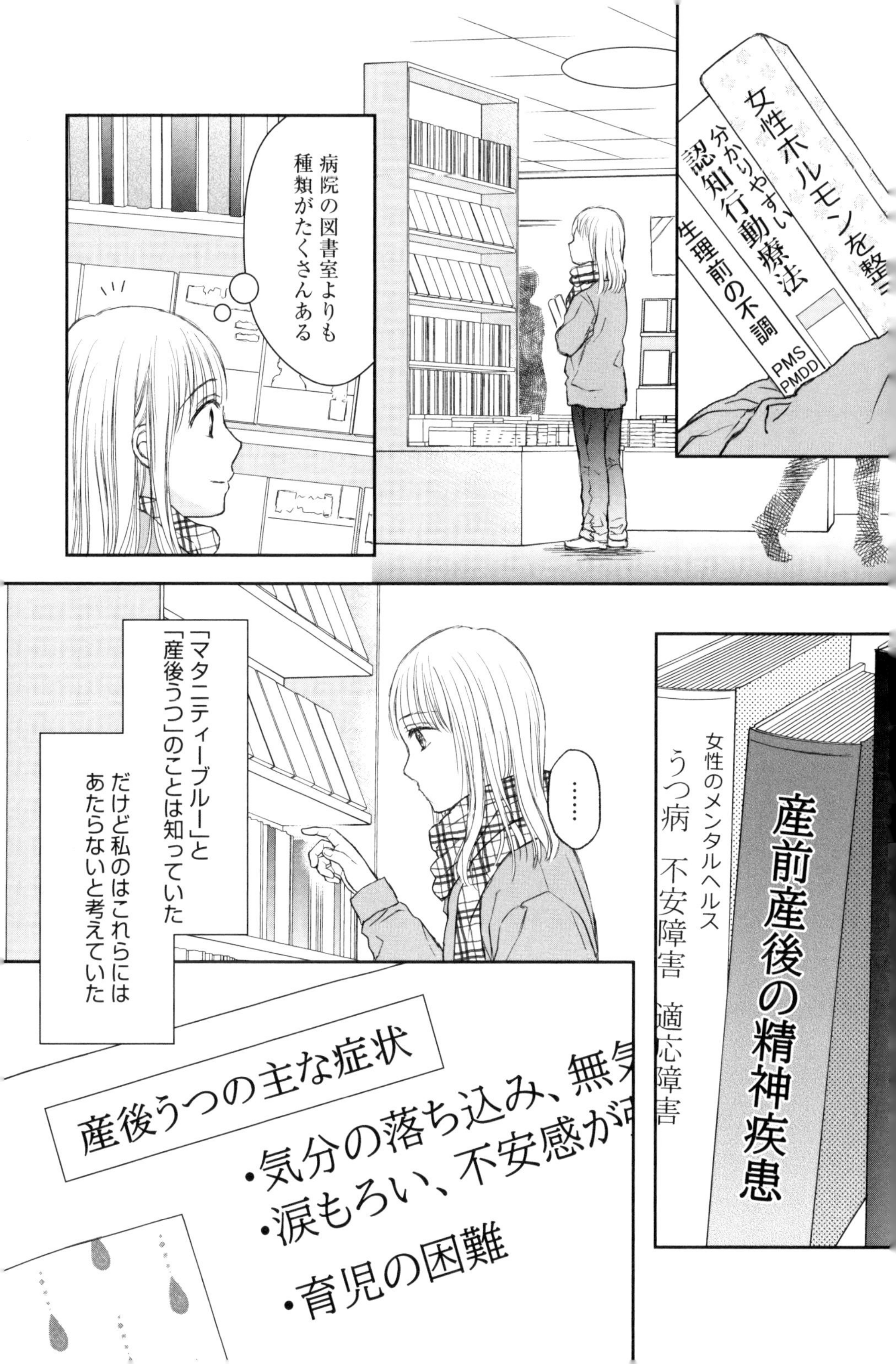
女性ホルモンを整
分かりやすい認知行動療法
生理前の不調 PMS PMDD
病院の図書室よりも種類がたくさんある
産前産後の精神疾患
女性のメンタルヘルス うつ病 不安障害 適応障害
……
「マタニティーブルー」と「産後うつ」のことは知っていた
だけど私のはこれらにはあたらないと考えていた
産後うつの主な症状
・気分の落ち込み、無
・涙もろい、不安感が
・育児の困難

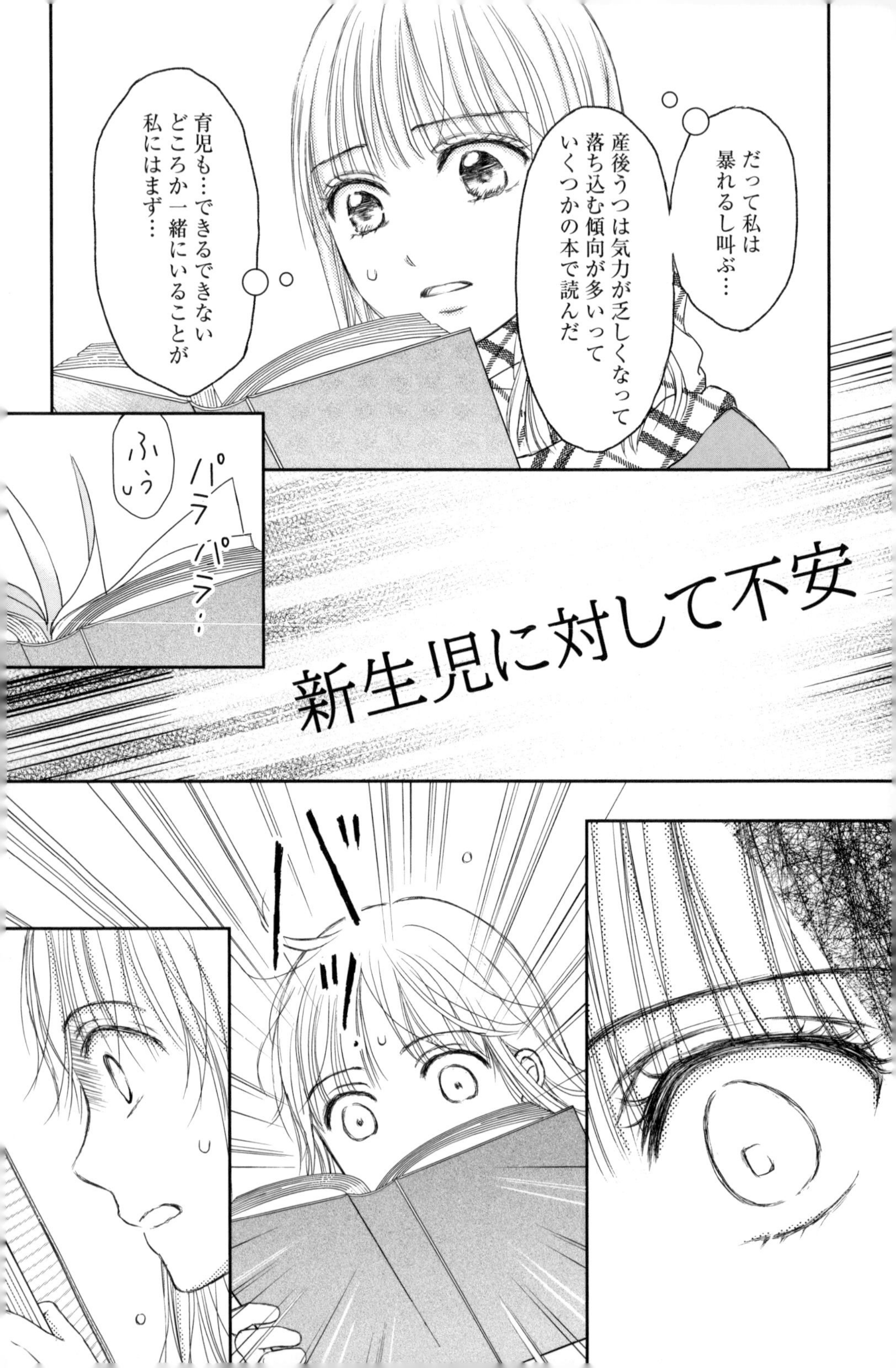
だって私は暴れるし叫ぶ…
産後うつは気力が乏しくなって落ち込む傾向が多いっていくつかの本で読んだ
育児も…できるできないどころか一緒にいることが私にはまず…
新生児に対して不安
パラパラ…
ふぅ
バッ!

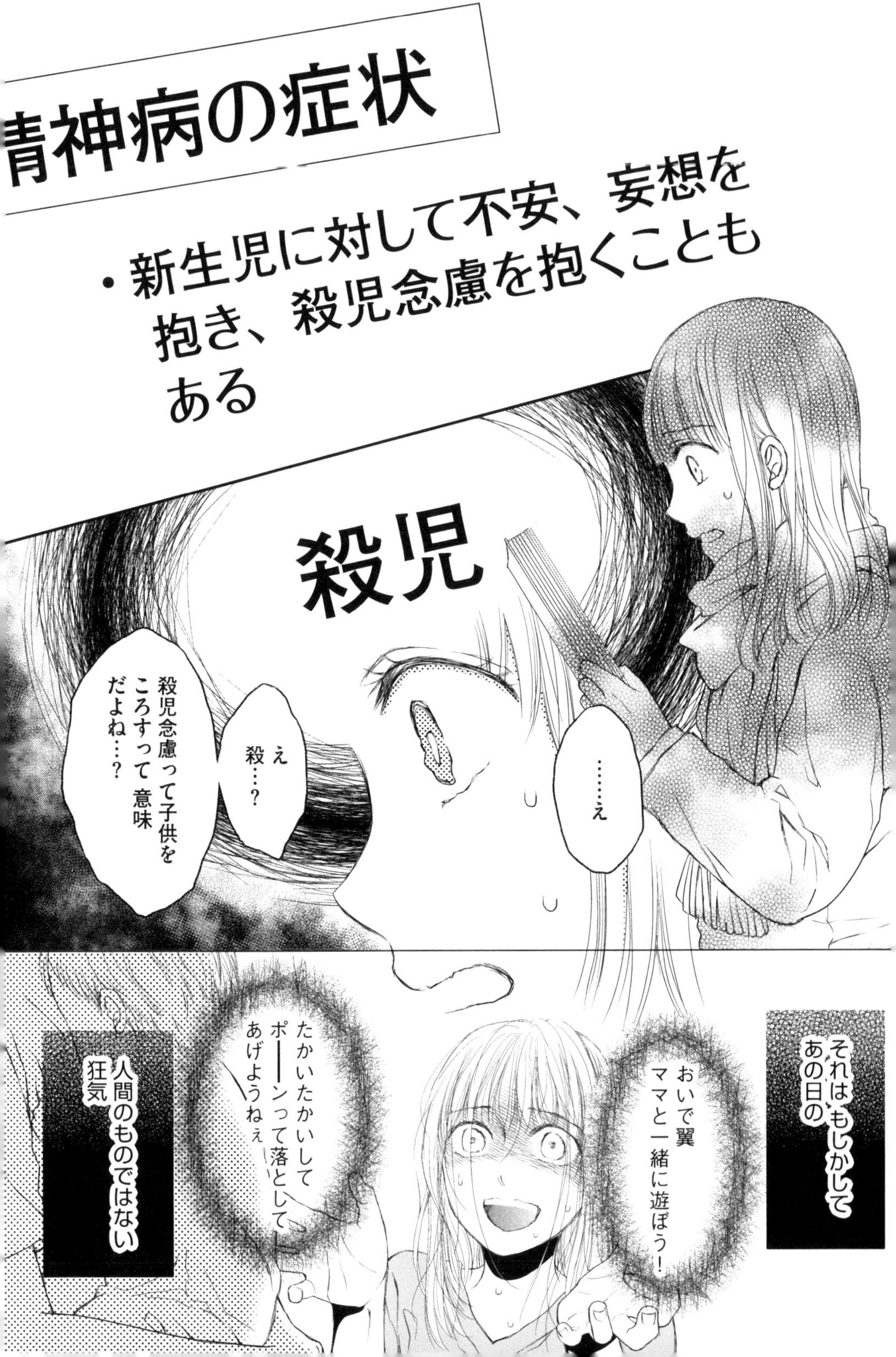
青神病の症状
・新生児に対して不安、妄想を抱き、殺児念慮を抱くこともある
殺児
……え
え 殺…？
殺児念慮って子供を ころすって 意味 だよね…？
それは もしかして あの日の
おいで翼 ママと一緒に遊ぼう！
たかいたかいして ポーーンって落として あげようねぇ
人間のものではない 狂気

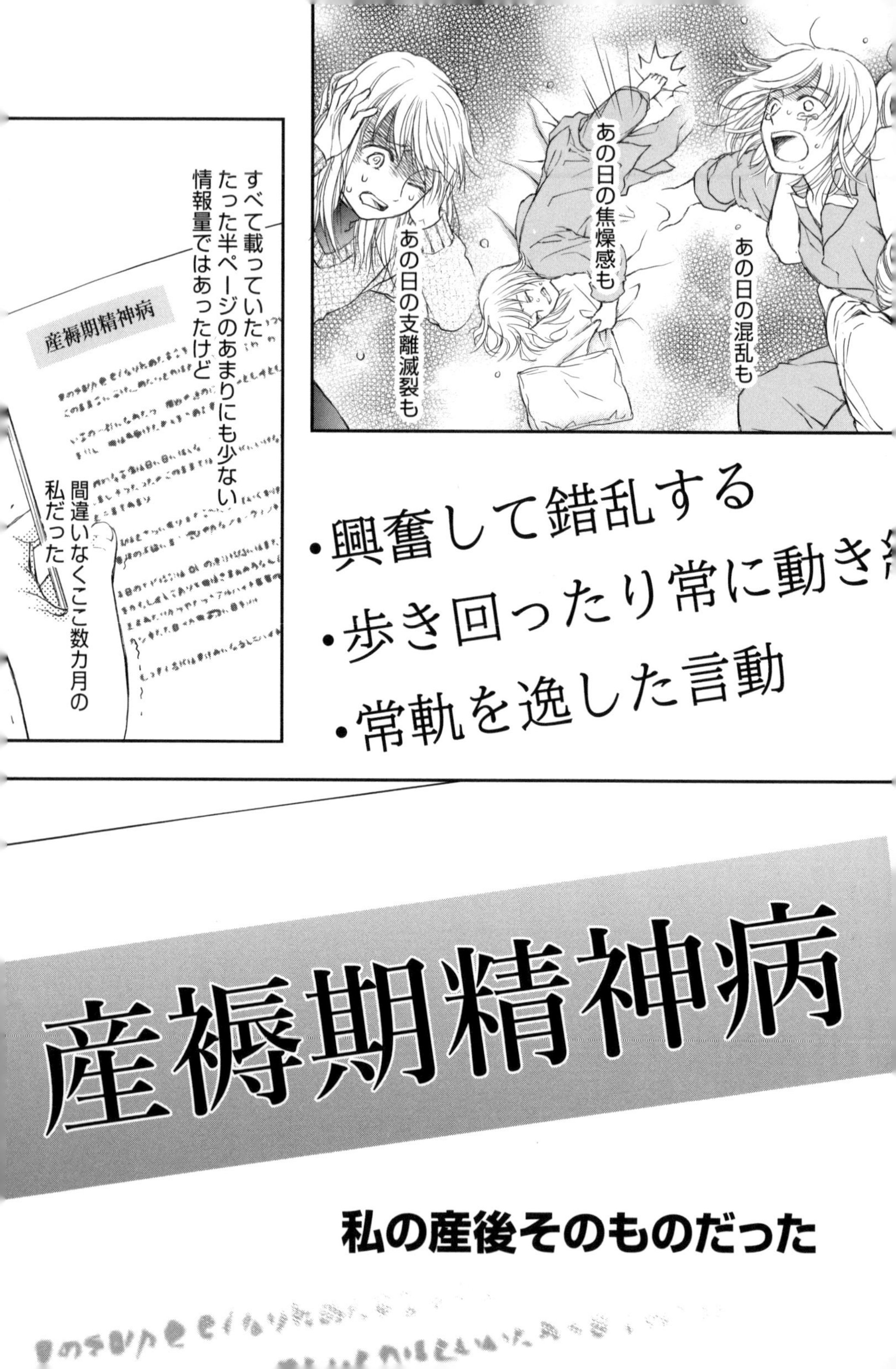

あの日の混乱も
あの日の焦燥感も
あの日の支離滅裂も
すべて載っていた
たった半ページのあまりにも少ない
情報量ではあったけど
産褥期精神病
間違いなくここ数カ月の
私だった
・興奮して錯乱する
・歩き回ったり常に動き
・常軌を逸した言動
産褥期精神病
私の産後そのものだった

第27話

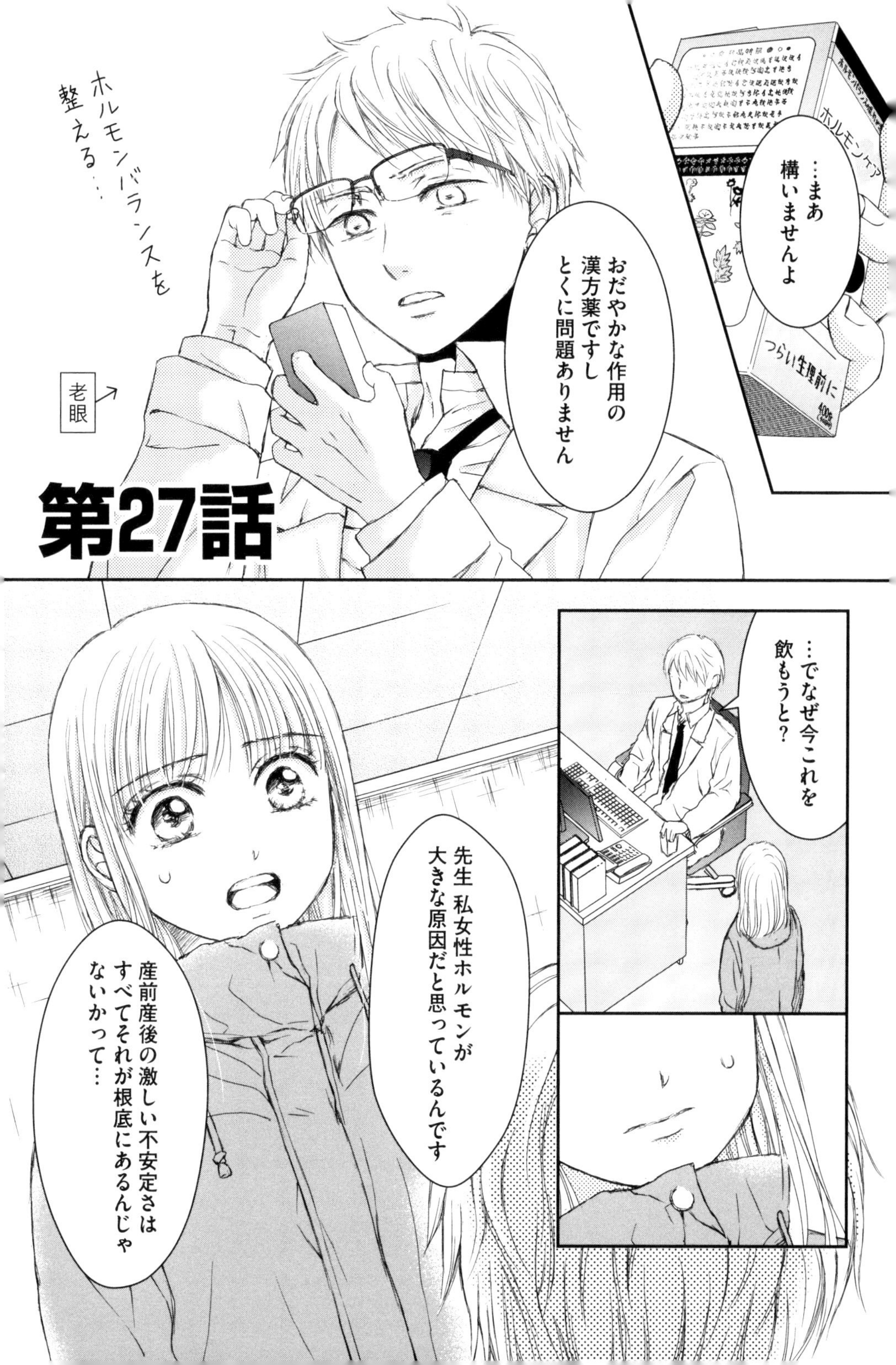
ホルモンケア
つらい生理前に
…まあ 構いませんよ
おだやかな作用の 漢方薬ですし とくに問題ありません
ホルモンバランスを 整える…
老眼
…でなぜ今これを 飲もうと?
先生 私女性ホルモンが 大きな原因だと思っているんです
産前産後の激しい不安定さは すべてそれが根底にあるんじゃ ないかって…

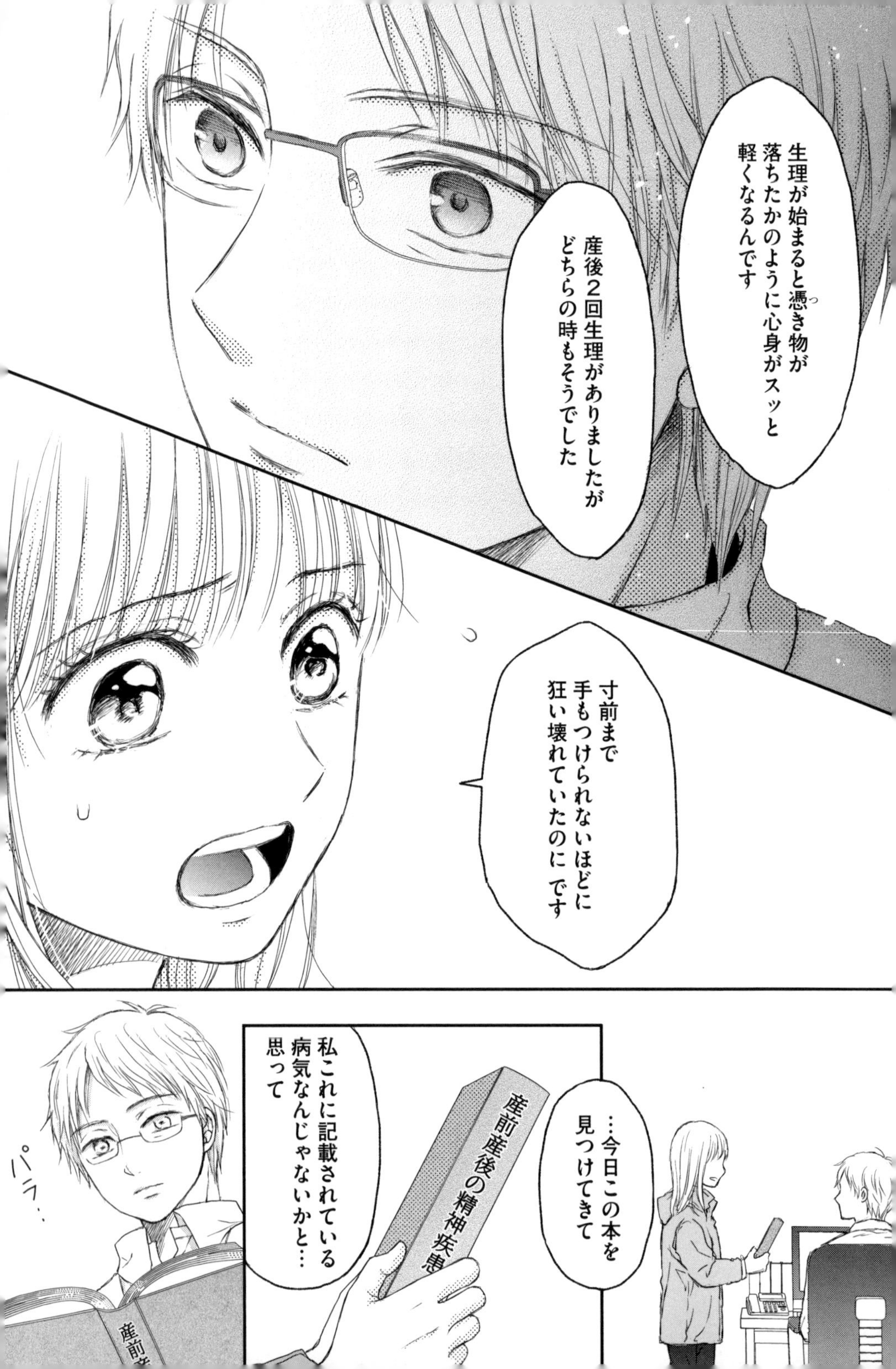
生理が始まると憑《つ》き物が落ちたかのように心身がスッと軽くなるんです
産後2回生理がありましたがどちらの時もそうでした
寸前まで手もつけられないほどに狂い壊れていたのに です
…今日この本を見つけてきて
産前産後の精神疾患
私これに記載されている病気なんじゃないかと…思って
パラ…

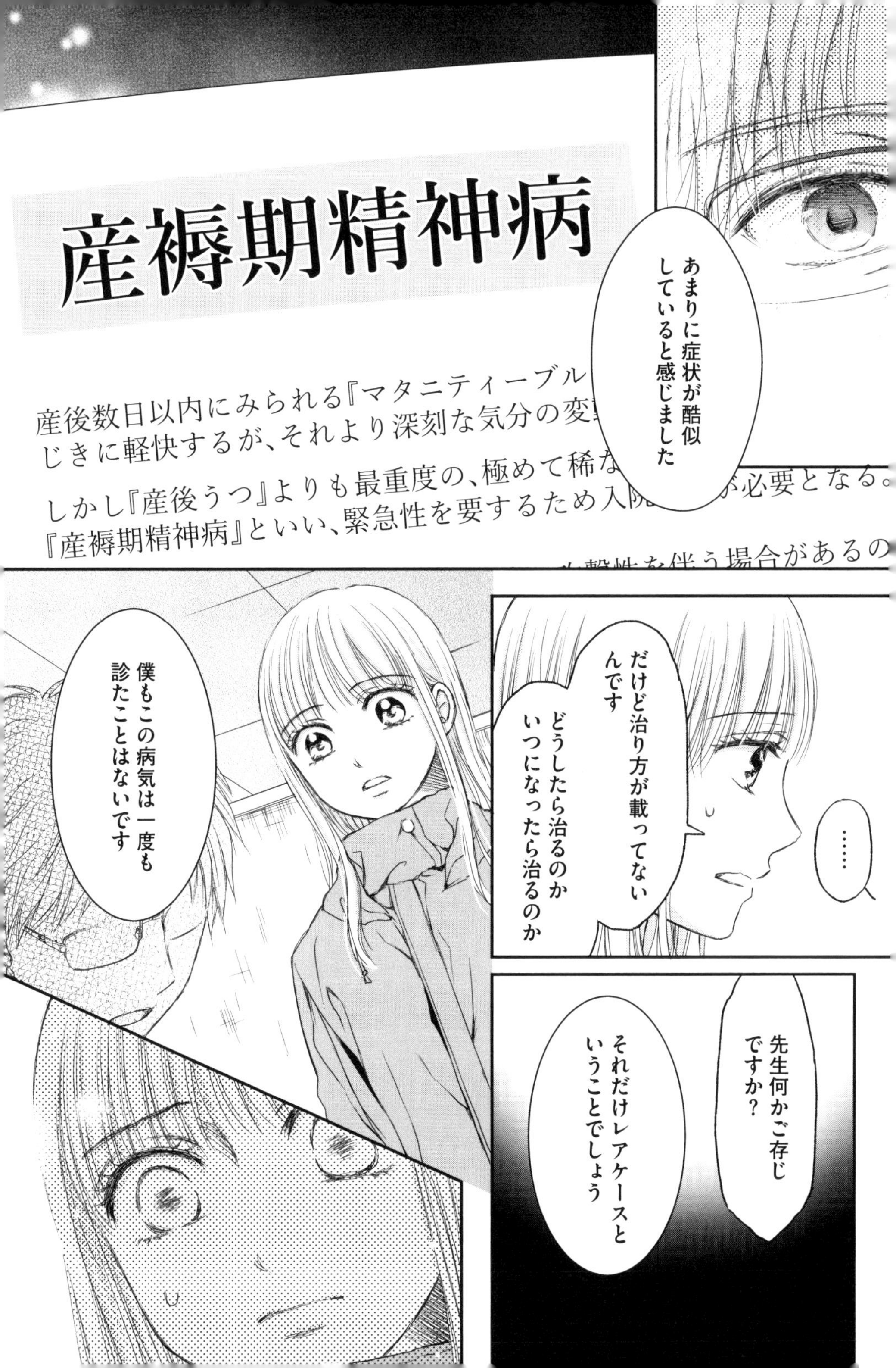
あまりに症状が酷似していると感じました
産褥期精神病
産後数日以内にみられる『マタニティーブル
じきに軽快するが、それより深刻な気分の変
しかし『産後うつ』よりも最重度の、極めて稀な
が必要となる。
『産褥期精神病』といい、緊急性を要するため入院
場合があるの
だけど治り方が載ってないんです
どうしたら治るのか いつになったら治るのか
……
先生何かご存じですか？
それだけレアケースということでしょう
僕もこの病気は一度も診たことはないです

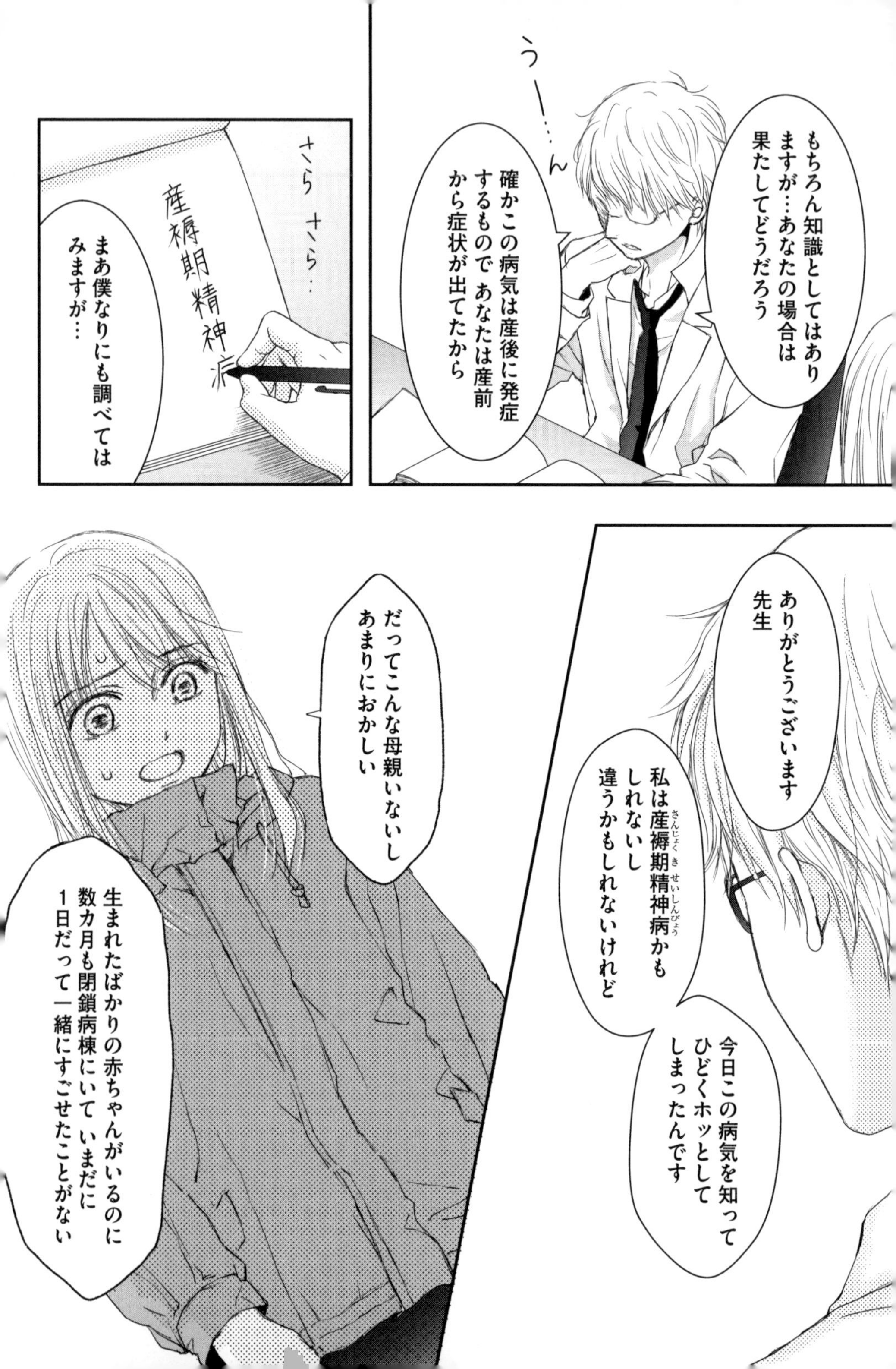
う――…ん
もちろん知識としてはありますが…あなたの場合は果たしてどうだろう
確かこの病気は産後に発症するもので あなたは産前から症状が出てたから
さら さら…
産褥期精神
まあ僕なりにも調べてはみますが…
ありがとうございます先生
私は産褥期《さんじょくき》精神病《せいしんびょう》かもしれないし違うかもしれないけれど
今日この病気を知ってひどくホッとしてしまったんです
だってこんな母親いないしあまりにおかしい
生まれたばかりの赤ちゃんがいるのに数カ月も閉鎖病棟にいて いまだに1日だって一緒にすごせたことがない

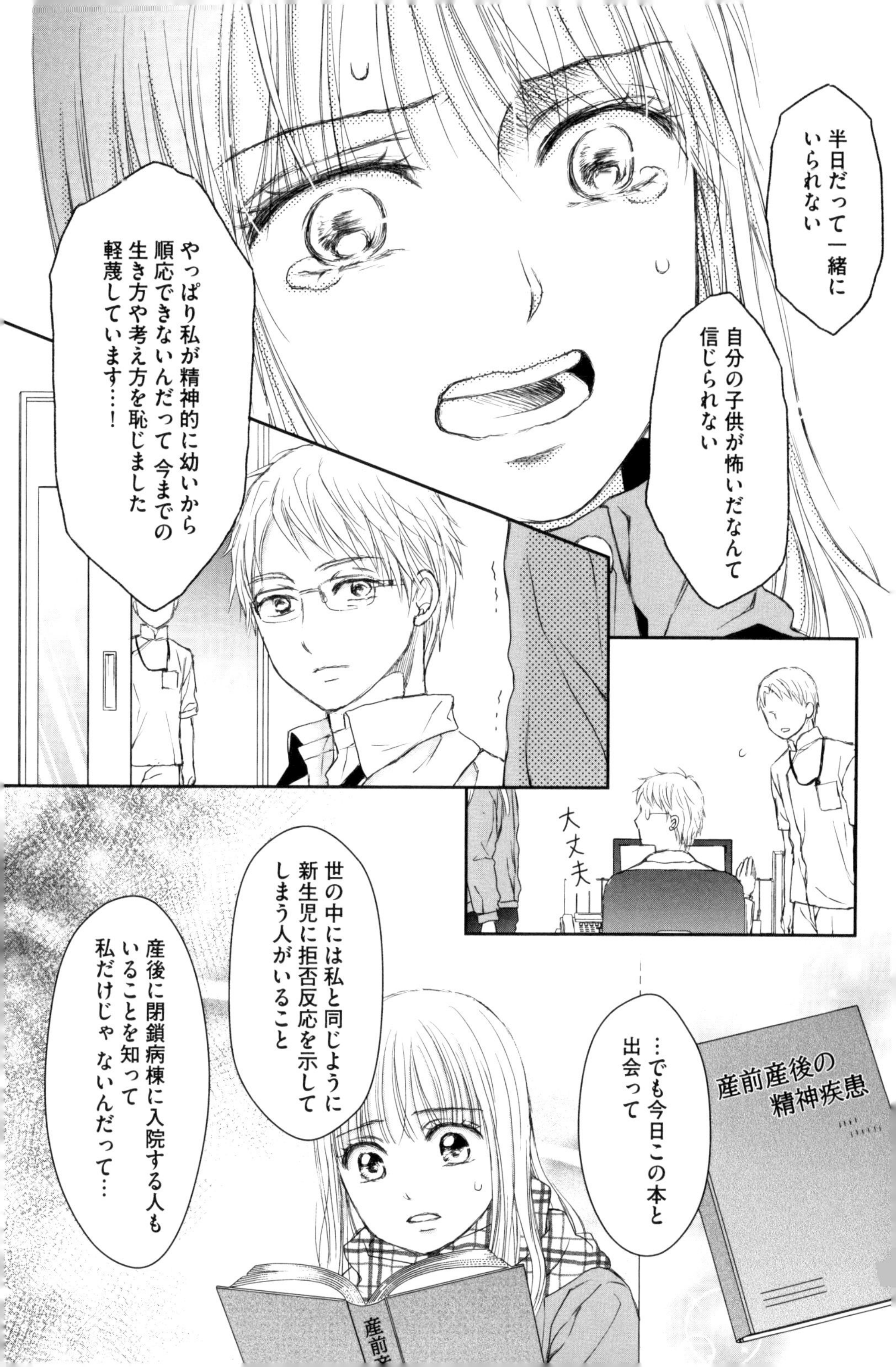
半日だって一緒にいられない
自分の子供が怖いだなんて信じられない
やっぱり私が精神的に幼いから順応できないんだって今までの生き方や考え方を恥じました軽蔑しています…！
大丈夫
…でも今日この本と出会って
世の中には私と同じように新生児に拒否反応を示してしまう人がいること
産後に閉鎖病棟に入院する人もいることを知って私だけじゃないんだって…
産前産後の精神疾患
産前

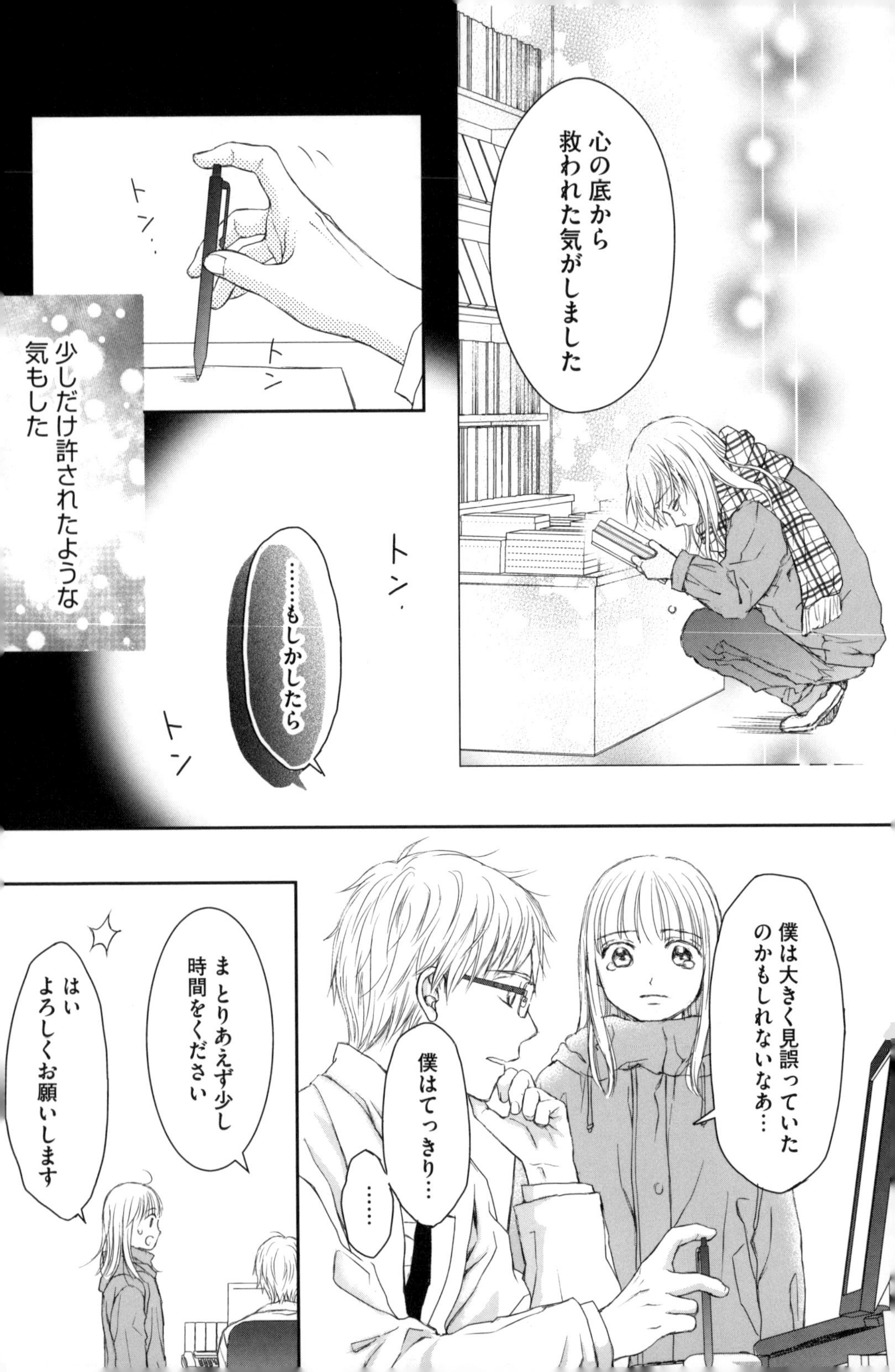
心の底から救われた気がしました
トン…
トン
トン
……もしかしたら
少しだけ許されたような気もした
トン
僕は大きく見誤っていたのかもしれないなあ…
僕はてっきり…
……
まとりあえず少し時間をください
はい よろしくお願いします

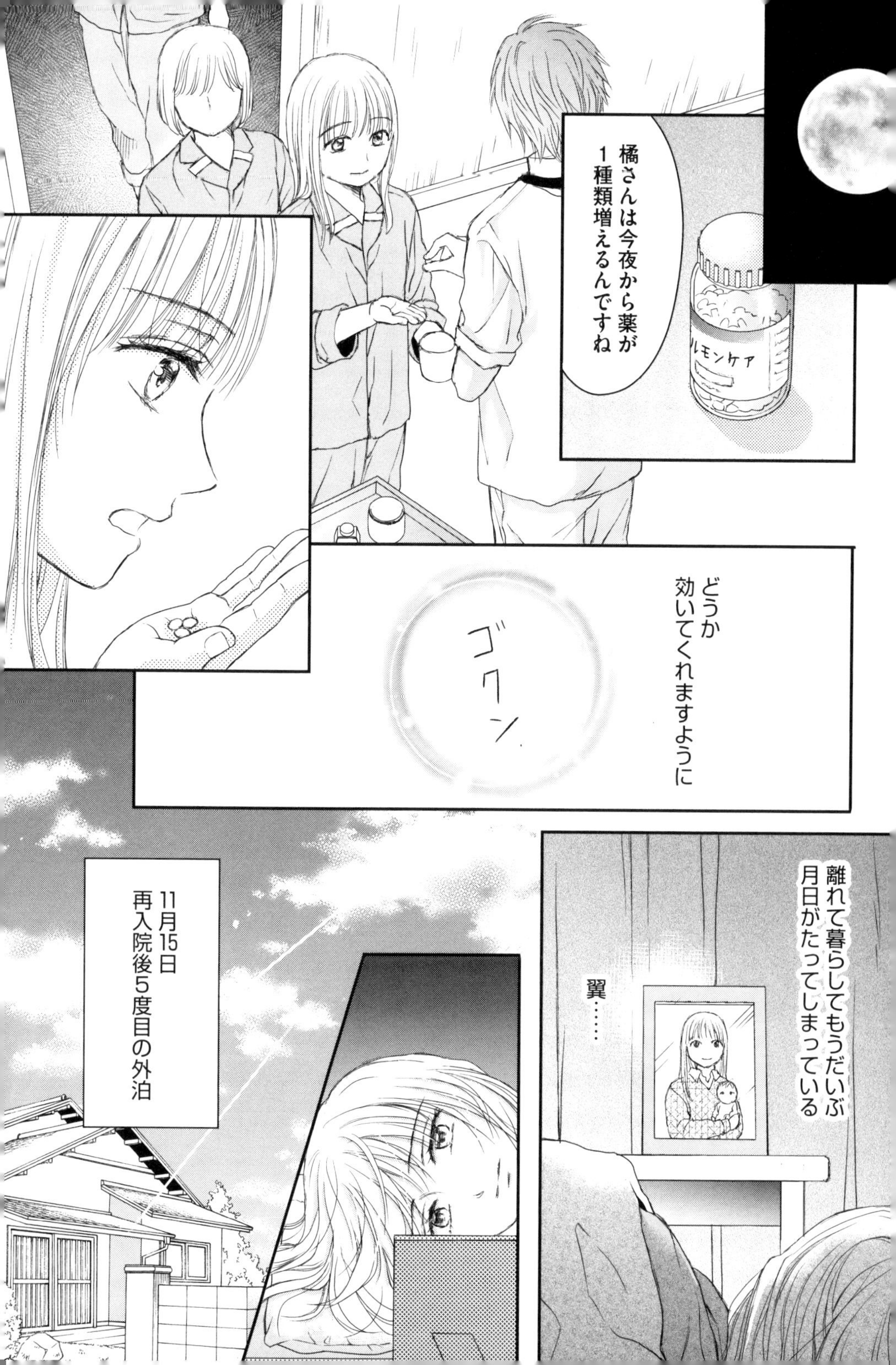
橘さんは今夜から薬が
1種類増えるんですね
ルモンケア
どうか
効いてくれますように
ゴクン
11月15日
再入院後5度目の外泊
離れて暮らしてもうだいぶ
月日がたってしまっている
翼……

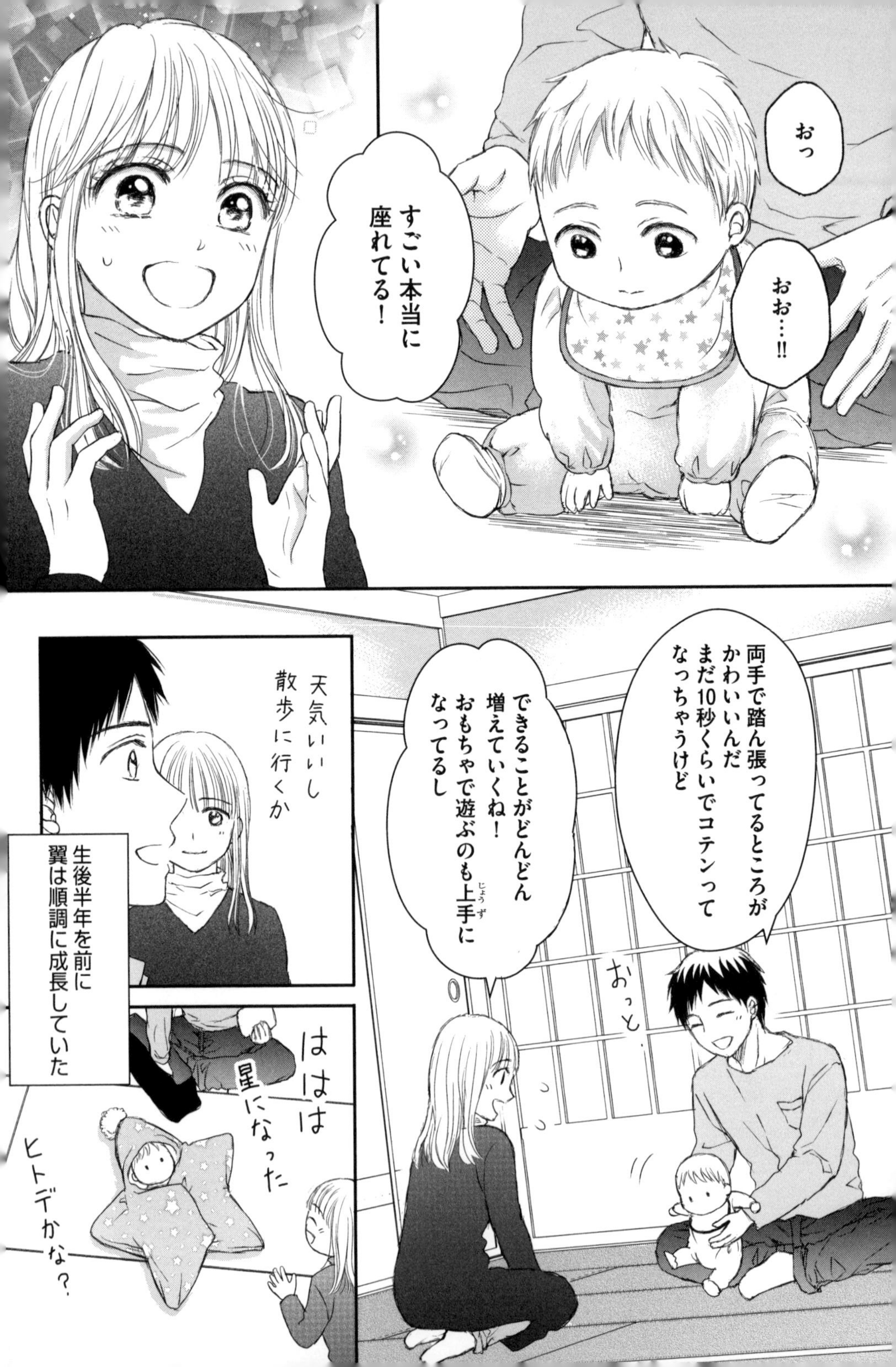
おっ
おお…!!
すごい本当に座れてる!
両手で踏ん張ってるところがかわいいんだ まだ10秒くらいでコテンってなっちゃうけど
できることがどんどん増えていくね! おもちゃで遊ぶのも上手《じょうず》になってるし
おっと
天気いいし散歩に行くか
生後半年を前に翼は順調に成長していた
ははは
星になった
ヒトデかな?

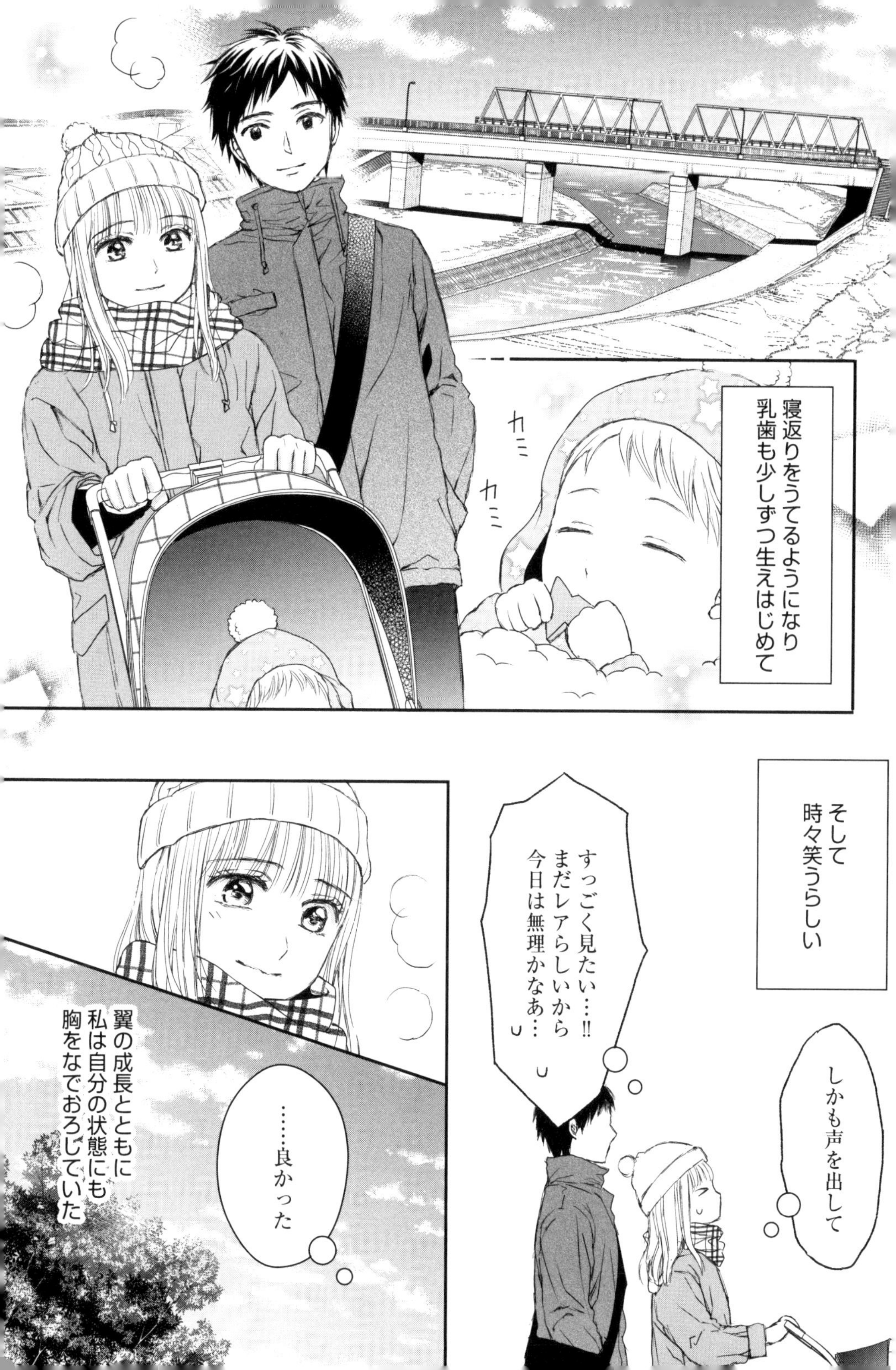
寝返りをうてるようになり
乳歯も少しずつ生えはじめて
カミ
カミ
そして
時々笑うらしい
しかも声を出して
すっごく見たい…!!
まだレアらしいから
今日は無理かなあ…
……良かった
翼の成長とともに
私は自分の状態にも
胸をなでおろしていた

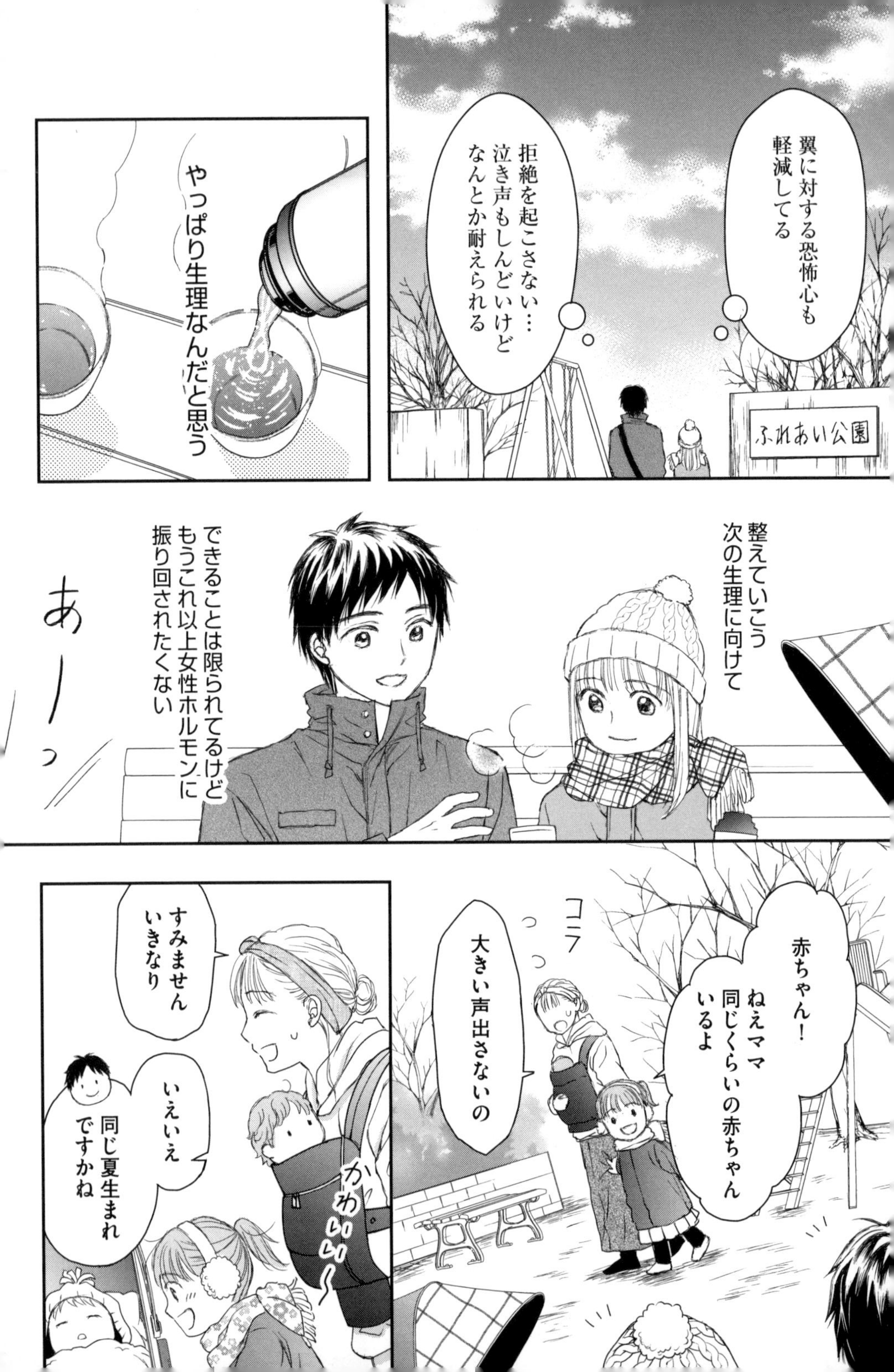
翼に対する恐怖心も軽減してる
拒絶を起こさない…泣き声もしんどいけどなんとか耐えられる
ふれあい公園
やっぱり生理なんだと思う
整えていこう次の生理に向けて
できることは限られてるけどもうこれ以上女性ホルモンに振り回されたくない
あーっ
赤ちゃん!
ねえママ同じくらいの赤ちゃんいるよ
コラ
大きい声出さないの
すみませんいきなり
かわいい～
いえいえ同じ夏生まれですかね

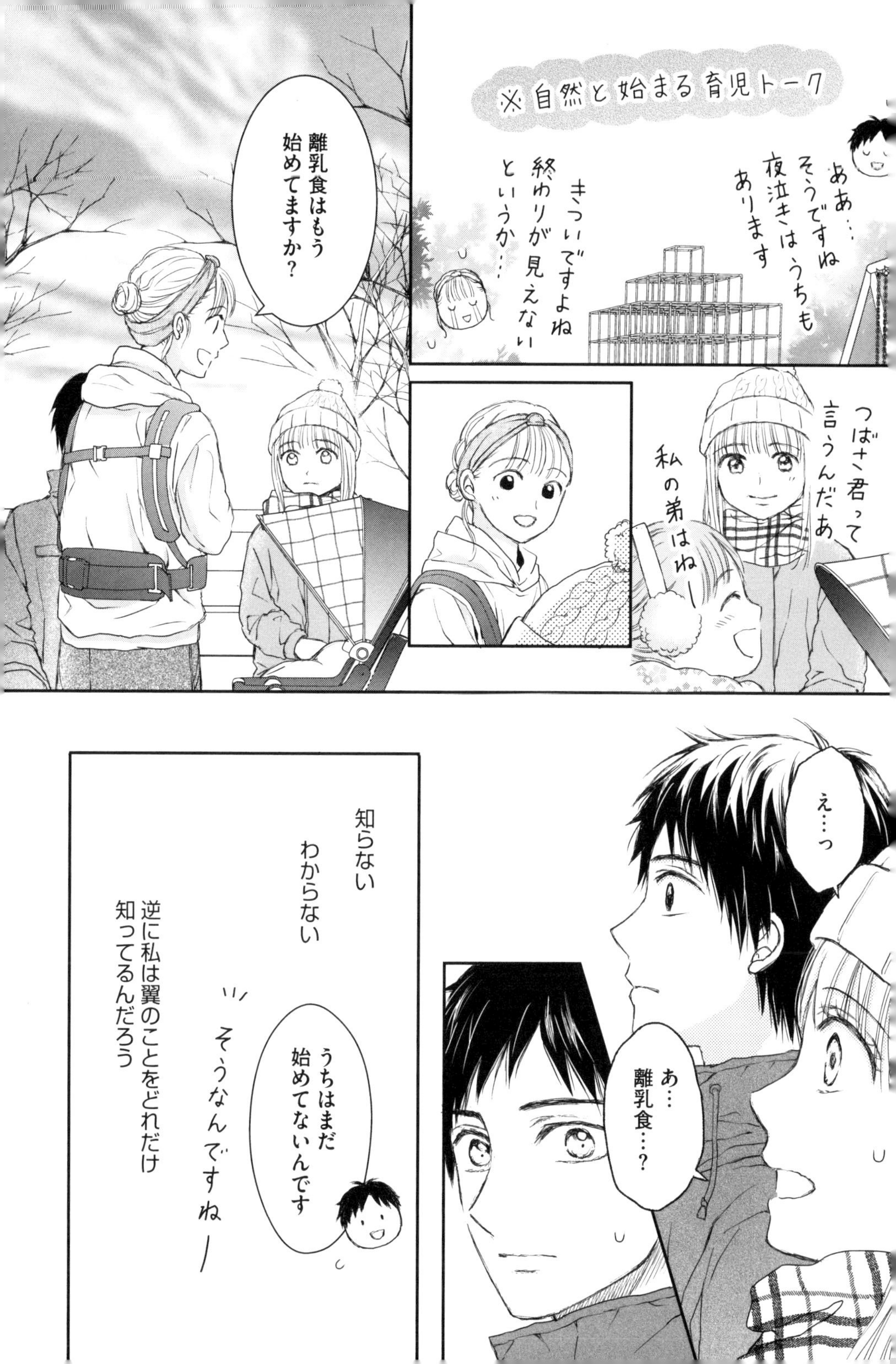
※自然と始まる育児トーク
ああ…そうですね夜泣きはうちもあります
きついですよね終わりが見えないというか…
つばさ君って言うんだあ
私の弟はねー
離乳食はもう始めてますか？
え…っ
あ…離乳食…？
知らない
わからない
逆に私は翼のことをどれだけ知ってるんだろう
うちはまだ始めてないんです
そうなんですねー

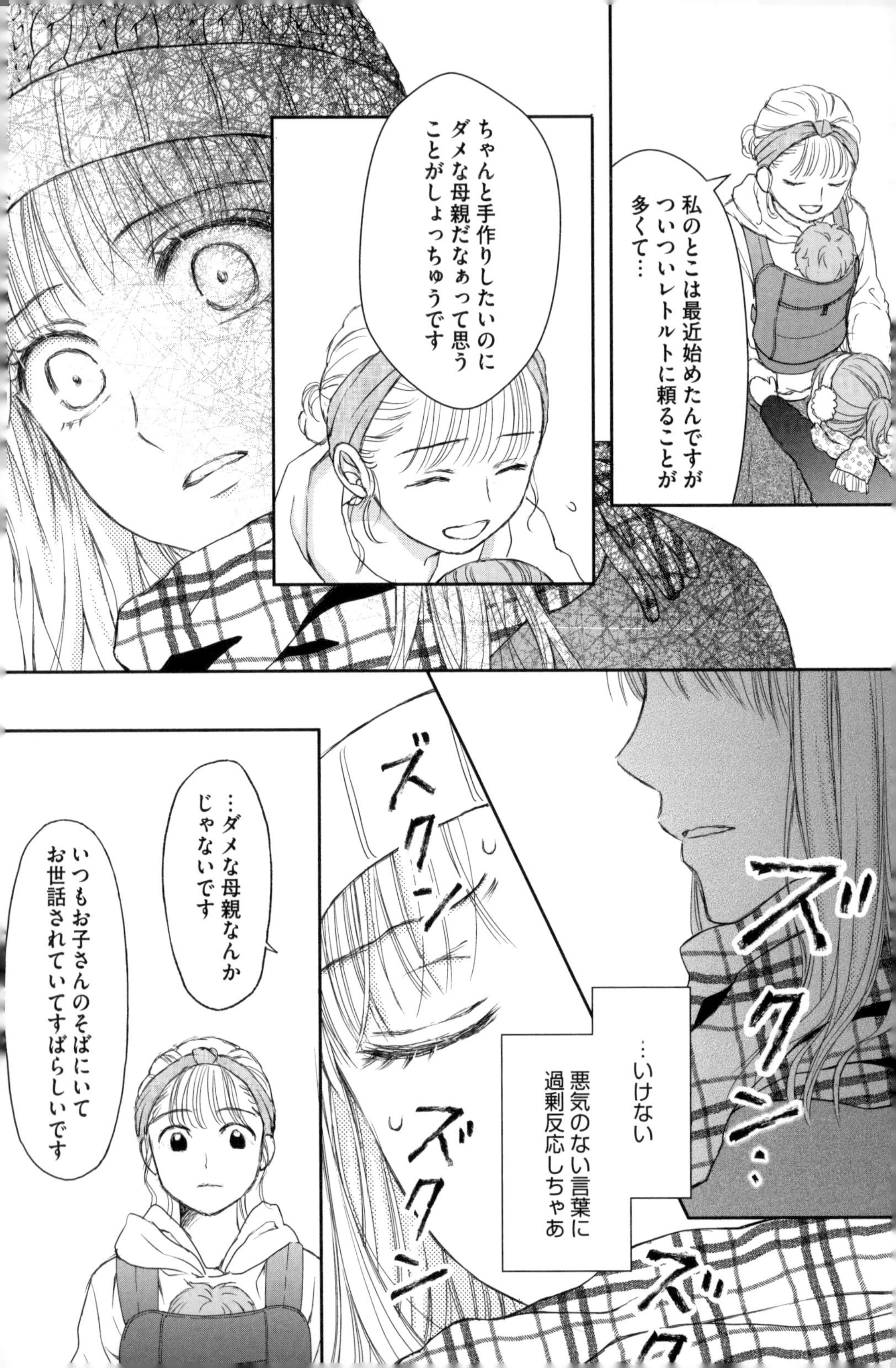
私のとこは最近始めたんですが
ついついレトルトに頼ることが多くて…
ちゃんと手作りしたいのにダメな母親だなぁって思うことがしょっちゅうです
ズクン…
ズクン
ズクン
…いけない
悪気のない言葉に過剰反応しちゃあ
…ダメな母親なんかじゃないです
いつもお子さんのそばにいてお世話されていてすばらしいです

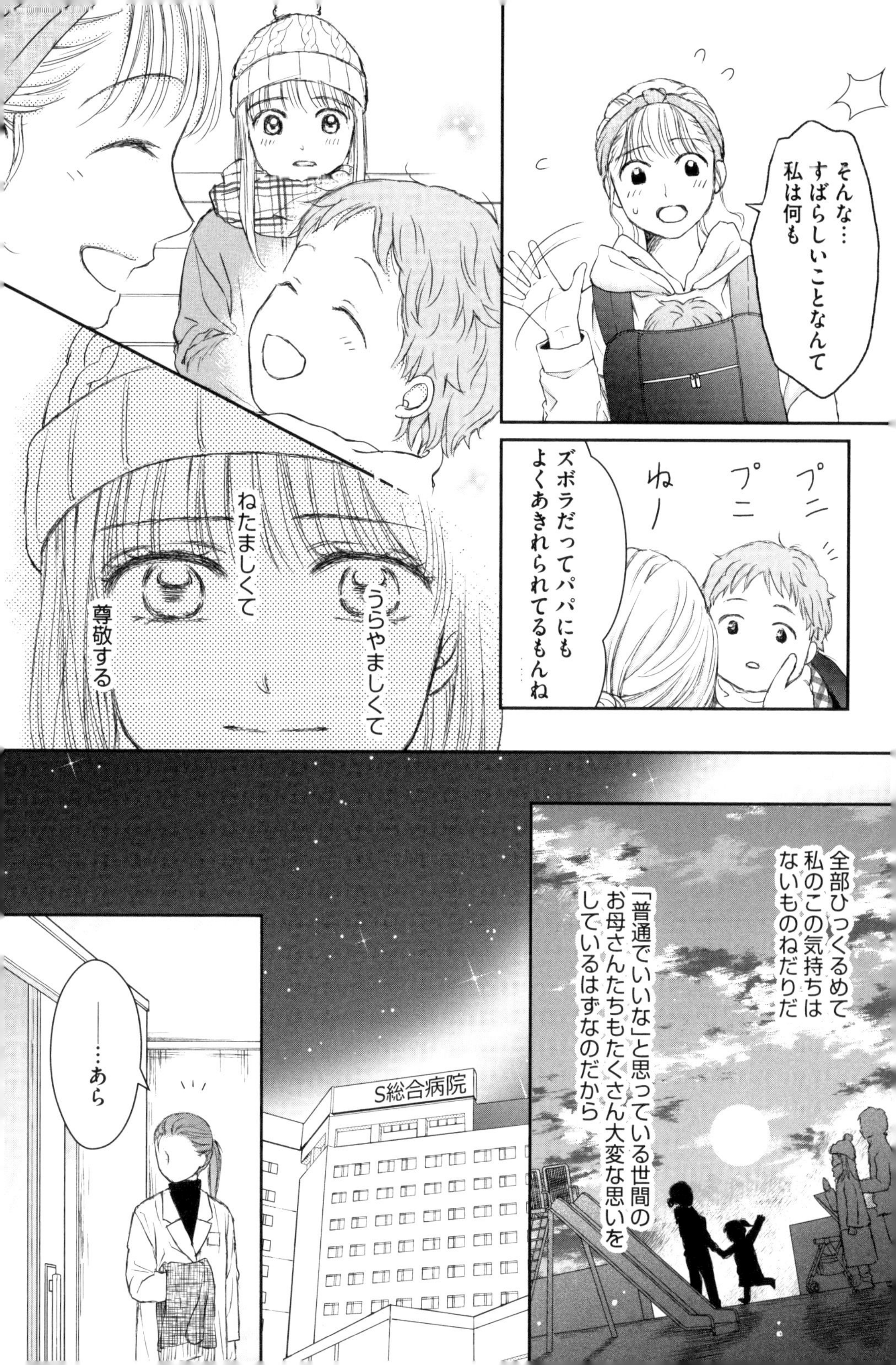
そんな…
すばらしいことなんて
私は何も
プニ
プニ
ね
ズボラだってパパにも
よくあきれられてるもんね
うらやましくて
ねたましくて
尊敬する
全部ひっくるめて
私のこの気持ちは
ないものねだりだ
「普通でいいな」と思っている世間の
お母さんたちもたくさん大変な思いを
しているはずなのだから
S総合病院
……あら

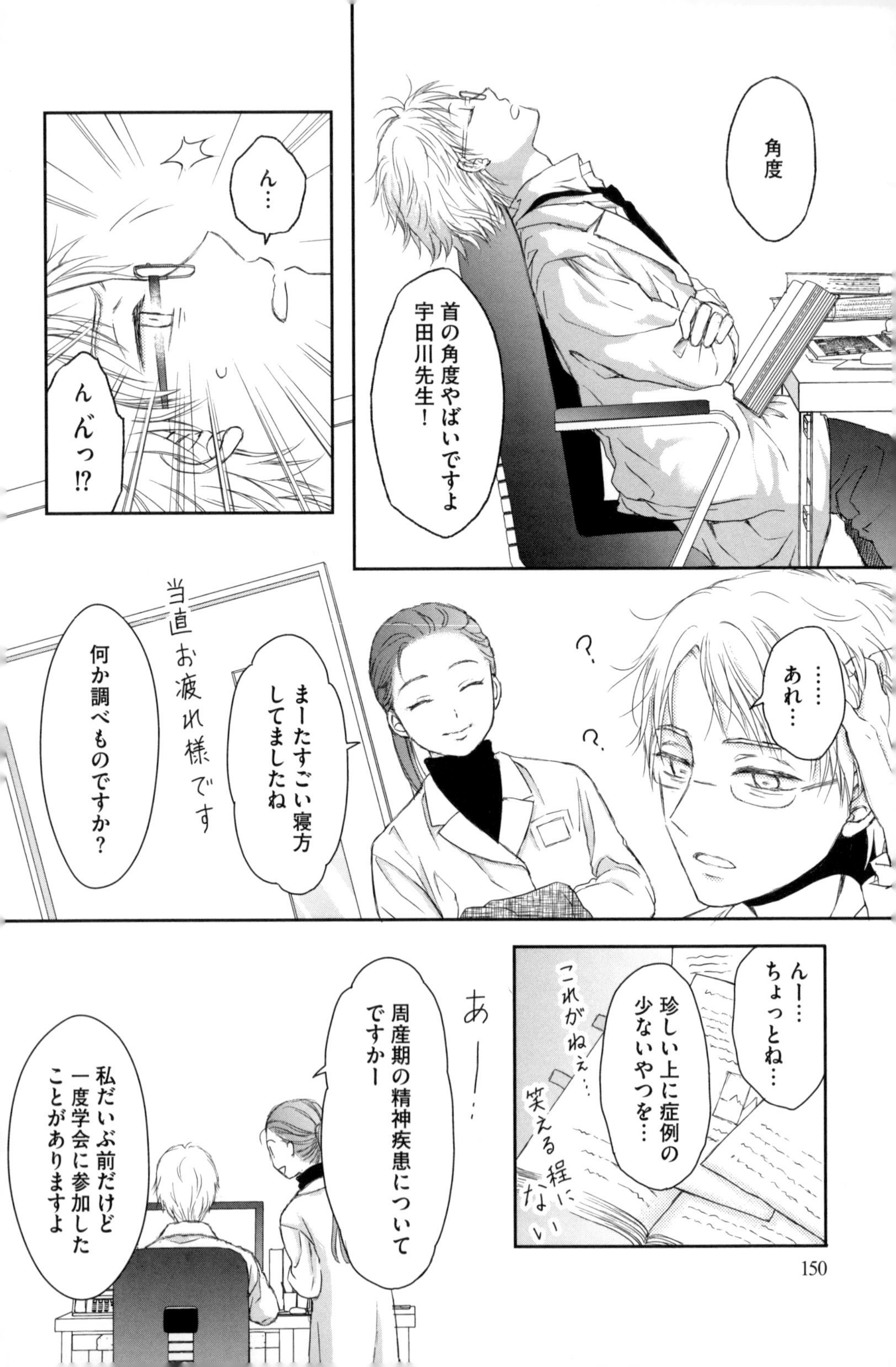
角度
首の角度やばいですよ
宇田川先生！
ん…
んんっ!?
……あれ…
まーたすごい寝方
してましたね
当直お疲れ様です
何か調べものですか？
んー…
ちょっとね…
珍しい上に症例の
少ないやつを…
これがねぇ…
笑える程にない
あー…
周産期の精神疾患について
ですかー
私だいぶ前だけど
一度学会に参加した
ことがありますよ

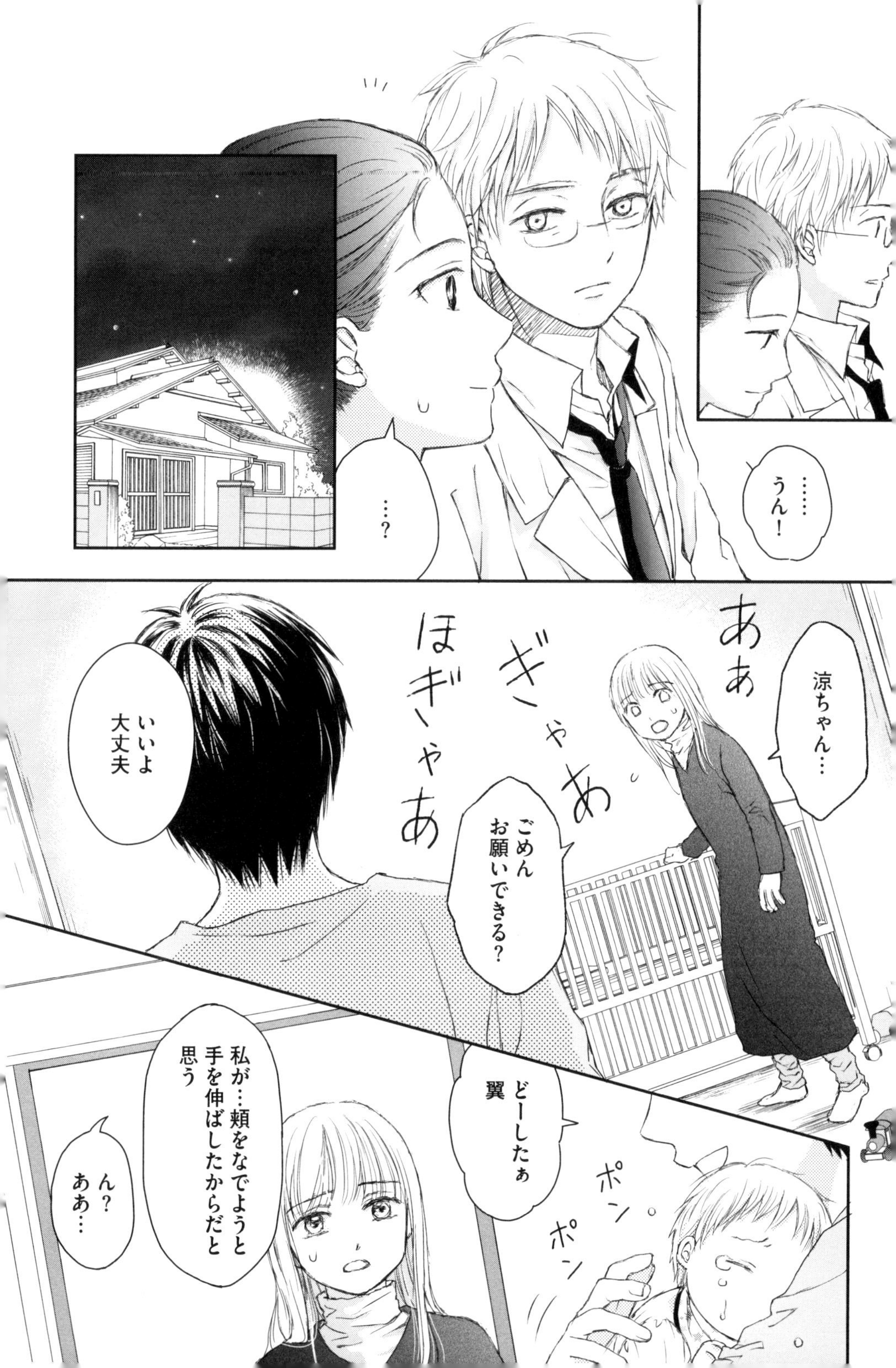
……うん！
…？
涼ちゃん…
ああ
ぎゃあ
ほぎゃあ
いいよ大丈夫
ごめんお願いできる？
どーした翼ぁ
ポン
ポン
私が…頬をなでようと手を伸ばしたからだと思う
ん？ああ…

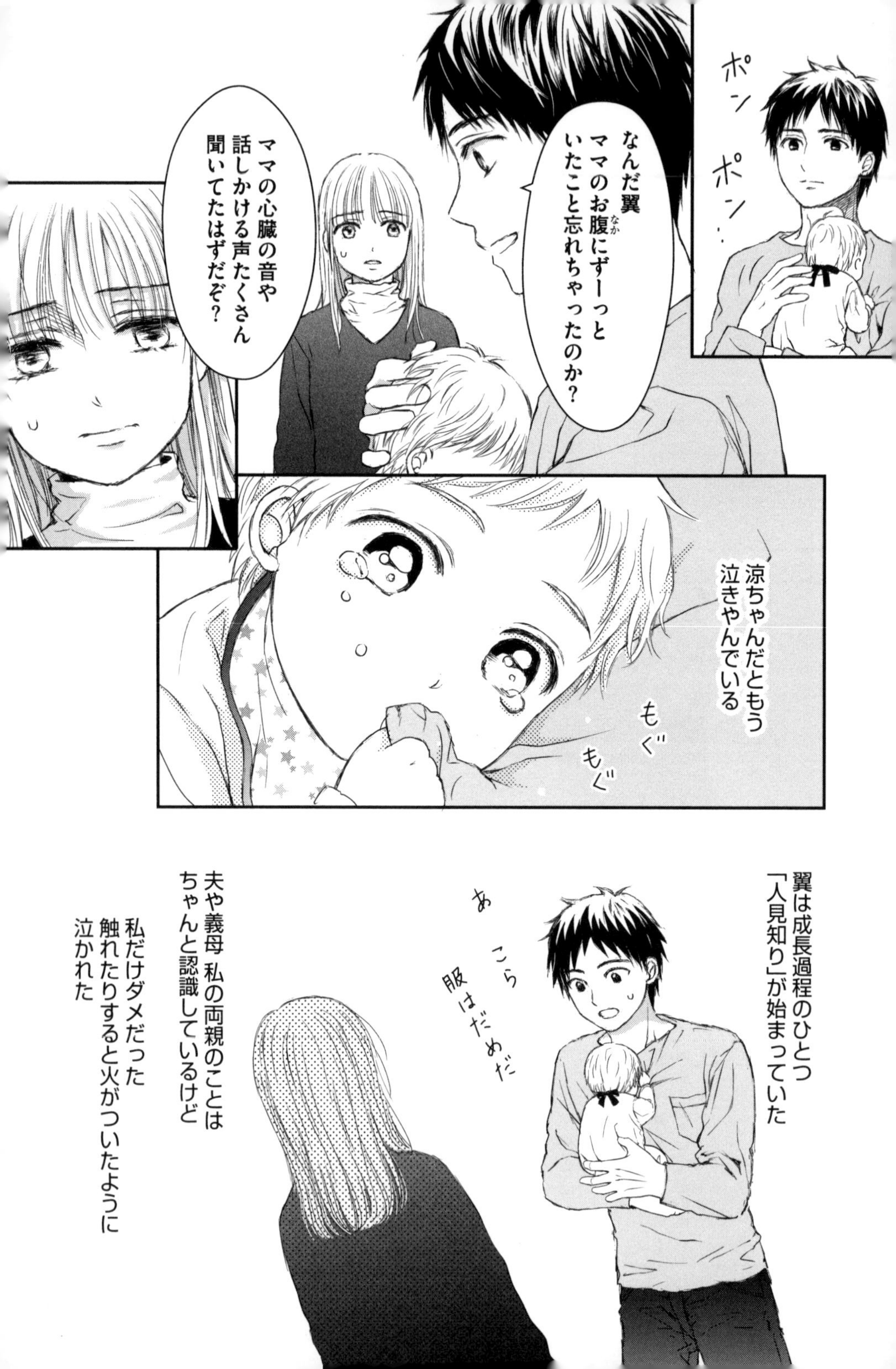
ポン
ポン‥
なんだ翼
ママのお腹《なか》にずーっと
いたこと忘れちゃったのか？
ママの心臓の音や
話しかける声たくさん
聞いてたはずだぞ？
涼ちゃんだともう
泣きやんでいる
もぐ
もぐ
翼は成長過程のひとつ
「人見知り」が始まっていた
あ
こら
服はだめだ
夫や義母 私の両親のことは
ちゃんと認識しているけど
私だけダメだった
触れたりすると火がついたように
泣かれた

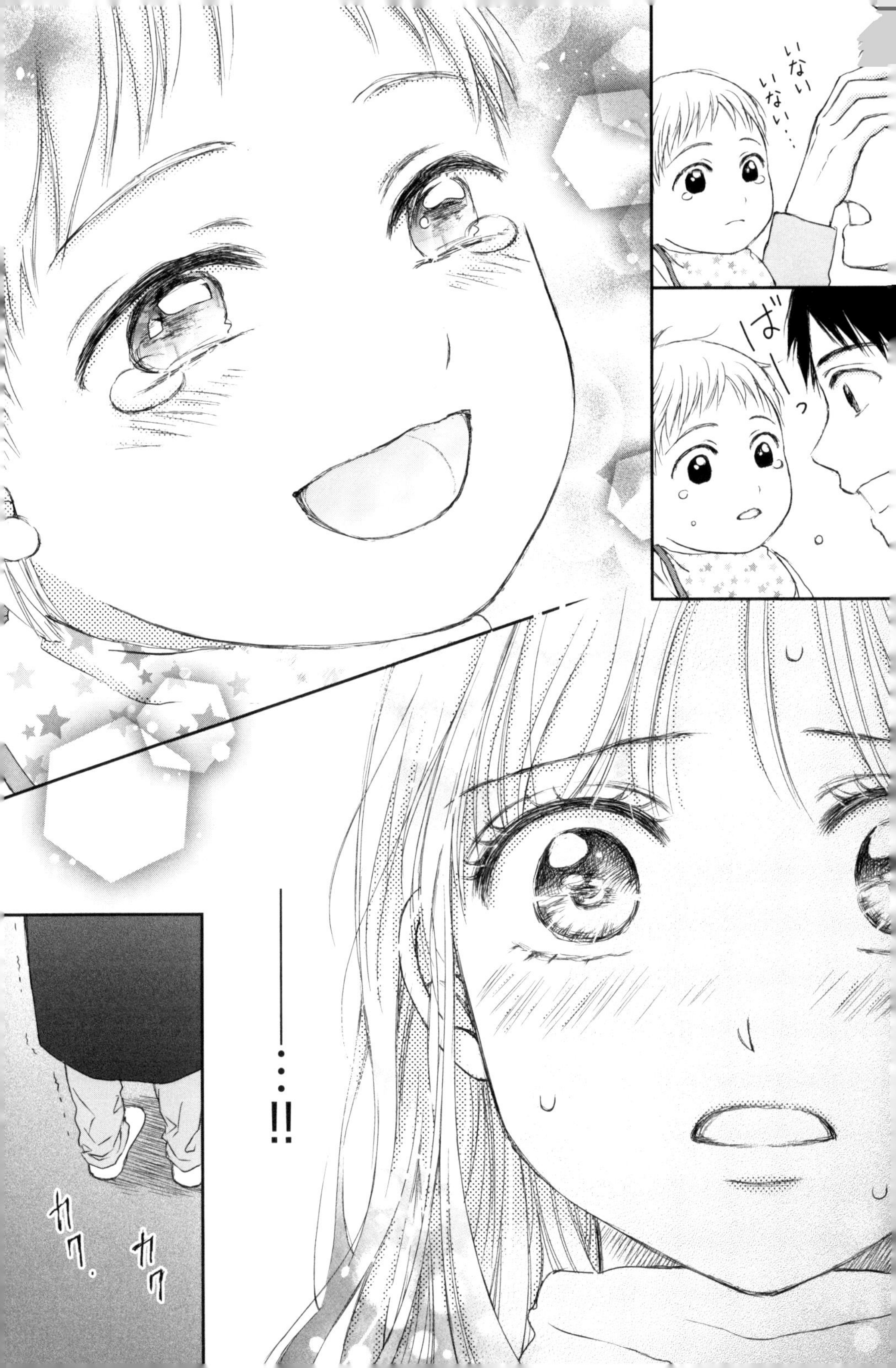

いない
いない・・・
ばーっ
――・・・!!
カク。
カク

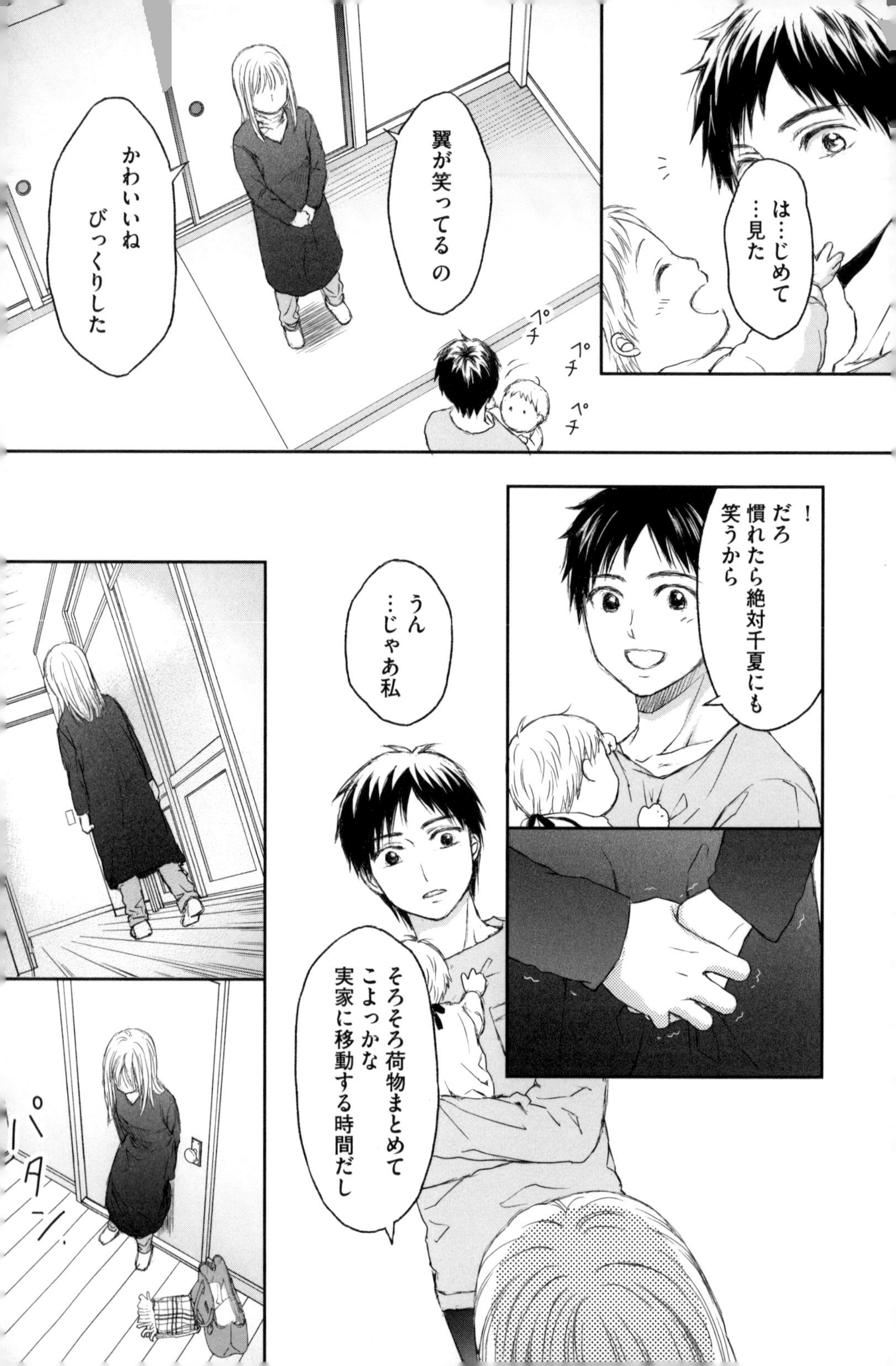
は…じめて
…見た
翼が笑ってるの
かわいいね
びっくりした
プチ
プチ
プチ
！
だろ
慣れたら絶対千夏にも
笑うから
うん
…じゃあ私
そろそろ荷物まとめて
こよっかな
実家に移動する時間だし
パ
タン

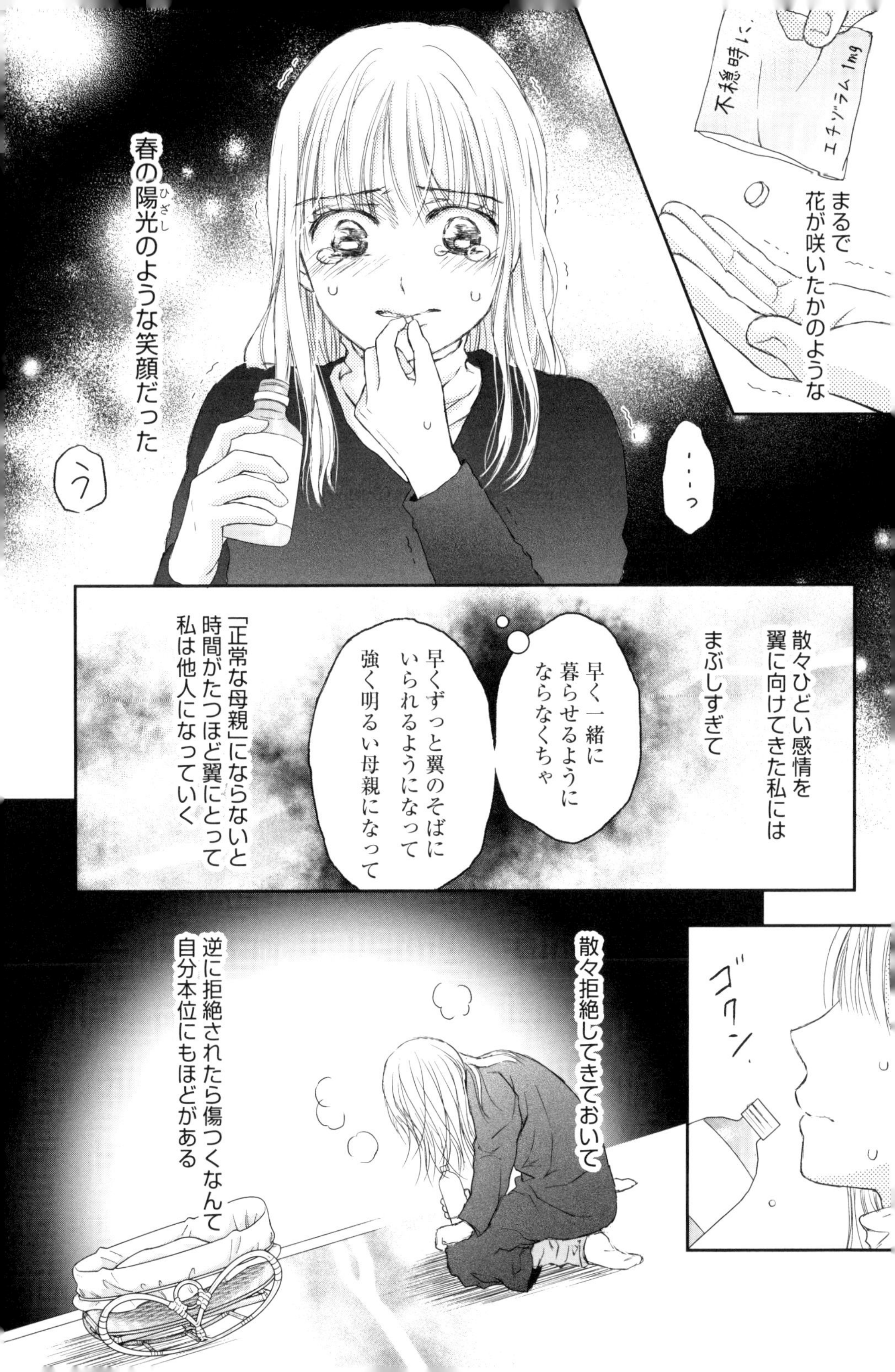

不穏時に
エチゾラム 1mg
まるで
花が咲いたかのような
……っ
春の陽光《ひざし》のような笑顔だった
う
散々ひどい感情を
翼に向けてきた私には
まぶしすぎて
早く一緒に
暮らせるように
ならなくちゃ
早くずっと翼のそばに
いられるようになって
強く明るい母親になって
「正常な母親」にならないと
時間がたつほど翼にとって
私は他人になっていく
ゴクン
散々拒絶してきておいて
逆に拒絶されたら傷つくなんて
自分本位にもほどがある

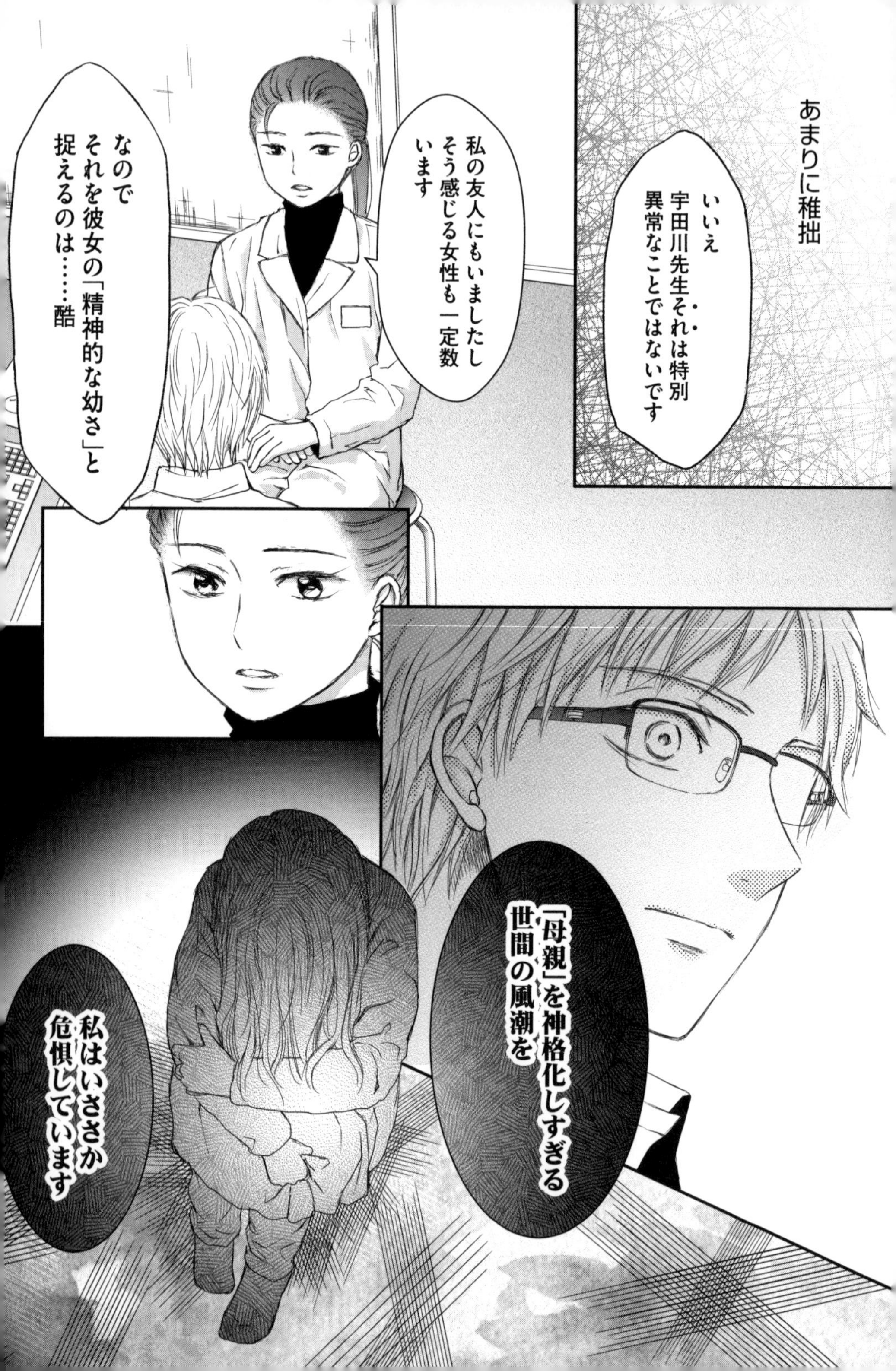
あまりに稚拙
いいえ 宇田川先生それは特別異常なことではないです
私の友人にもいましたし そう感じる女性も一定数います
なので それを彼女の「精神的な幼さ」と捉えるのは……酷
「母親」を神格化しすぎる世間の風潮を
私はいささか危惧しています

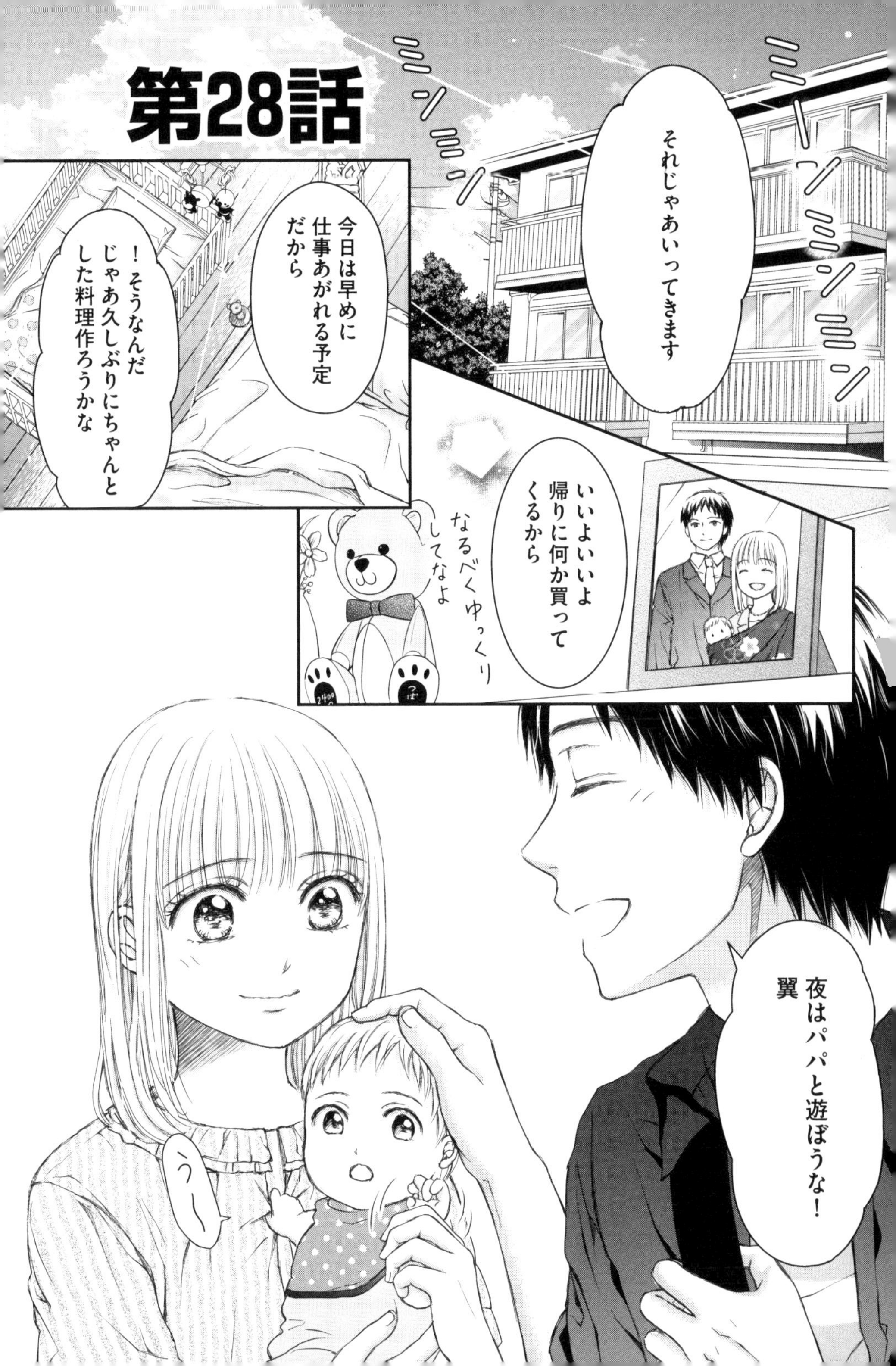
第28話
ミーンミンミンミーン
ミーンミンミーン
それじゃあいってきます
今日は早めに仕事あがれる予定だから
！そうなんだ じゃあ久しぶりにちゃんとした料理作ろうかな
いいよいいよ帰りに何か買ってくるから
なるべくゆっくりしてなよ
夜はパパと遊ぼうな！翼
うー

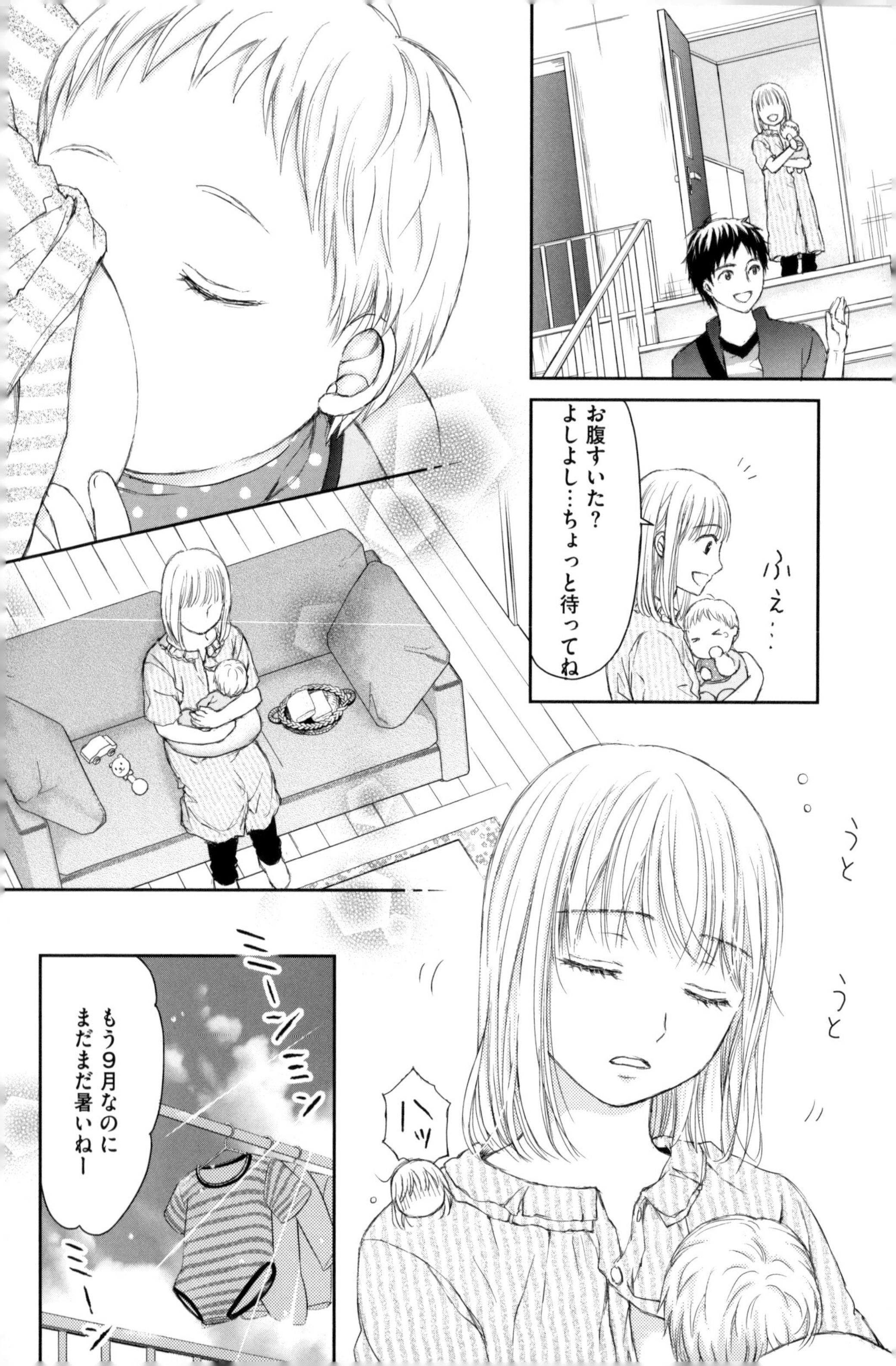
お腹すいた?
よしよし…ちょっと待っててね
ふえ・・・
うと
うと
ハッ
ミーンミン
ミーン
もう9月なのに
まだまだ暑いねー

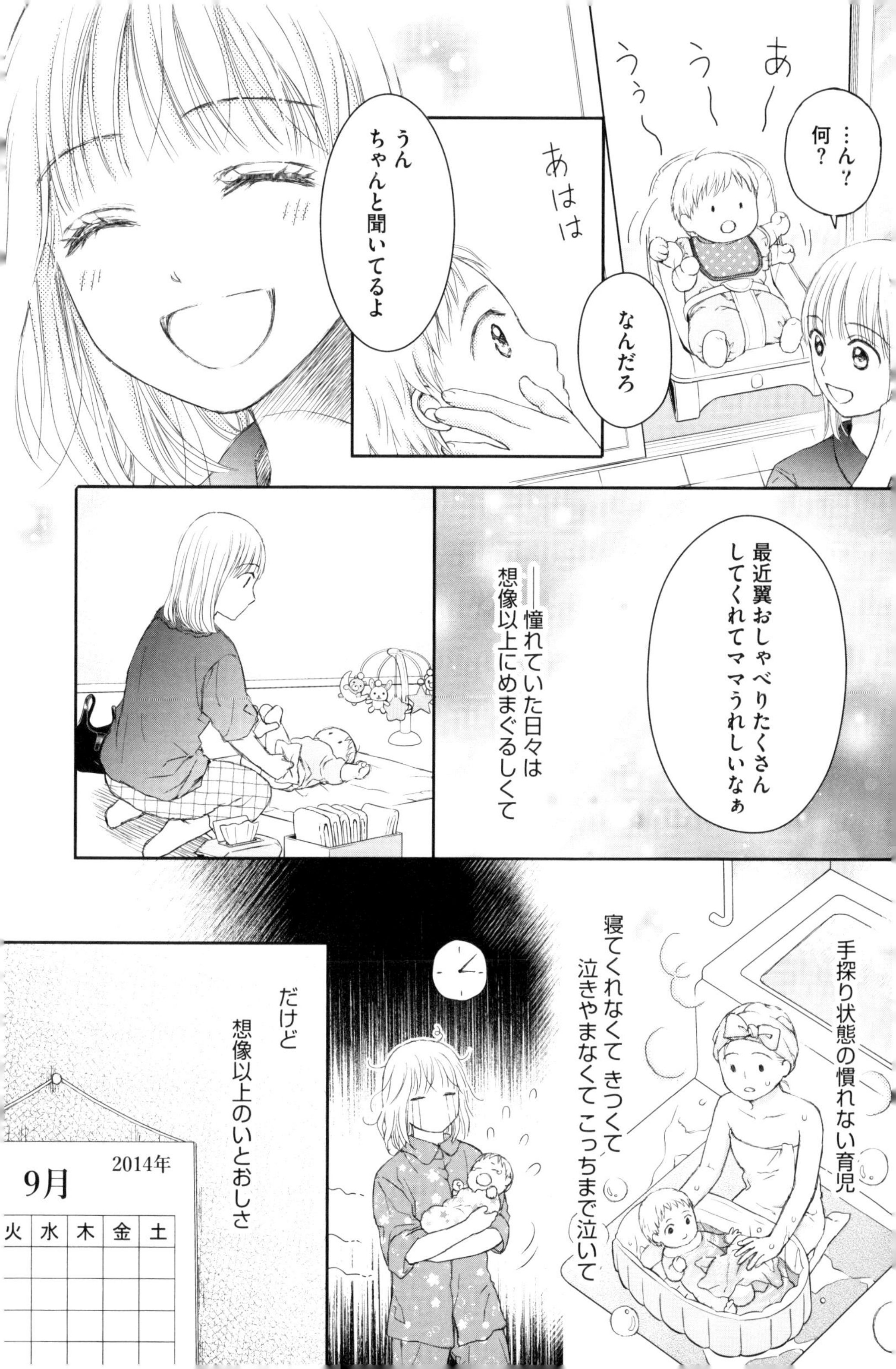

あ〜
う〜
うぅ〜
…ん？
何？
なんだろ
あはは
うん
ちゃんと聞いてるよ
最近翼おしゃべりたくさん
してくれてママうれしいなぁ
――憧れていた日々は
想像以上にめまぐるしくて
手探り状態の慣れない育児
寝てくれなくて　きつくて
泣きやまなくて　こっちまで泣いて
だけど
想像以上のいとおしさ
2014年
9月
火
水
木
金
土

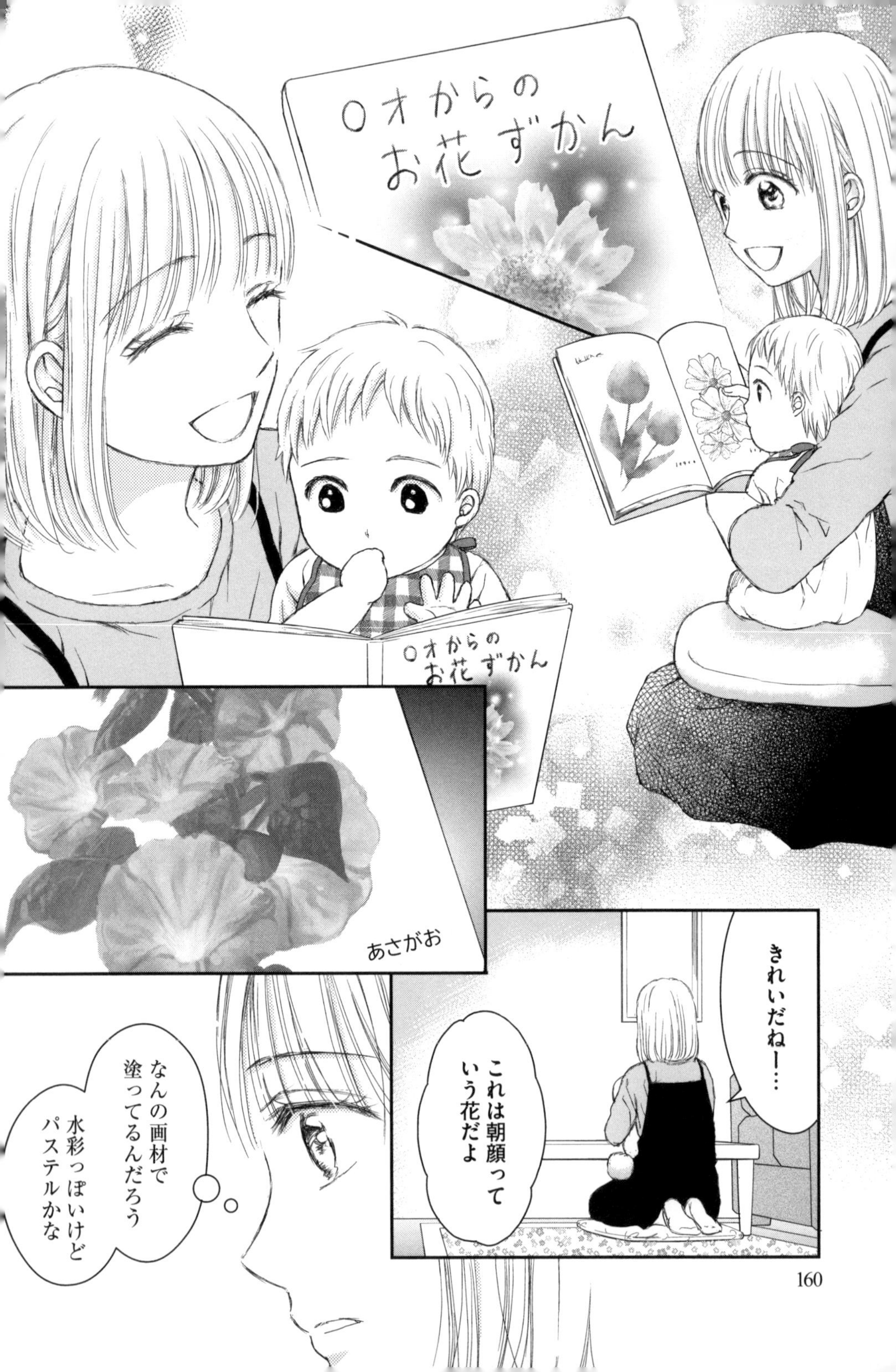
0才からの
お花ずかん
0才からの
お花ずかん
あさがお
きれいだねー…
これは朝顔って
いう花だよ
なんの画材で
塗ってるんだろう
水彩っぽいけど
パステルかな

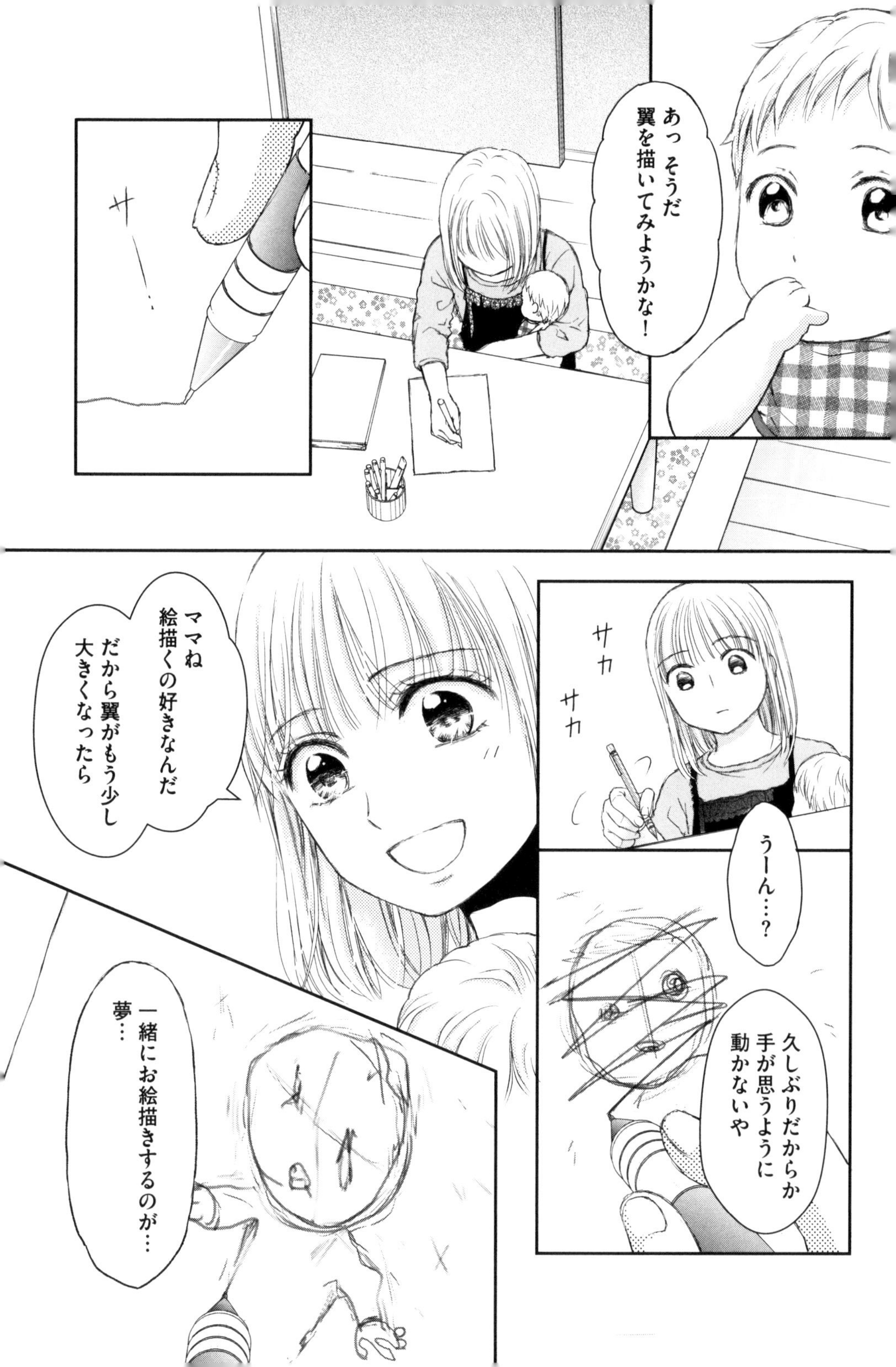
あっ そうだ
翼を描いてみようかな!
サー…
サカ
サカ
うーん…?
久しぶりだからか
手が思うように
動かないや
ママね
絵描くの好きなんだ
だから翼がもう少し
大きくなったら
一緒にお絵描きするのが…
夢…

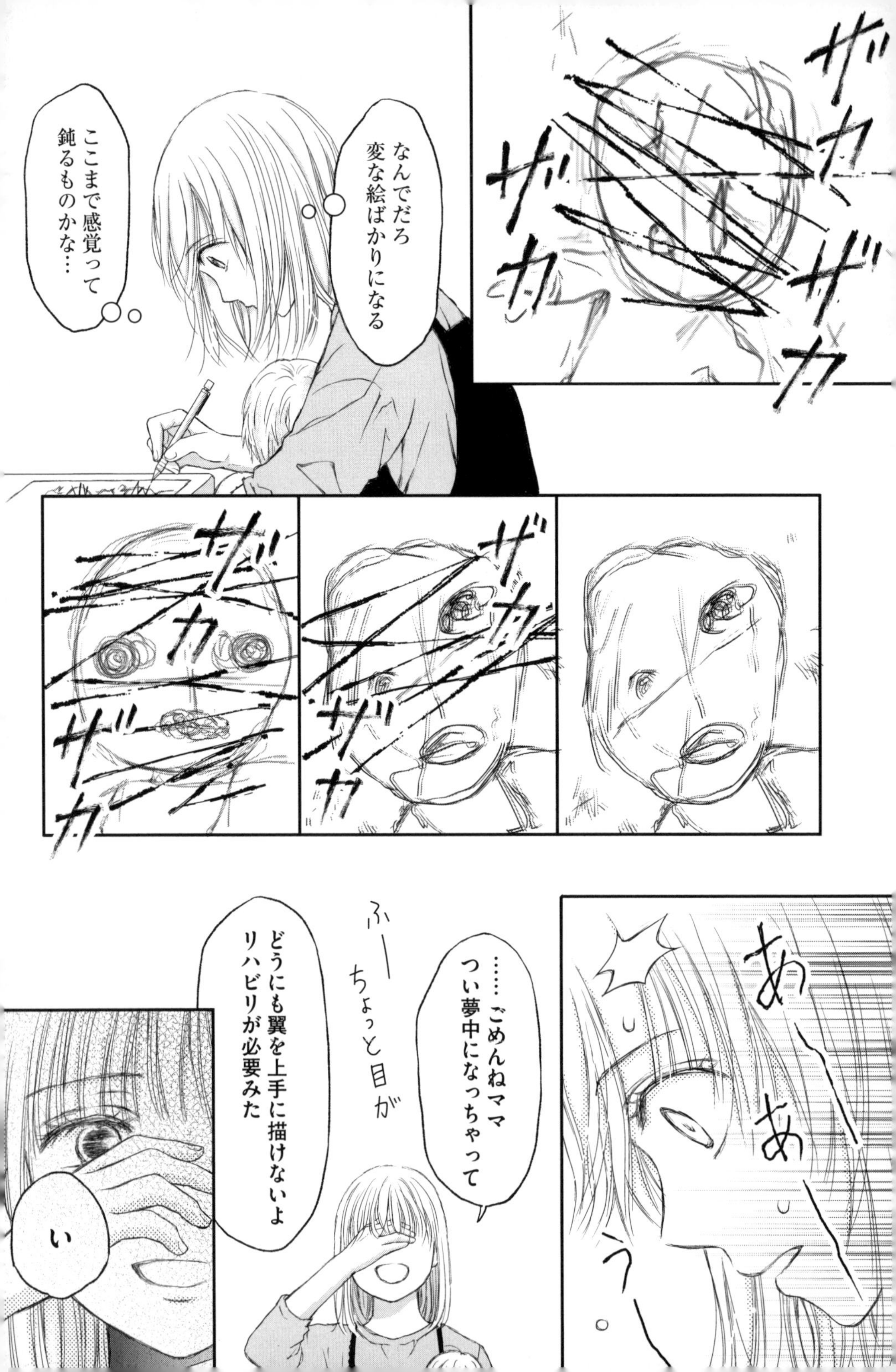

ザカザカ
ザカ
なんでだろ 変な絵ばかりになる
ここまで感覚って鈍るものかな…
ザカ
ザカ
ザカ
ザカ
あ～ あ～
う～
……ごめんねママ つい夢中になっちゃって
ふー ちょっと目が
どうにも翼を上手に描けないよ リハビリが必要みた
い

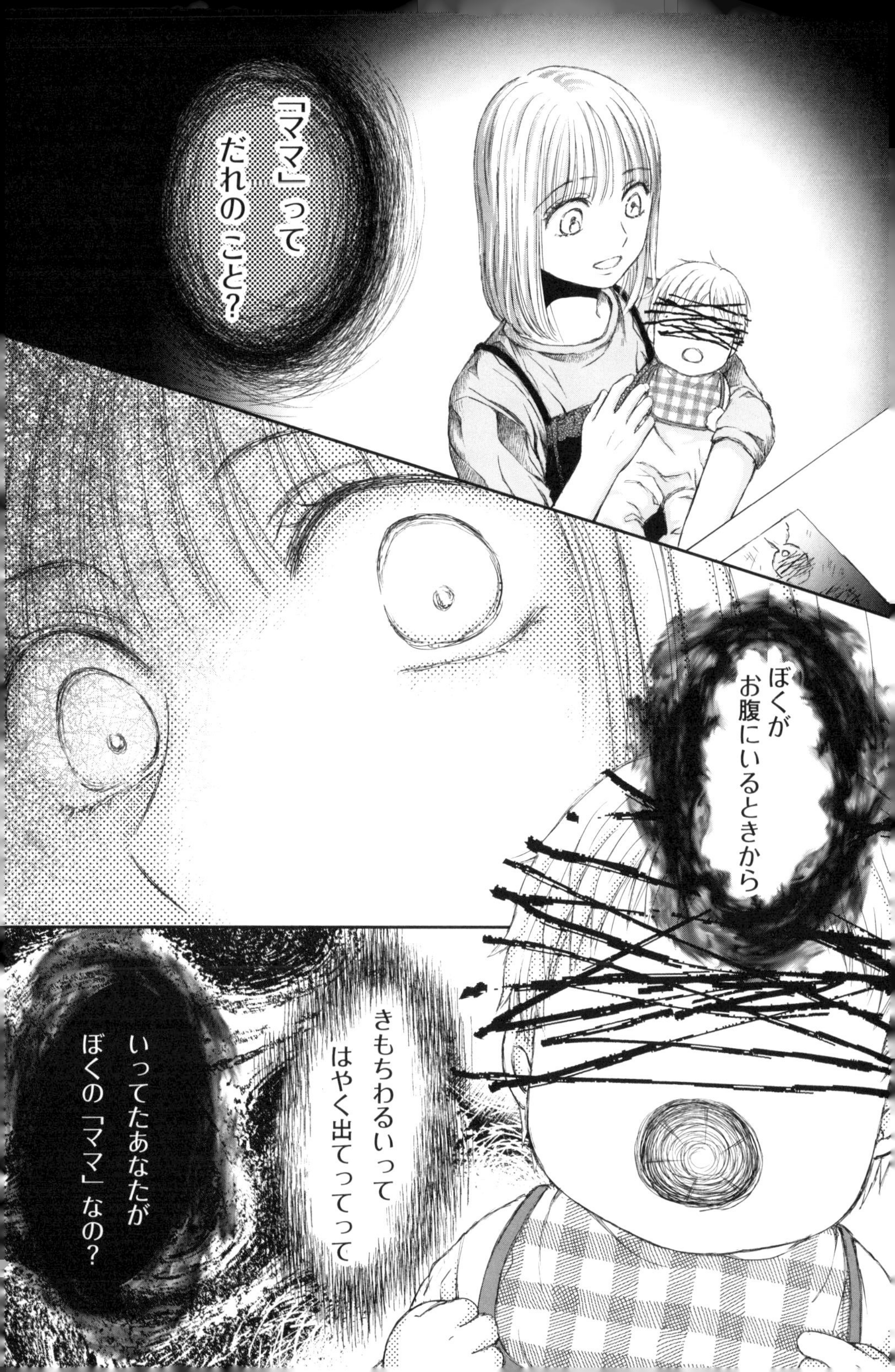
「ママ」って
だれの こと?
ぼくが
お腹にいるときから
きもちわるいって
はやく出てってって
いってたあなたが
ぼくの「ママ」なの?

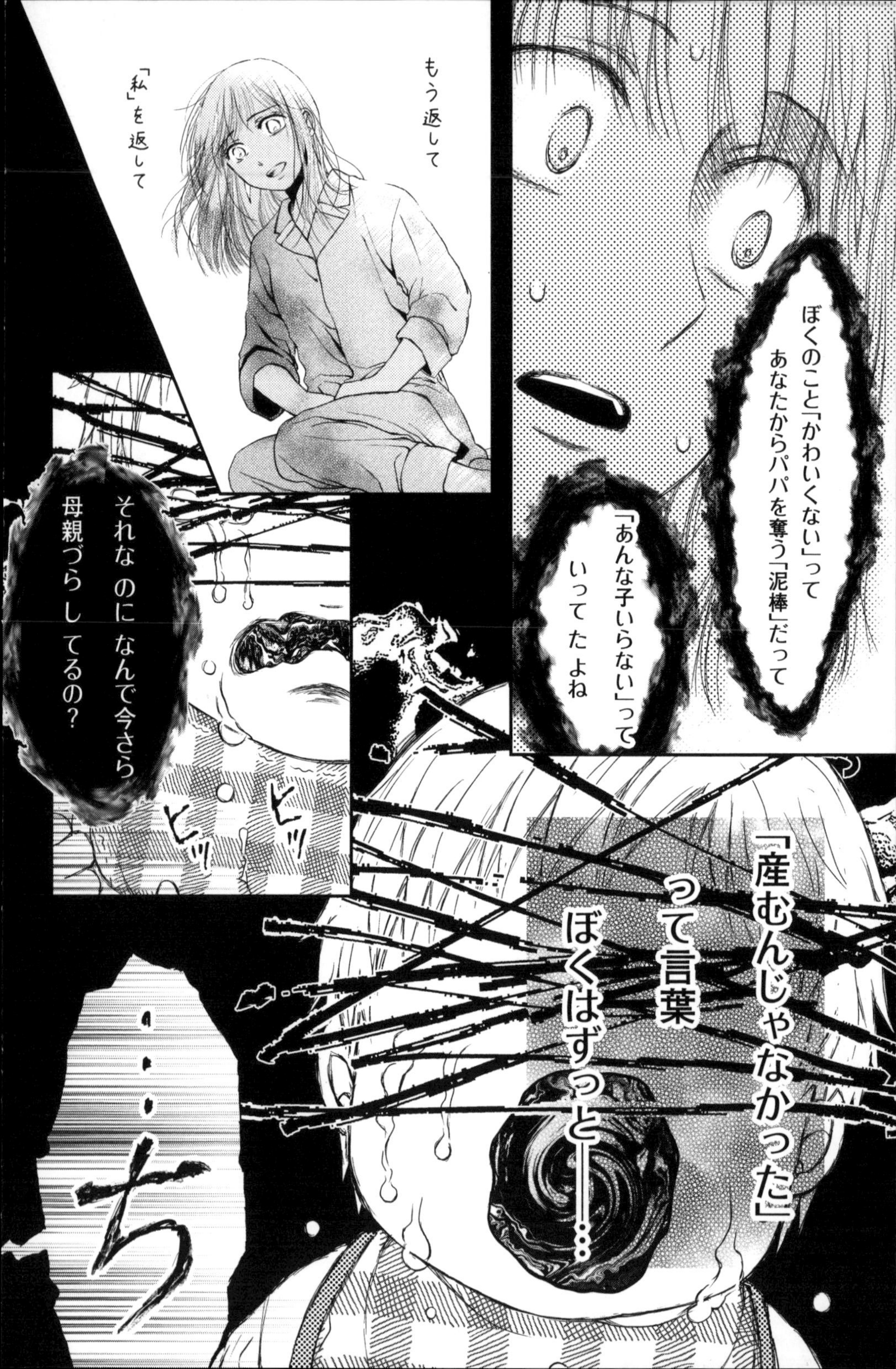
もう返して
「私」を返して
ぼくのこと「かわいくない」って
あなたからパパを奪う「泥棒」だって
「あんな子いらない」って
いってたよね
それなのに なんで今さら
母親づらしてるの?
ビッ
ビッ
「産むんじゃなかった」
って言葉
ぼくはずっと――…
ち

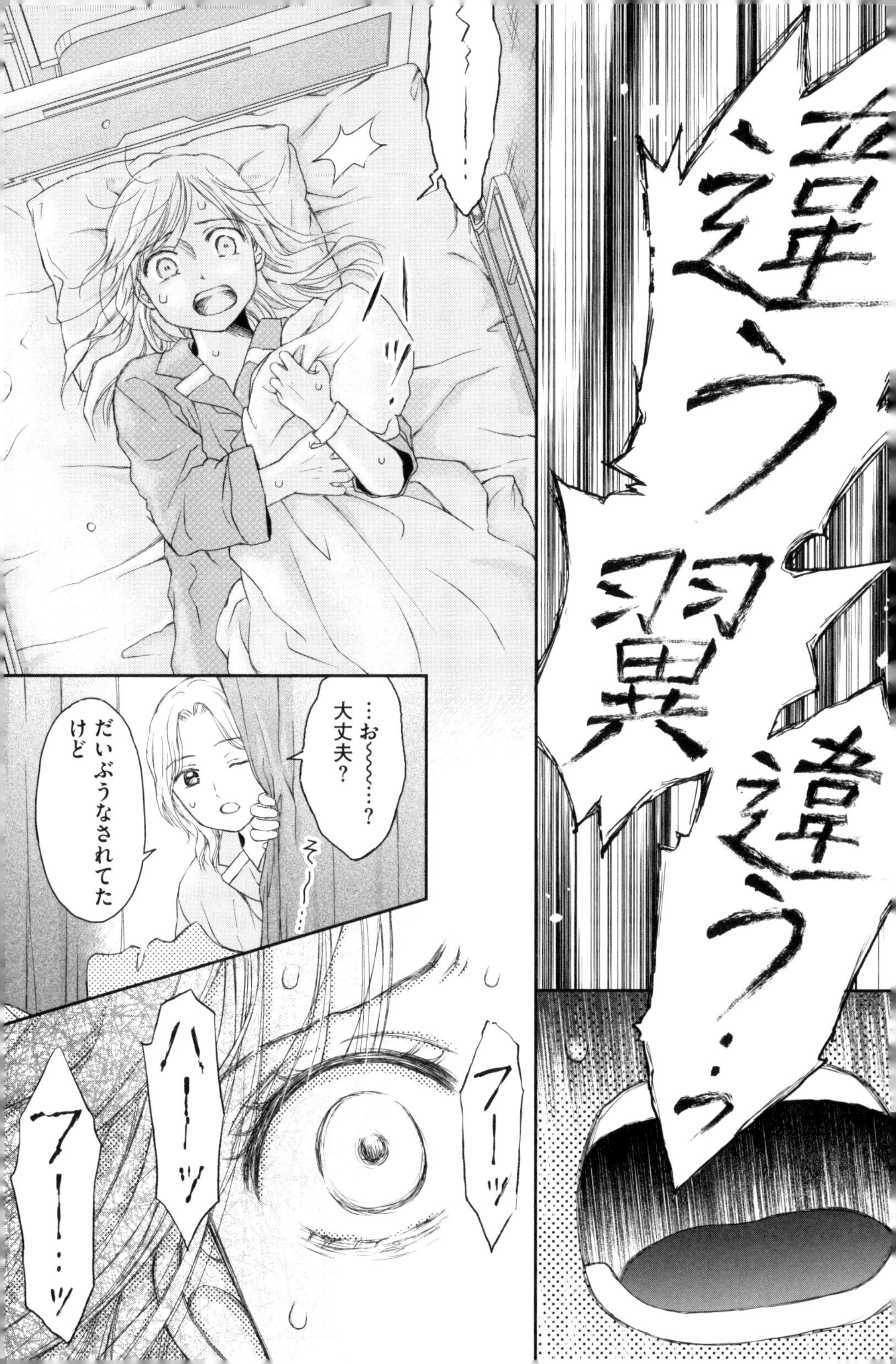

違う違う
翼
違う違う…ッ
〜〜〜…ッ
…お〜〜〜…？大丈夫？
だいぶうなされてたけど
そ〜〜…
フーッ
ハーッ
フー…ッ

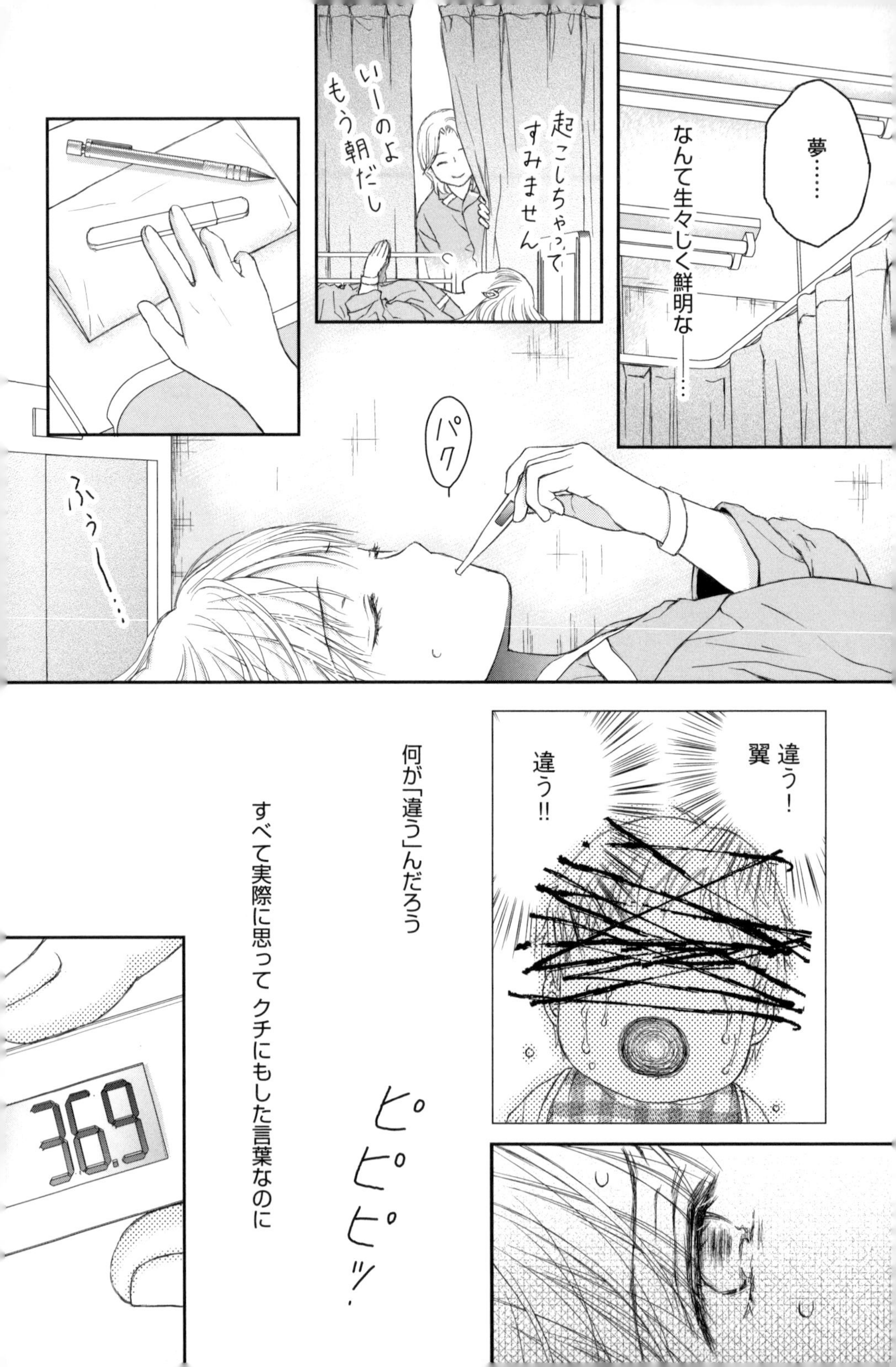
夢……
なんて生々しく鮮明な――……
起こしちゃってすみません
いーのよ もう朝だし
パク
ふぅ〜…
違う! 翼 違う!!
何が「違う」んだろう
すべて実際に思って クチにもした言葉なのに
ピピピッ!
36.9

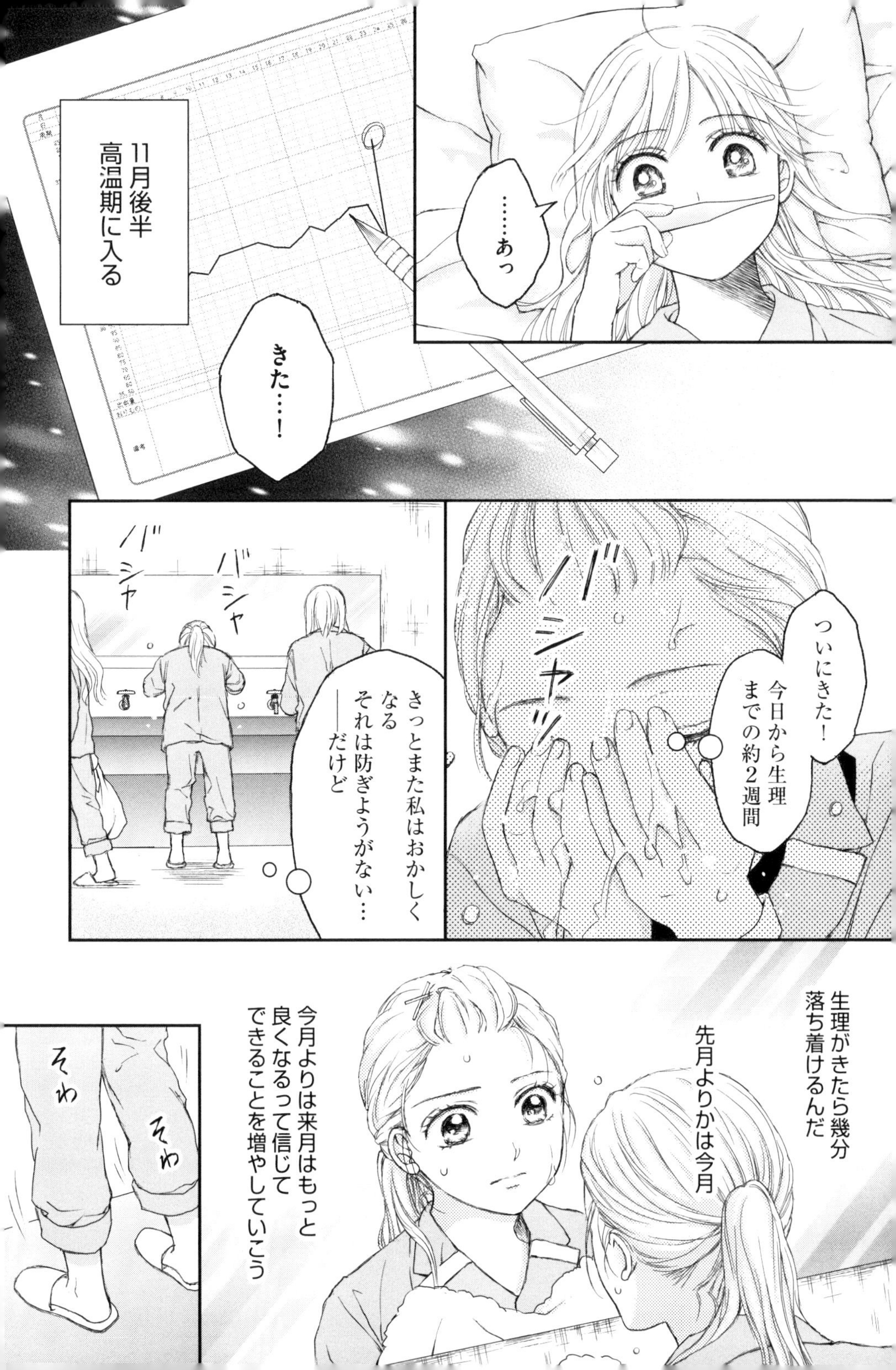

……あっ
11月後半
高温期に入る
きた…！
バシャッ
ついにきた！
今日から生理までの約2週間
バシャ
バシャ
きっとまた私はおかしくなる
それは防ぎようがない…
——だけど
生理がきたら幾分落ち着けるんだ
先月よりかは今月
今月よりは来月はもっと良くなるって信じてできることを増やしていこう
そわ
そわ

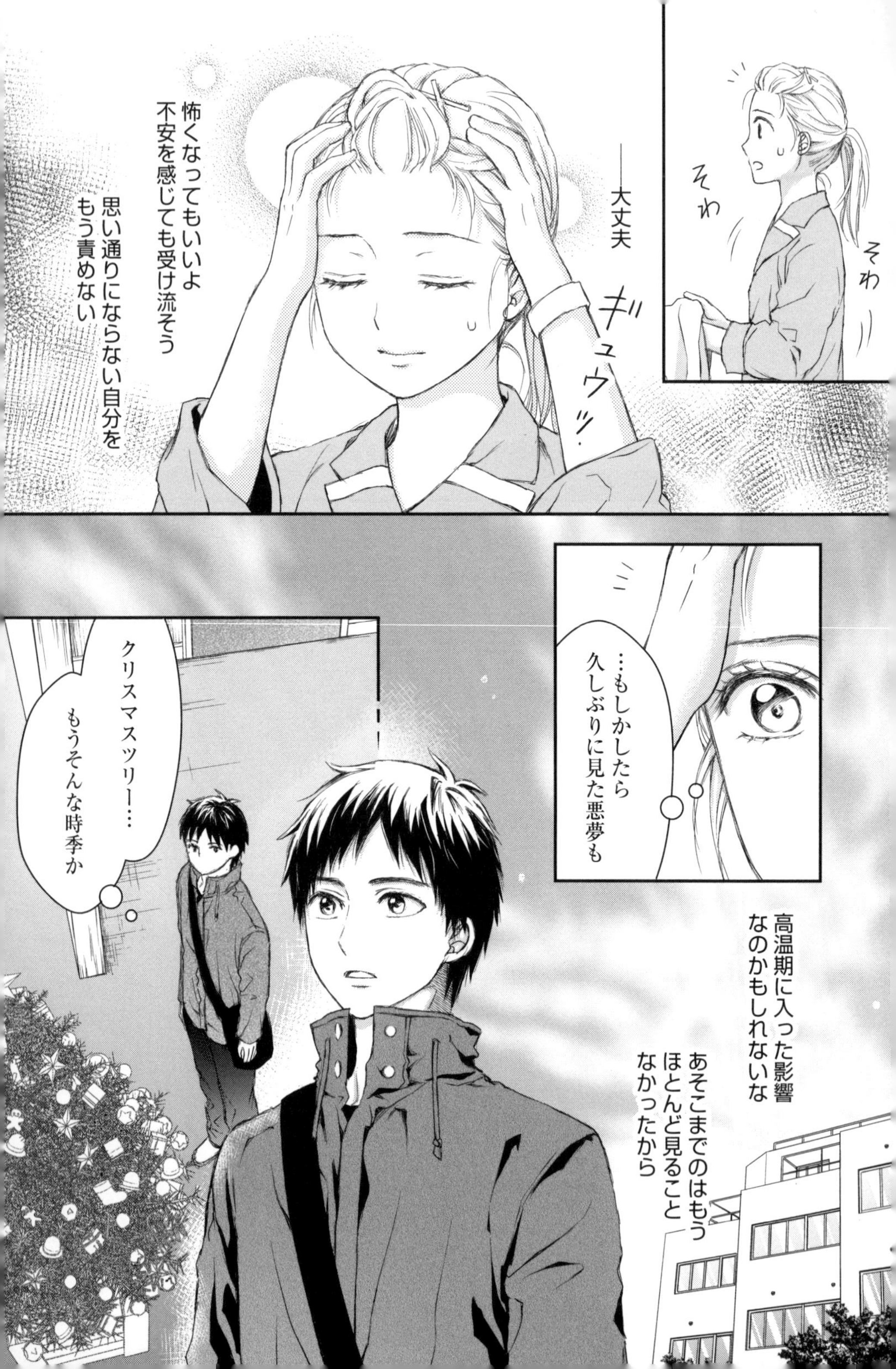
そわ
そわ
─大丈夫
ギュウッ
怖くなってもいいよ
不安を感じても受け流そう
思い通りにならない自分を
もう責めない
…もしかしたら
久しぶりに見た悪夢も
高温期に入った影響
なのかもしれないな
あそこまでのはもう
ほとんど見ること
なかったから
クリスマスツリー…
もうそんな時季か

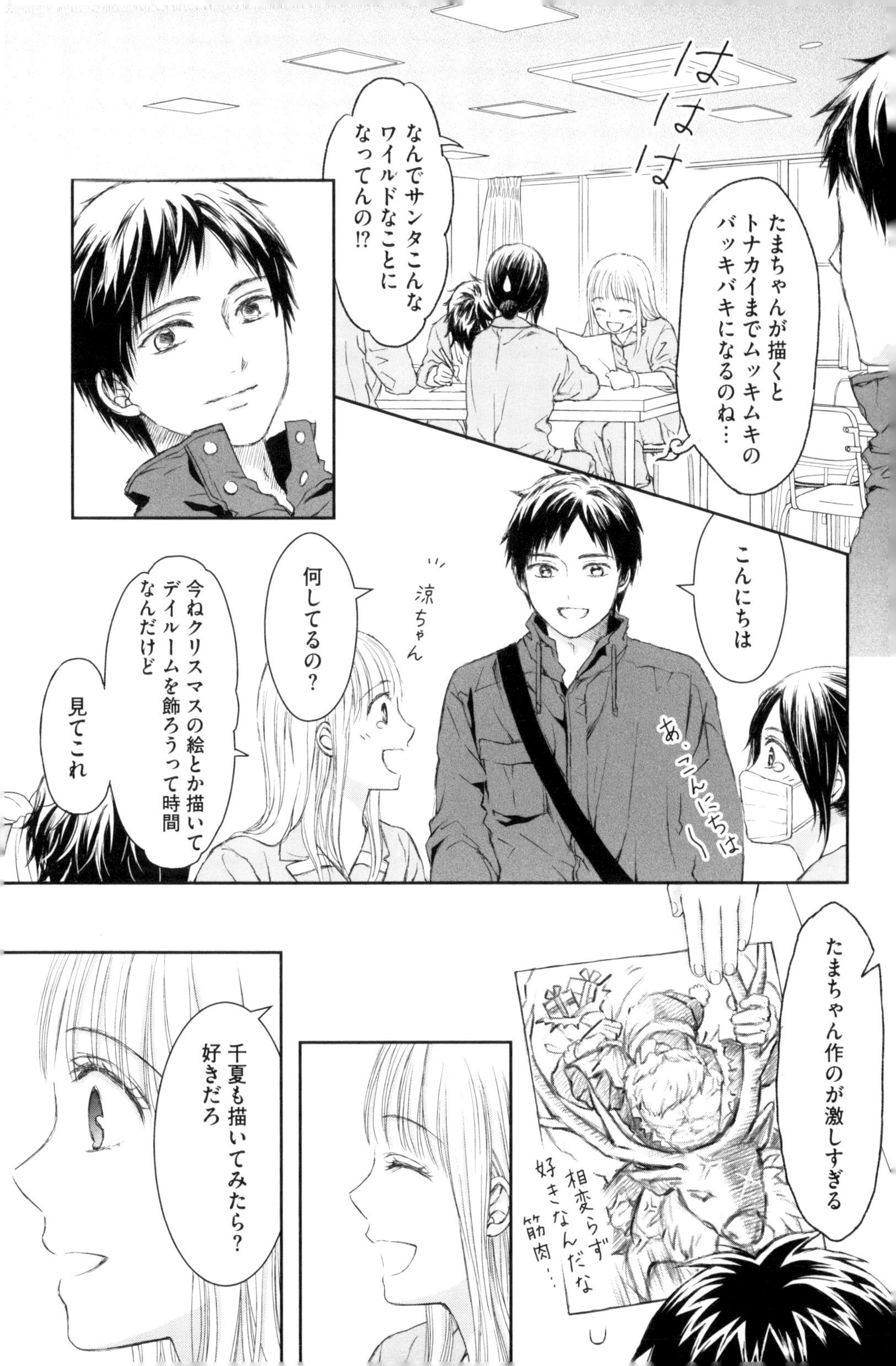
ははは
たまちゃんが描くとトナカイまでムッキムキのバッキバキになるのね…
なんでサンタこんなワイルドなことになってんの⁉
こんにちは
あ・こんにちは〜
涼ちゃん
何してるの?
今ねクリスマスの絵とか描いててデイルームを飾ろうって時間なんだけど
見てこれ
たまちゃん作のが激しすぎる
相変らず好きなんだな筋肉…
千夏も描いてみたら?好きだろ

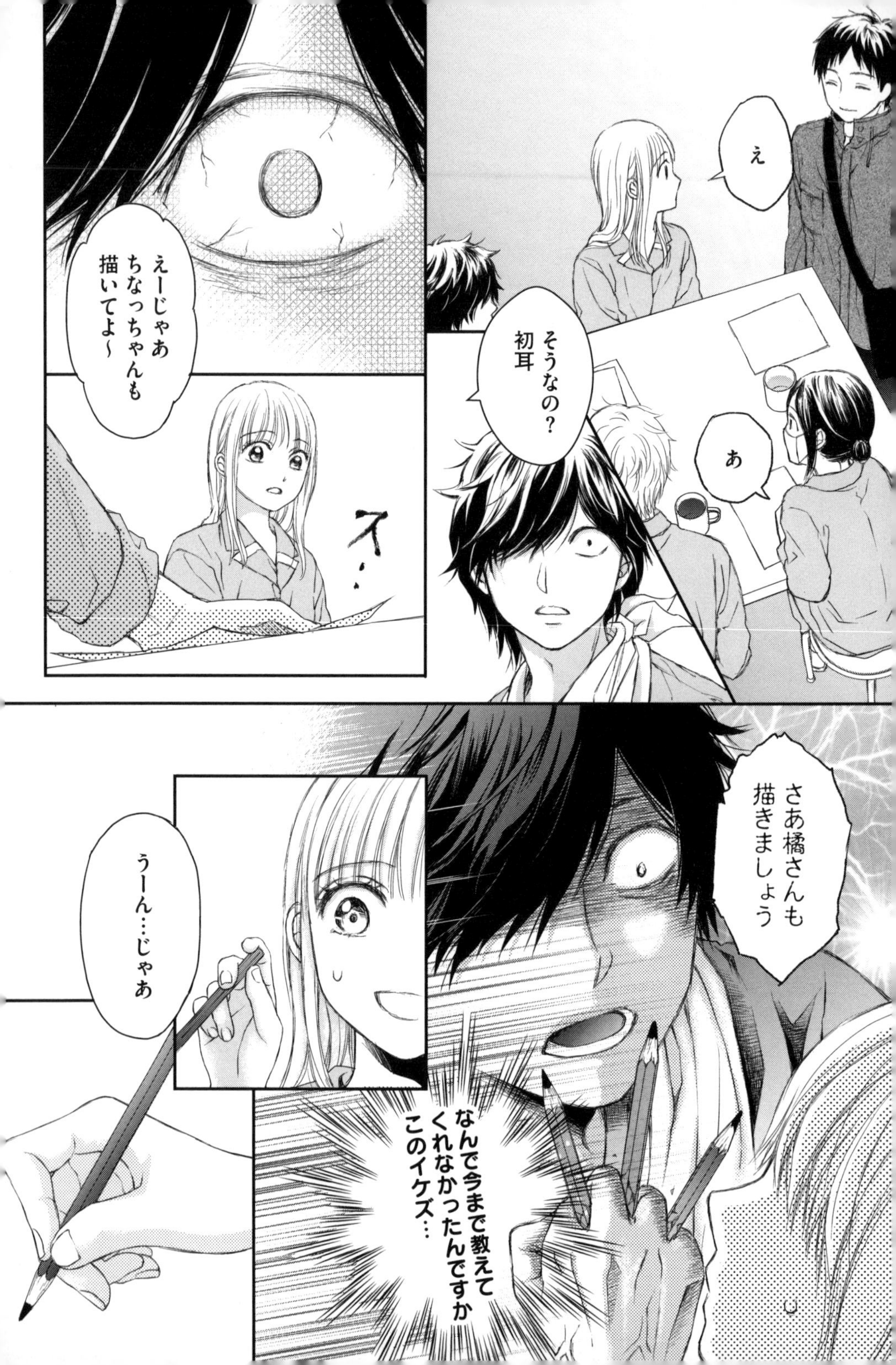
え
あ
そうなの？
初耳
えーじゃあ
ちなっちゃんも
描いてよ～
さあ橘さんも
描きましょう
うーん…じゃあ
なんで今まで教えて
くれなかったんですか
このイケズ…

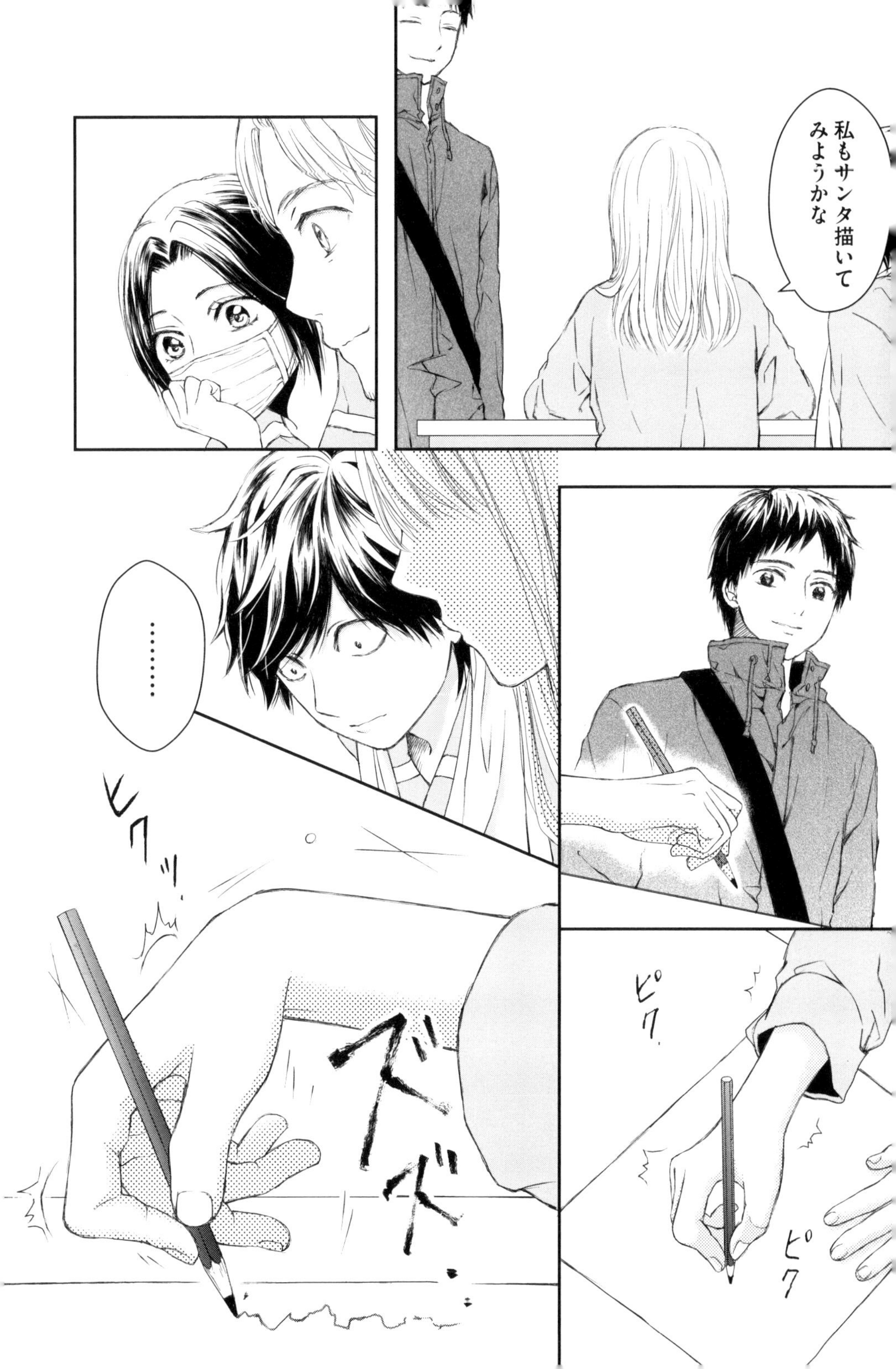
私もサンタ描いてみようかな
……
ヒクッ
ズバーッ
ピク
ピク

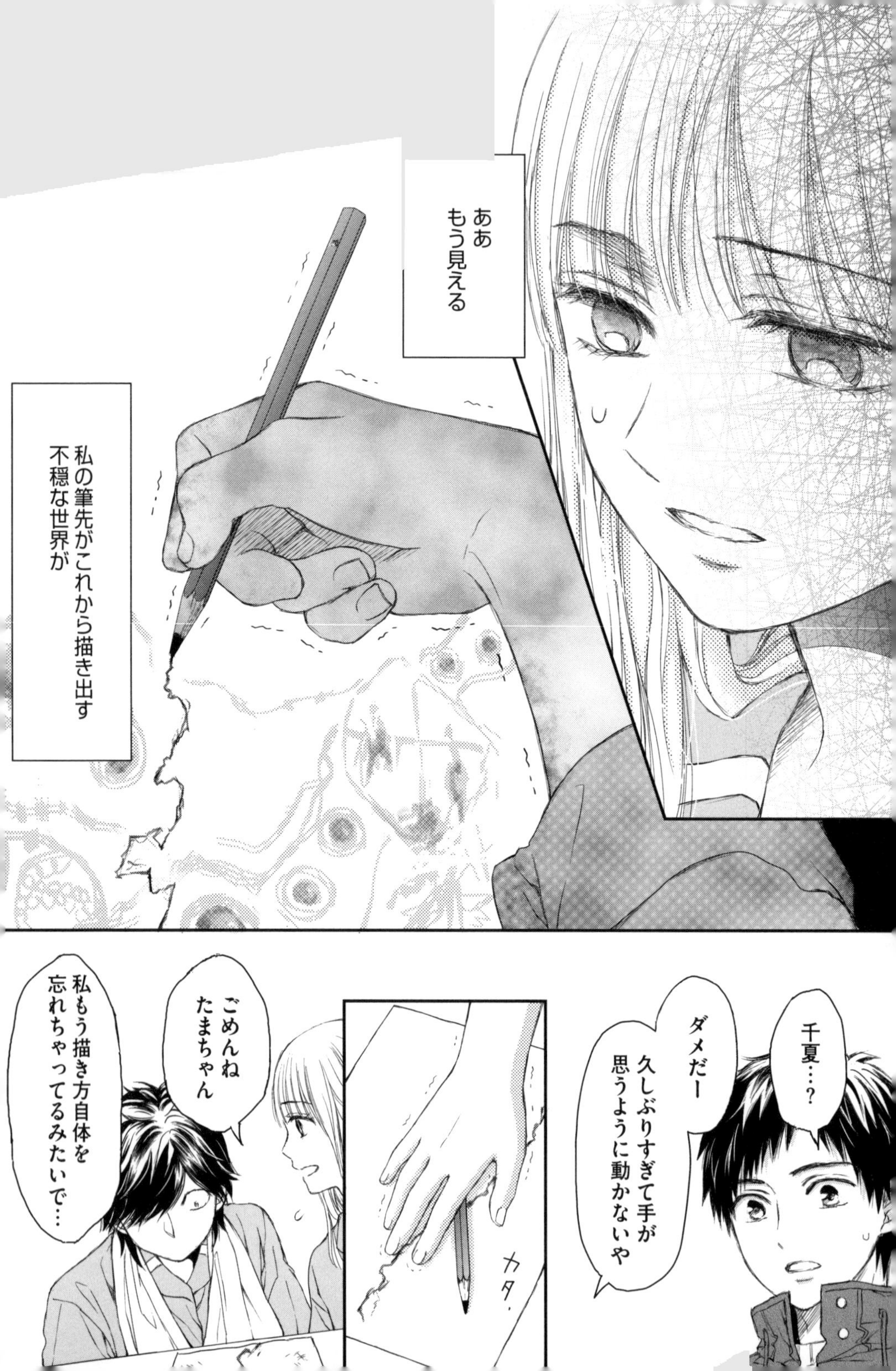
ああ
もう見える
私の筆先がこれから描き出す
不穏な世界が
千夏…？
ダメだー
久しぶりすぎて手が
思うように動かないや
カタ．
ごめんね
たまちゃん
私もう描き方自体を
忘れちゃってるみたいで…

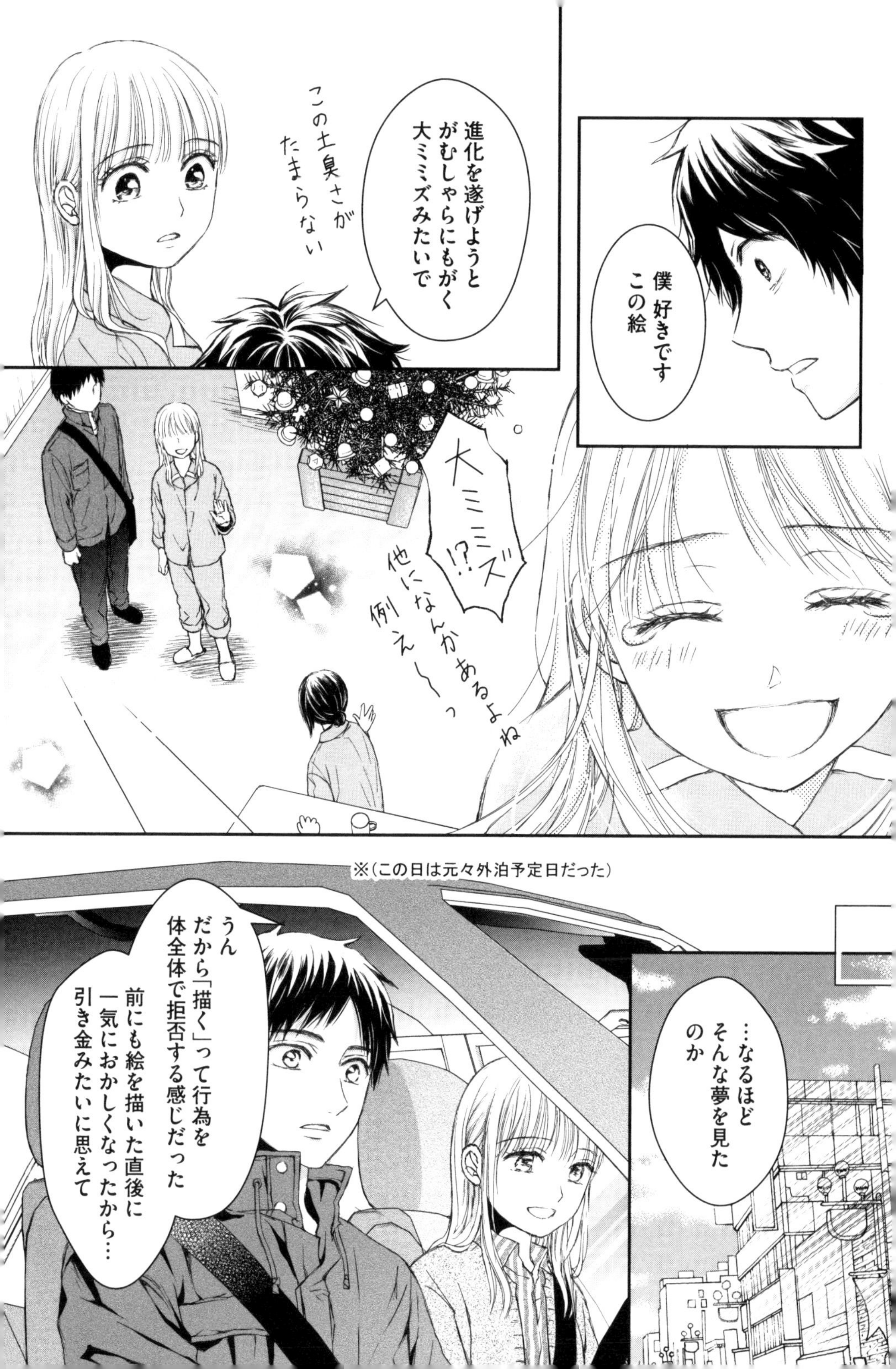
僕好きです
この絵
進化を遂げようとがむしゃらにもがく大ミミズみたいで
この土臭さがたまらない
大ミミズ!?
他になんか例えあるよね〜っ
※(この日は元々外泊予定日だった)
…なるほど
そんな夢を見たのか
うん
だから「描く」って行為を体全体で拒否する感じだった
前にも絵を描いた直後に一気におかしくなったから…
引き金みたいに思えて

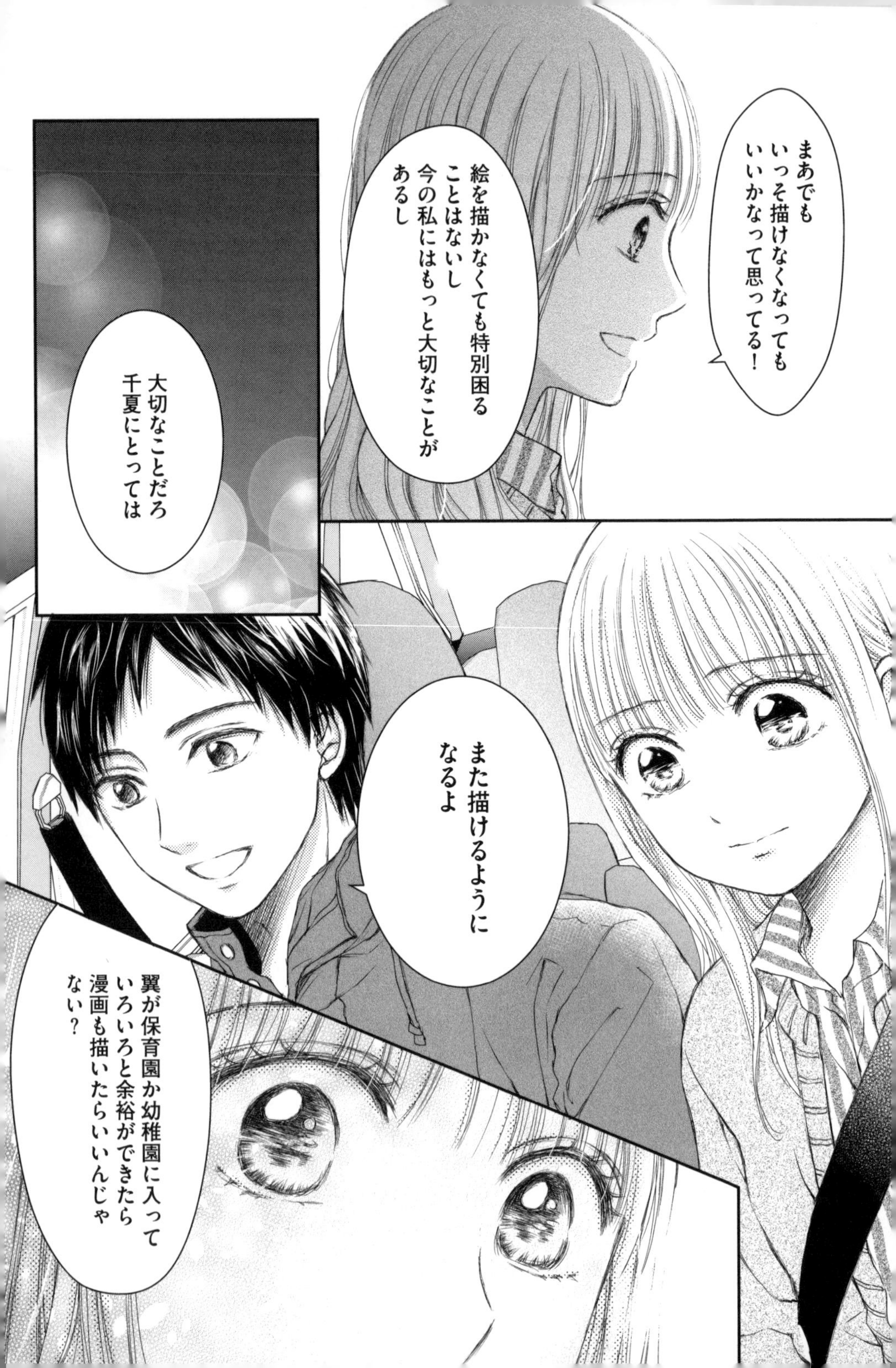
まあでも
いっそ描けなくなっても
いいかなって思ってる！
絵を描かなくても特別困る
ことはないし
今の私にはもっと大切なことが
あるし
大切なことだろ
千夏にとっては
また描けるように
なるよ
翼が保育園か幼稚園に入って
いろいろと余裕ができたら
漫画も描いたらいいんじゃ
ない？

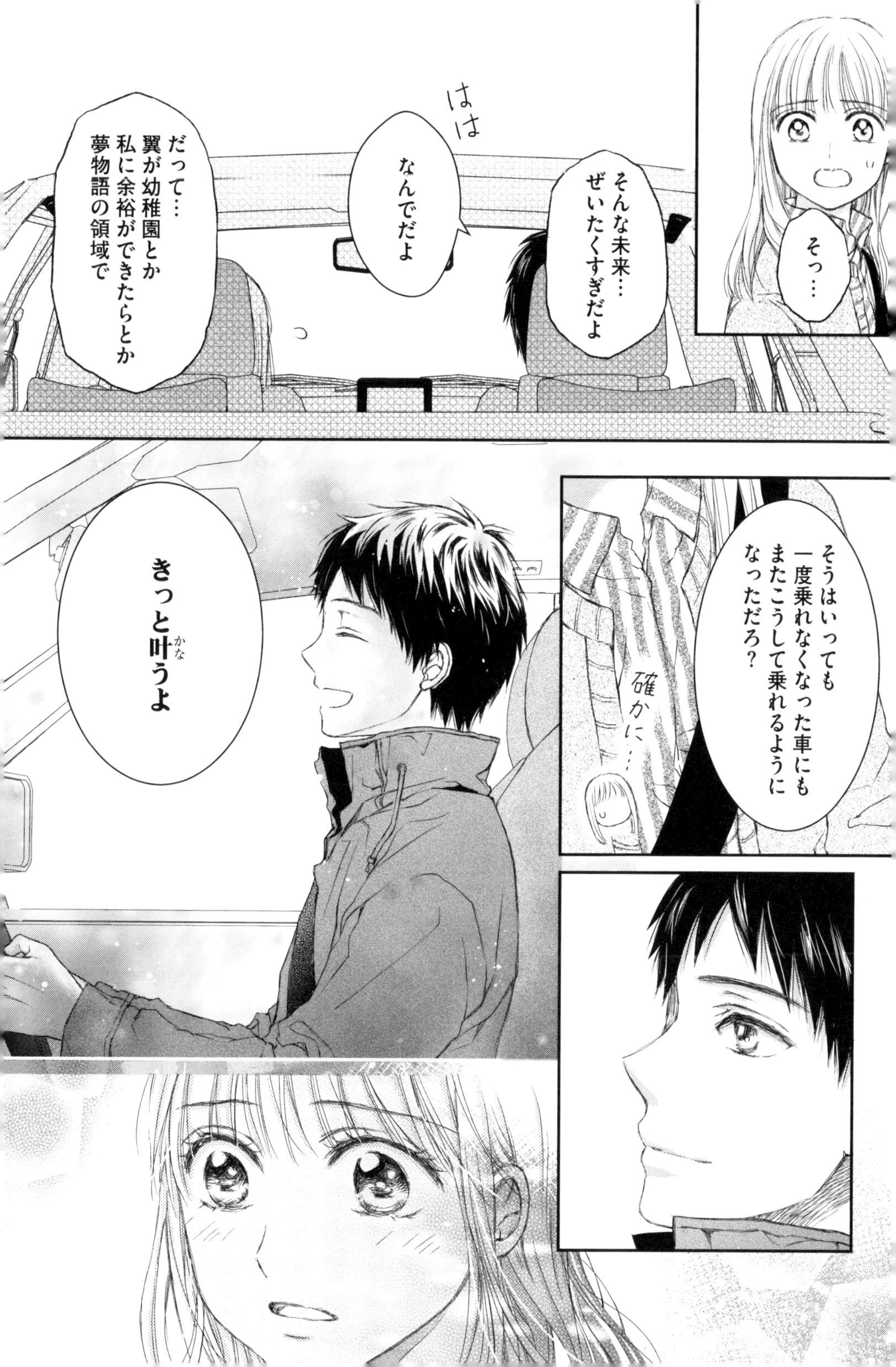
そっ…
そんな未来…ぜいたくすぎだよ
はは
なんでだよ
だって…翼が幼稚園とか私に余裕ができたらとか夢物語の領域で
そうはいっても一度乗れなくなった車にもまたこうして乗れるようになっただろ?
確かに…
きっと叶《かな》うよ

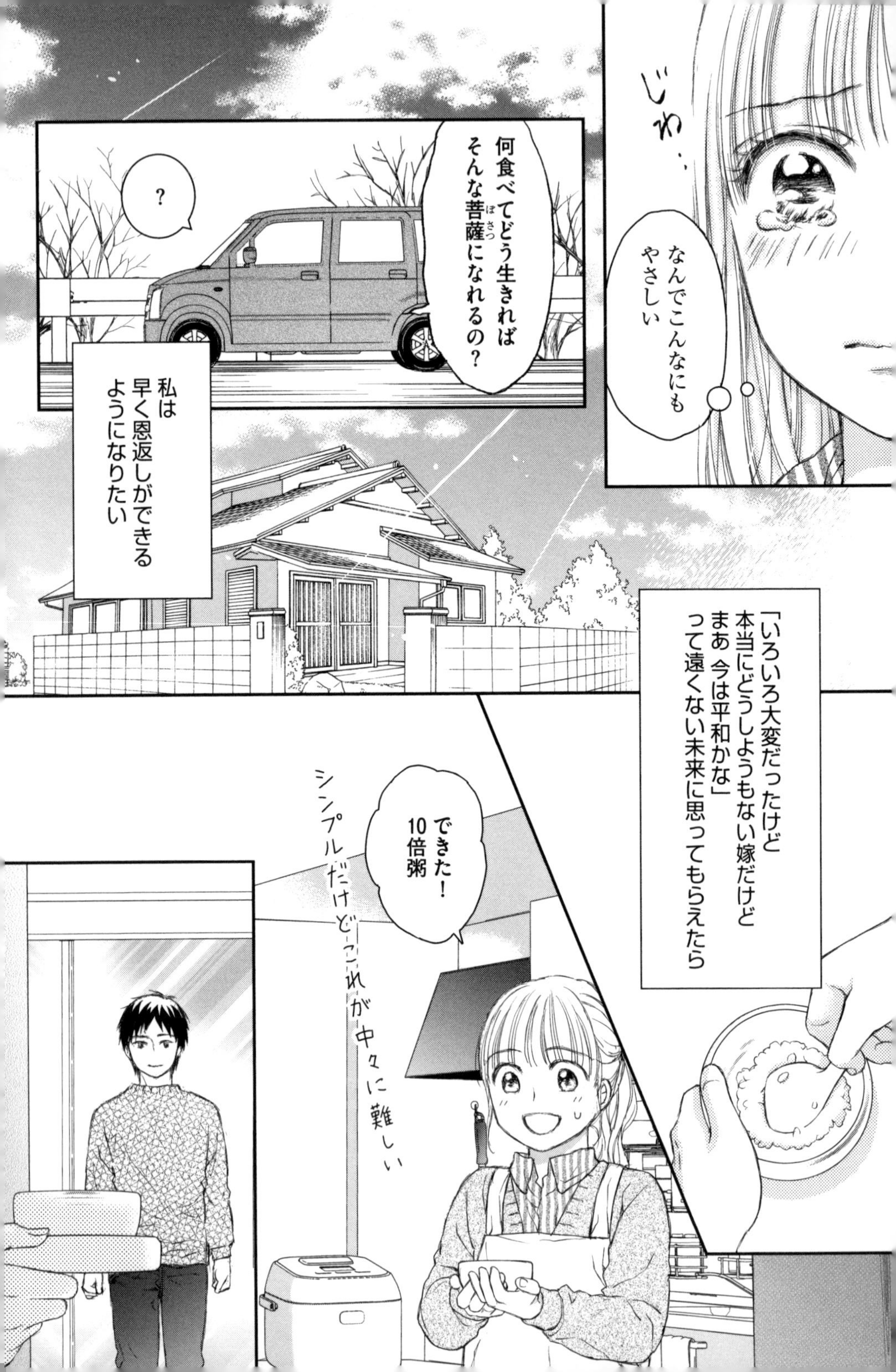
じわ・・・
なんでこんなにも
やさしい
何食べてどう生きれば
そんな菩薩《ぼさつ》になれるの？
？
私は
早く恩返しができる
ようになりたい
「いろいろ大変だったけど
本当にどうしようもない嫁だけど
まあ 今は平和かな」
って遠くない未来に思ってもらえたら
できた！
10倍粥
シンプルだけどこれが中々に難しい

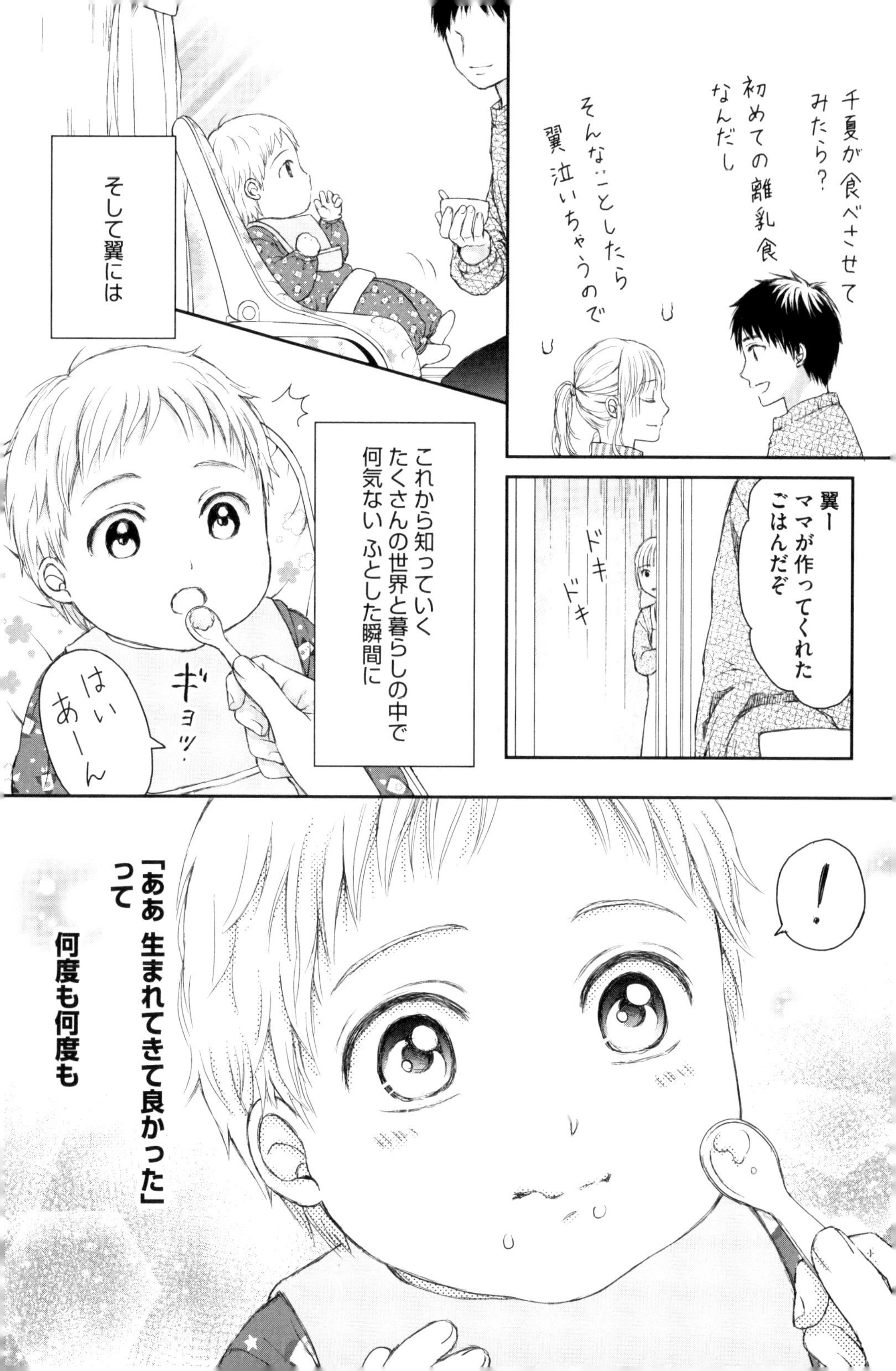
千夏が食べさせてみたら?
初めての離乳食なんだし
そんなことしたら翼泣いちゃうので
そして翼には
翼ー ママが作ってくれたごはんだぞ
ドキ ドキ
これから知っていく
たくさんの世界と暮らしの中で
何気ない ふとした瞬間に
ギョッ!
はい あーーん
!
「ああ 生まれてきて良かった」って
何度も何度も

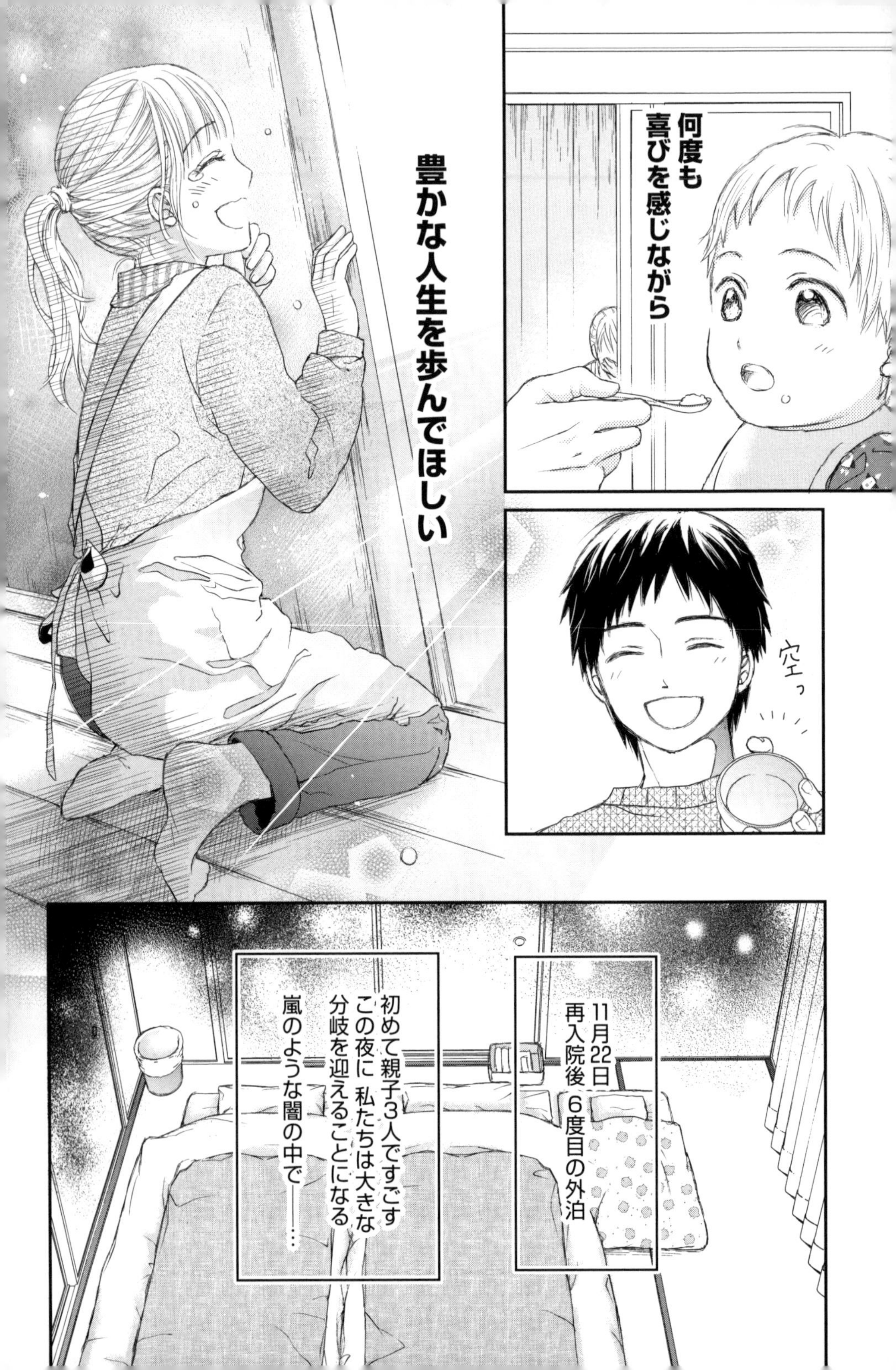
何度も
喜びを感じながら
空ェっ
豊かな人生を歩んでほしい
11月22日
再入院後 6度目の外泊
初めて親子3人ですごす
この夜に 私たちは大きな
分岐を迎えることになる
嵐のような闇の中で――…

第29話

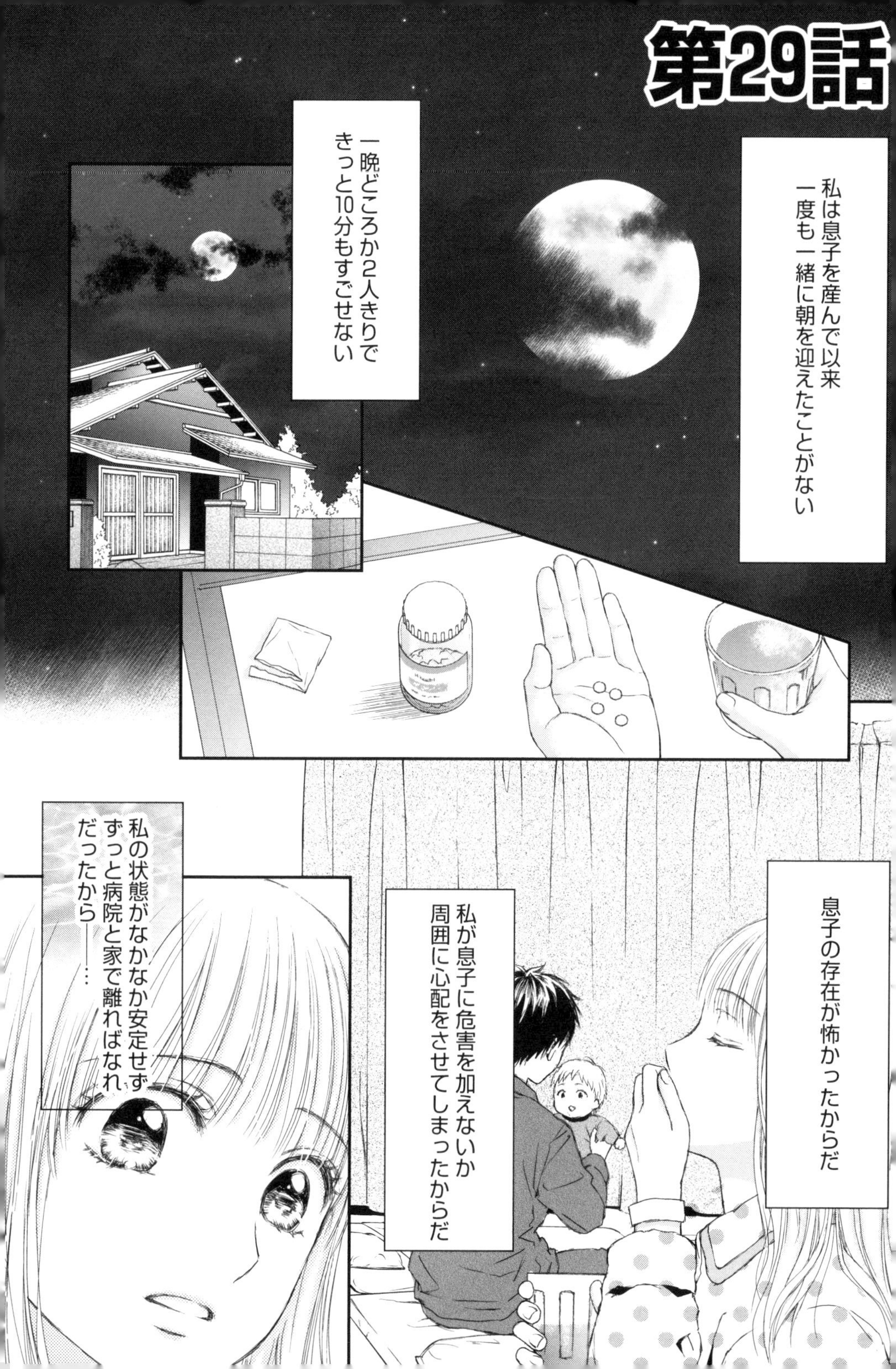
私は息子を産んで以来
一度も一緒に朝を迎えたことがない
一晩どころか2人きりで
きっと10分もすごせない
息子の存在が怖かったからだ
私が息子に危害を加えないか
周囲に心配をさせてしまったからだ
私の状態がなかなか安定せず
ずっと病院と家で離ればなれ
だったから――…

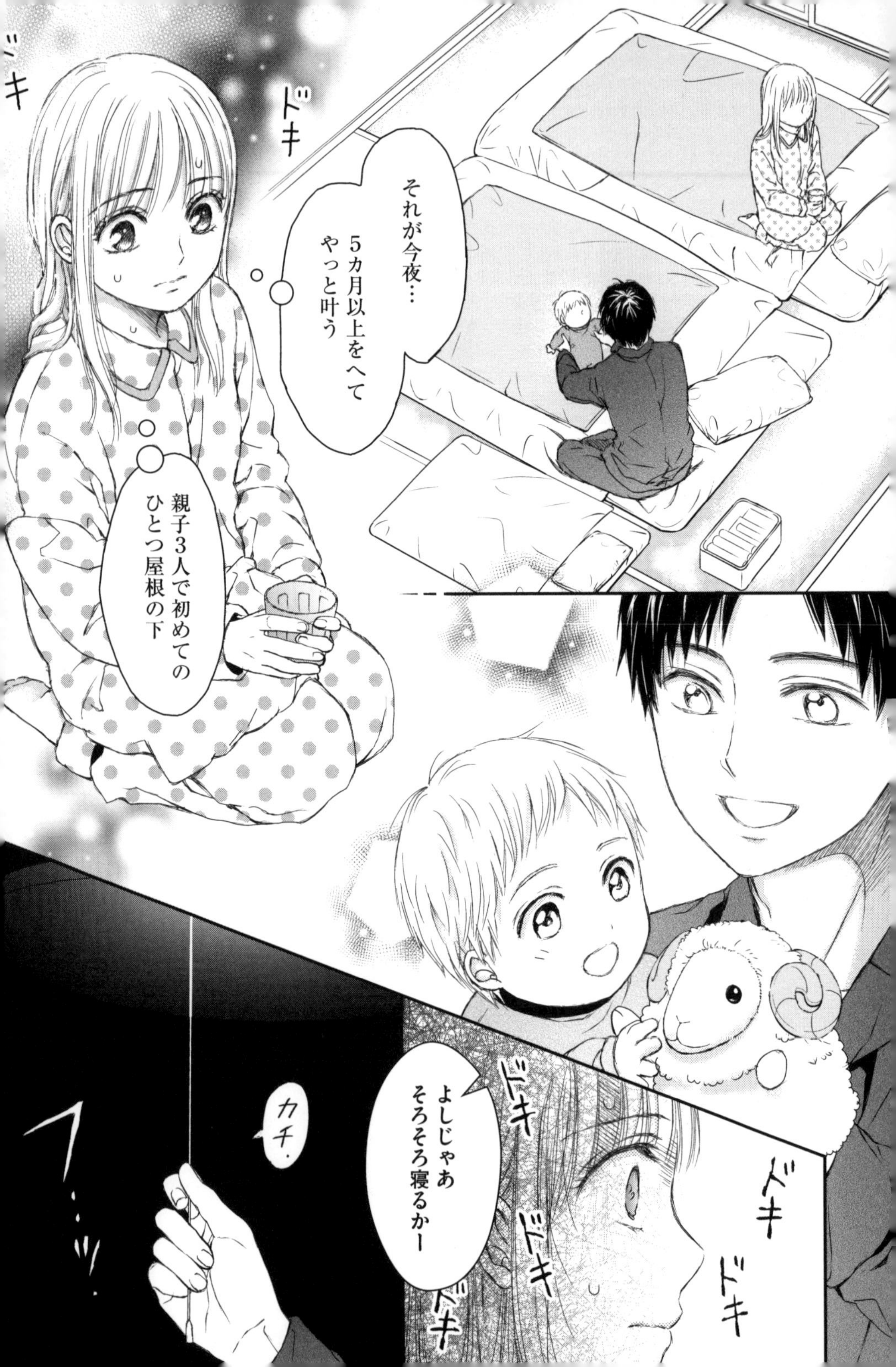

それが今夜…
5カ月以上をへて
やっと叶う
ドキ
ドキ
親子3人で初めての
ひとつ屋根の下
よしじゃあ
そろそろ寝るかー
ドキ
ドキ
ドキ
ドキ
ドキ
カチ.

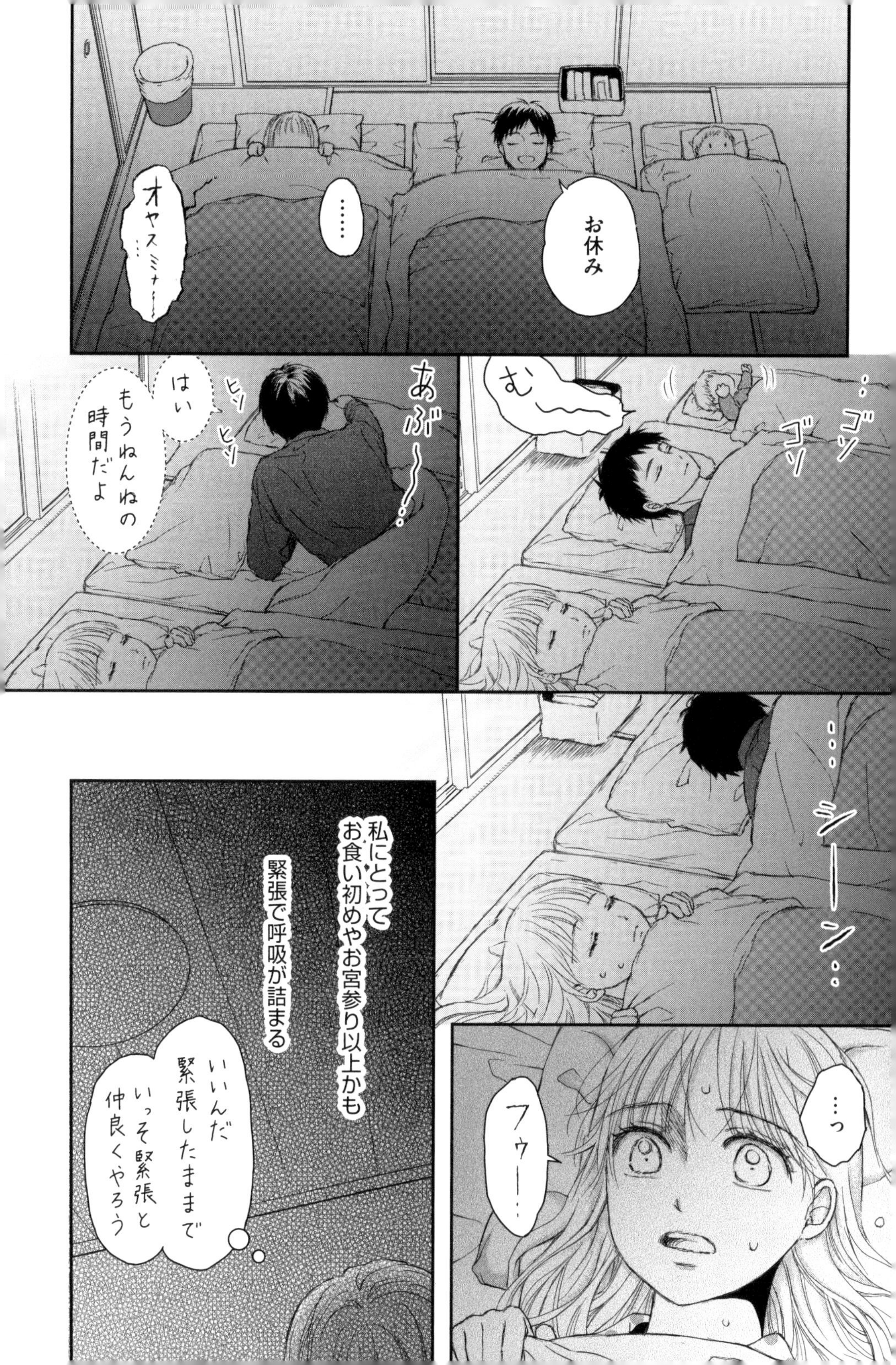
お休み
……
オヤスミナー…
あぶ〜〜…
ヒソ ヒソ
はい
もうねんねの時間だよ
む
…ゴソ ゴソ
…シーン…
…っ
フウー…
私にとってお食い初めやお宮参り以上かも
緊張で呼吸が詰まる
いいんだ 緊張したままで いっそ緊張と仲良くやろう

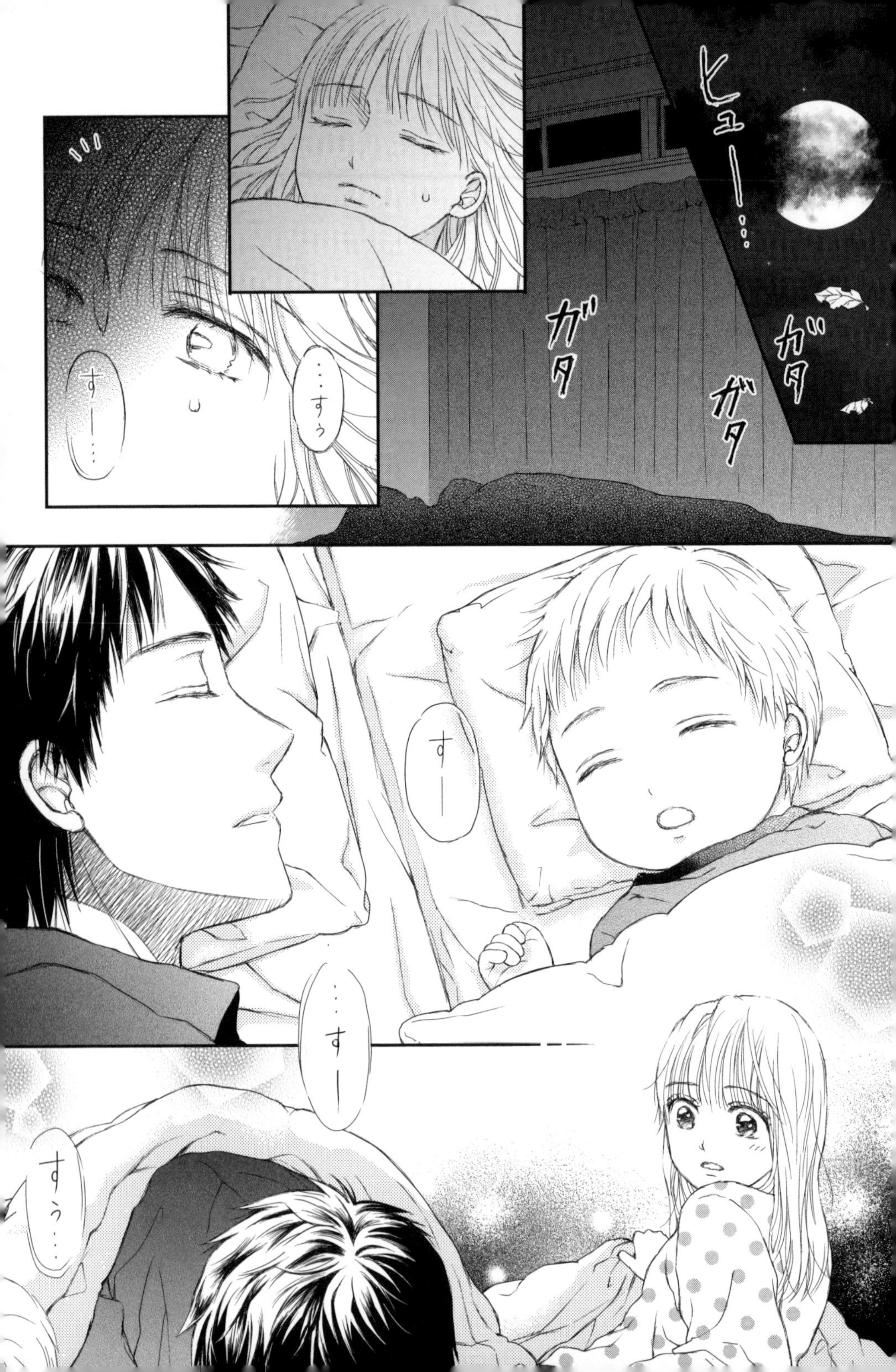
ヒュー…
ガタ
ガタ
ガタ
…すう
すー…
すー
…すー
すう…

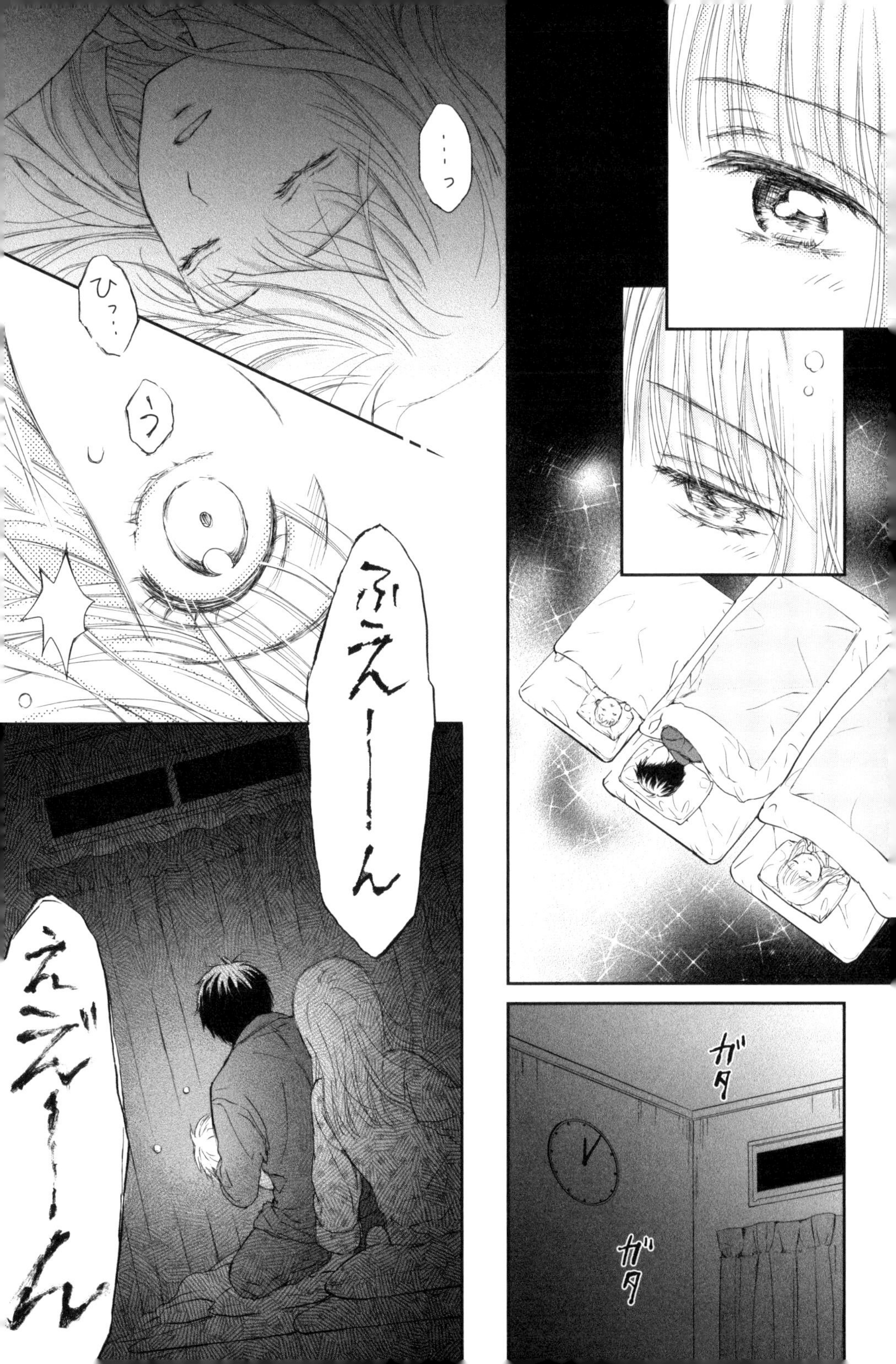

…っ
ひっ…
う
ふえーーーん
えーーーん
ガタ
ガタ

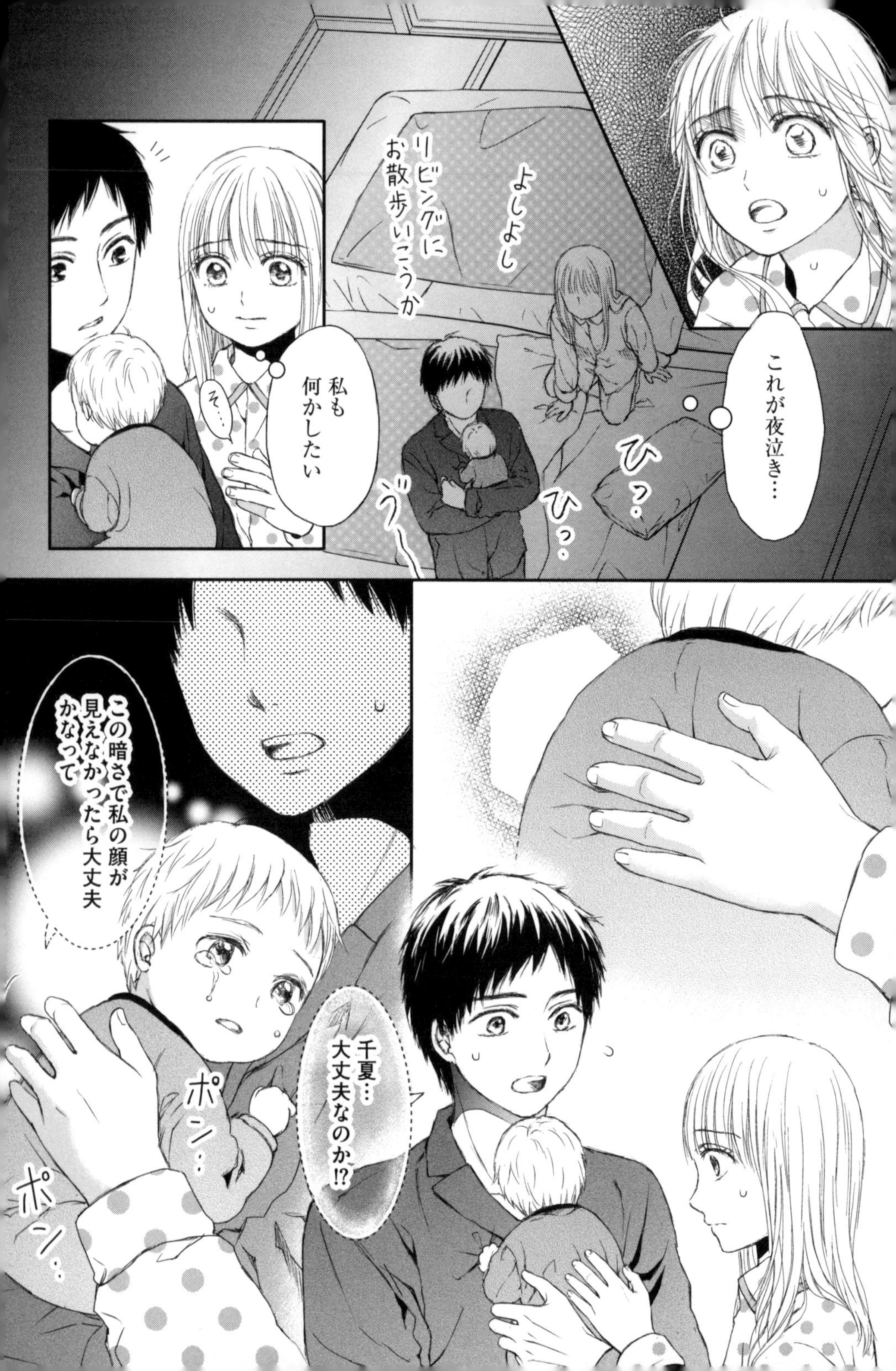

これが夜泣き…
ひっ
ひっ…
よしよし
リビングにお散歩いこうか
ぅ～
私も何かしたい
そ…
千夏…大丈夫なのか⁉
この暗さで私の顔が見えなかったら大丈夫かなって
ポン…
ポン…

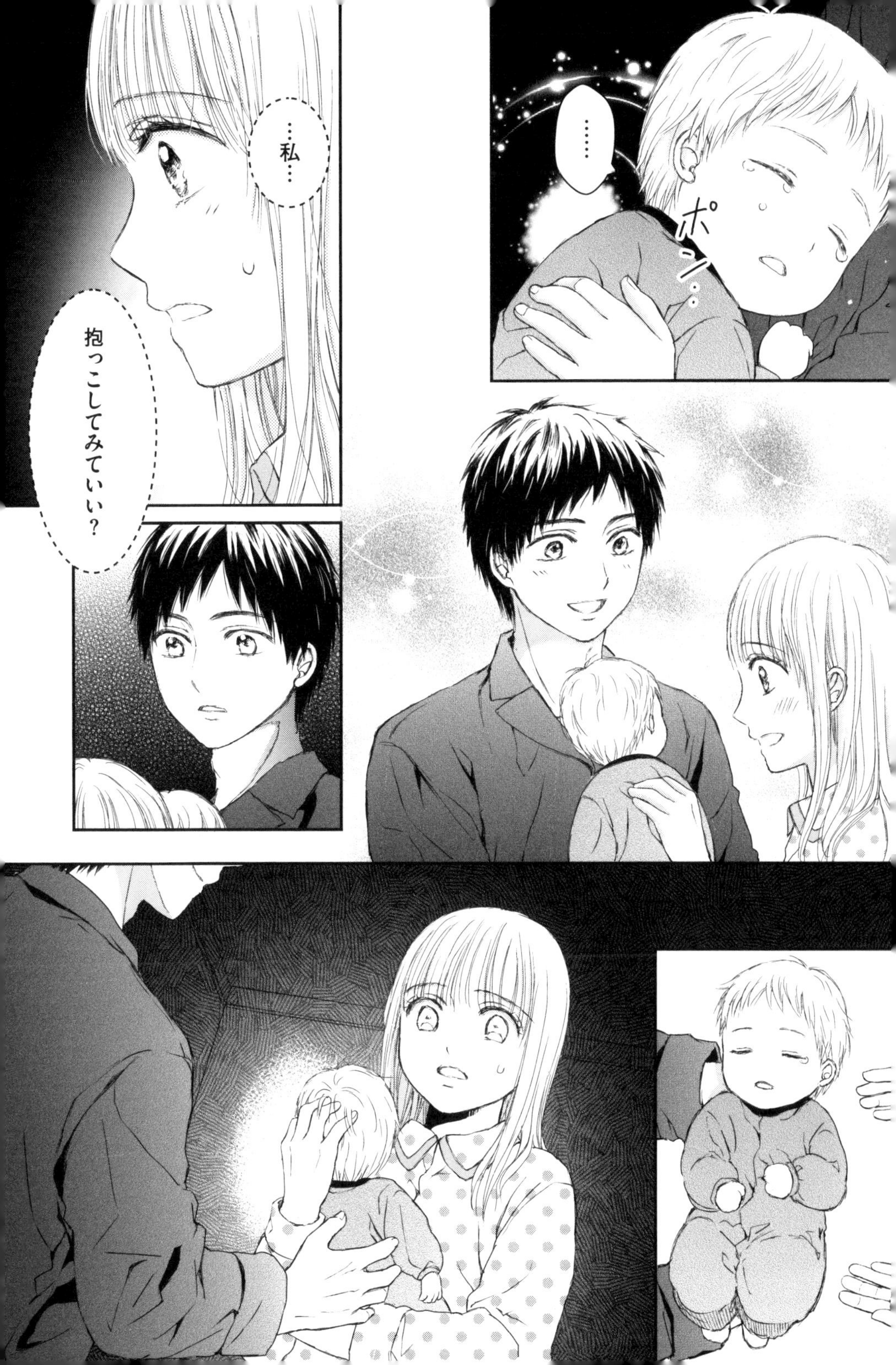
……
ポン…
…私…
抱っこしてみていい？

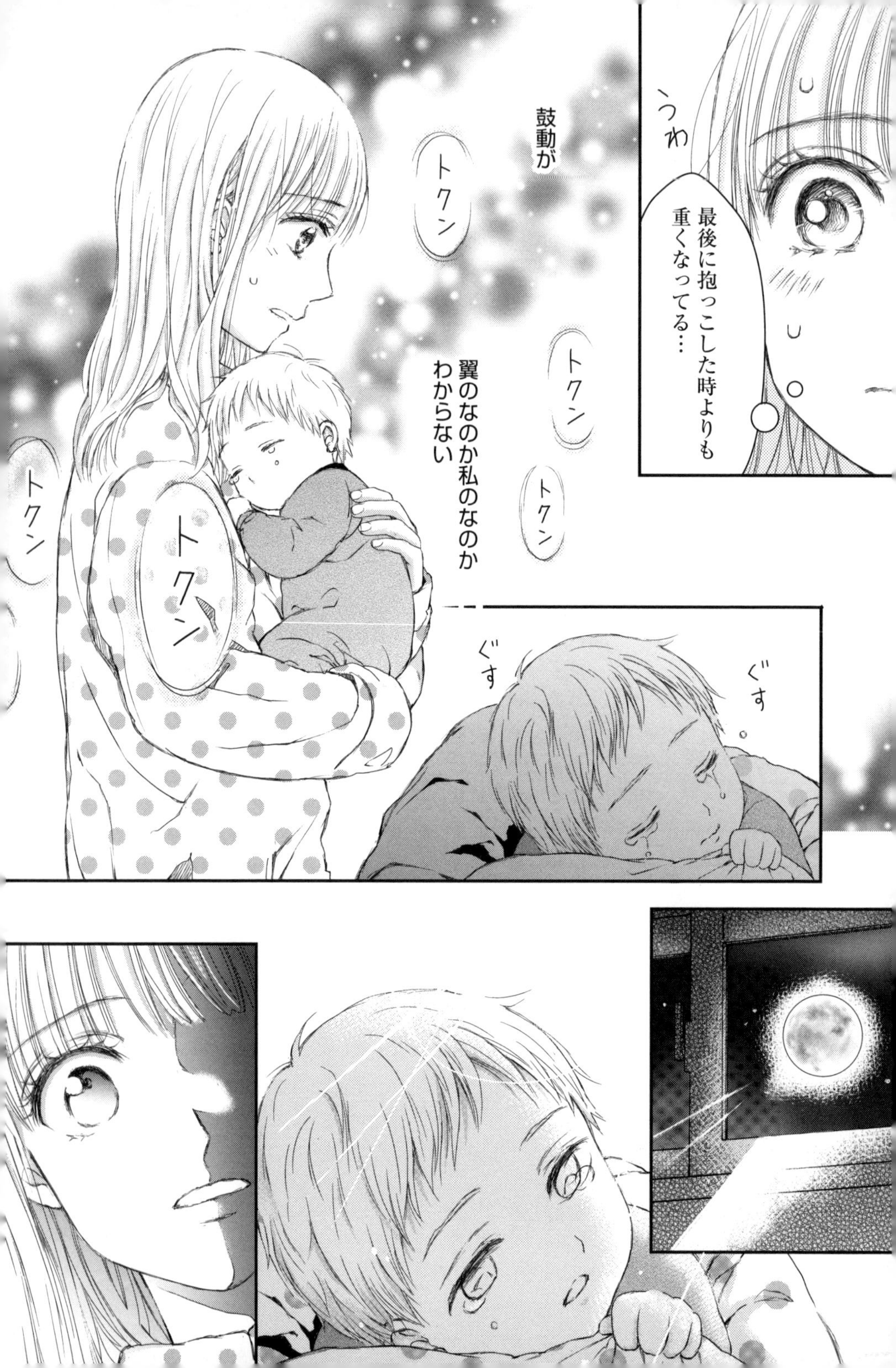

うわ
最後に抱っこした時よりも重くなってる…
鼓動が
トクン
トクン
トクン
翼のなのか私のなのかわからない
トクン
トクン
ぐす
ぐす

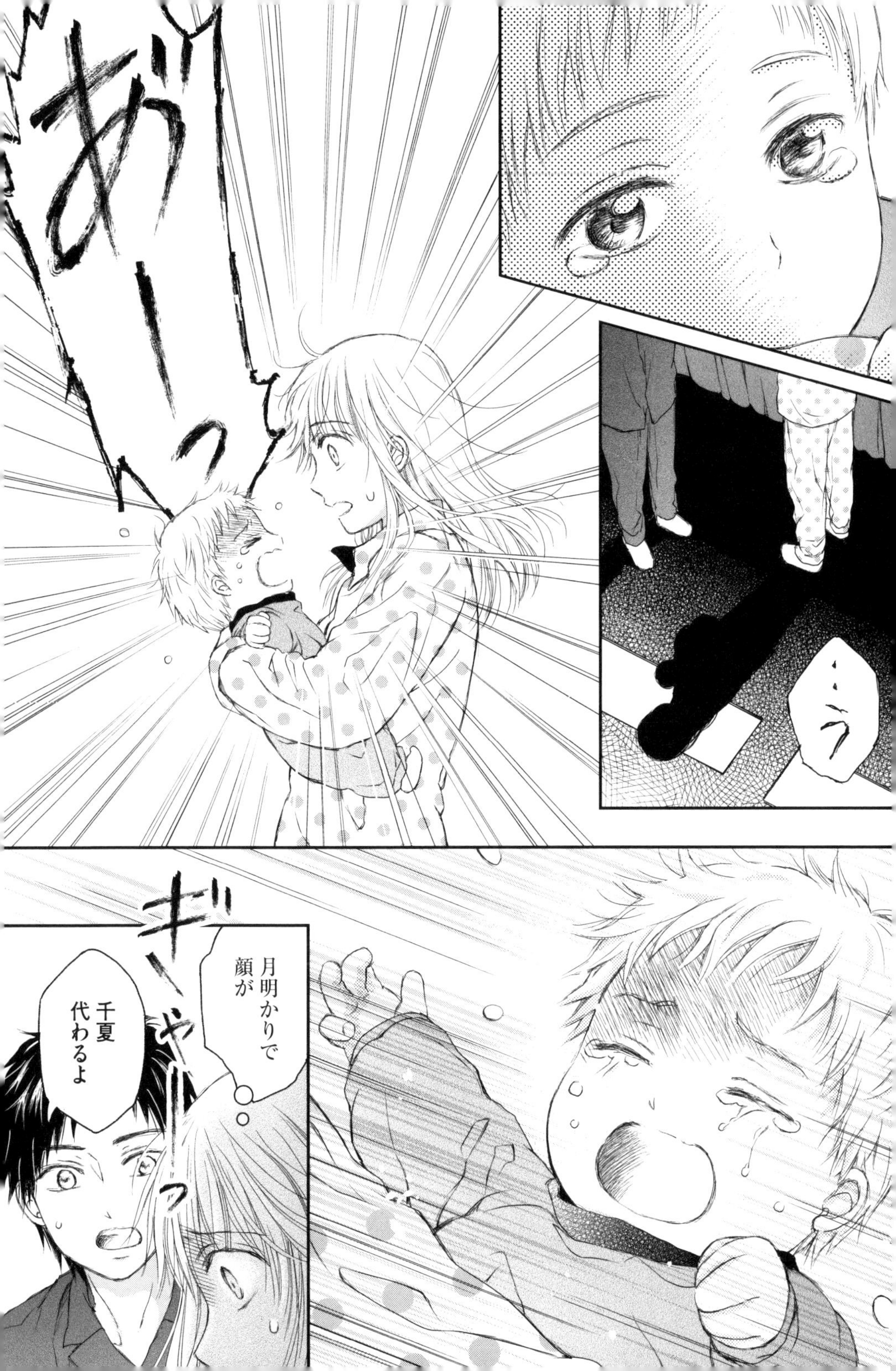
あーーっ
…ッ
ギャーーッ
月明かりで顔が
千夏代わるよ

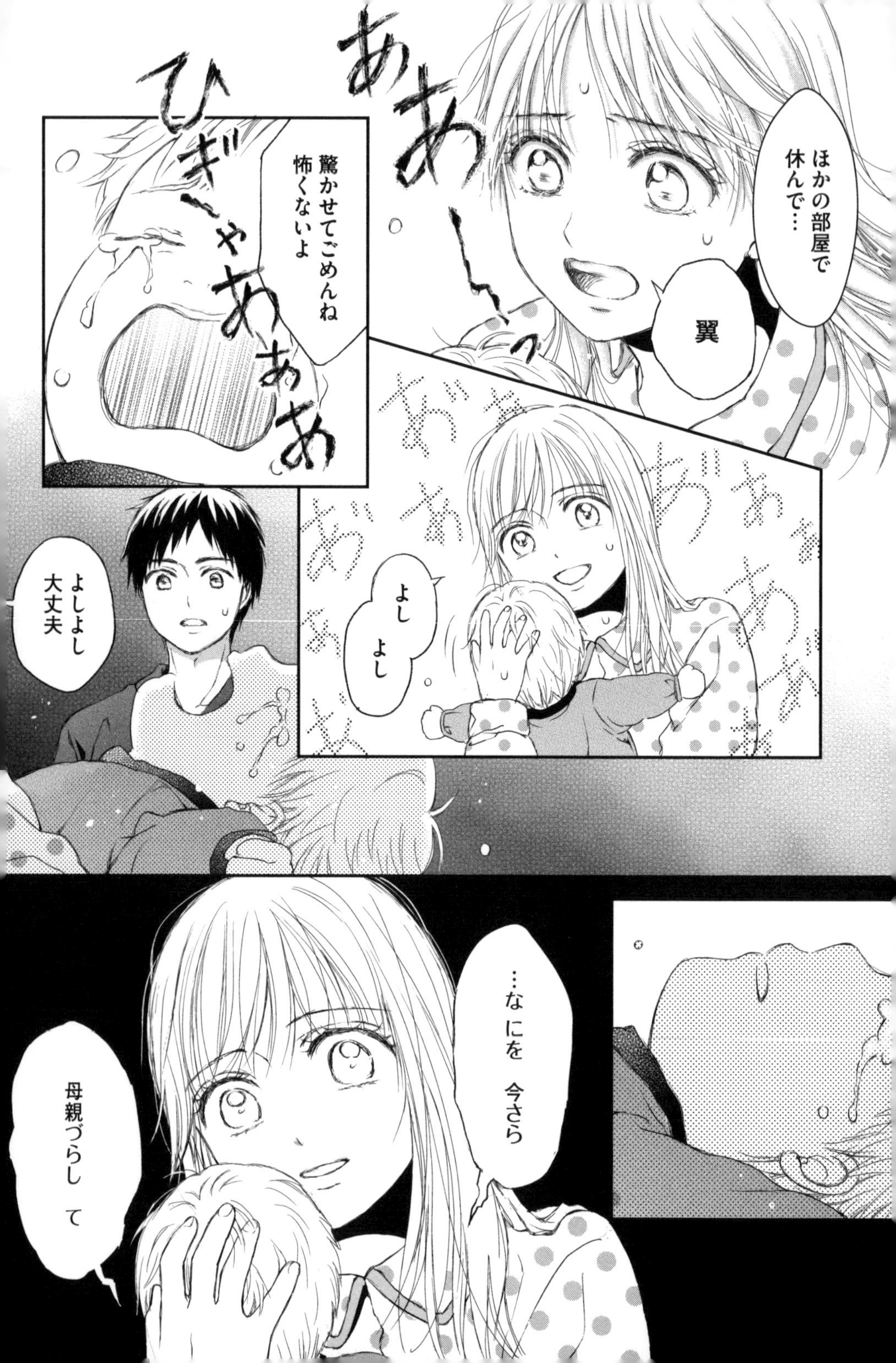
ああ～っ
ほかの部屋で休んで…
翼
ひぎゃ～あああ
驚かせてごめんね 怖くないよ
よし よし
よしよし大丈夫
…なにを 今さら
母親づらして

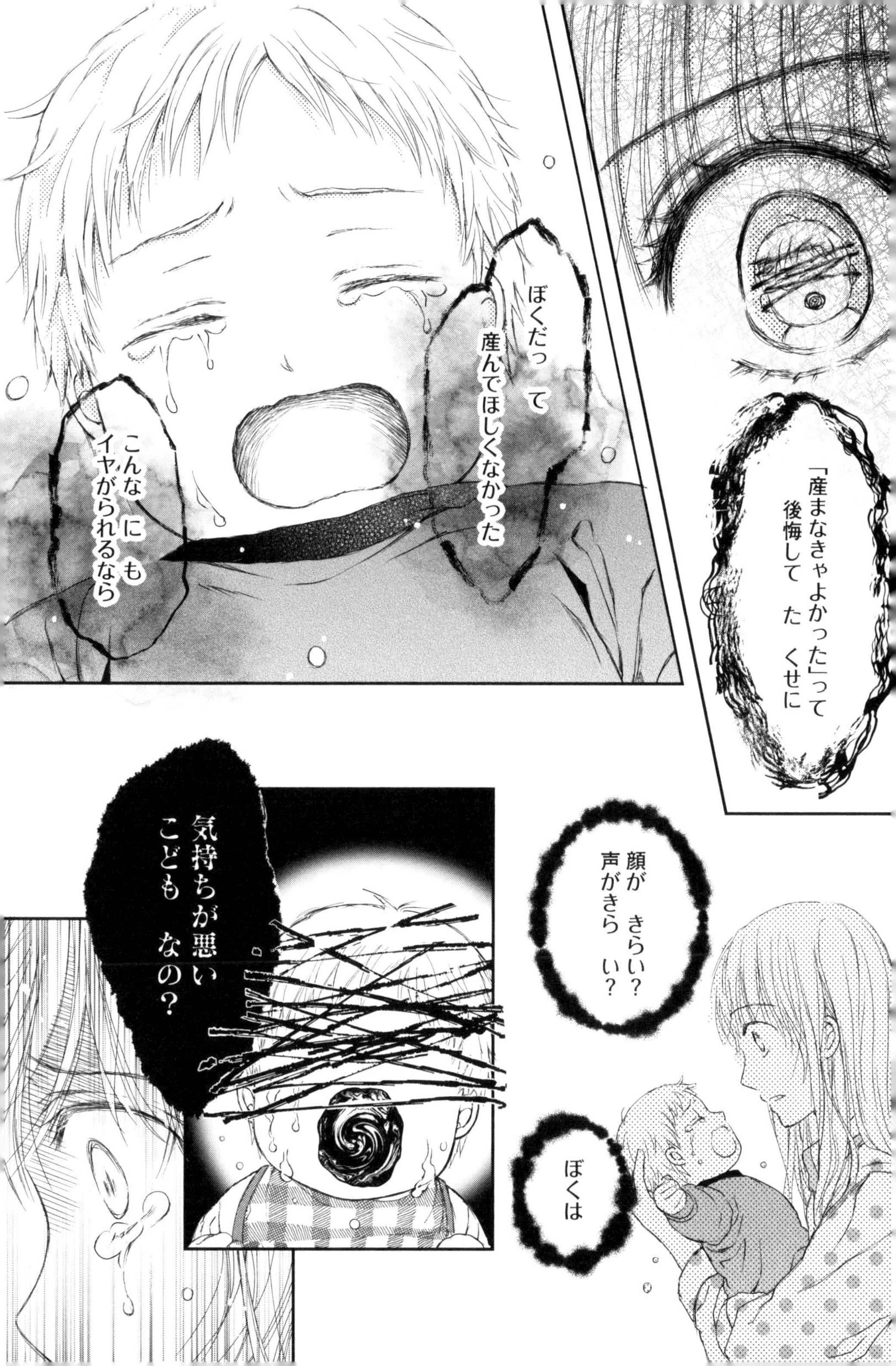
「産まなきゃよかった」って
後悔して　た　くせに
ぼくだっ　て
産んでほしくなかった
こんな　にも
イヤがられるなら
顔が　きらい？
声がきら　い？
ぼくは
気持ちが悪い
こども　なの？

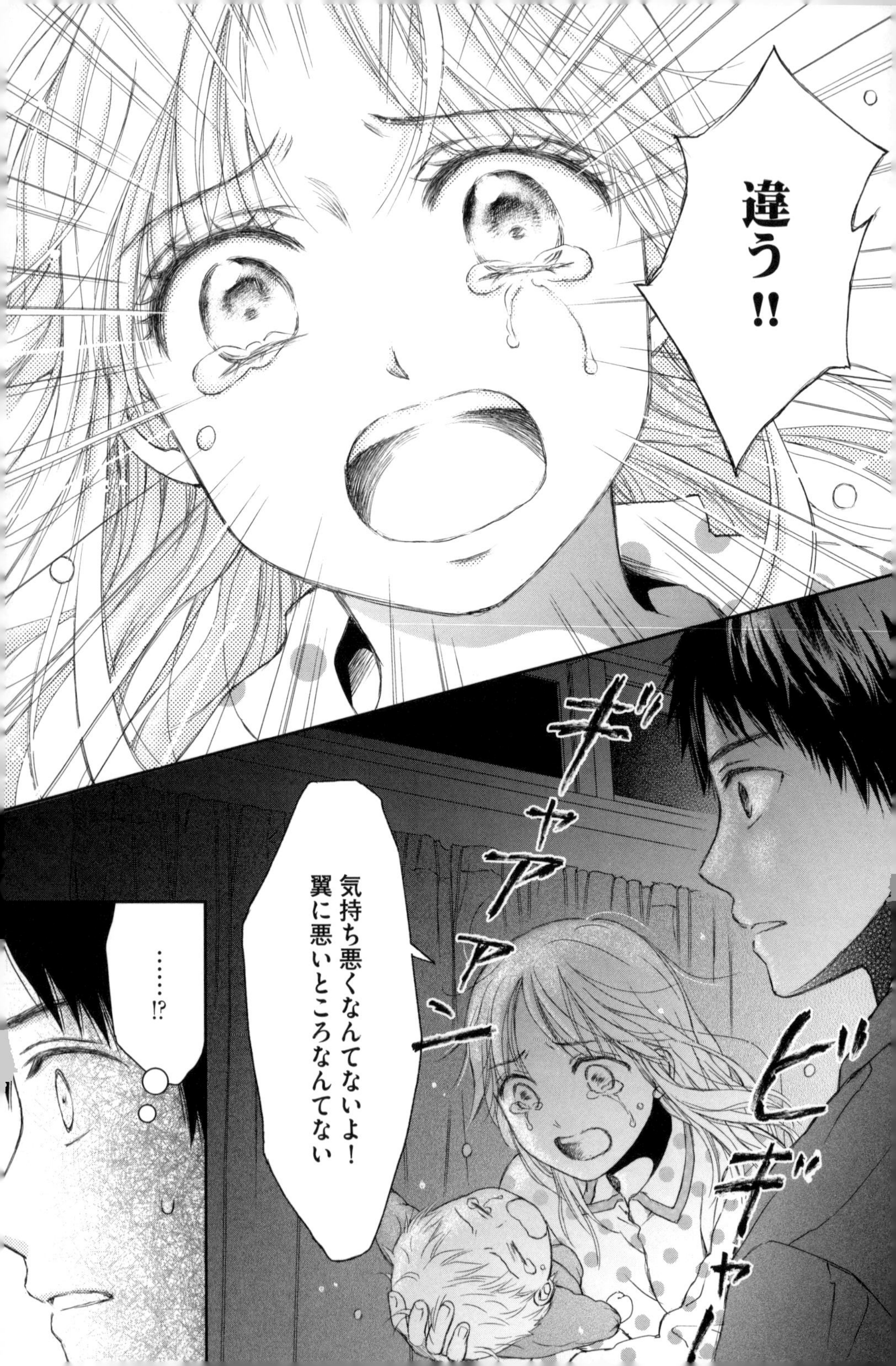
違う!!
ギャアアァ～
気持ち悪くなんてないよ！
翼に悪いところなんてない
ビギャギャー!
……!?

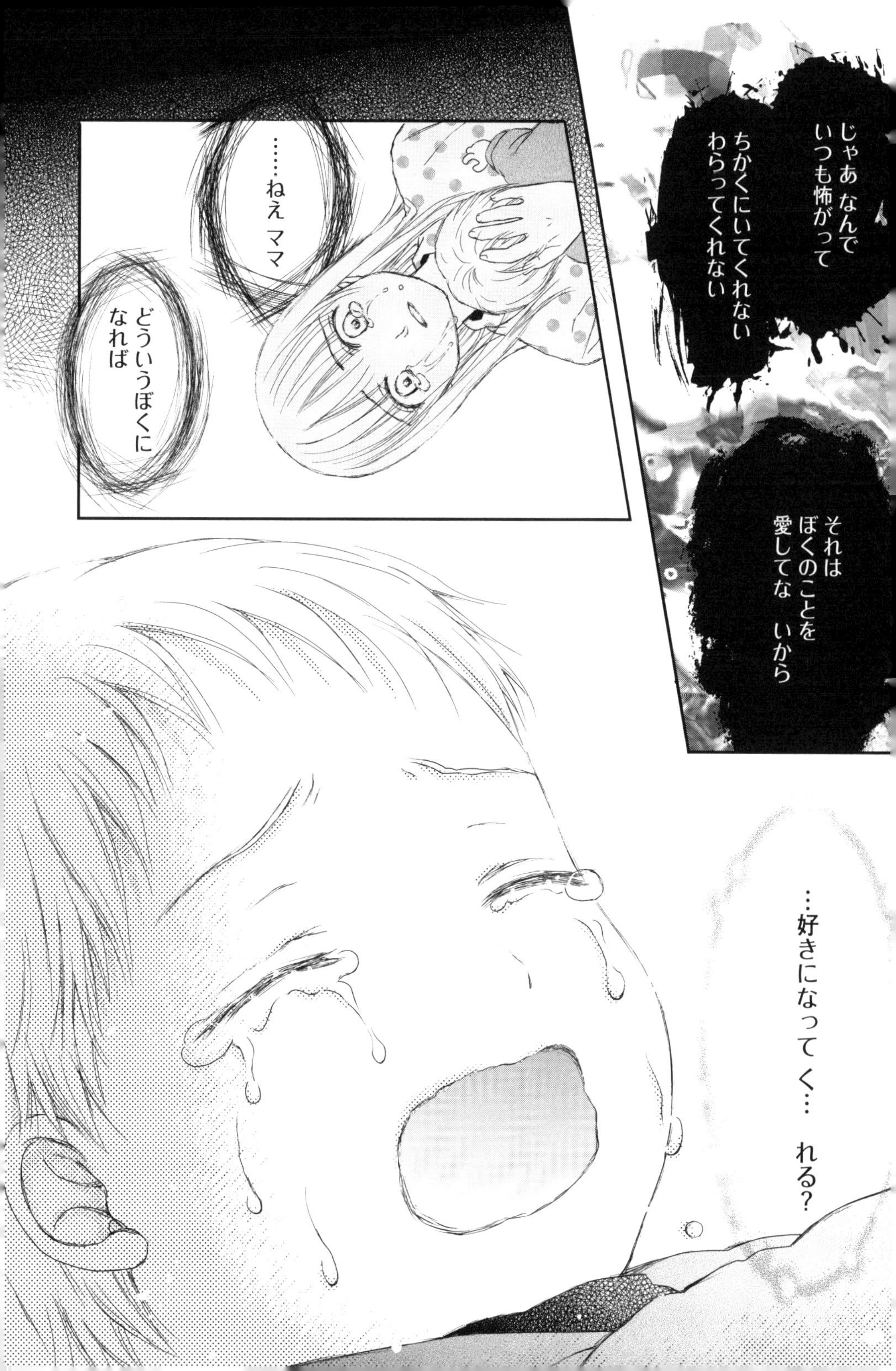
じゃあ なんで
いつも怖がって
ちかくにいてくれない
わらってくれない
それは
ぼくのことを
愛してな　いから
……ねえ ママ
どういうぼくに
なれば
…好きになってく…　れる?

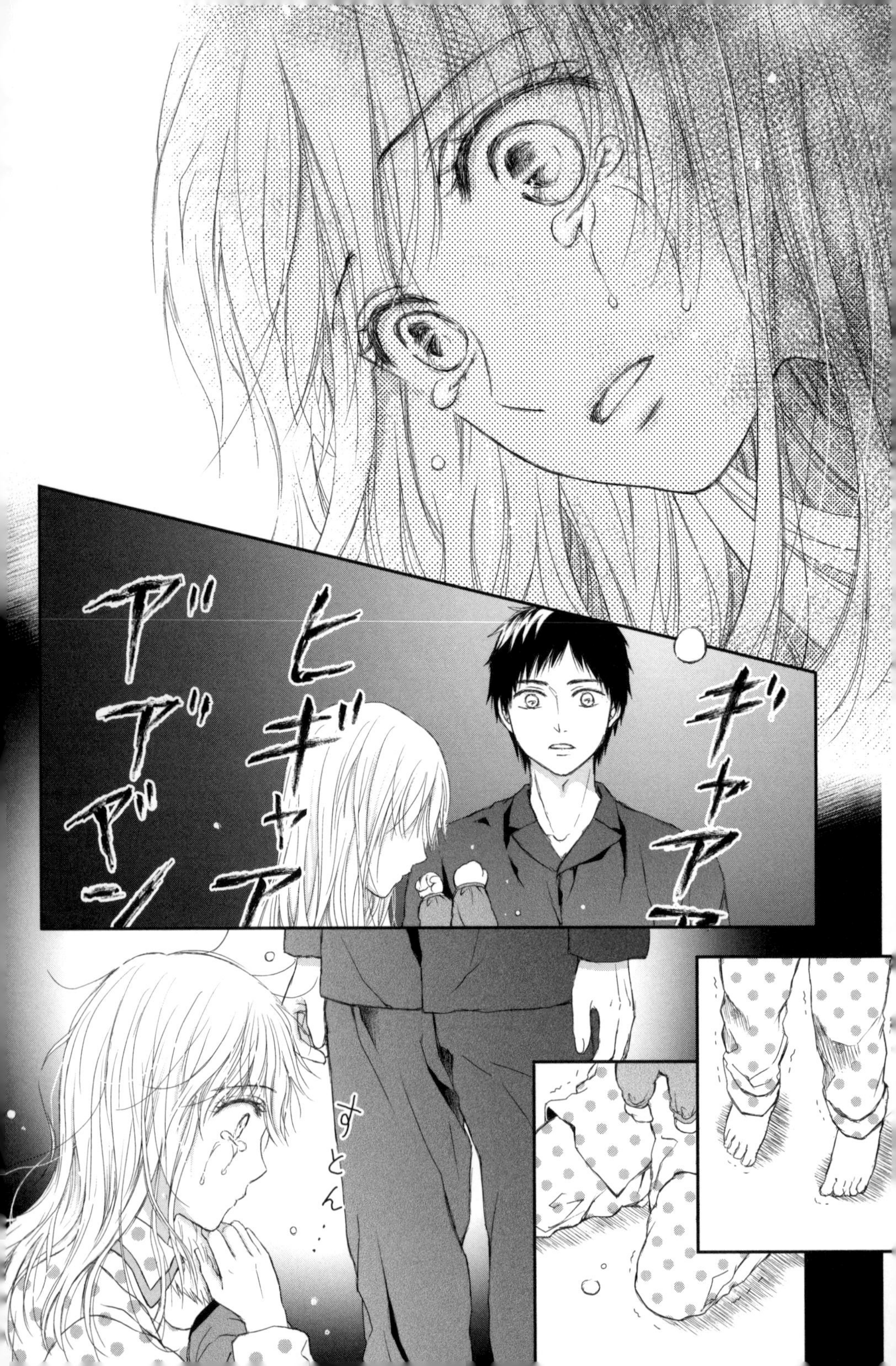
ギャアア
ヒギャア
ア゛ア゛ア゛ーン
すとん…

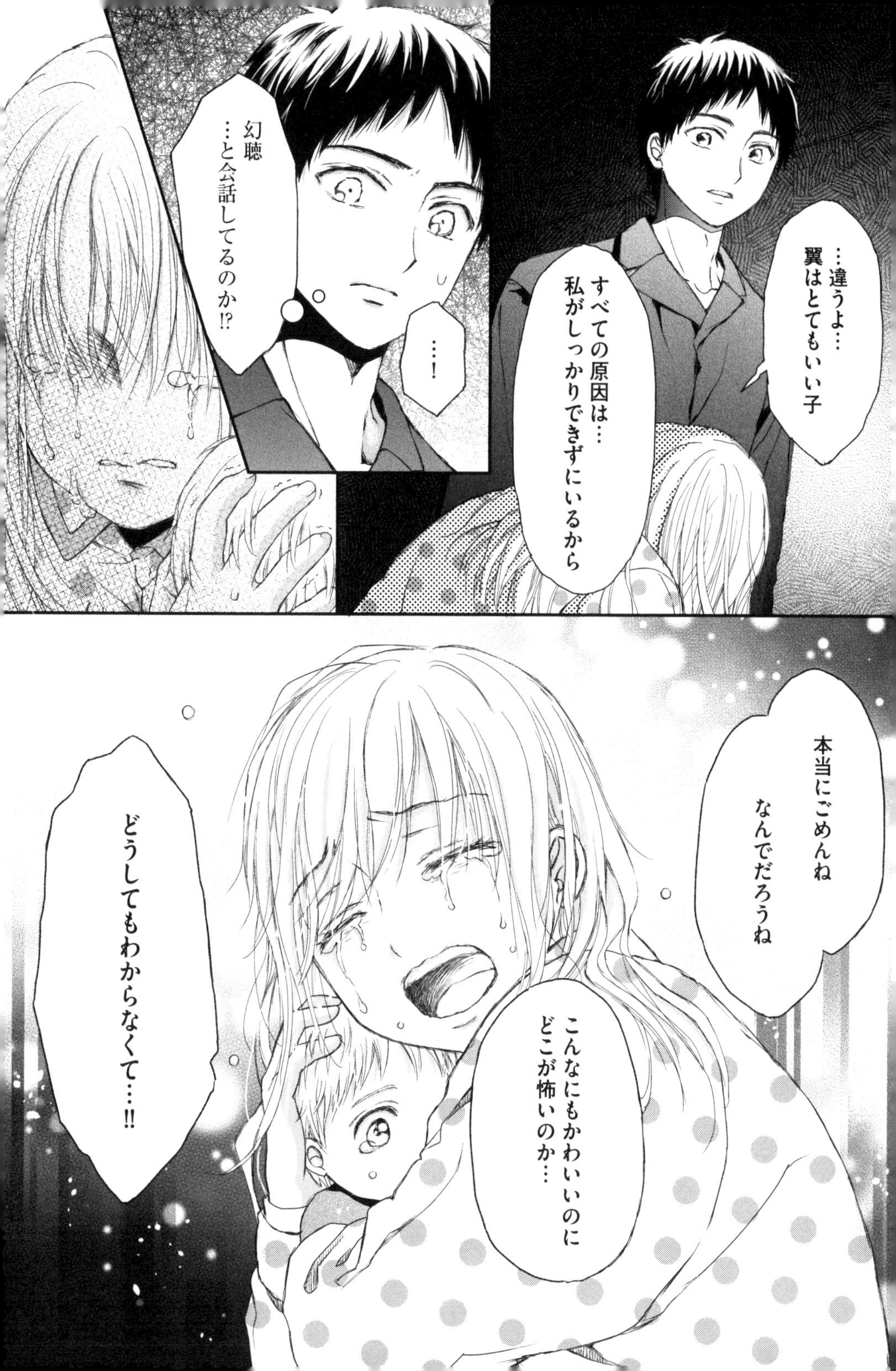
…違うよ…
翼はとてもいい子
すべての原因は…
私がしっかりできずにいるから
…！
幻聴
…と会話してるのか⁉
本当にごめんね
なんでだろうね
こんなにもかわいいのに
どこが怖いのか…
どうしてもわからなくて…‼

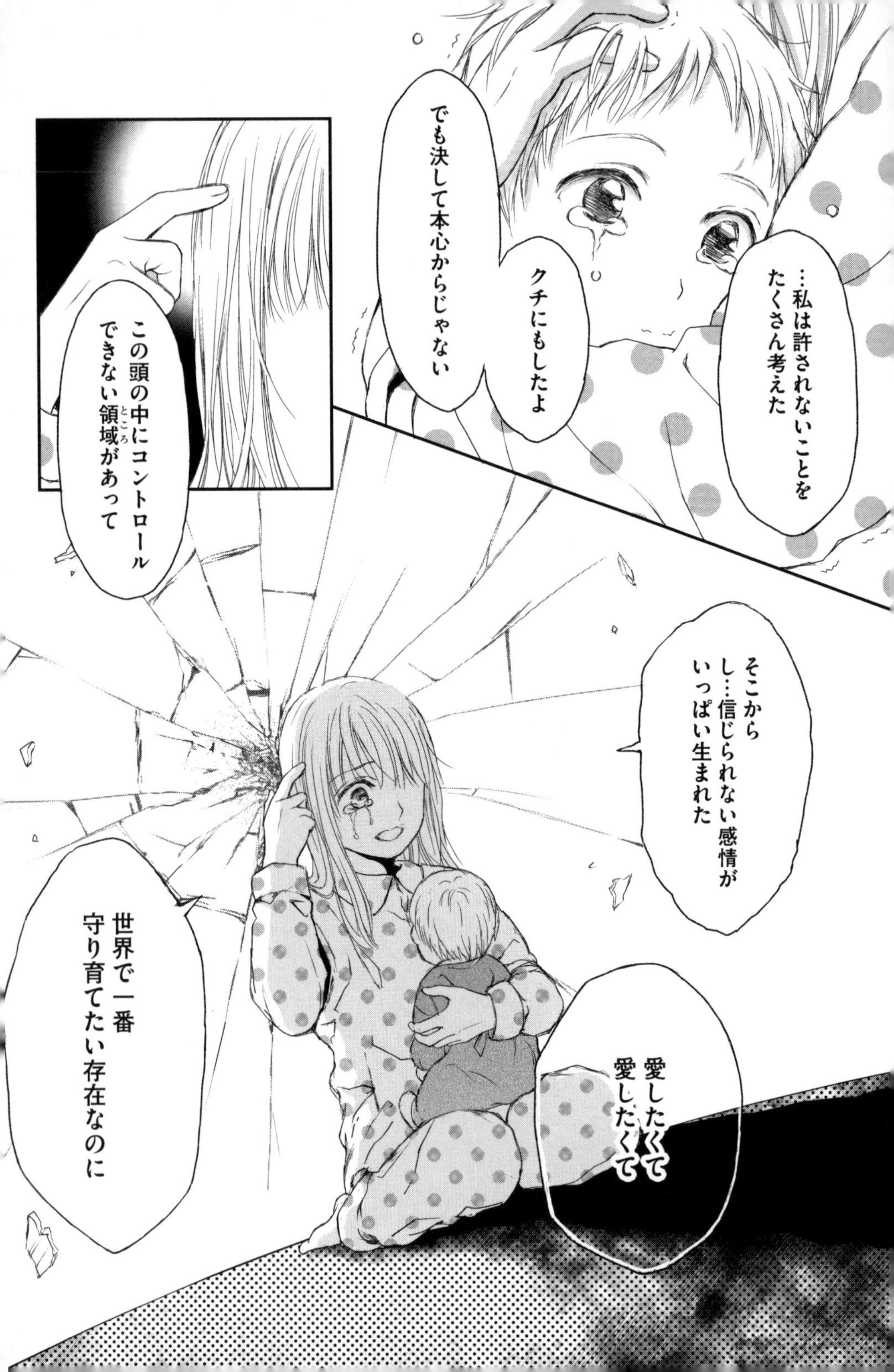
…私は許されないことをたくさん考えた
クチにもしたよ
でも決して本心からじゃない
この頭の中にコントロールできない領域《ところ》があって
そこからし…信じられない感情がいっぱい生まれた
愛したくて愛したくて
世界で一番守り育てたい存在なのに

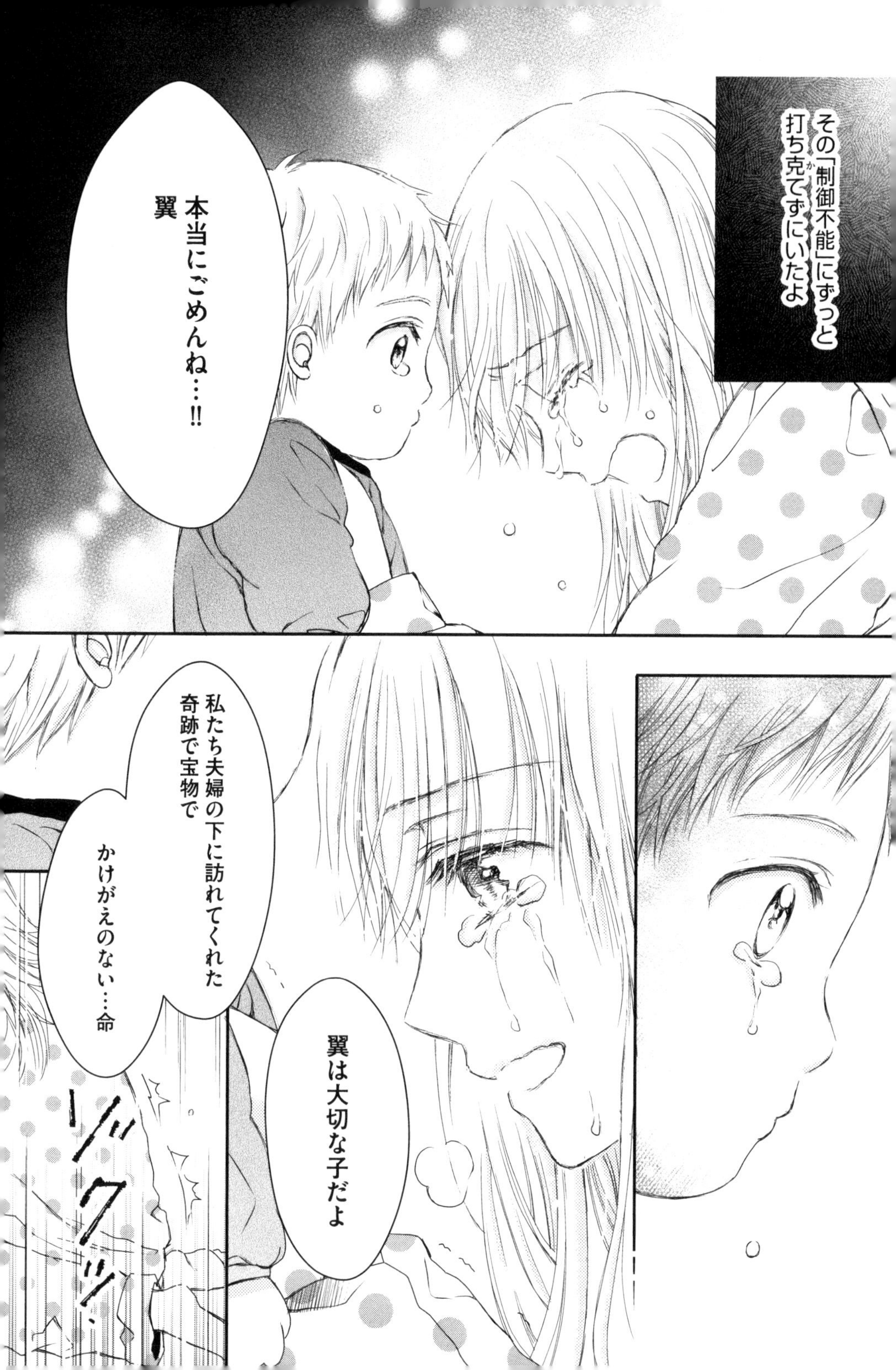
その「制御不能」にずっと
打ち克《か》てずにいたよ
本当にごめんね…!!
翼
翼は大切な子だよ
私たち夫婦の下に訪れてくれた
奇跡で宝物で
かけがえのない…命
ジクッ

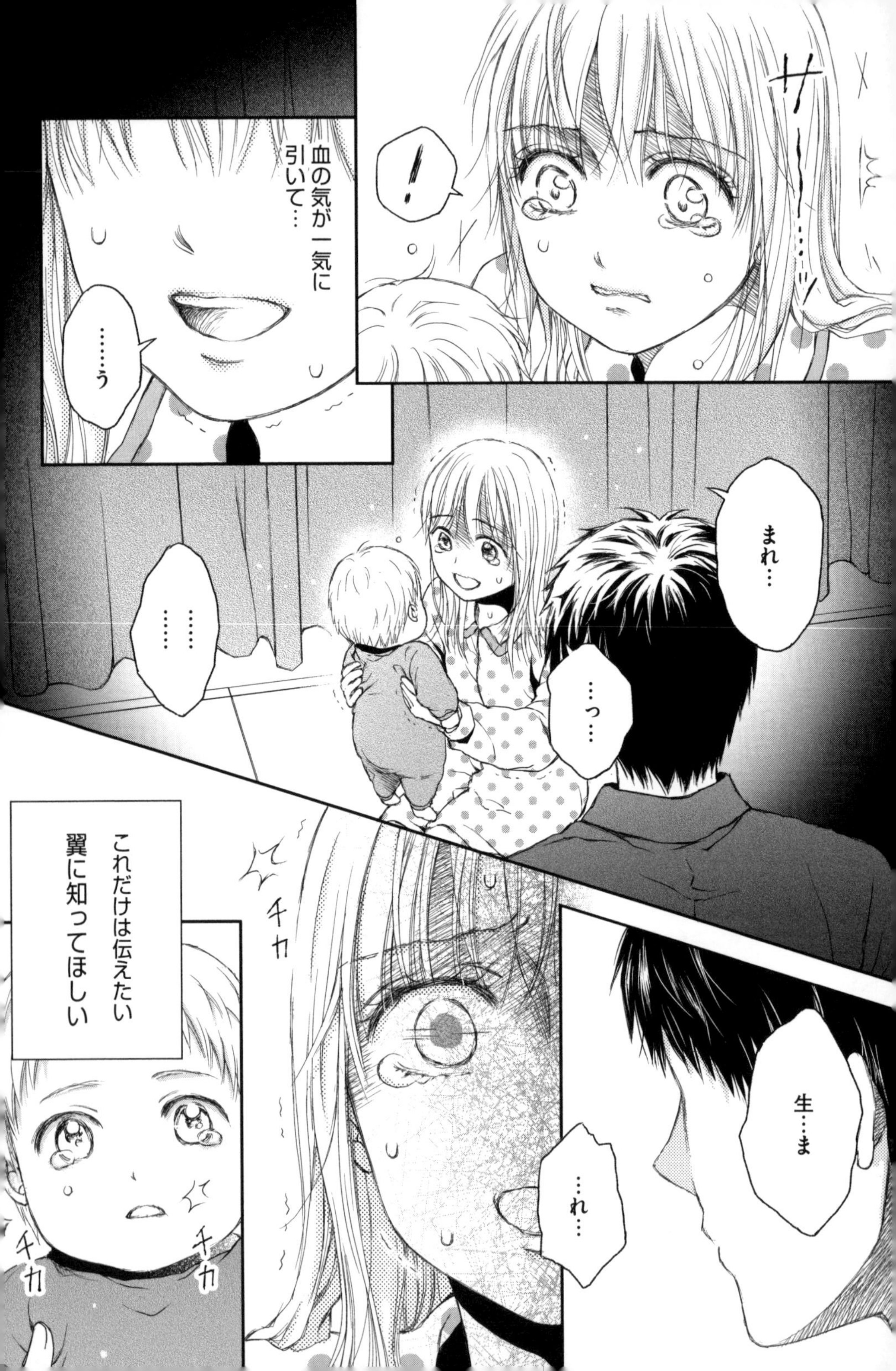

サ———…ッ
！
血の気が一気に引いて…
……ぅ
まれ…
……
…っ…
生…ま
…れ…
チカ
チカ
これだけは伝えたい
翼に知ってほしい
チカ

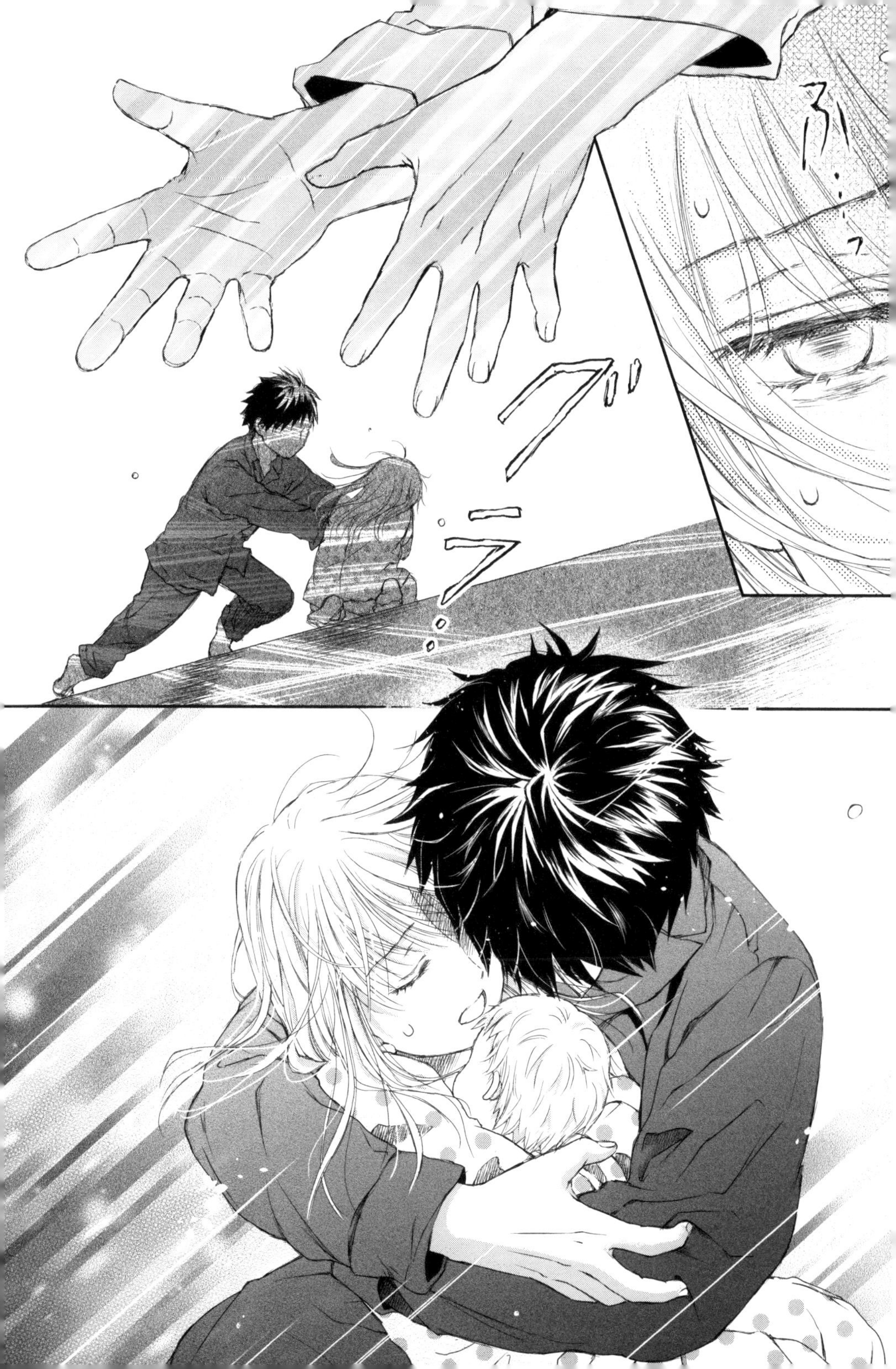

ふ…っ
グラ…

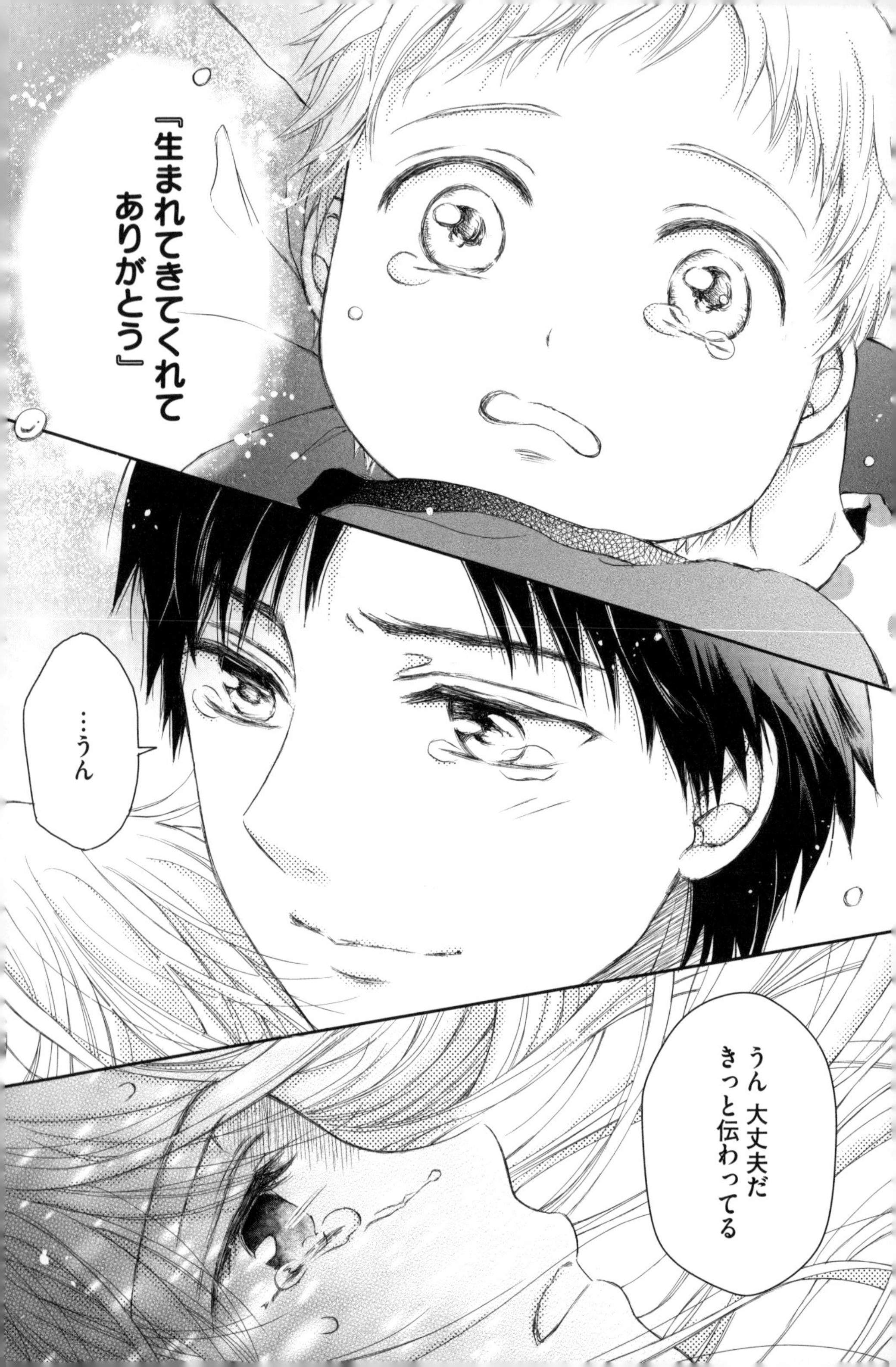
『生まれてきてくれて
ありがとう』
…うん
うん 大丈夫だ
きっと伝わってる

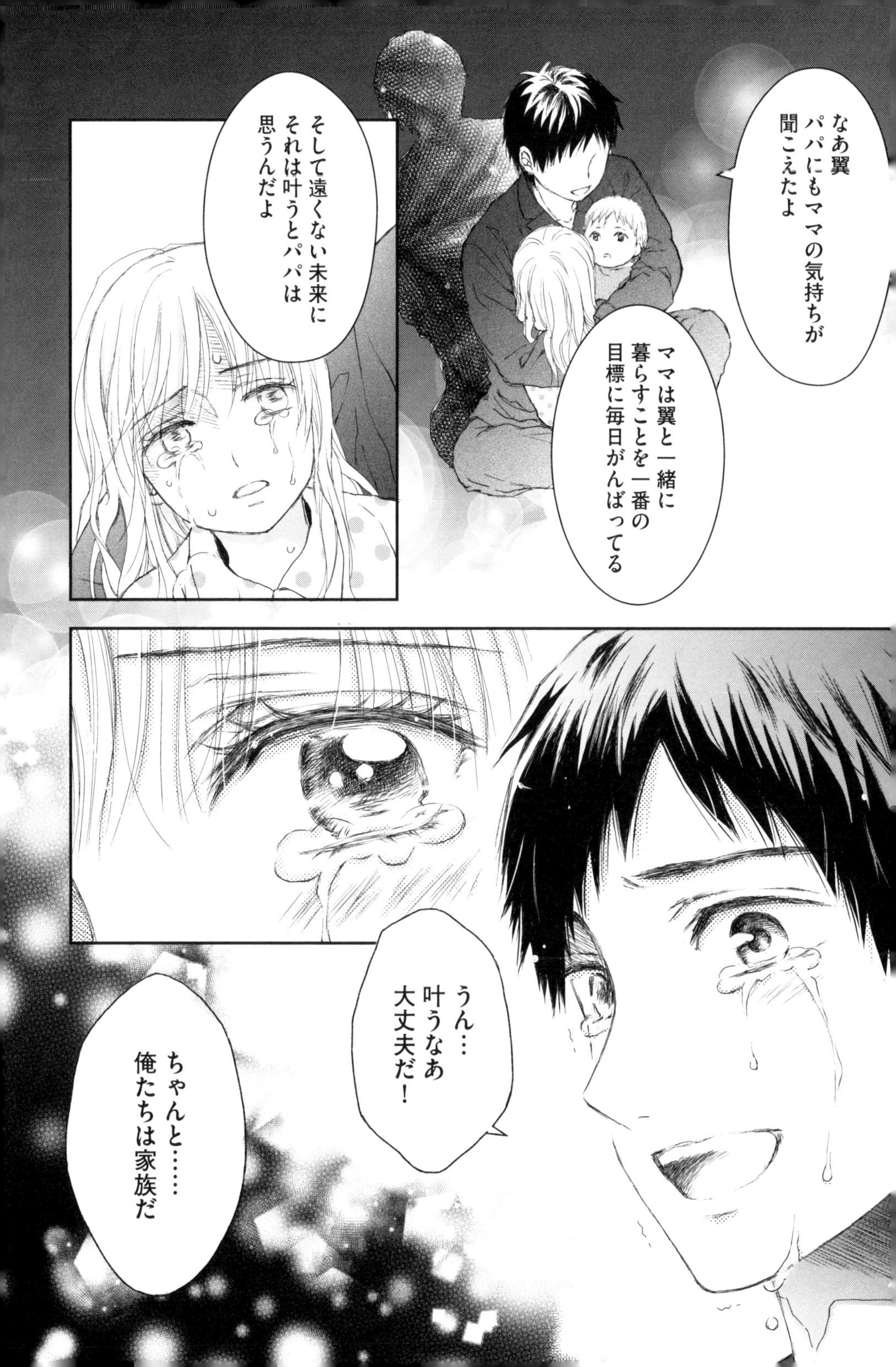
なあ翼 パパにもママの気持ちが 聞こえたよ
ママは翼と一緒に 暮らすことを一番の 目標に毎日がんばってる
そして遠くない未来に それは叶うとパパは 思うんだよ
うん… 叶うなあ 大丈夫だ！
ちゃんと…… 俺たちは家族だ

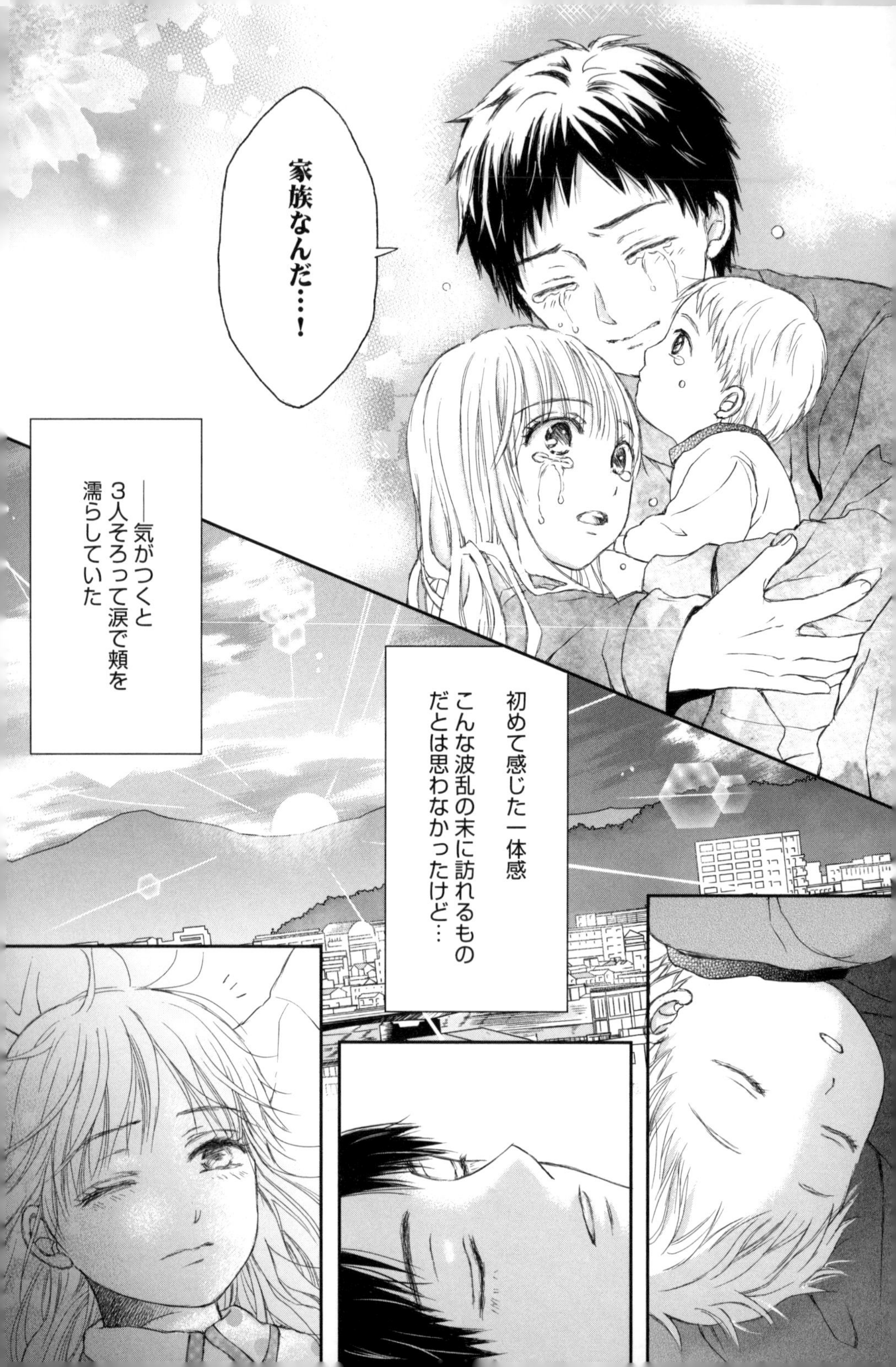
家族なんだ…！
──気がつくと
3人そろって涙で頬を
濡らしていた
初めて感じた一体感
こんな波乱の末に訪れるもの
だとは思わなかったけど…

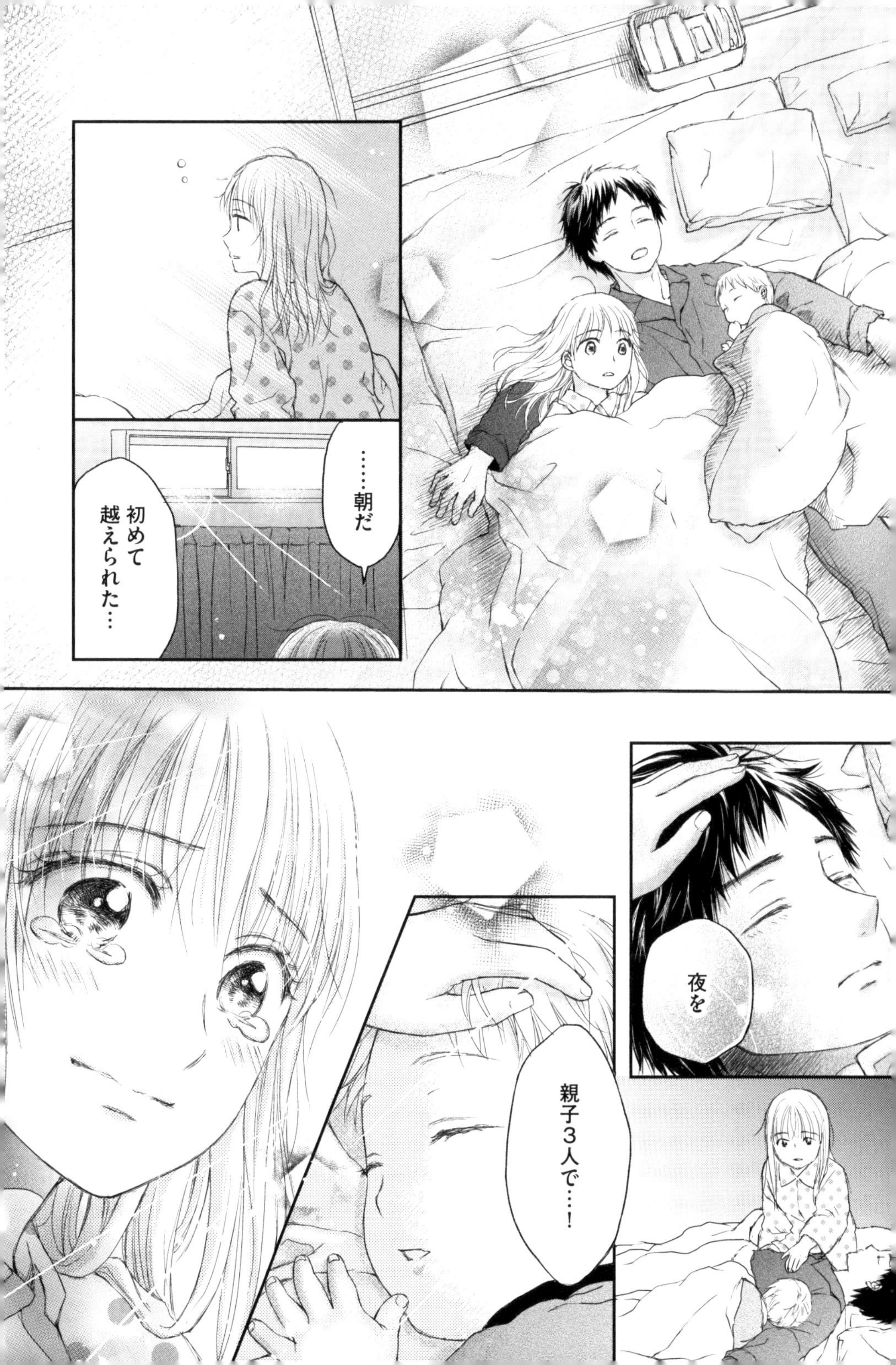
……朝だ
初めて越えられた…
夜を
親子3人で…!

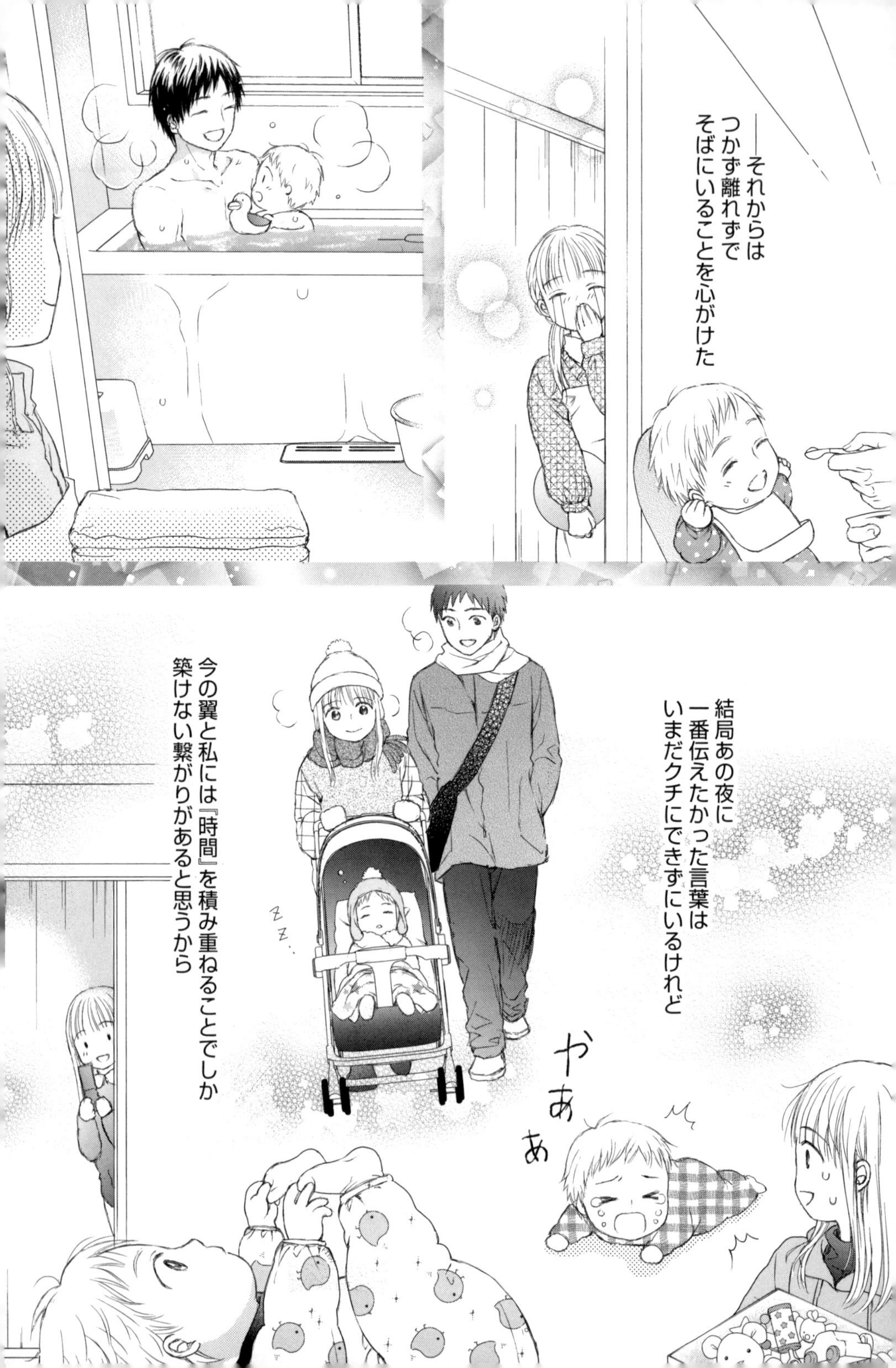
──それからは
つかず離れず
そばにいることを心がけた
結局あの夜に
一番伝えたかった言葉は
いまだクチにできずにいるけれど
今の翼と私には『時間』を積み重ねることでしか
築けない繋がりがあると思うから
やあぁ

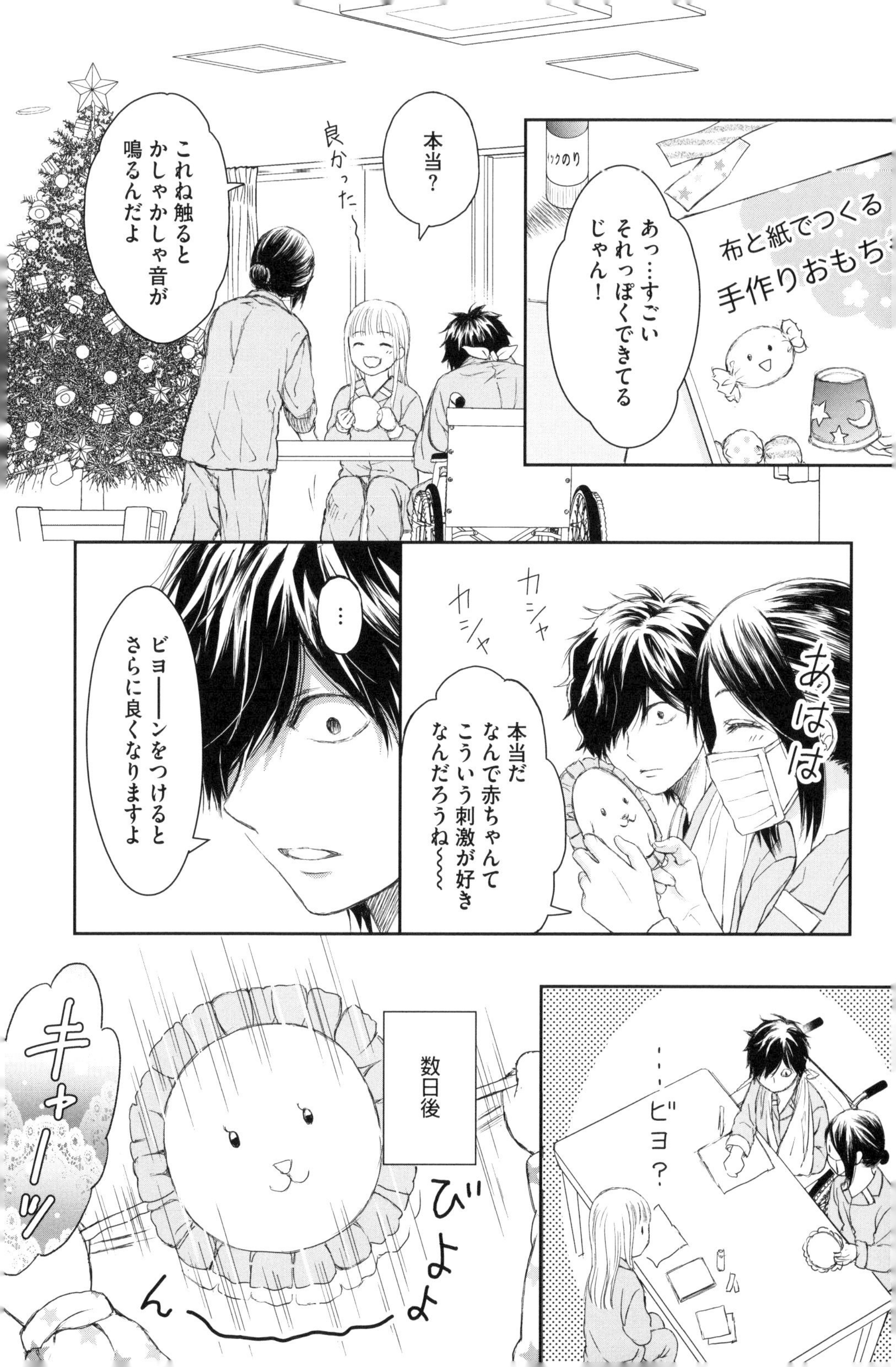
布と紙でつくる
手作りおもち
あっ…すごい
それっぽくできてる
じゃん！
本当？
良かった〜
これね触ると
かしゃかしゃ音が
鳴るんだよ
カシャ
カシャ
あはは
本当だ
なんで赤ちゃんて
こういう刺激が好き
なんだろうね〜〜
…
ビヨーーンをつけると
さらに良くなりますよ
…ビヨ？
数日後
びよよよん〜
キャーーッ

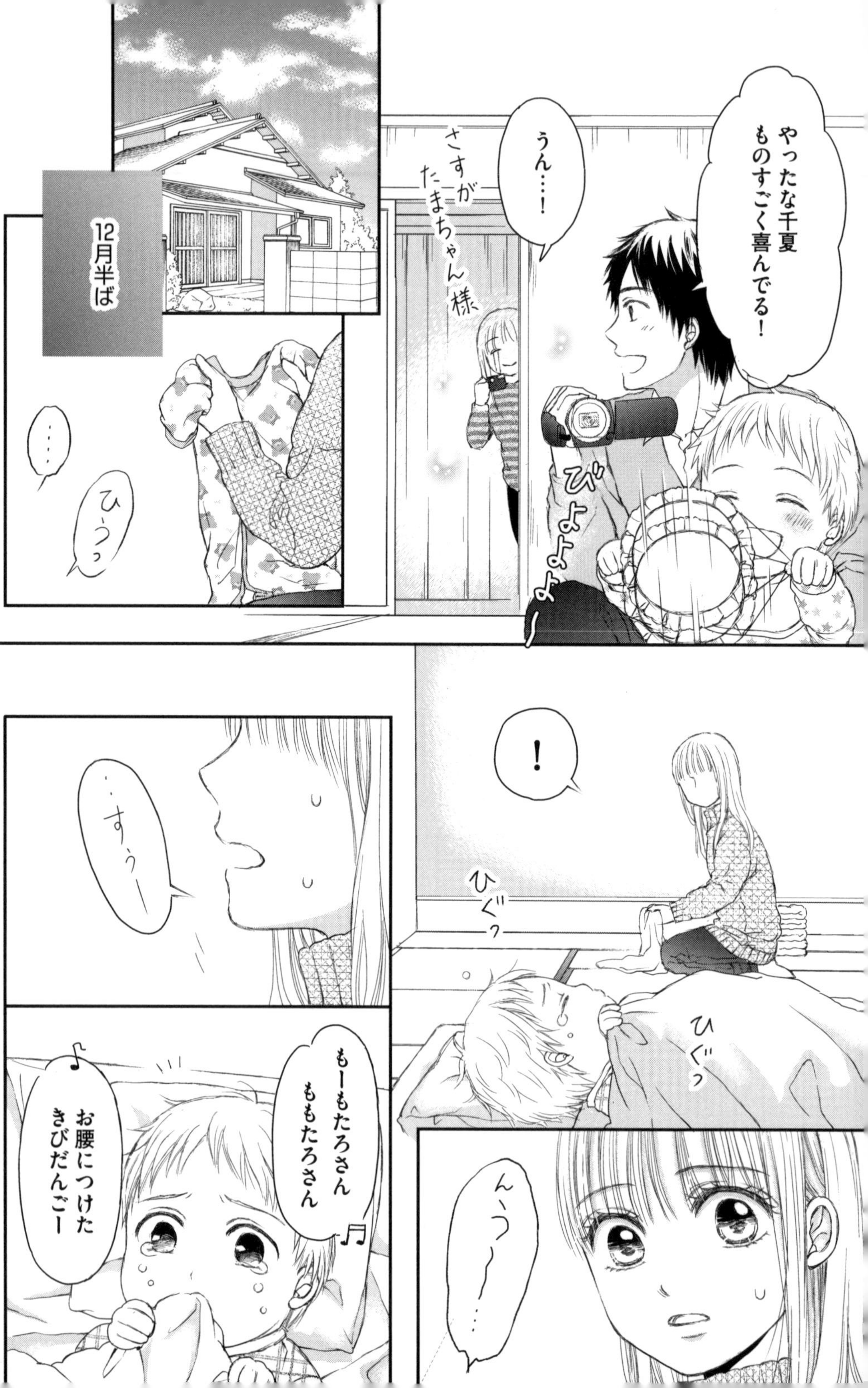
12月半ば
やったな千夏
ものすごく喜んでる！
うん…！
さすがたまちゃん様
ぴよよよよ～
…
ひうっっ
!
…すぅー
ひぐっ
ひぐっ
んっー…
もーもたろさん
ももたろさん
お腰につけた
きびだんごー

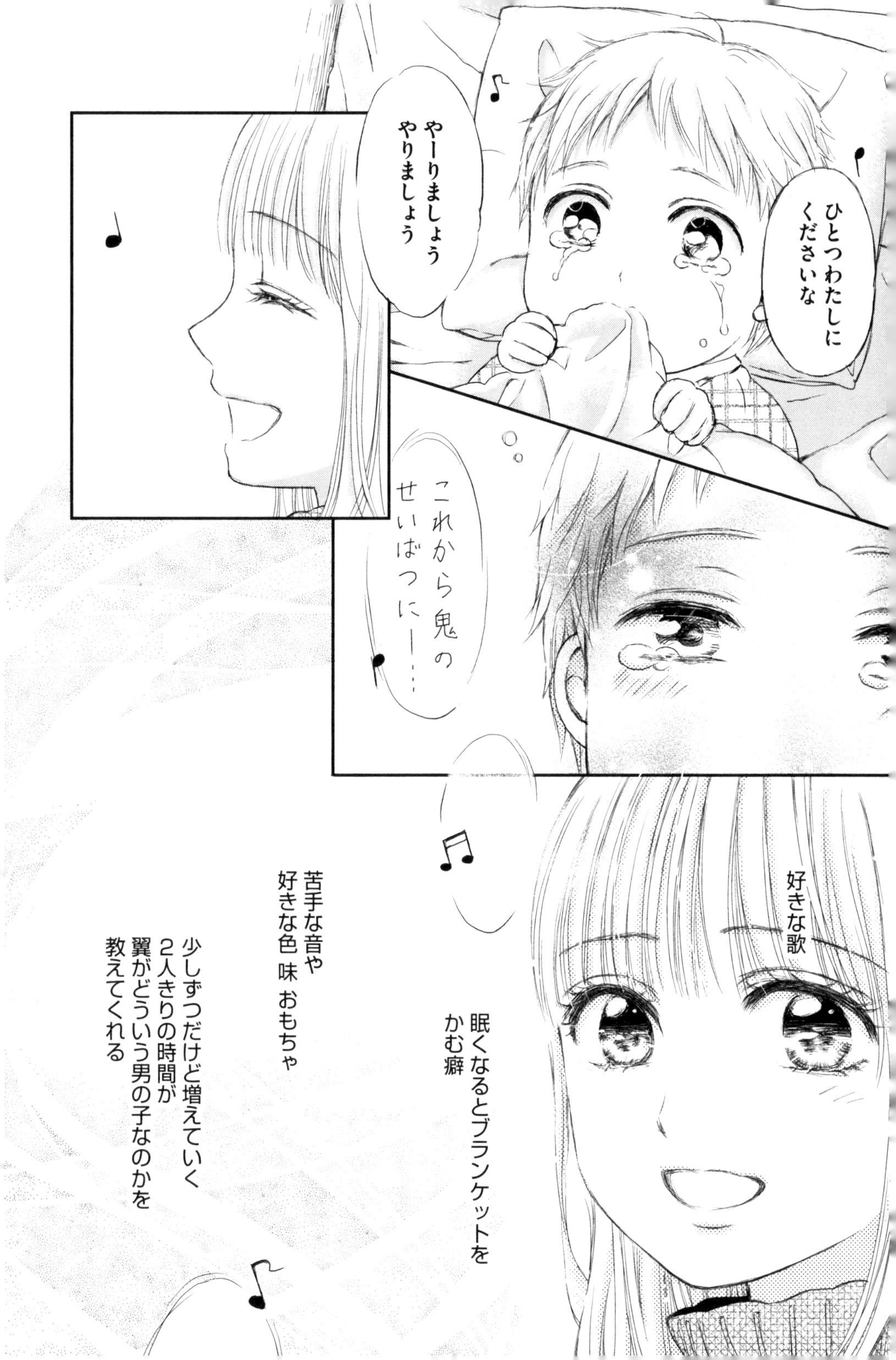
ひとつわたしにくださいな
やーりましょうやりましょう
これから鬼のせいばつに――…
好きな歌
眠くなるとブランケットをかむ癖
苦手な音や好きな色 味 おもちゃ
少しずつだけど増えていく
2人きりの時間が
翼がどういう男の子なのかを
教えてくれる

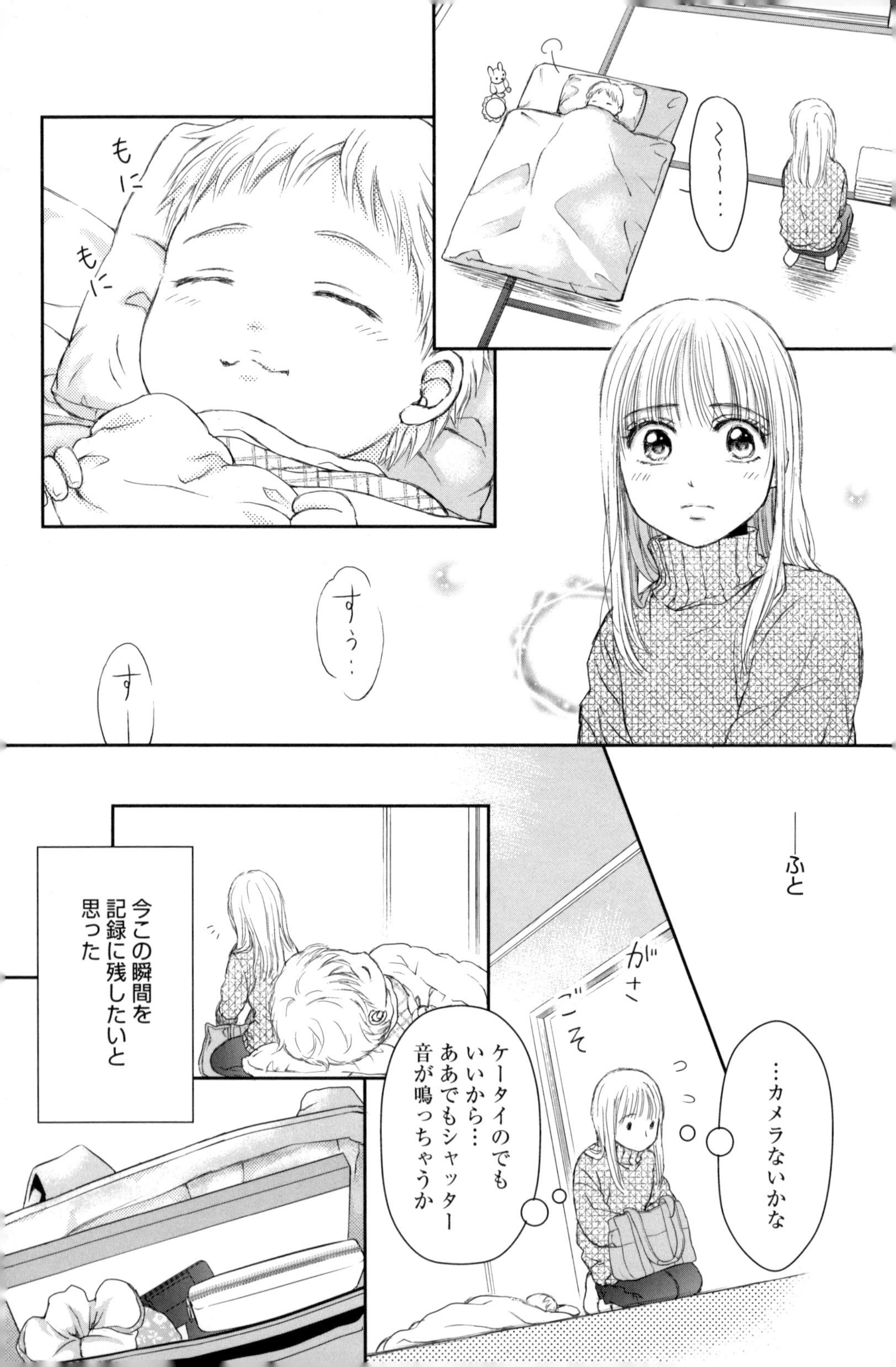
く〜〜…
もに
もに
すぅ…
す
――ふと
がさ
ごそ
…カメラないかな
ケータイのでもいいから…ああでもシャッター音が鳴っちゃうか
今この瞬間を記録に残したいと思った

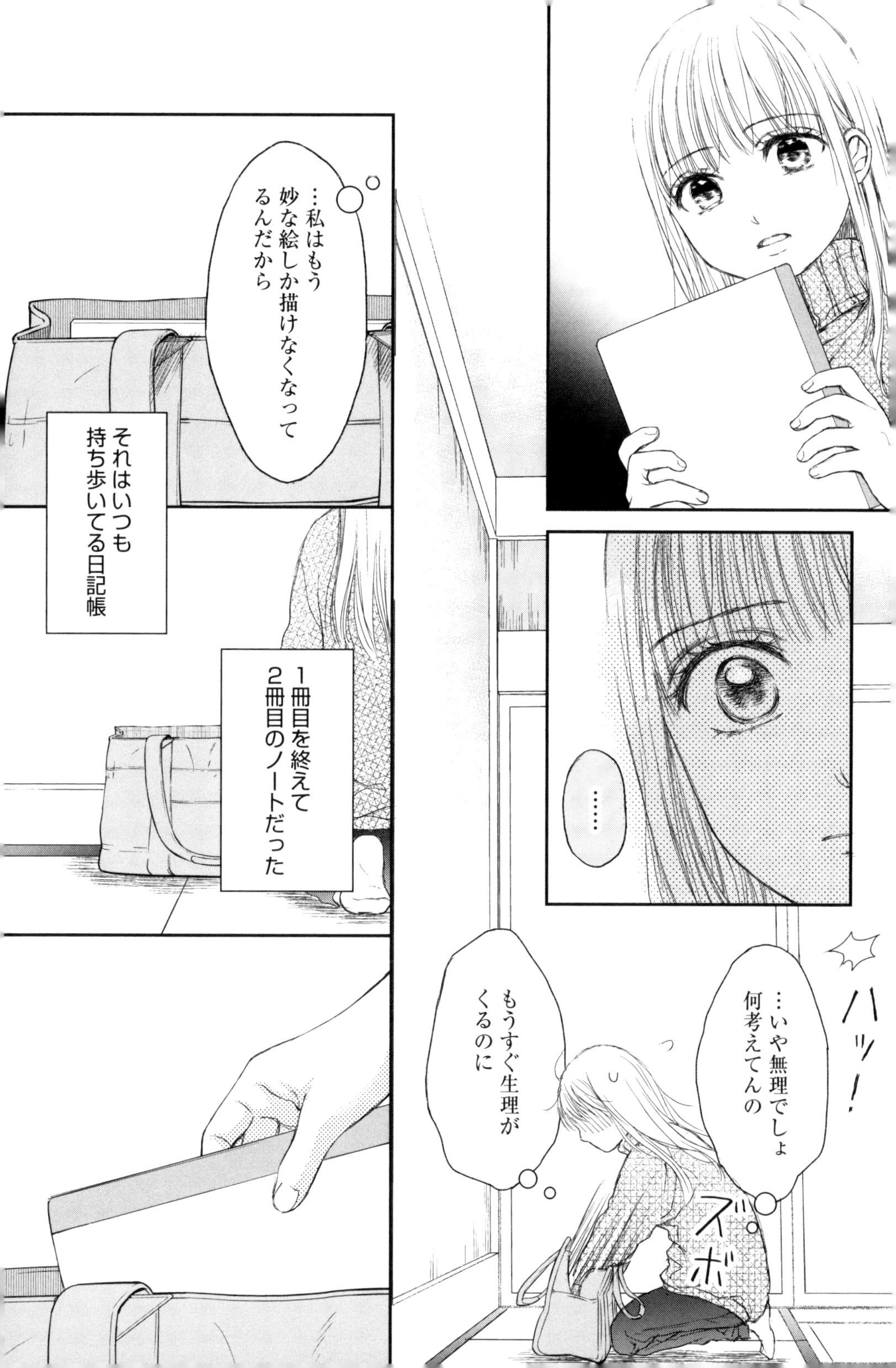
…私はもう妙な絵しか描けなくなってるんだから
それはいつも持ち歩いてる日記帳
……
1冊目を終えて2冊目のノートだった
ハッ!
…いや無理でしょ何考えてんの
もうすぐ生理がくるのに
ズボ

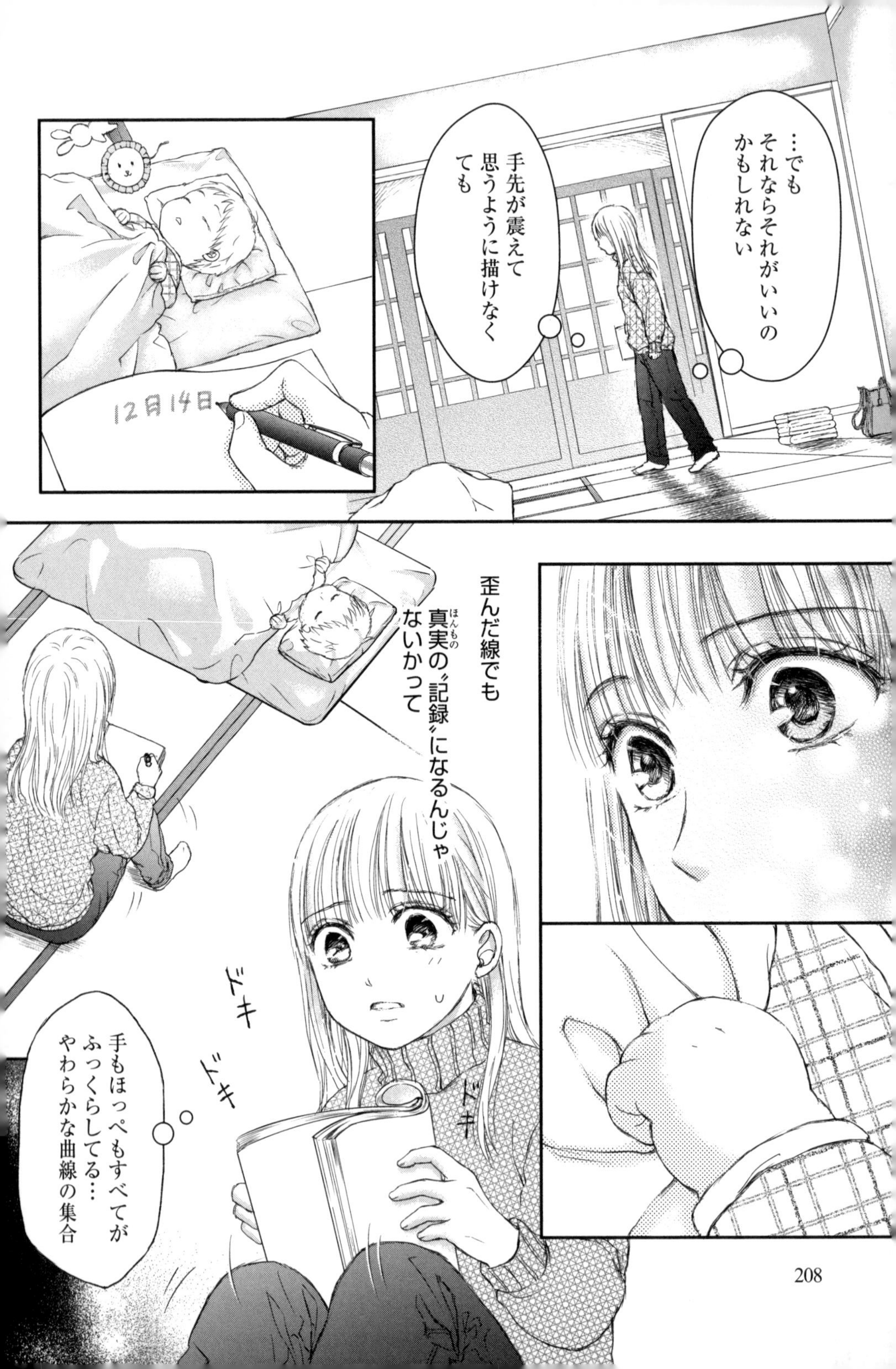
…でも
それならそれがいいの
かもしれない
手先が震えて
思うように描けなく
ても
12月14日
歪んだ線でも
真実《ほんもの》の〃記録〃になるんじゃ
ないかって
ドキ
ドキ
ドキ
手もほっぺもすべてが
ふっくらしてる…
やわらかな曲線の集合

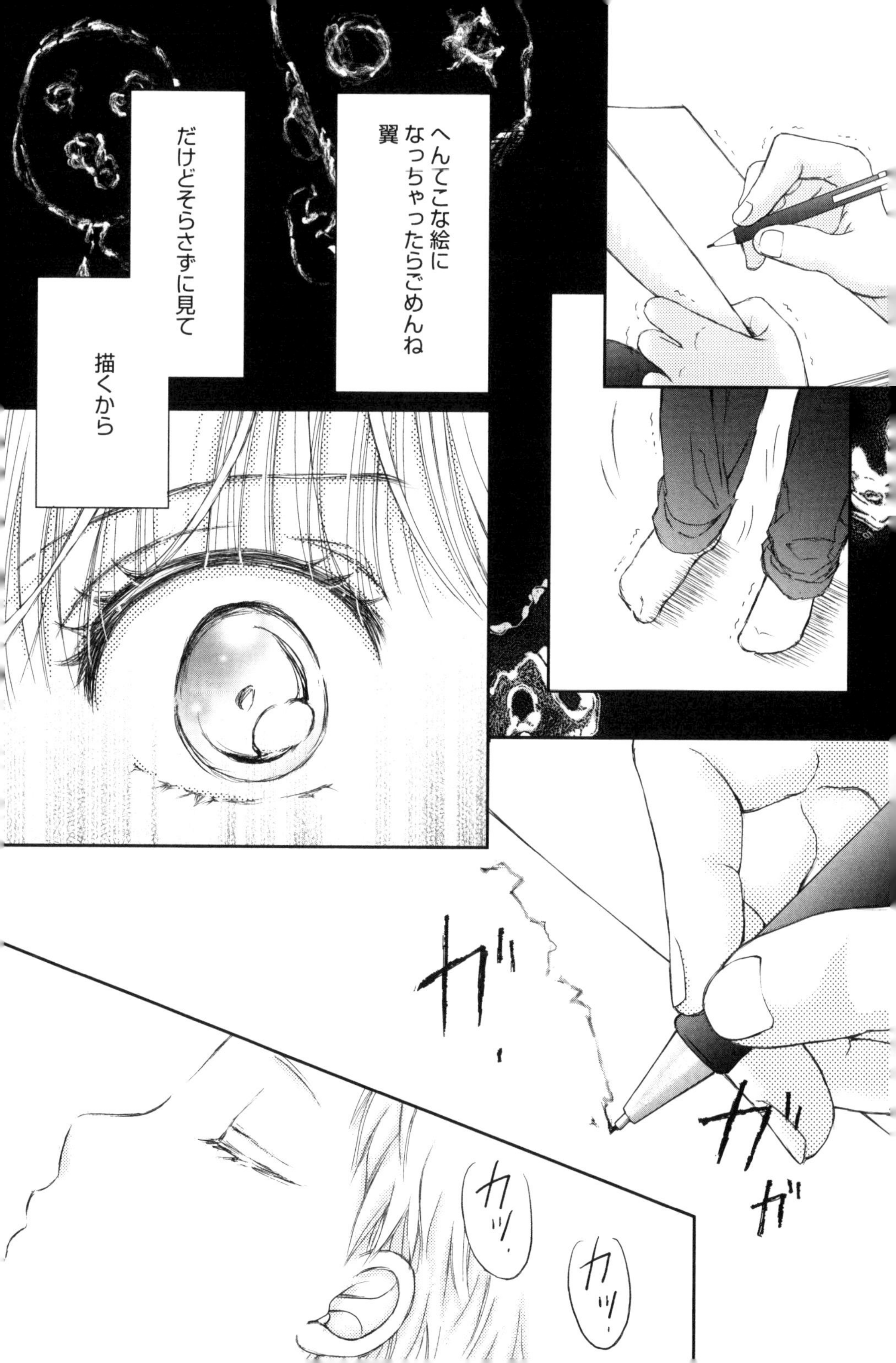
へんてこな絵に
なっちゃったらごめんね
翼
だけどそらさずに見て
描くから
ガガ
ガガ
カッ
カッ

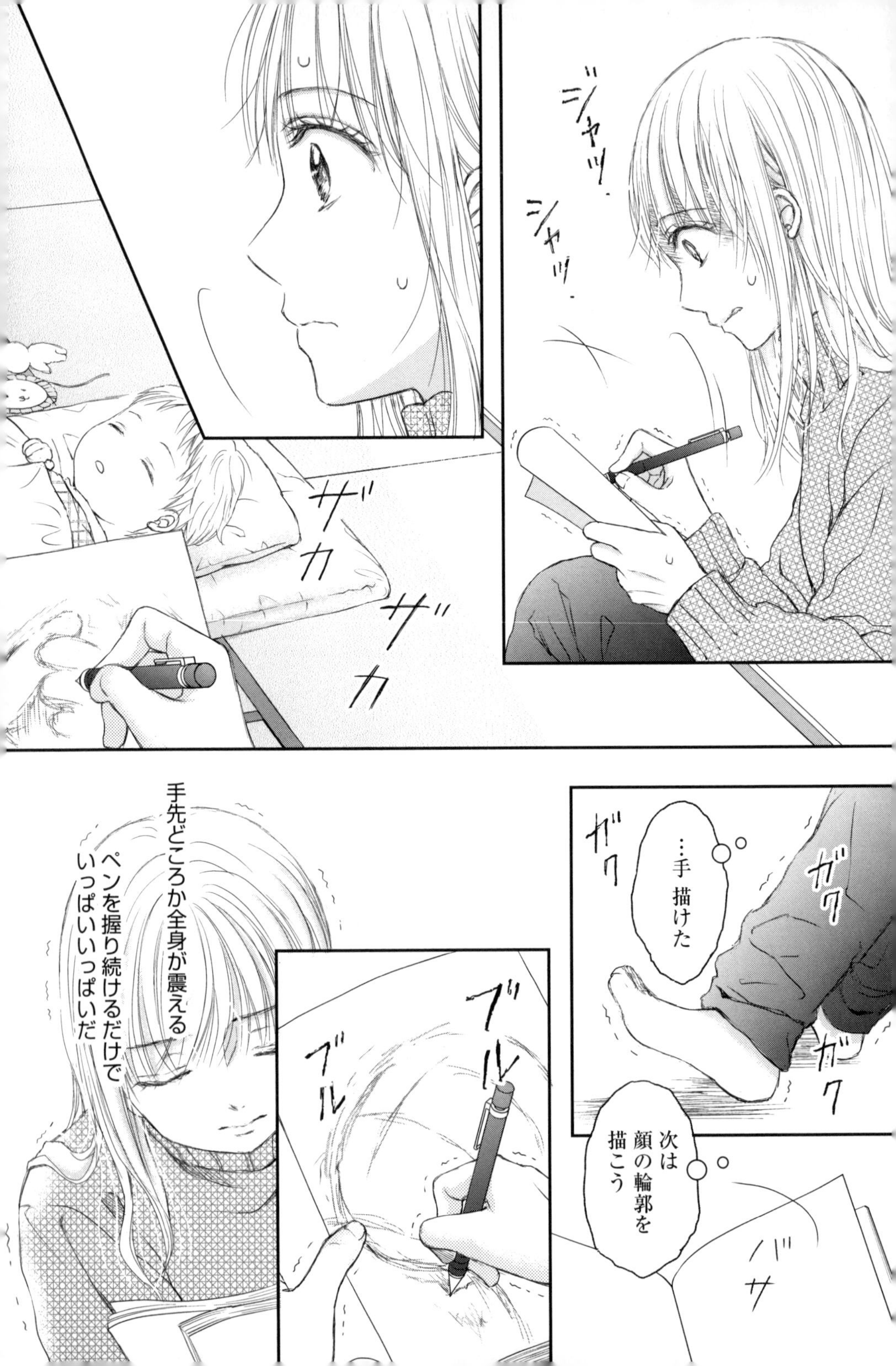
ジャッ
シャッ
ザカ
ザカ
ガク
…手描けた
ガク
ガク
次は顔の輪郭を描こう
バサ
ブル
ブル
手先どころか全身が震える
ペンを握り続けるだけで
いっぱいいっぱいだ

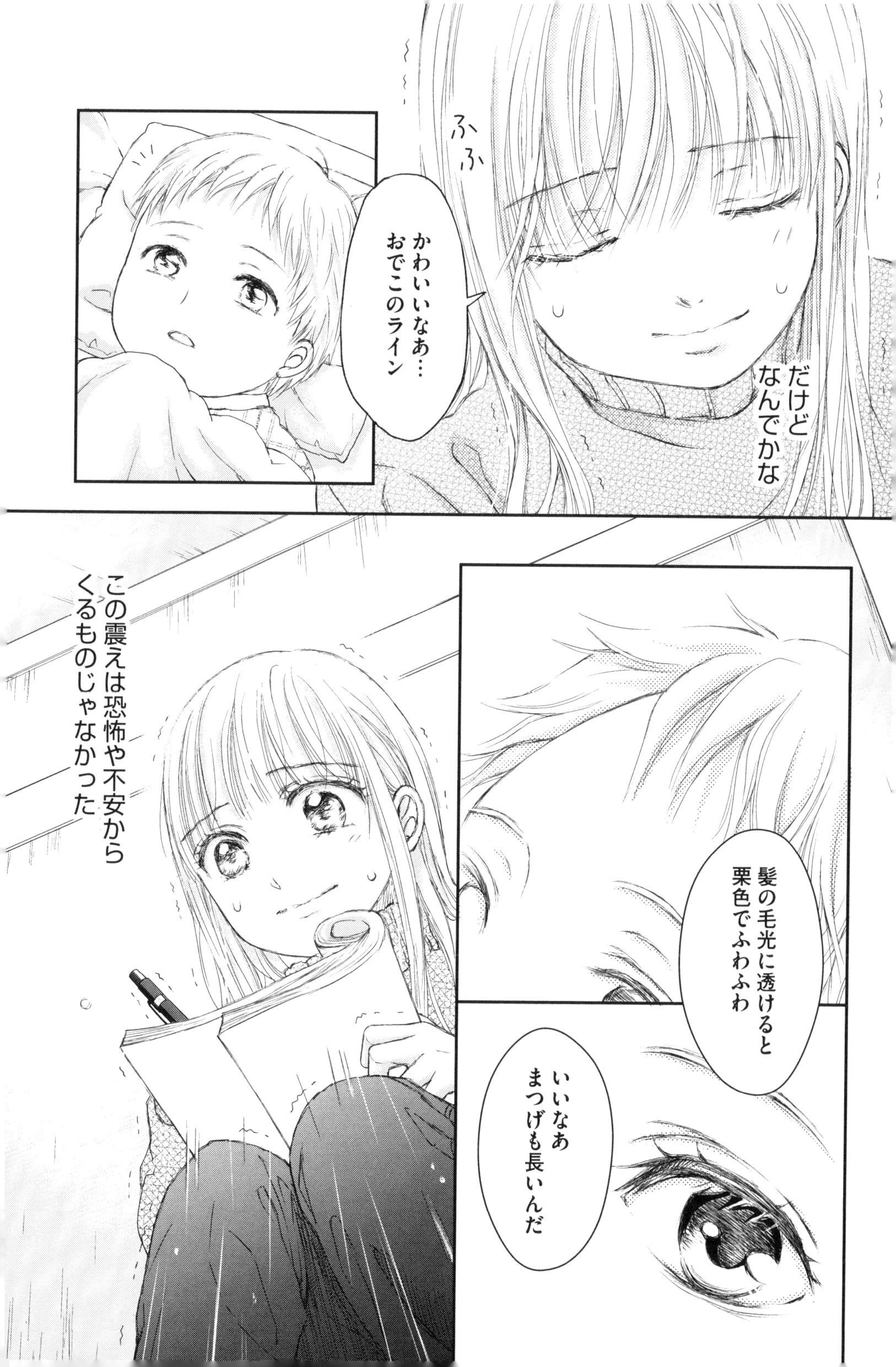
ふふ
かわいいなあ…
おでこのライン
だけど
なんでかな
髪の毛光に透けると
栗色でふわふわ
いいなあ
まつげも長いんだ
この震えは恐怖や不安から
くるものじゃなかった

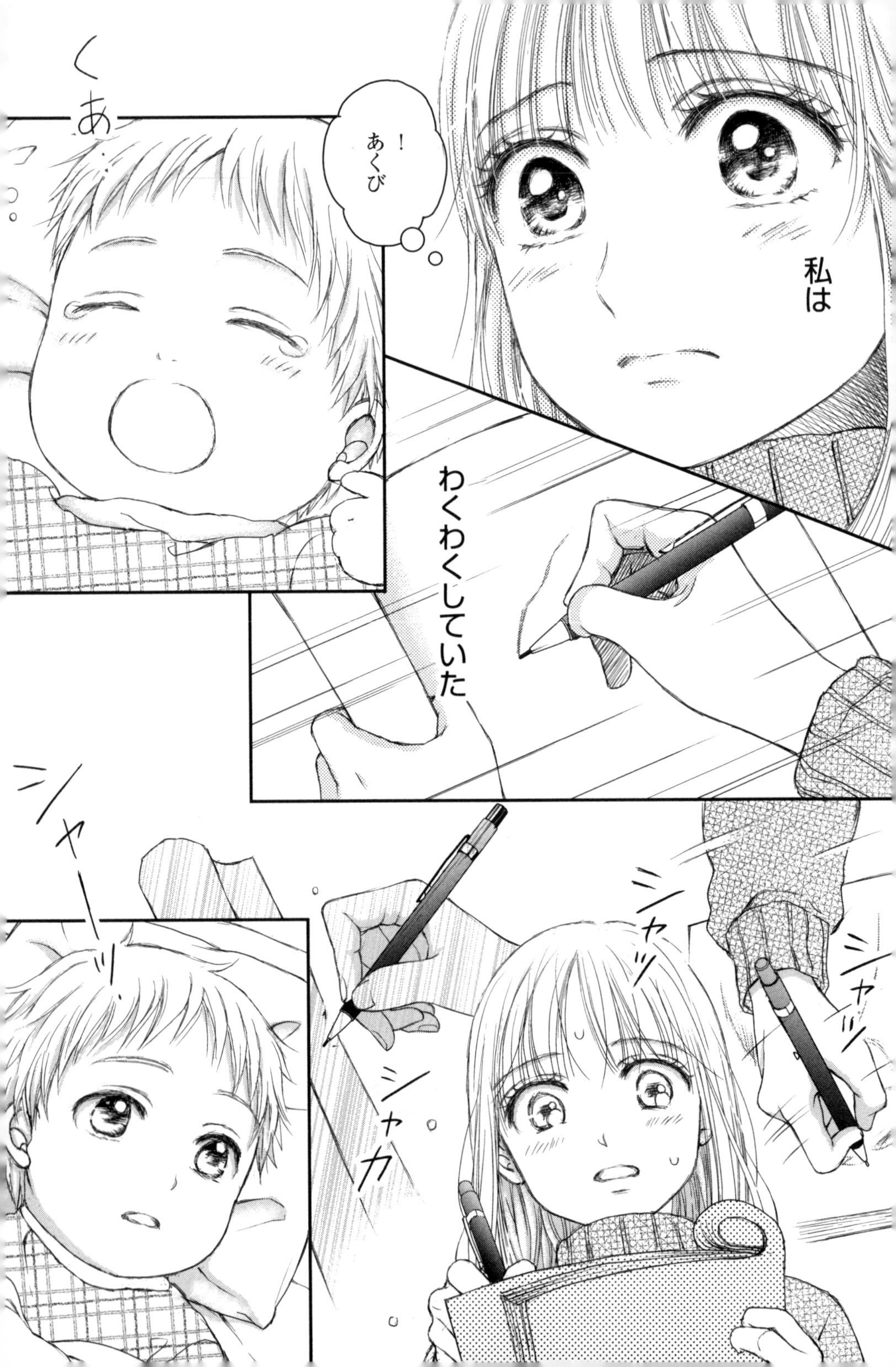
私は
！あくび
くあ…
わくわくしていた
シャッ
シャッ
シャカ
シャーッ

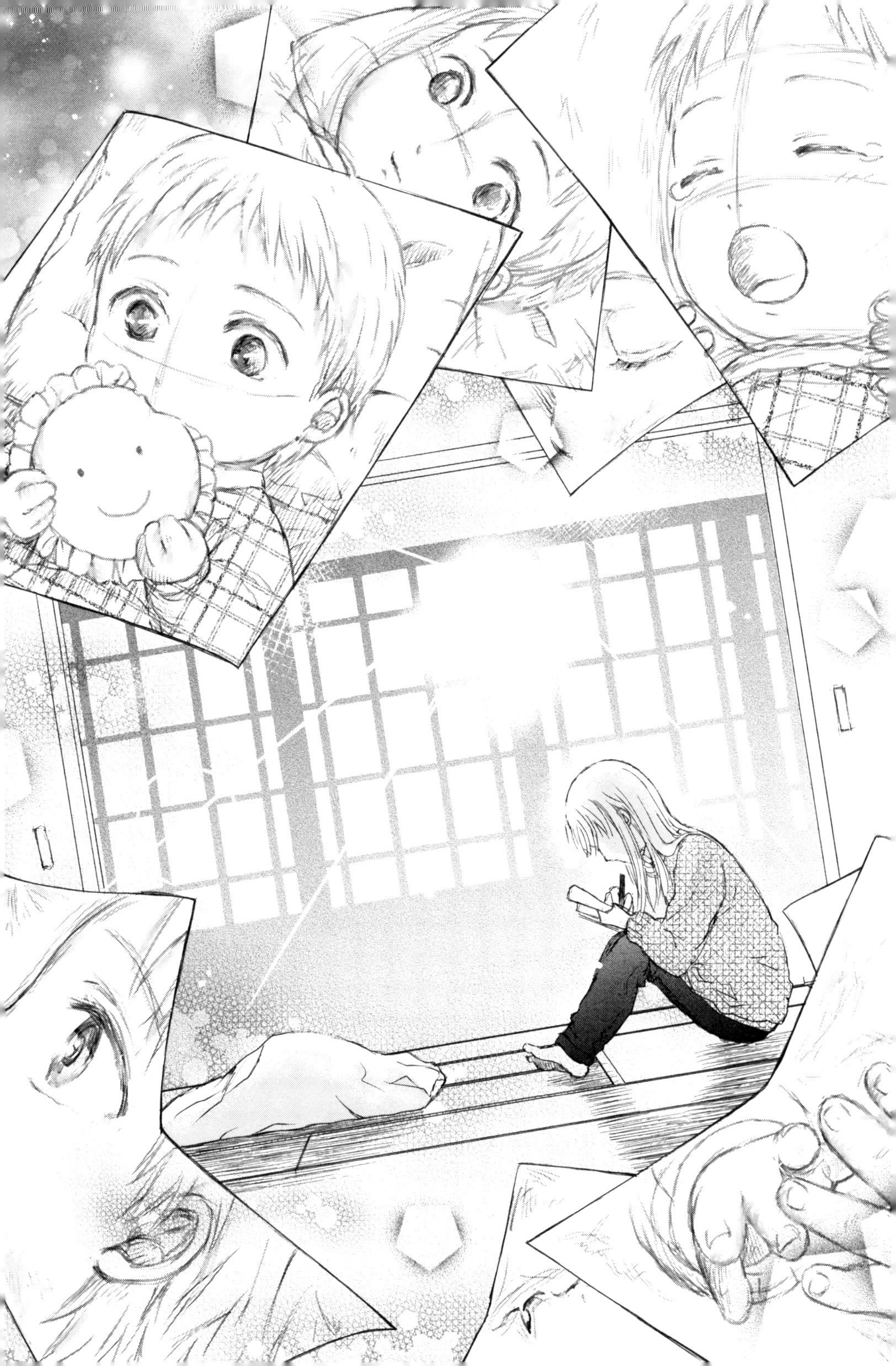

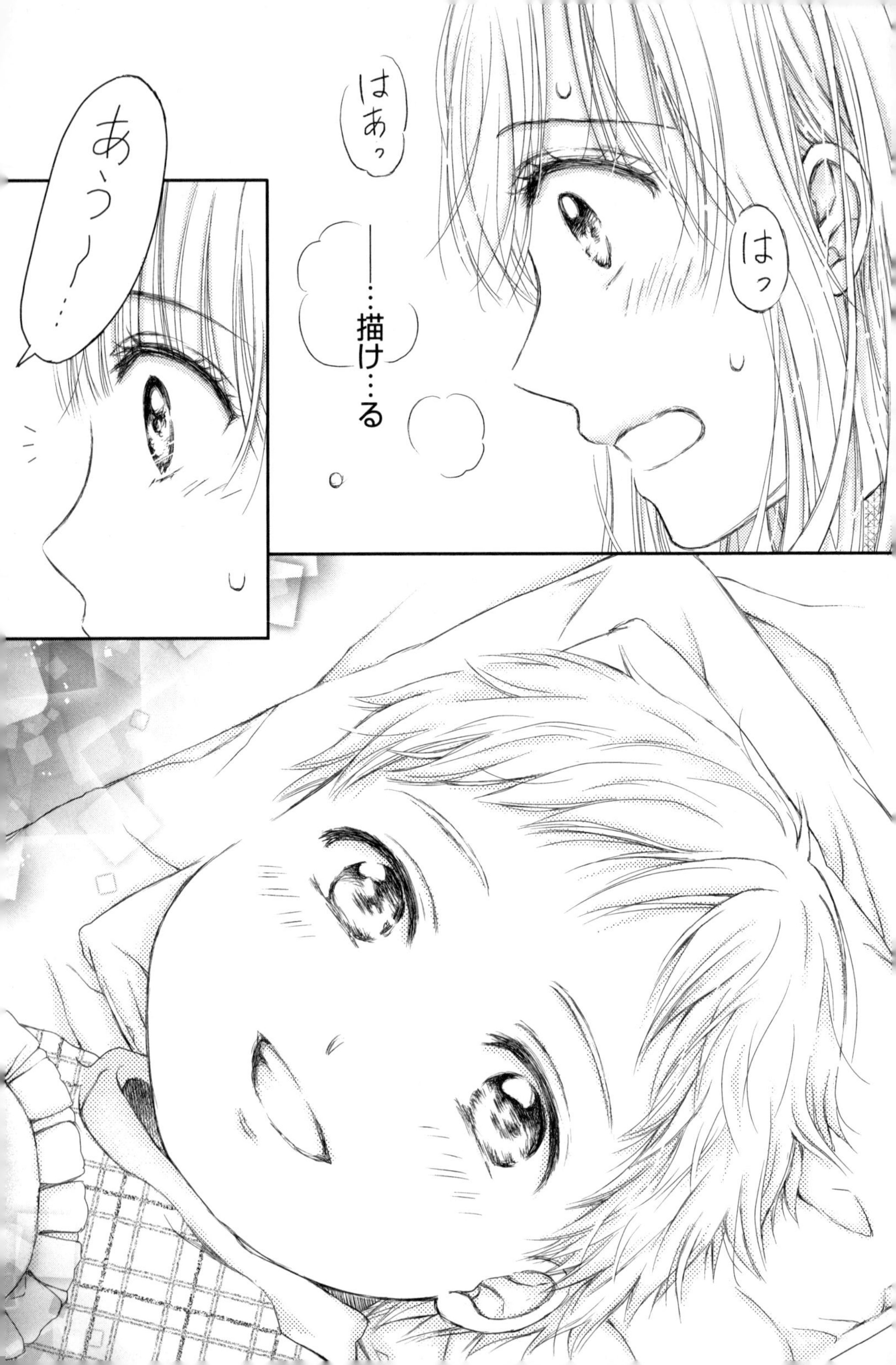

はっ
はあっ
───…描け…る
あう～～…

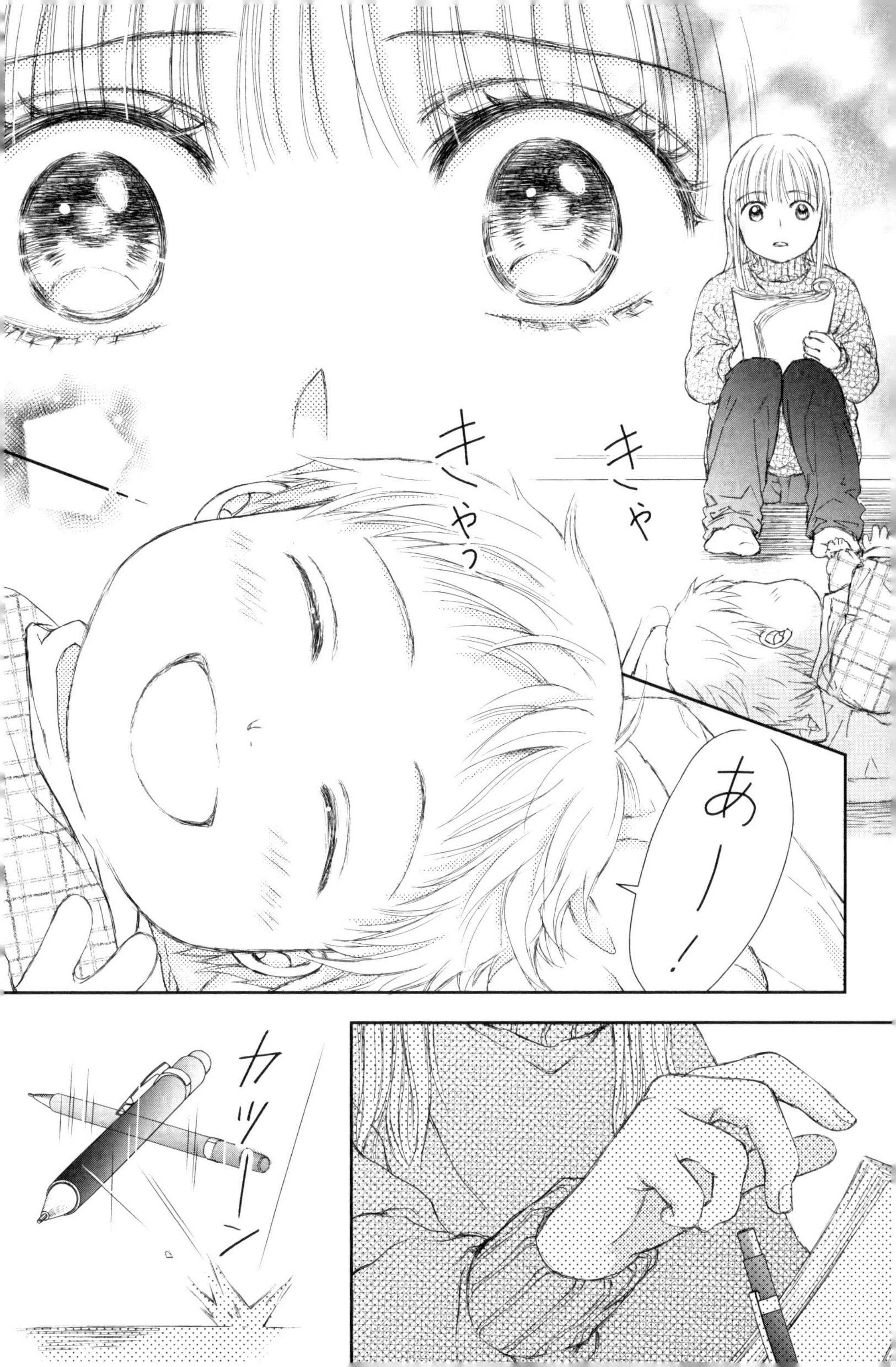
きゃ
きゃっ
あー！
カツーン

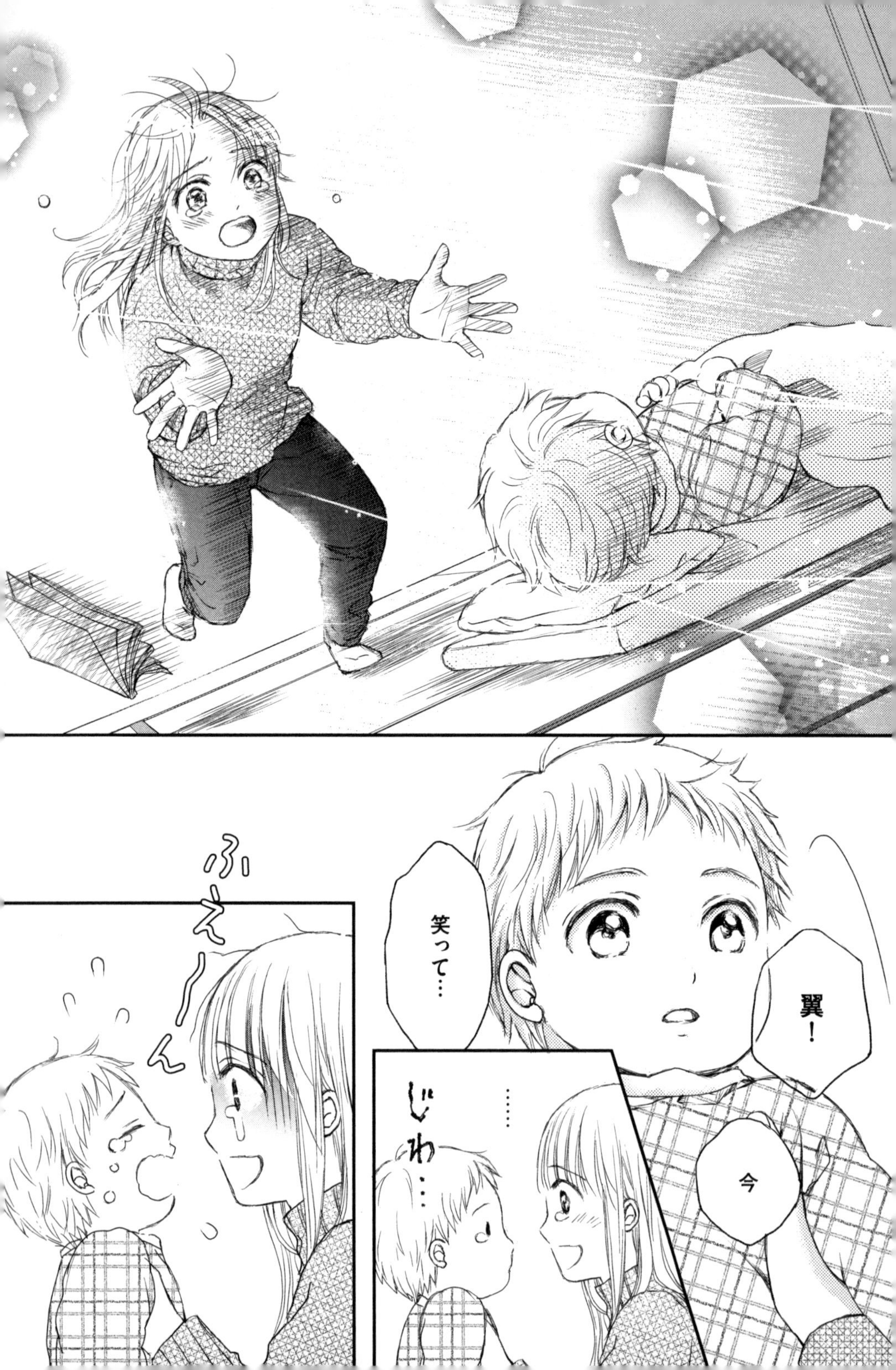

翼！
今
笑って…
……
じわ…
ふえ〜〜ん

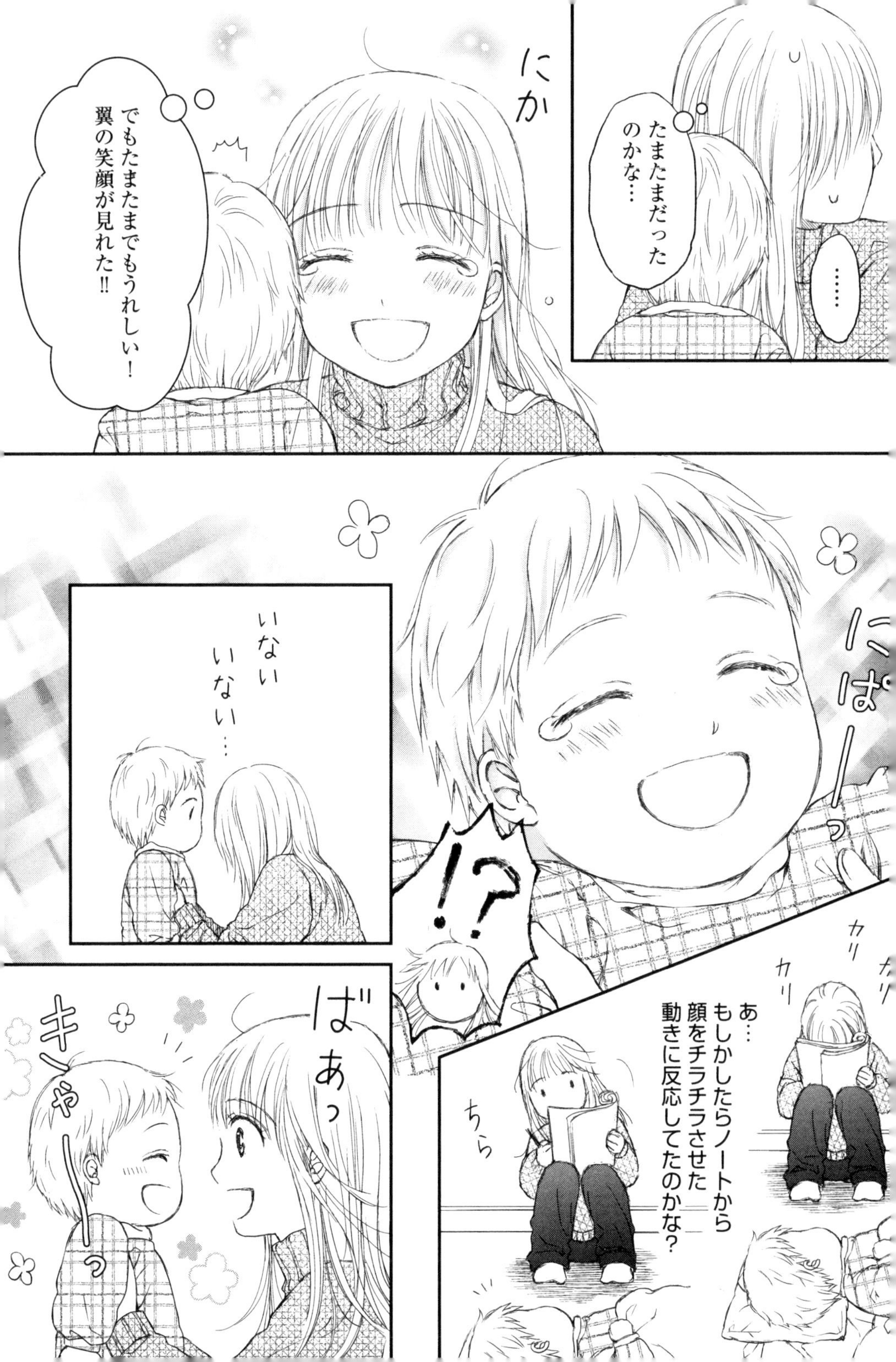
たまたまだったのかな…
……
にか
でもたまたまでもうれしい!
翼の笑顔が見れた!!
いないいない…
ばあっ
キャーーっ
にぱーーっ
!?
カリ
カリ
カリ
ちら
あ…
もしかしたらノートから顔をチラチラさせた動きに反応してたのかな?

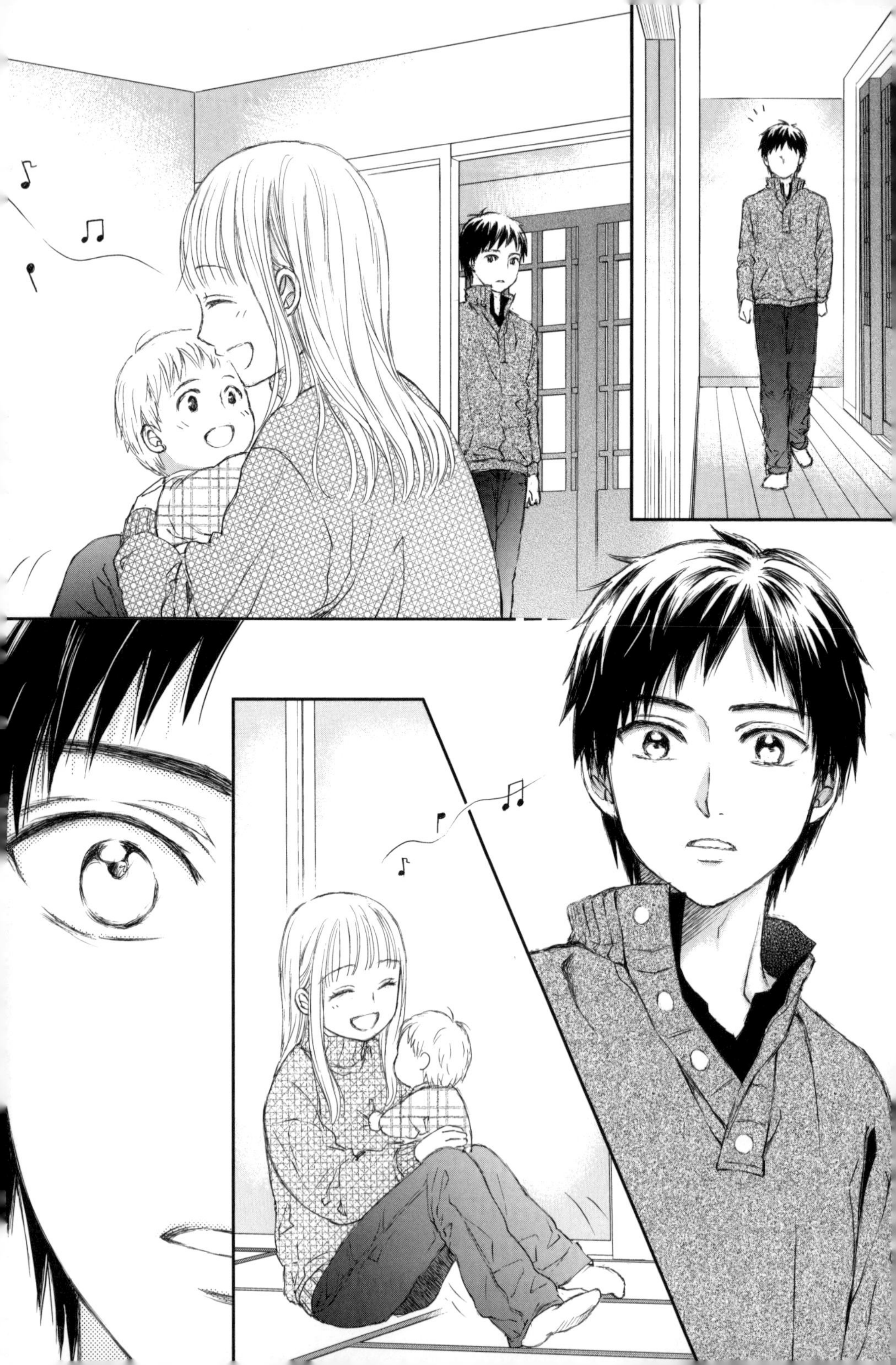

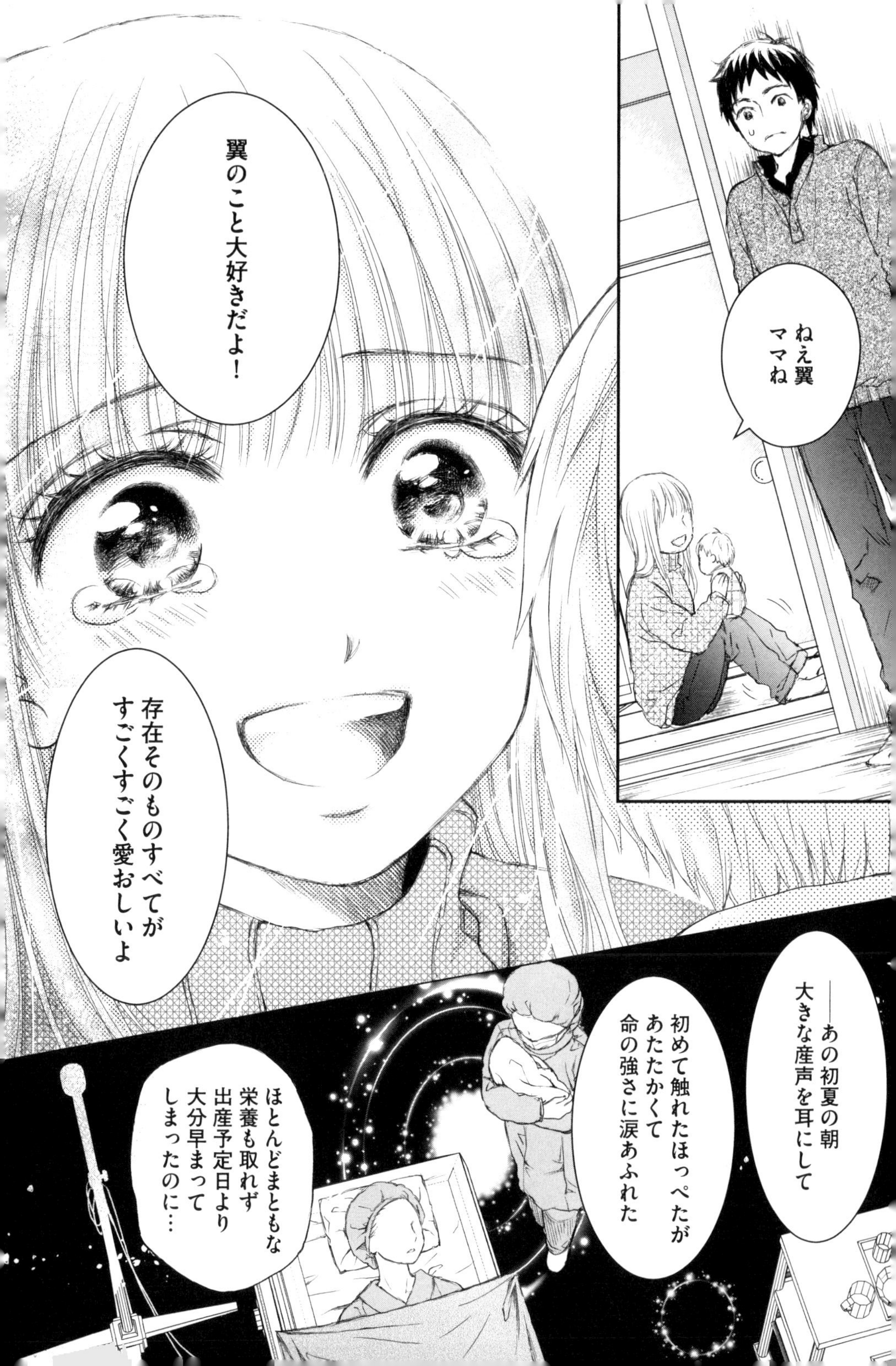
ねえ翼
ママね
翼のこと大好きだよ！
存在そのものすべてが
すごくすごくすごく愛おしいよ
──あの初夏の朝
大きな産声を耳にして
初めて触れたほっぺたが
あたたかくて
命の強さに涙あふれた
ほとんどまともな
栄養も取れず
出産予定日より
大分早まって
しまったのに…

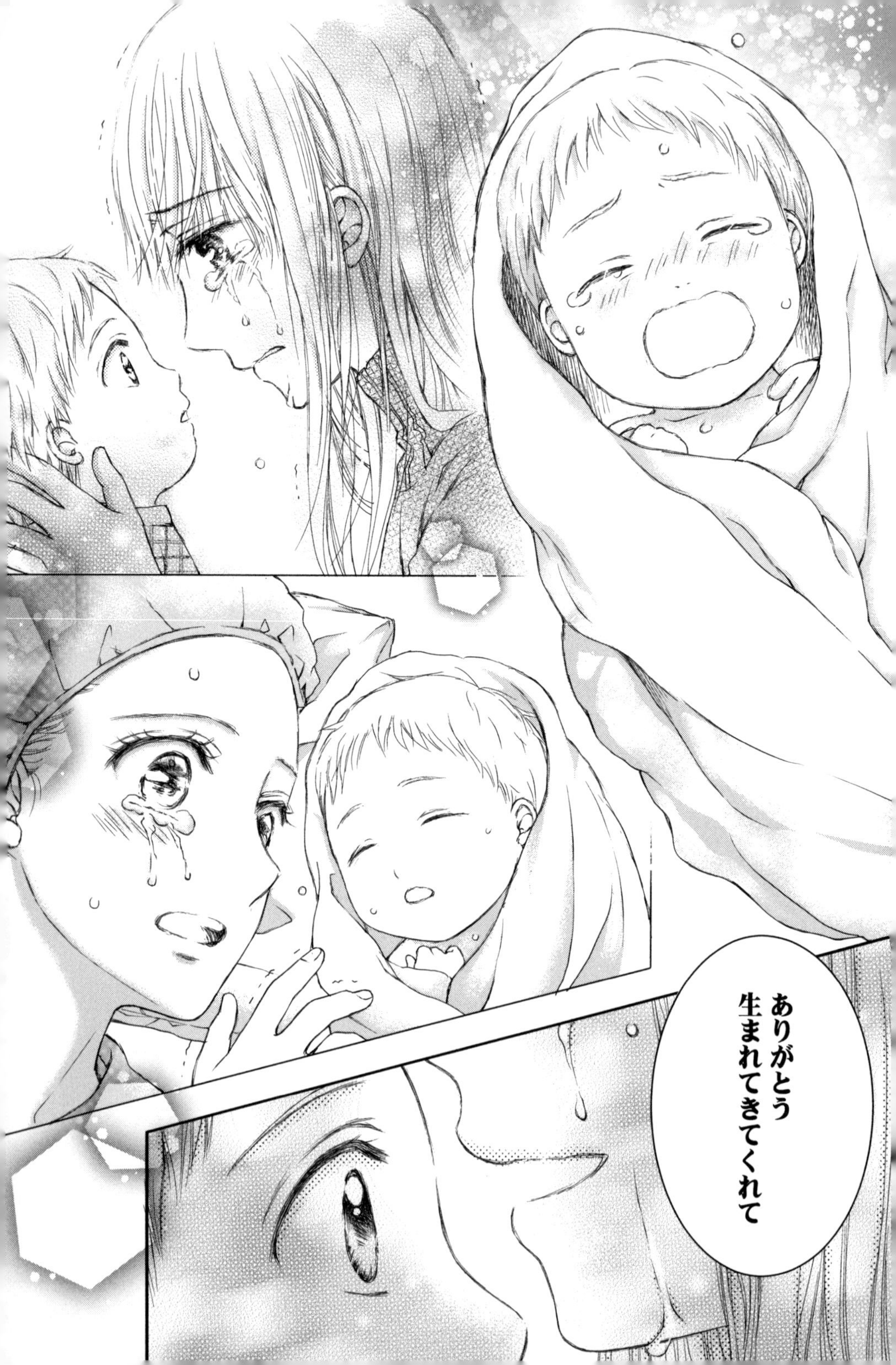
ありがとう
生まれてきてくれて

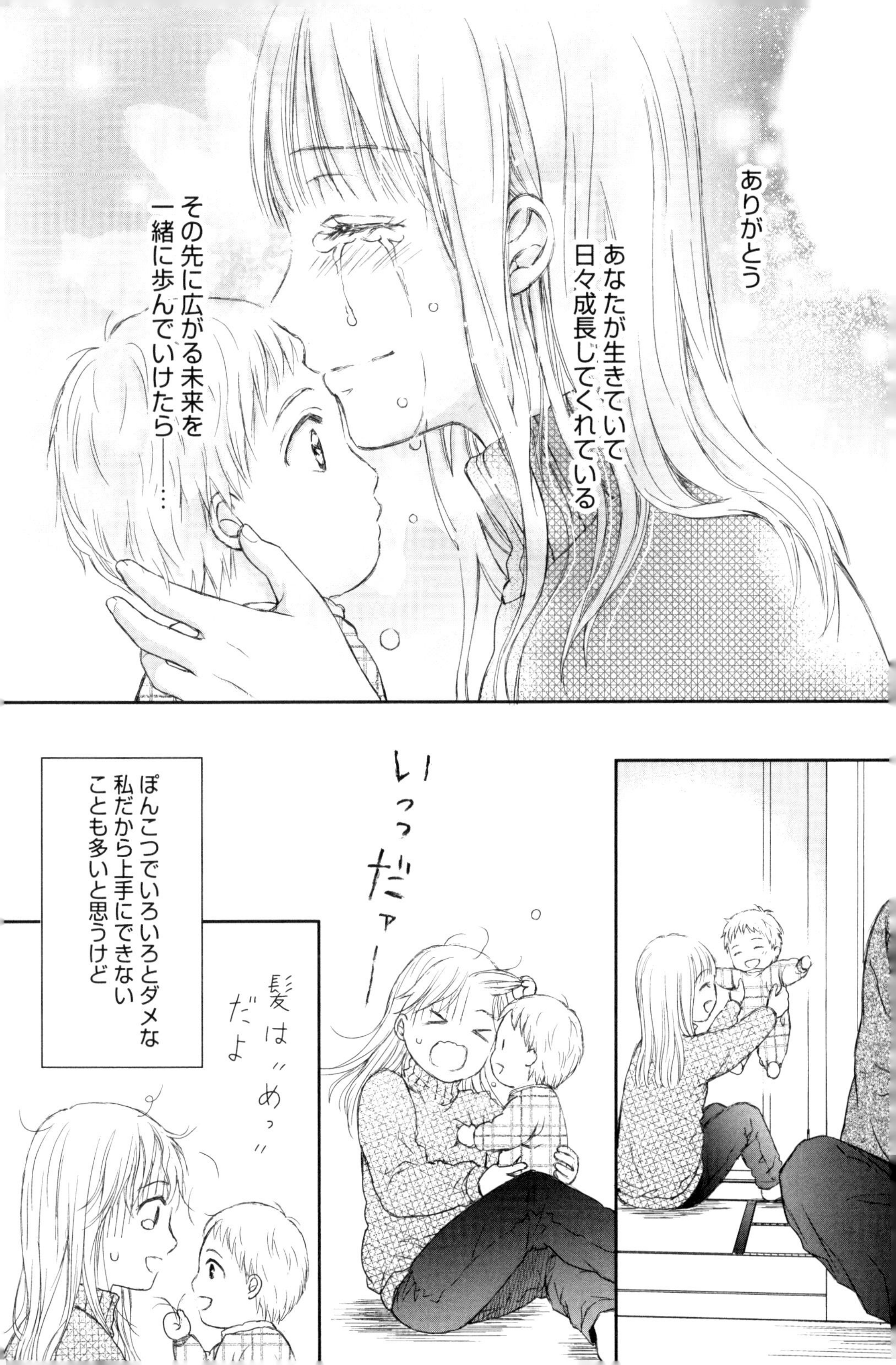
ありがとう
あなたが生きていて日々成長してくれている
その先に広がる未来を一緒に歩んでいけたら――…
いっったァー
ぽんこつでいろいろとダメな私だから上手にできないことも多いと思うけど
髪は"めっ"だよ

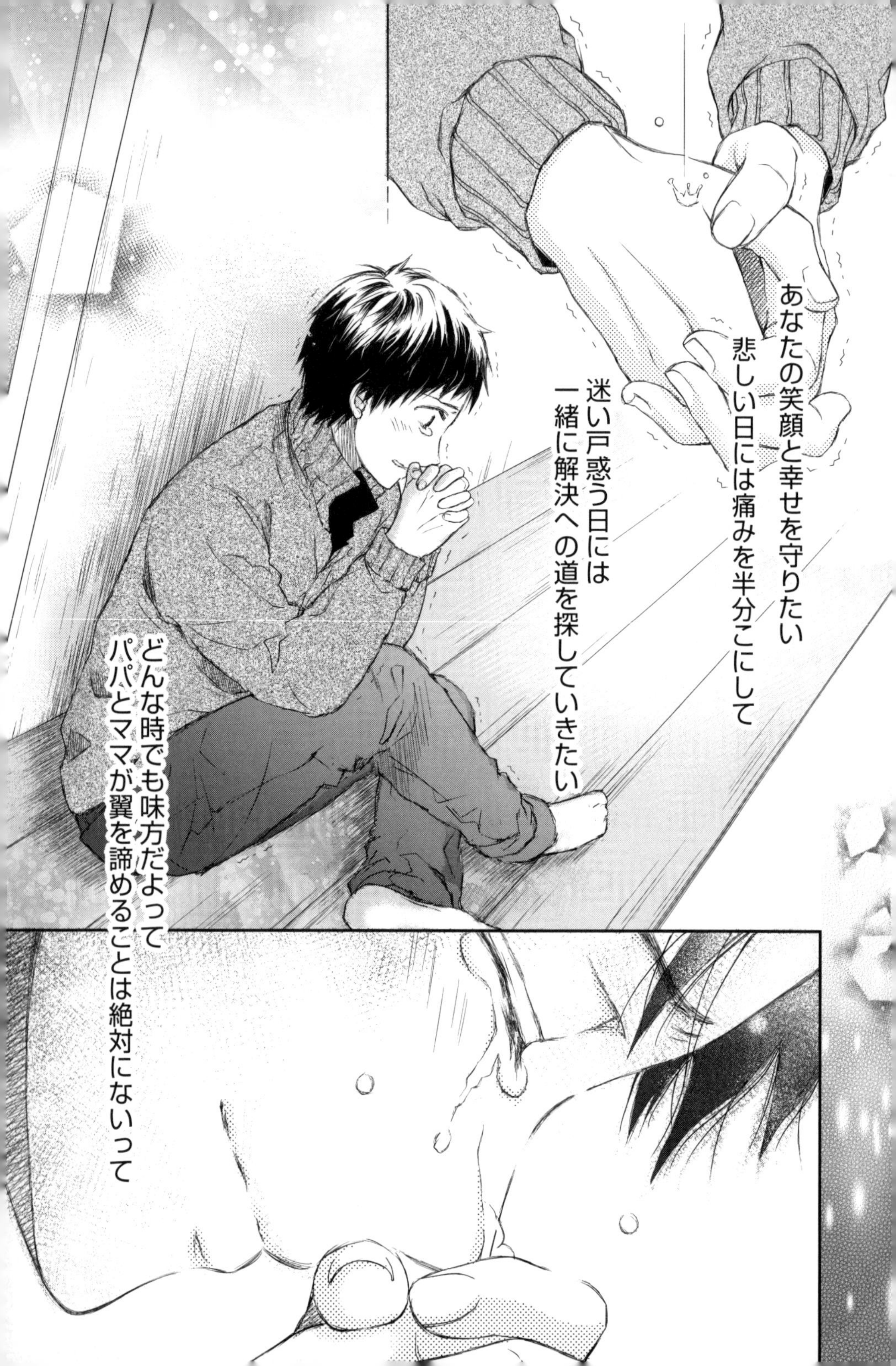
あなたの笑顔と幸せを守りたい
悲しい日には痛みを半分こにして
迷い戸惑う日には
一緒に解決への道を探していきたい
どんな時でも味方だよって
パパとママが翼を諦めることは絶対にないって

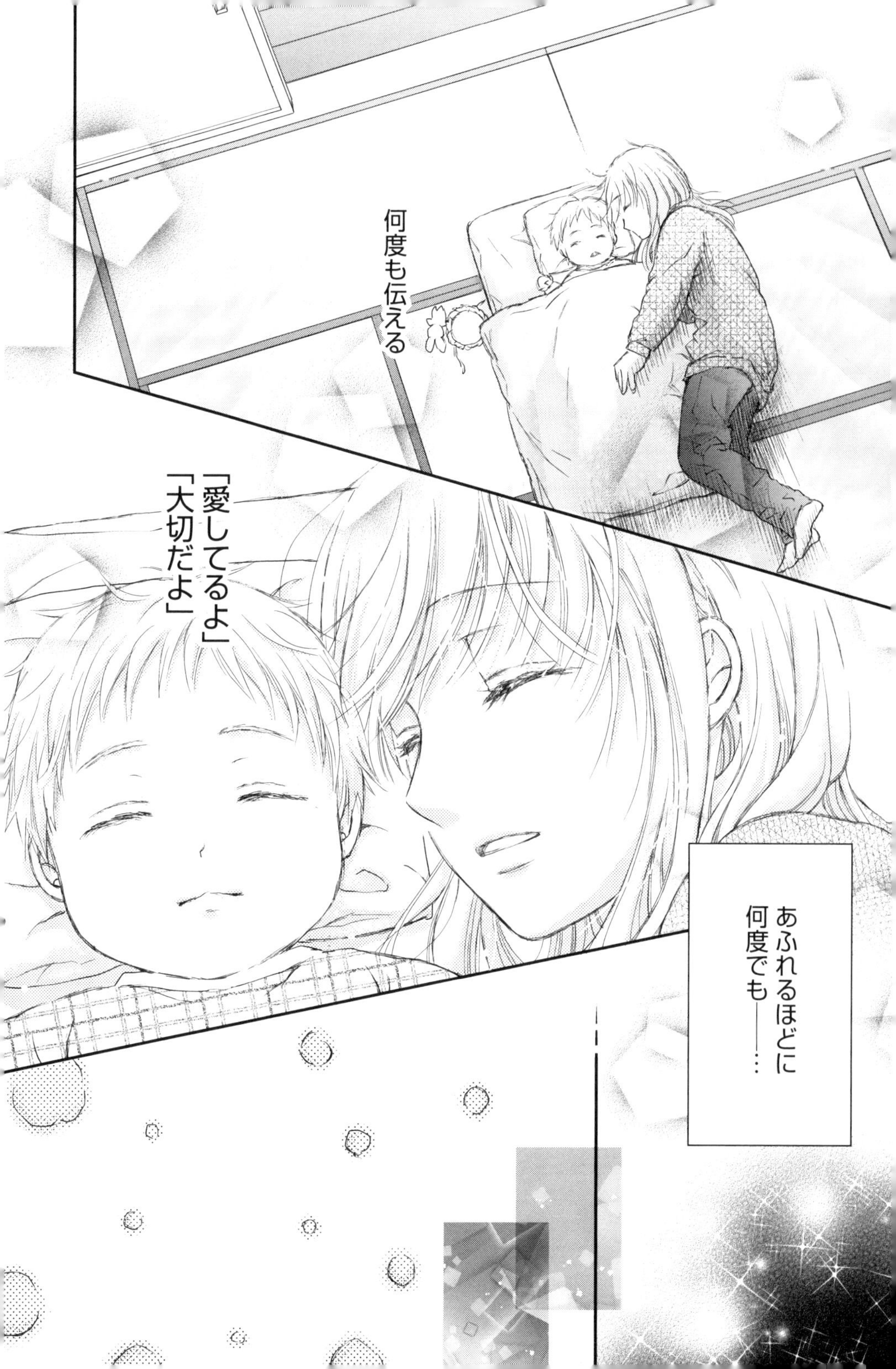
何度も伝える
「愛してるよ」
「大切だよ」
あふれるほどに
何度でも——…

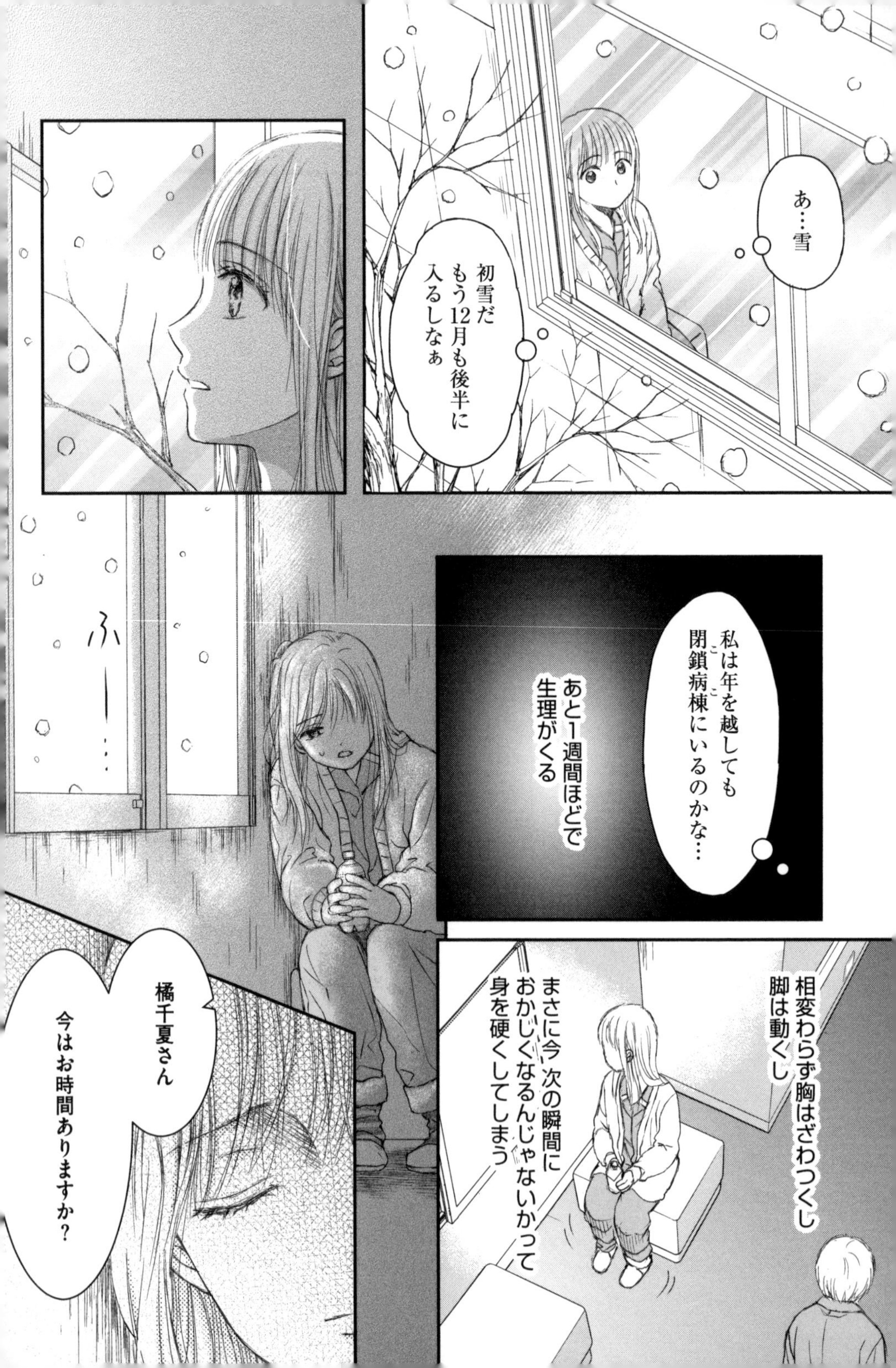

あ…雪
初雪だ
もう12月も後半に
入るしなぁ
私は年を越しても
閉鎖病棟《ここ》にいるのかな…
あと1週間ほどで
生理がくる
ふー…
相変わらず胸はざわつくし
脚は動くし
まさに今次の瞬間に
おかしくなるんじゃないかって
身を硬くしてしまう
橘千夏さん
今はお時間ありますか?

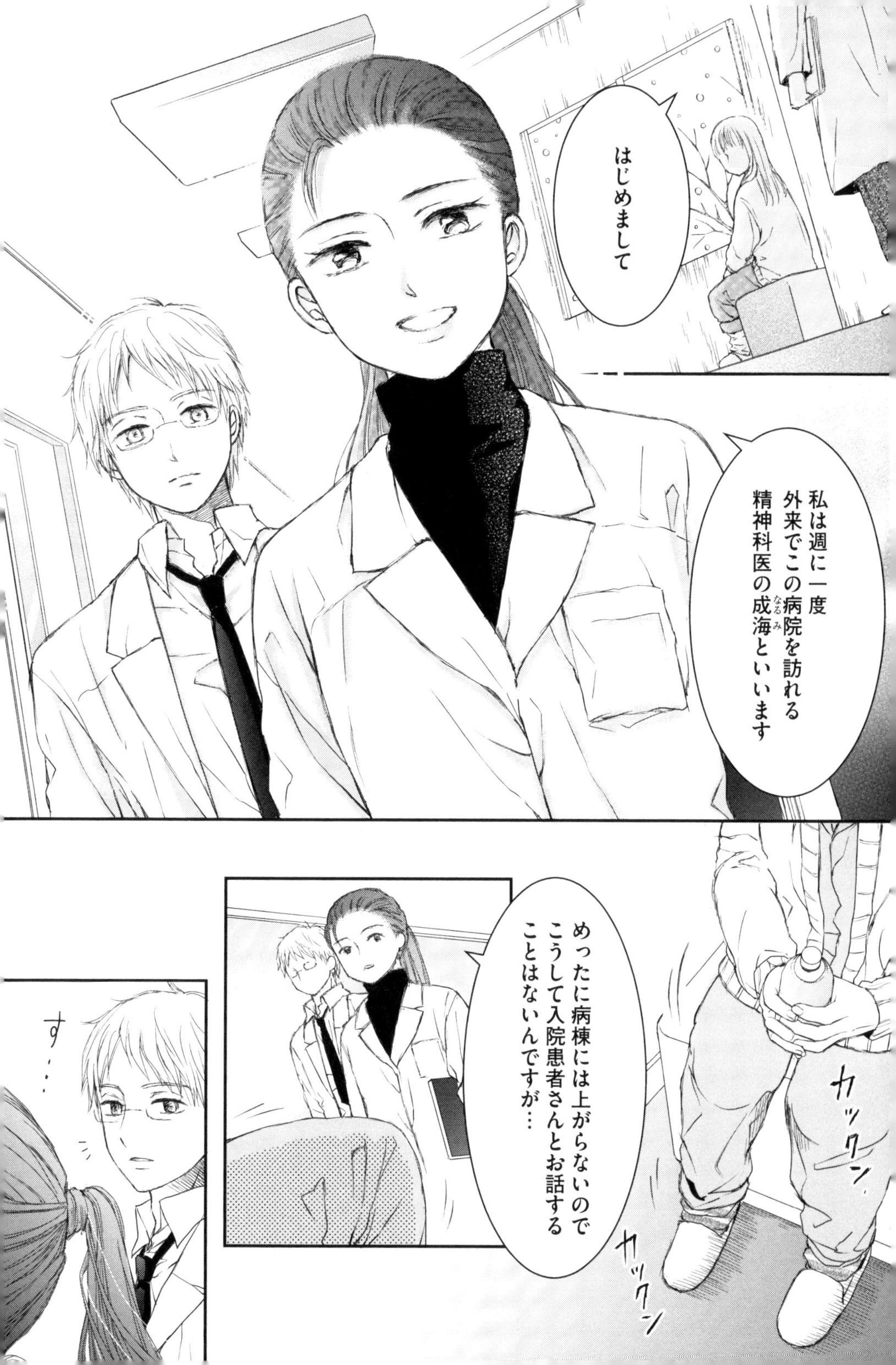
はじめまして
私は週に一度外来でこの病院を訪れる精神科医の成海《なるみ》といいます
めったに病棟には上がらないのでこうして入院患者さんとお話することはないんですが…
カックン
カックン
す…

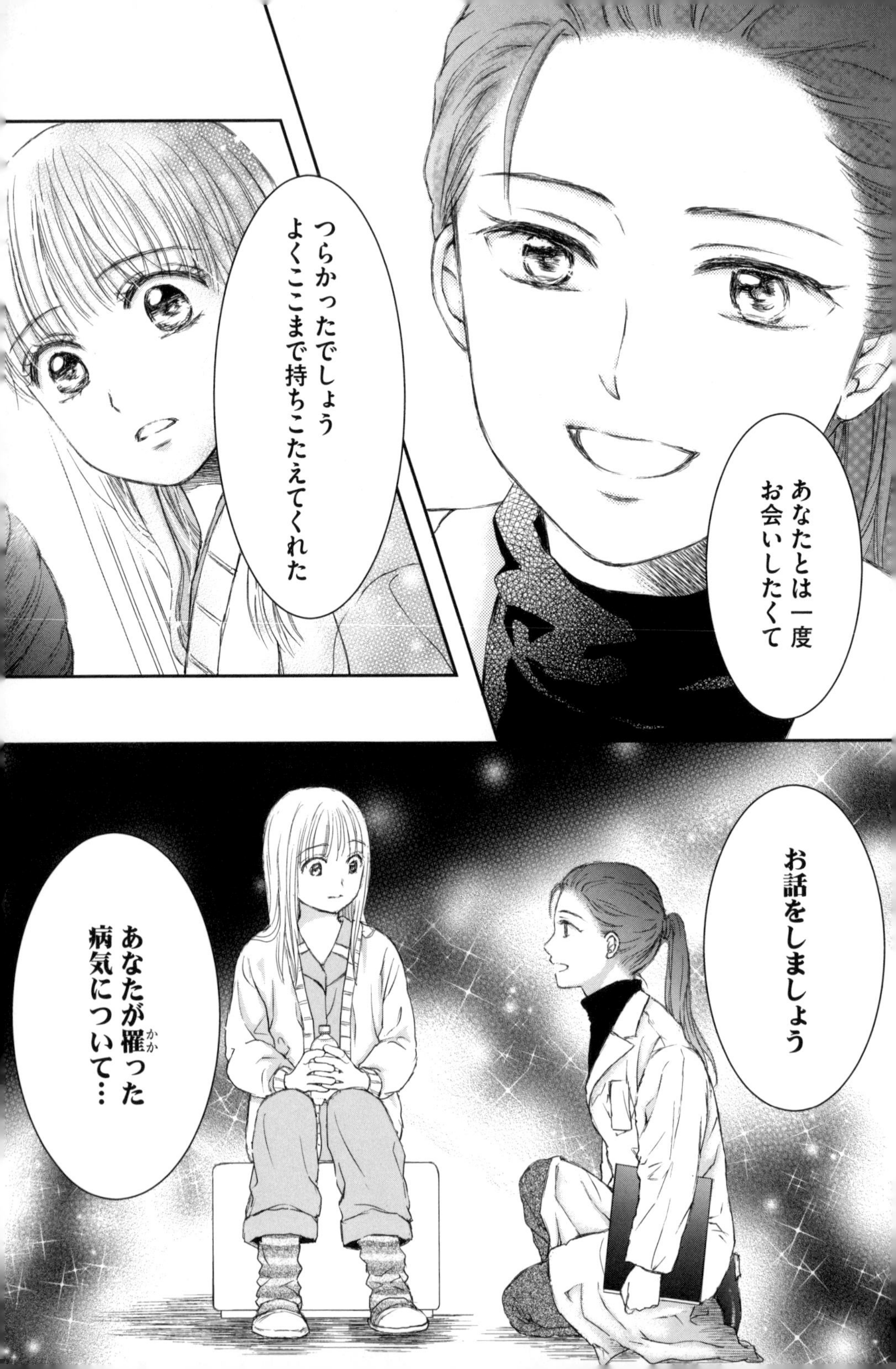
あなたとは一度
お会いしたくて
つらかったでしょう
よくここまで持ちこたえてくれた
お話をしましょう
あなたが罹《かか》った
病気について…

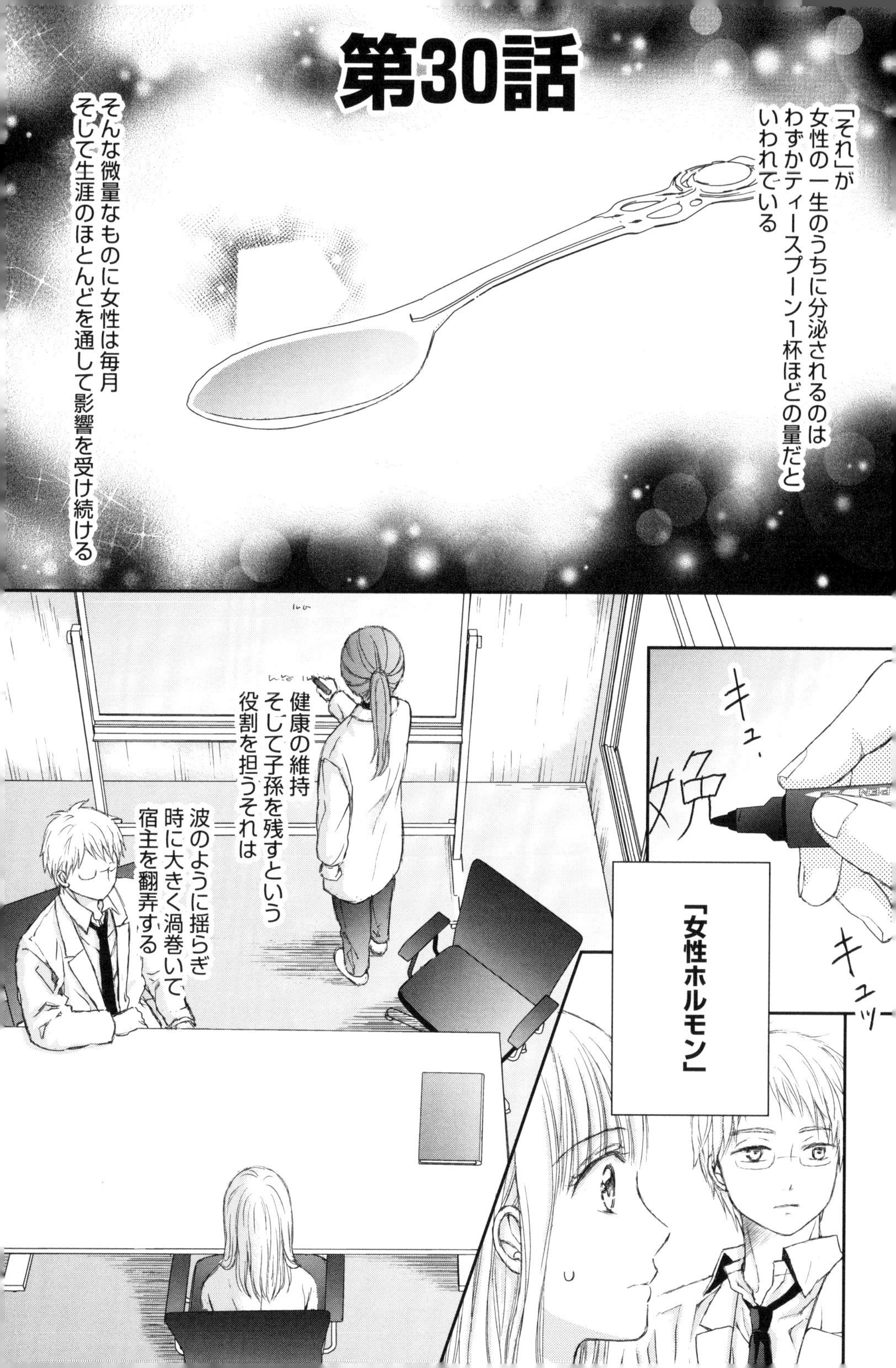
第30話
「それ」が
女性の一生のうちに分泌されるのは
わずかティースプーン1杯ほどの量だと
いわれている
そんな微量なものに女性は毎月
そして生涯のほとんどを通して影響を受け続ける
キュ、
娩
キュッ
「女性ホルモン」
健康の維持
そして子孫を残すという
役割を担うそれは
波のように揺らぎ
時に大きく渦巻いて
宿主を翻弄する

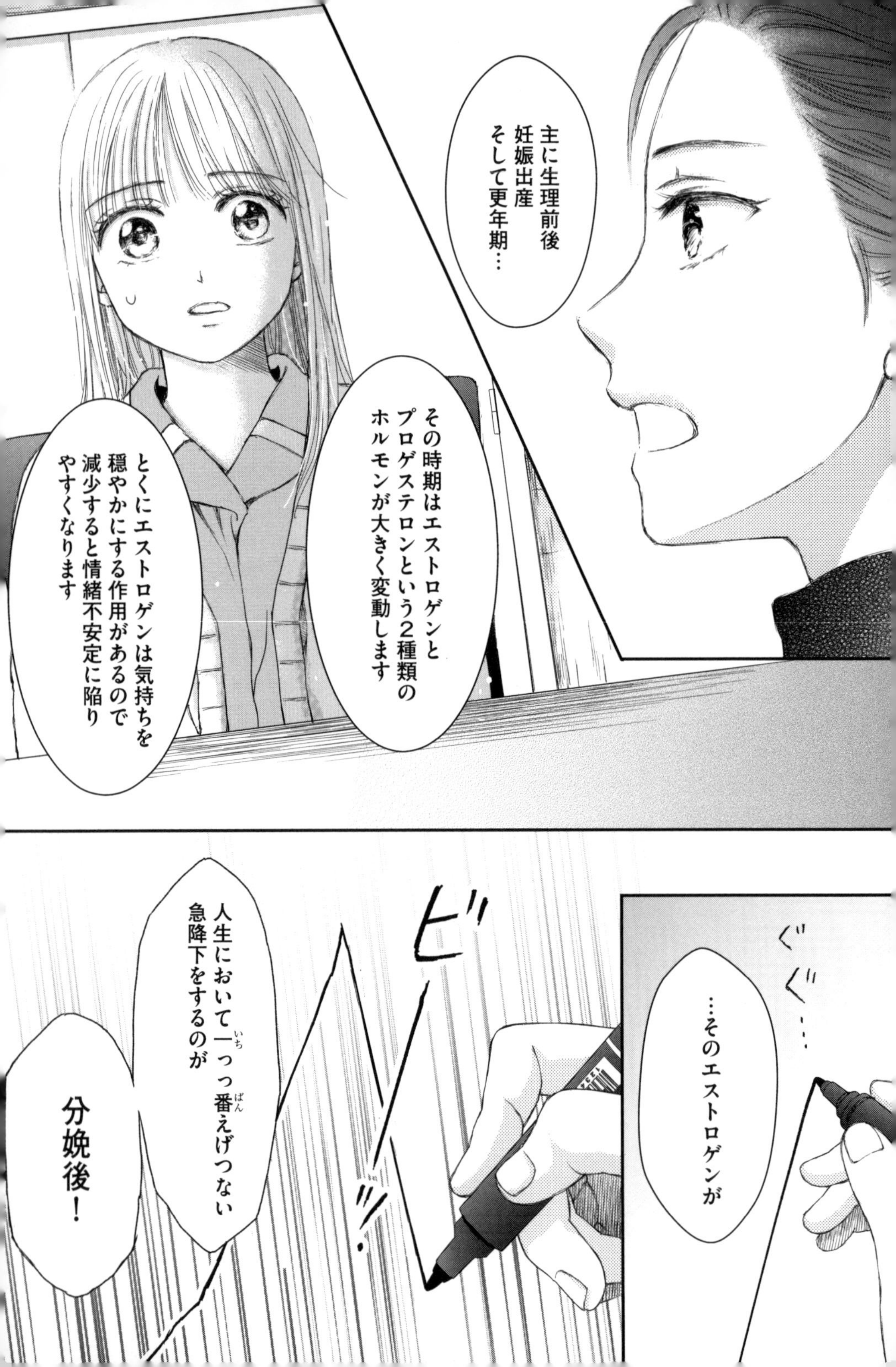
主に生理前後
妊娠出産
そして更年期…
その時期はエストロゲンとプロゲステロンという2種類のホルモンが大きく変動します
とくにエストロゲンは気持ちを穏やかにする作用があるので減少すると情緒不安定に陥りやすくなります
ぐぐ…
…そのエストロゲンが
ビ
人生において一《いち》っ番《ばん》えげつない急降下をするのが
分娩後！

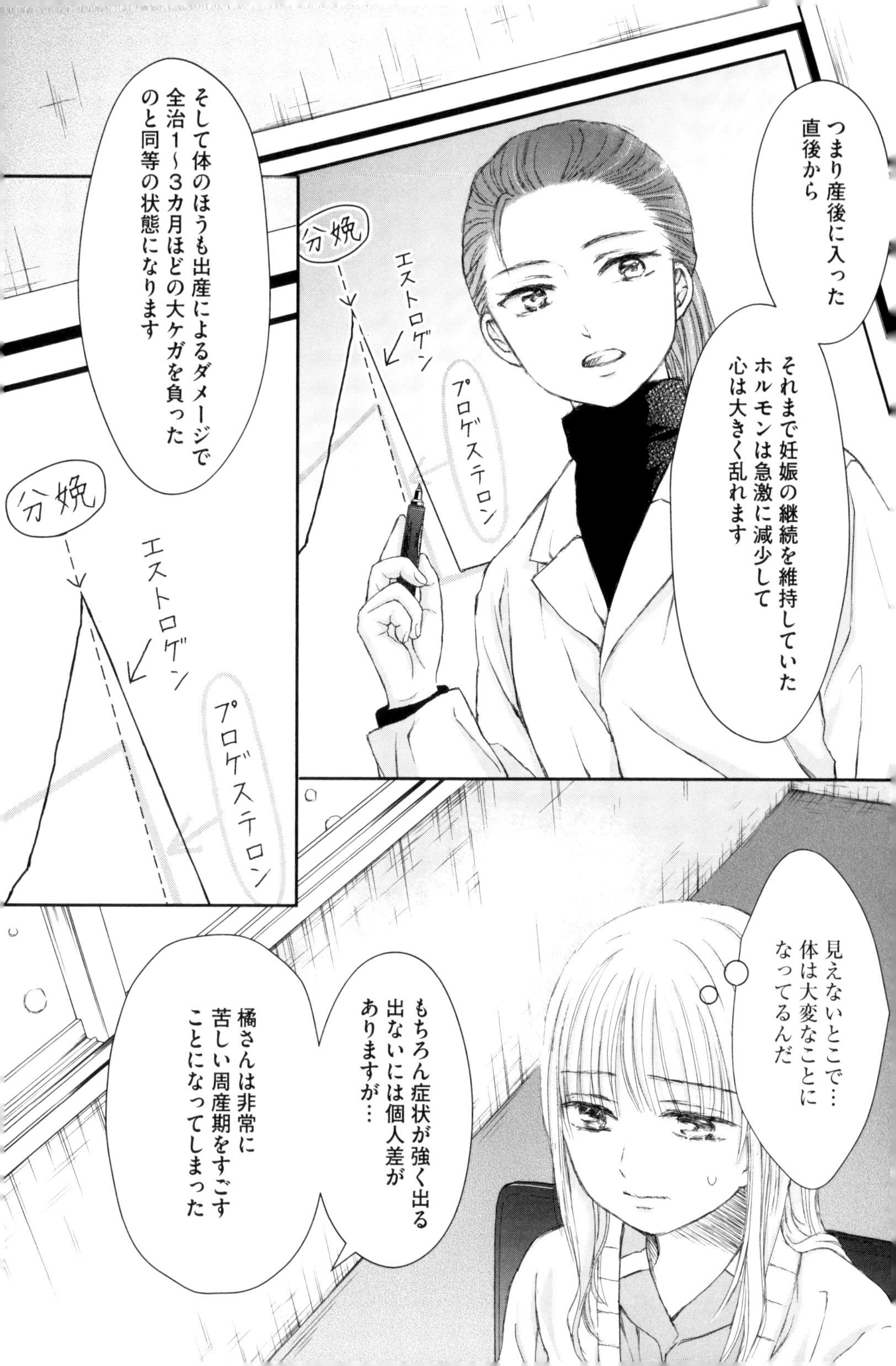

つまり産後に入った直後から
それまで妊娠の継続を維持していたホルモンは急激に減少して心は大きく乱れます
分娩
エストロゲン
プロゲステロン
そして体のほうも出産によるダメージで全治1～3カ月ほどの大ケガを負ったのと同等の状態になります
分娩
エストロゲン
プロゲステロン
見えないとこで…体は大変なことになってるんだ
もちろん症状が強く出る出ないには個人差がありますが…
橘さんは非常に苦しい周産期をすごすことになってしまった

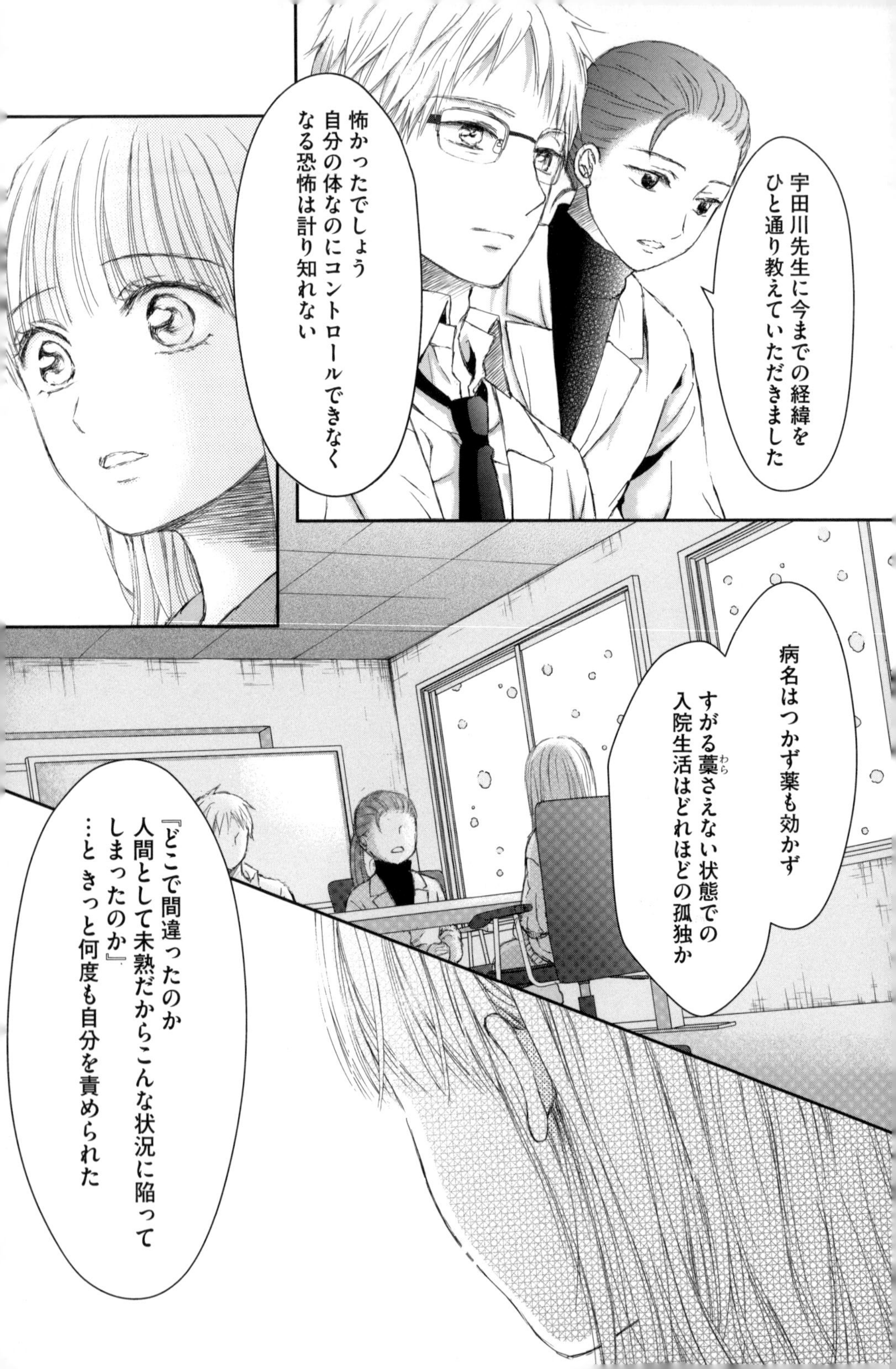
宇田川先生に今までの経緯をひと通り教えていただきました
怖かったでしょう自分の体なのにコントロールできなくなる恐怖は計り知れない
病名はつかず薬も効かずすがる藁《わら》さえない状態での入院生活はどれほどの孤独か
『どこで間違ったのか人間として未熟だからこんな状況に陥ってしまったのか』…ときっと何度も自分を責められた

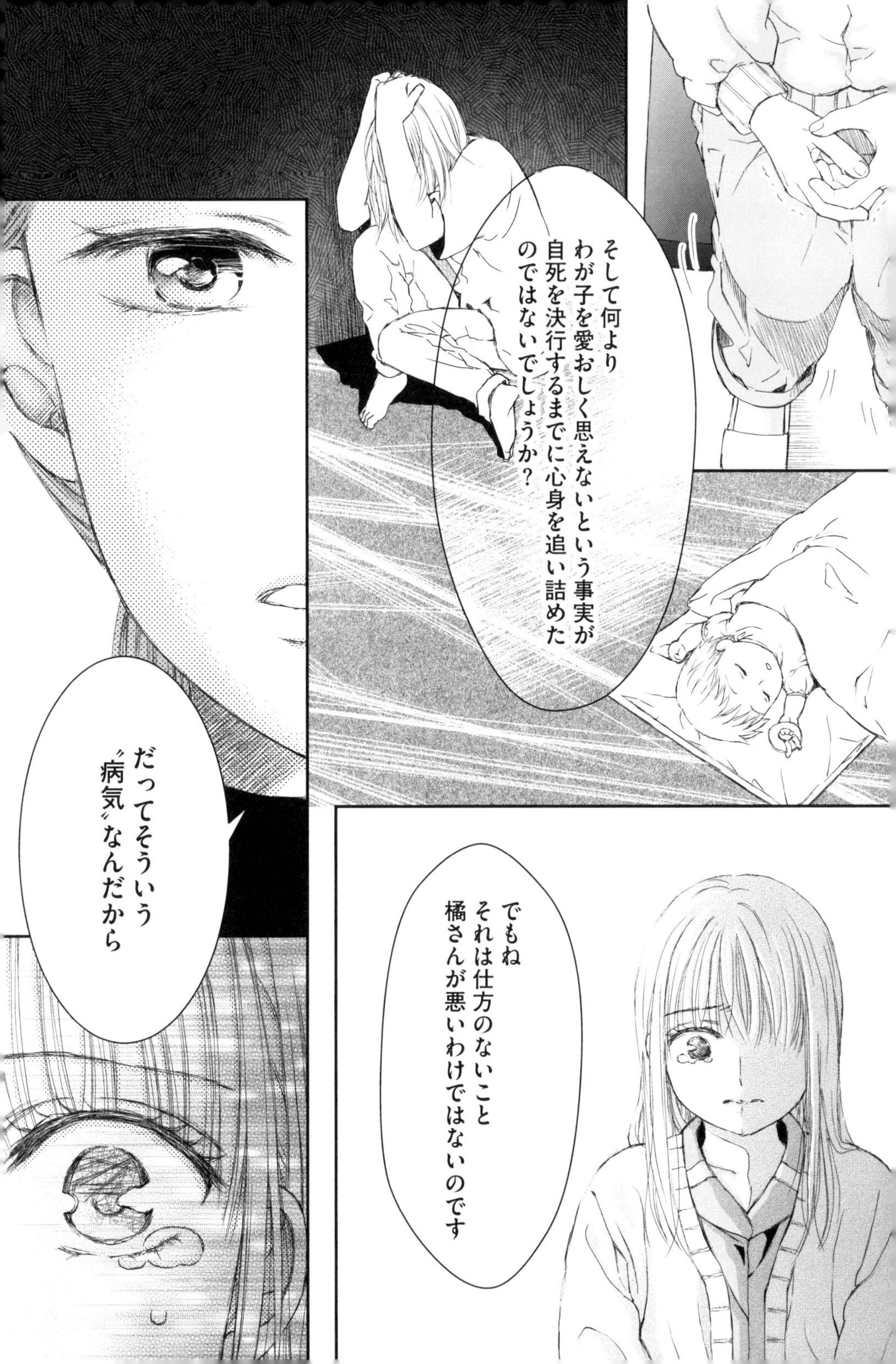
そして何より わが子を愛おしく思えないという事実が 自死を決行するまでに心身を追い詰めた のではないでしょうか？
だってそういう〝病気〟なんだから
でもね それは仕方のないこと 橘さんが悪いわけではないのです

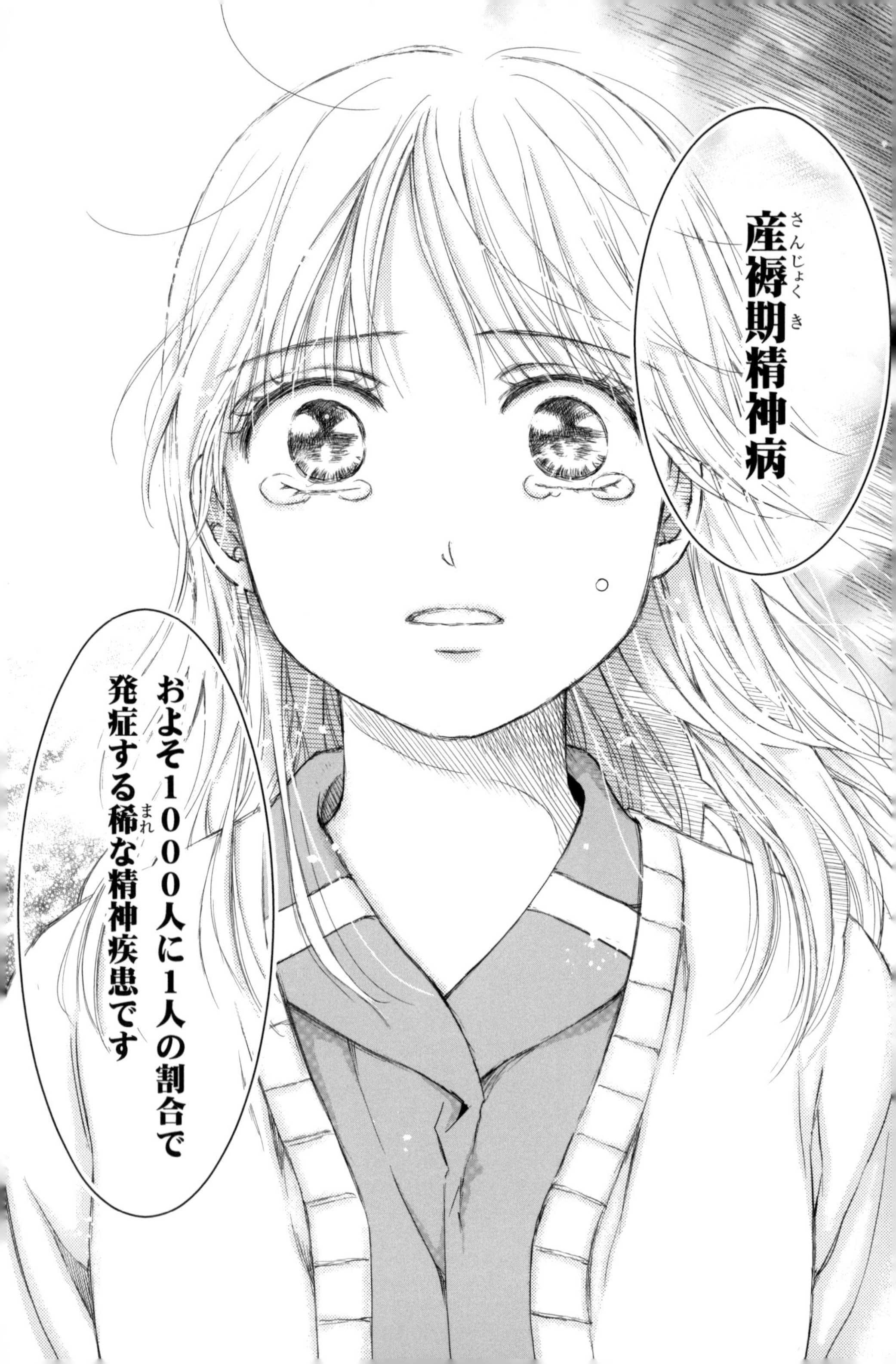
産褥期《さんじょくき》精神病
およそ1000人に1人の割合で発症する稀《まれ》な精神疾患です

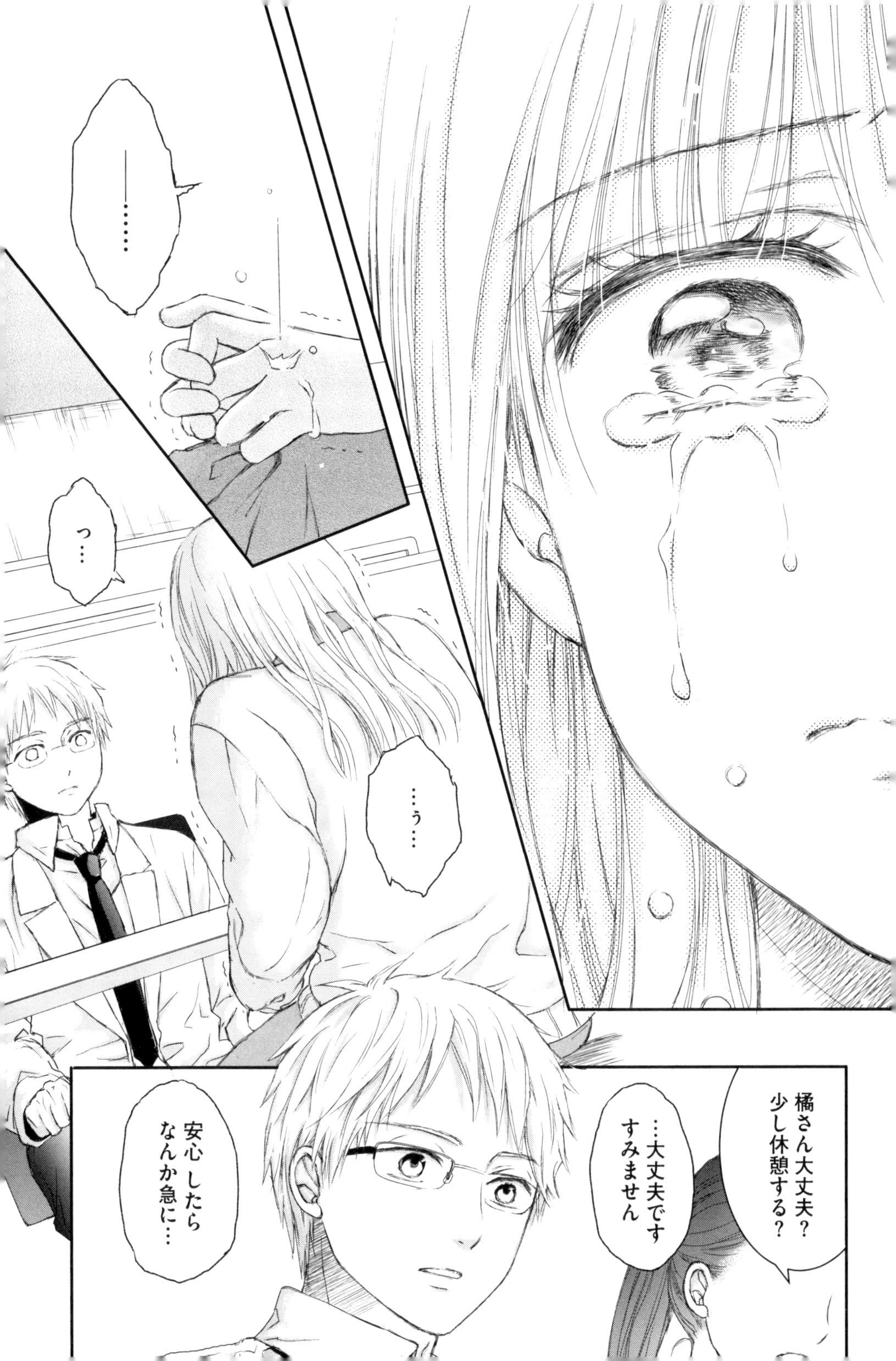
―……
っ…
…う…
橘さん大丈夫？少し休憩する？
…大丈夫です すみません
安心したら なんか急に…

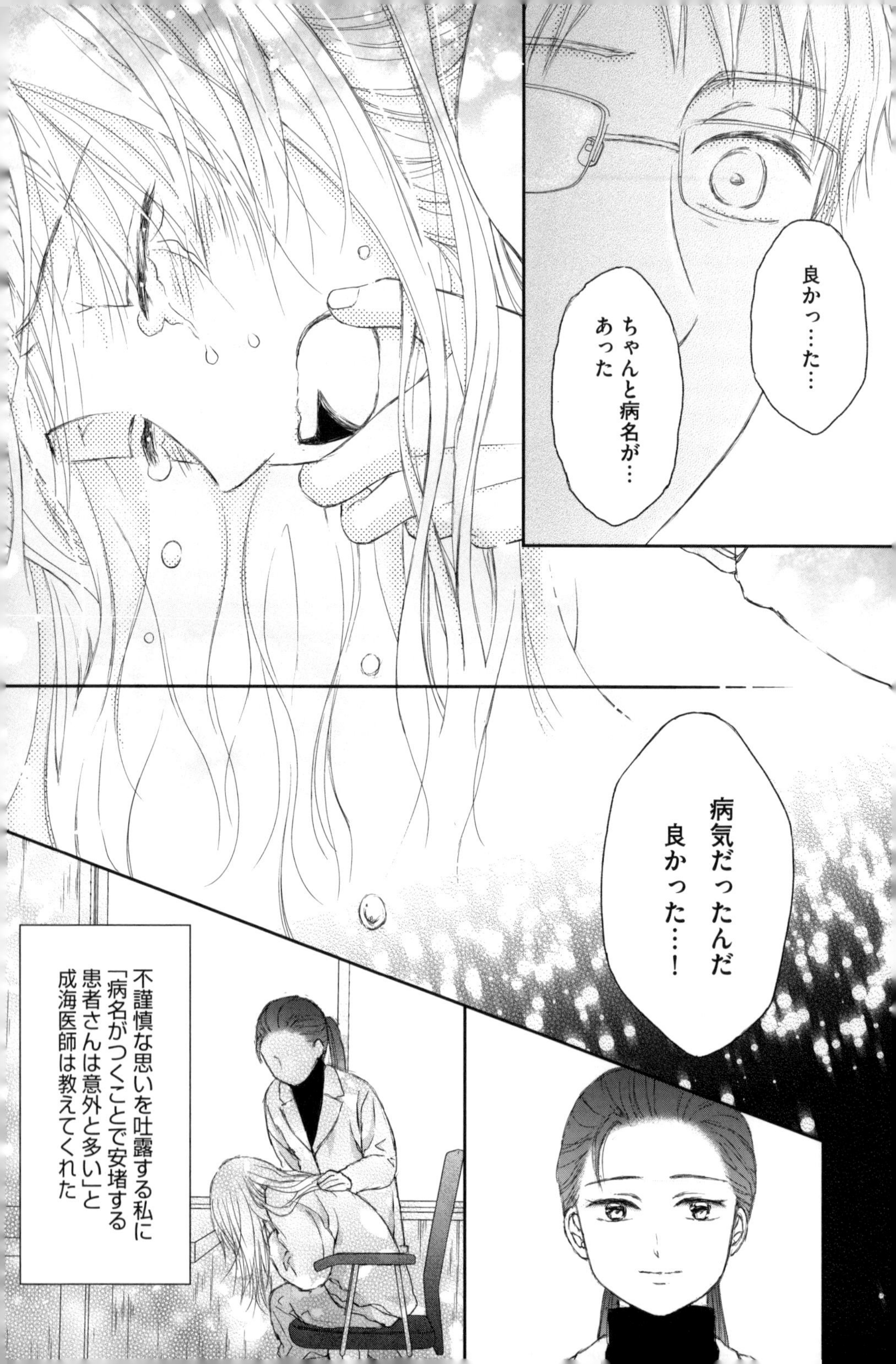
良かっ…た…
ちゃんと病名が…あった
病気だったんだ良かった…！
不謹慎な思いを吐露する私に「病名がつくことで安堵する患者さんは意外と多い」と成海医師は教えてくれた

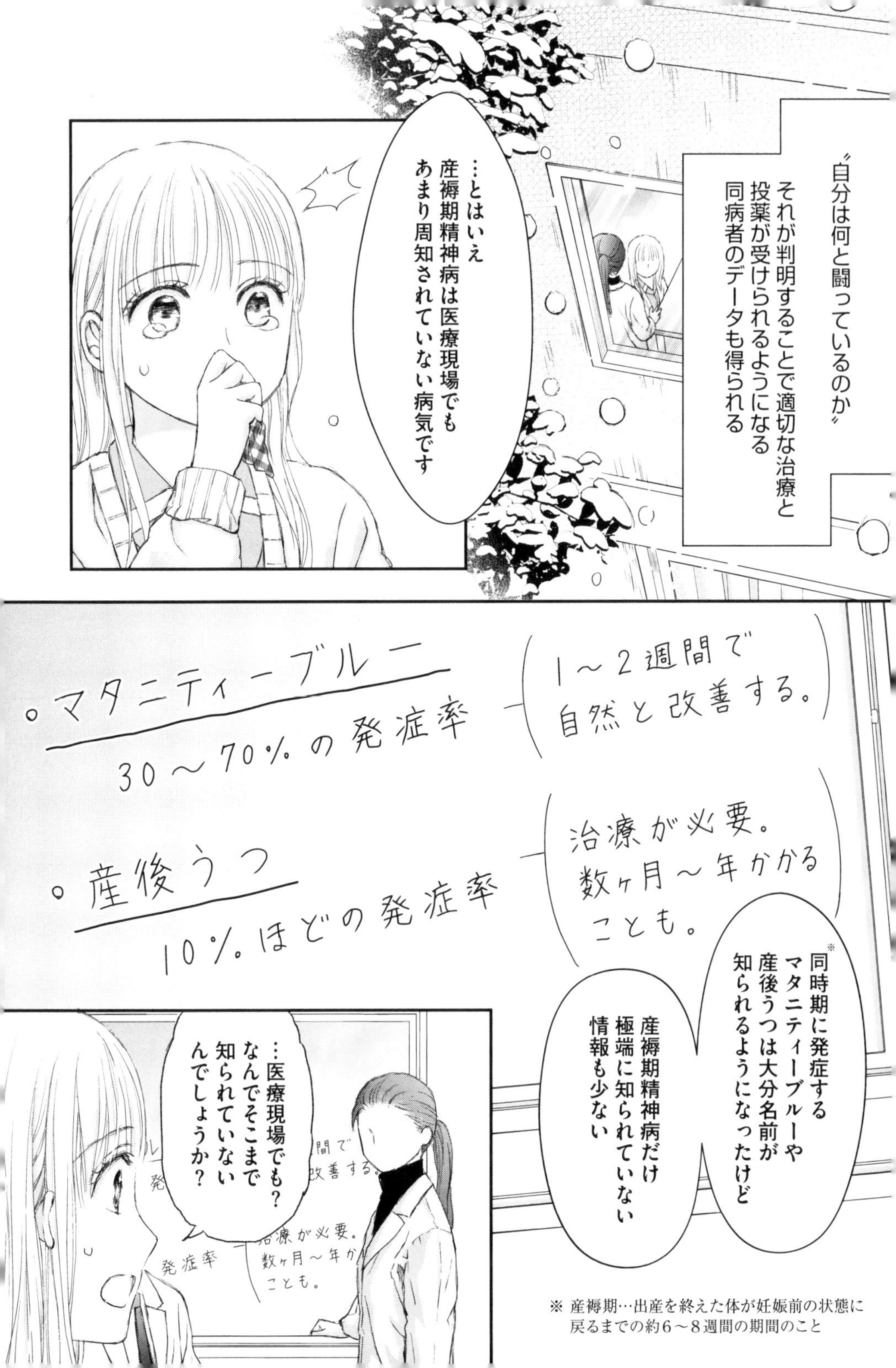
〝自分は何と闘っているのか〟
それが判明することで適切な治療と投薬が受けられるようになる同病者のデータも得られる
…とはいえ産褥期精神病は医療現場でもあまり周知されていない病気です
・マタニティーブルー 30～70%の発症率 1～2週間で自然と改善する。
・産後うつ 10%ほどの発症率 治療が必要。数ヶ月～年かかることも。
※同時期に発症するマタニティーブルーや産後うつは大分名前が知られるようになったけど
産褥期精神病だけ極端に知られていない情報も少ない
…医療現場でも？なんでそこまで知られていないんでしょうか？

※ 産褥期…出産を終えた体が妊娠前の状態に戻るまでの約6～8週間の期間のこと

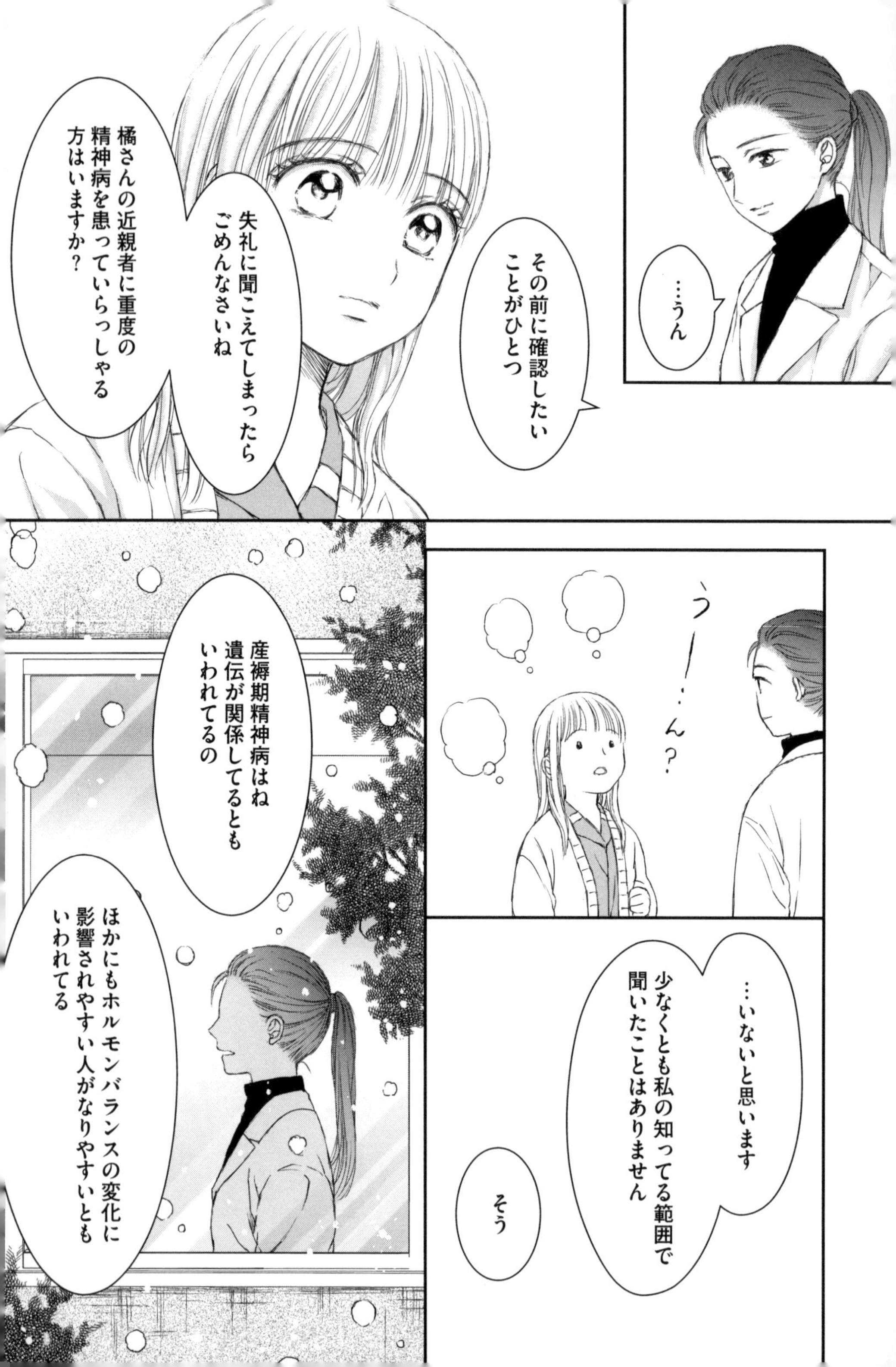
…うん
その前に確認したいことがひとつ
失礼に聞こえてしまったらごめんなさいね
橘さんの近親者に重度の精神病を患っていらっしゃる方はいますか?
う――…ん?
…いないと思います
少なくとも私の知ってる範囲で聞いたことはありません
そう
産褥期精神病はね遺伝が関係してるともいわれてるの
ほかにもホルモンバランスの変化に影響されやすい人がなりやすいともいわれてる

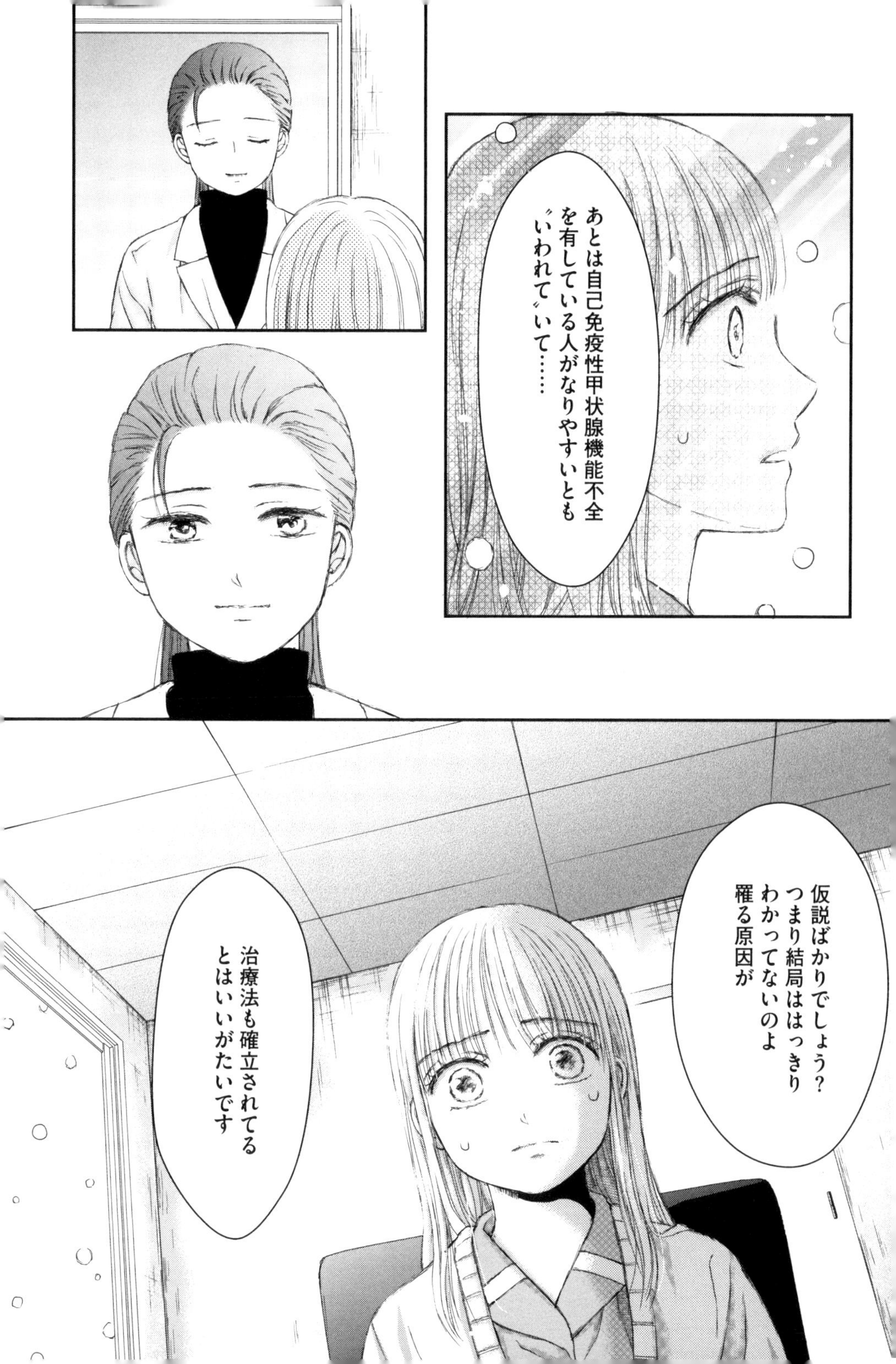
あとは自己免疫性甲状腺機能不全を有している人がなりやすいとも〝いわれて〟いて……
仮説ばかりでしょう？つまり結局ははっきりわかってないのよ罹る原因が
治療法も確立されてるとはいいがたいです

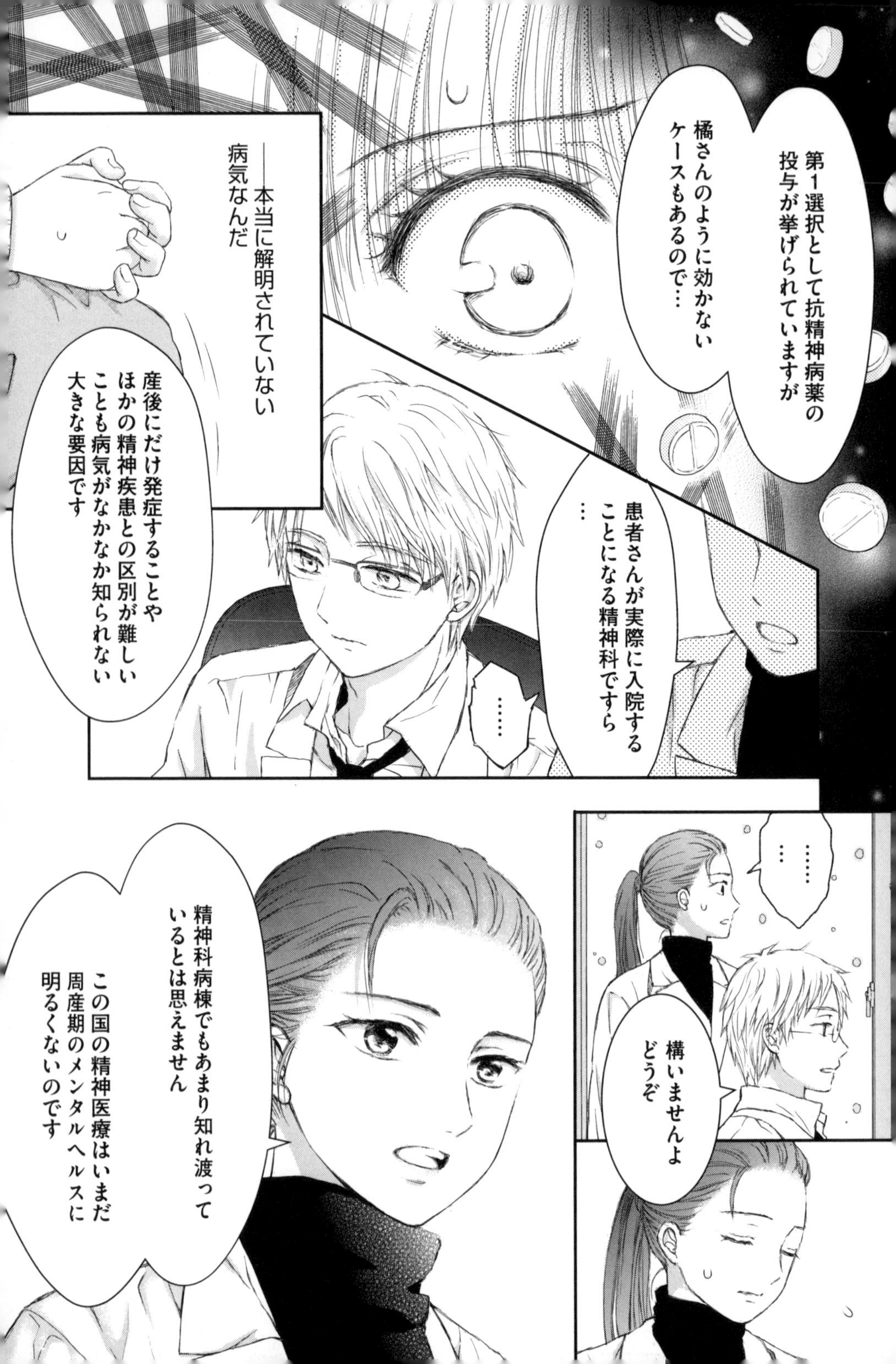
第1選択として抗精神病薬の投与が挙げられていますが
橘さんのように効かないケースもあるので…
――本当に解明されていない病気なんだ
患者さんが実際に入院することになる精神科ですら…
……
産後にだけ発症することやほかの精神疾患との区別が難しいことも病気がなかなか知られない大きな要因です
……
構いませんよどうぞ
精神科病棟でもあまり知れ渡っているとは思えません
この国の精神医療はいまだ周産期のメンタルヘルスに明るくないのです

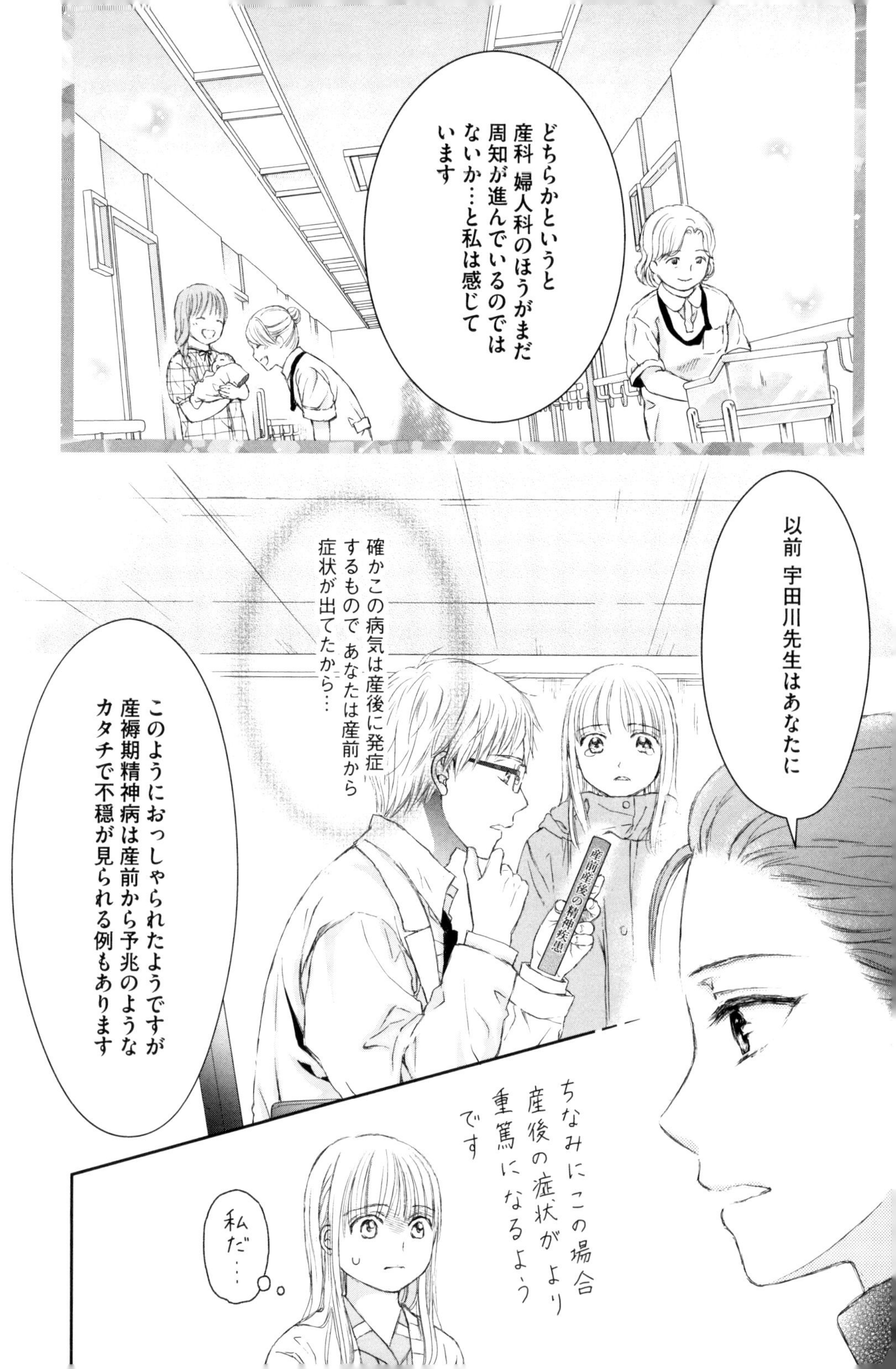
どちらかというと産科 婦人科のほうがまだ周知が進んでいるのではないか…と私は感じています
以前 宇田川先生はあなたに
確かこの病気は産後に発症するもので あなたは産前から症状が出てたから…
このようにおっしゃられたようですが産褥期精神病は産前から予兆のようなカタチで不穏が見られる例もあります
産前産後の精神疾患
ちなみにこの場合産後の症状がより重篤になるようです
私だ…

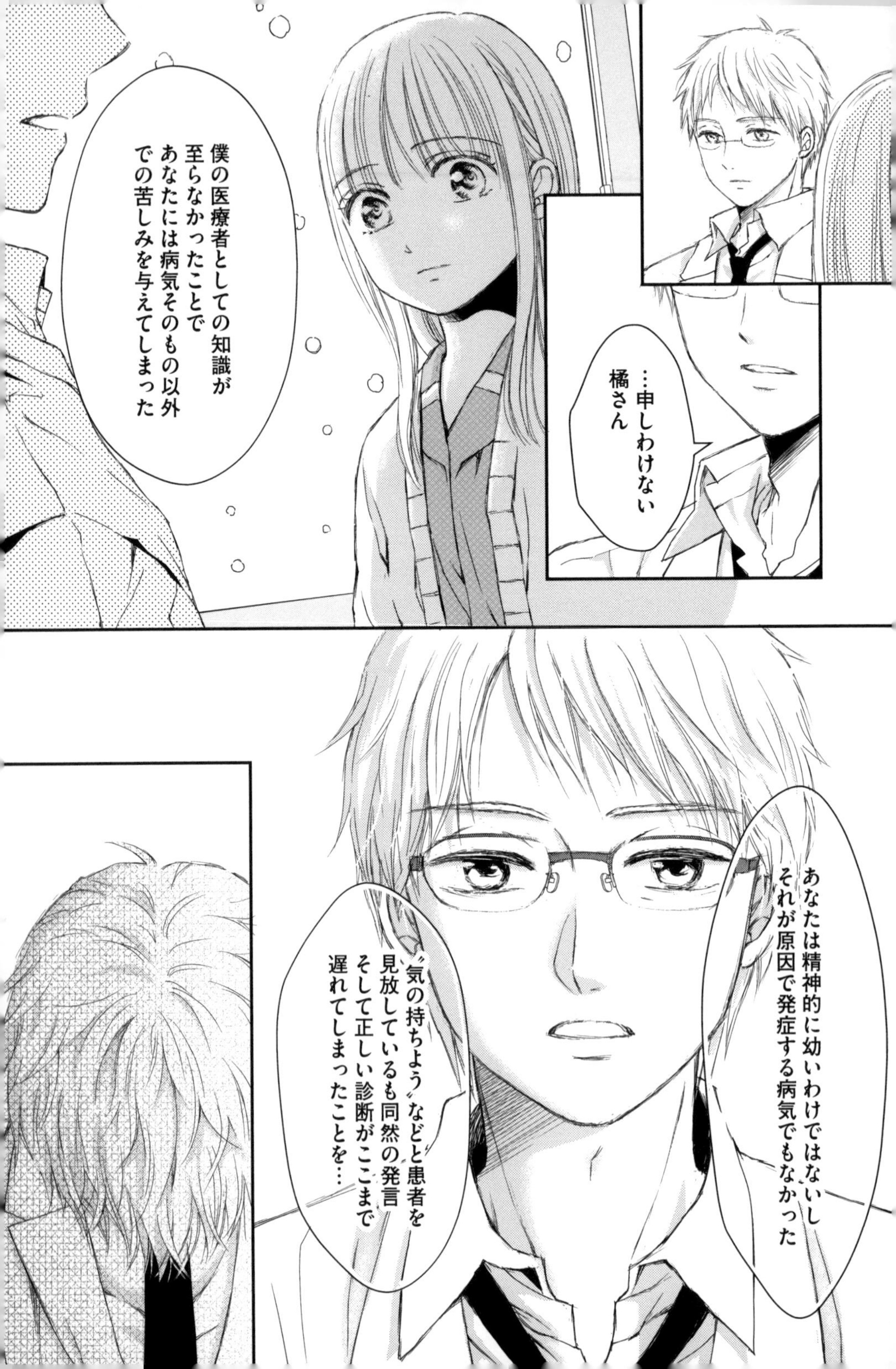
…申しわけない橘さん
僕の医療者としての知識が至らなかったことであなたには病気そのもの以外での苦しみを与えてしまった
あなたは精神的に幼いわけではないしそれが原因で発症する病気でもなかった
〝気の持ちよう〟などと患者を見放しているも同然の発言そして正しい診断がここまで遅れてしまったことを…

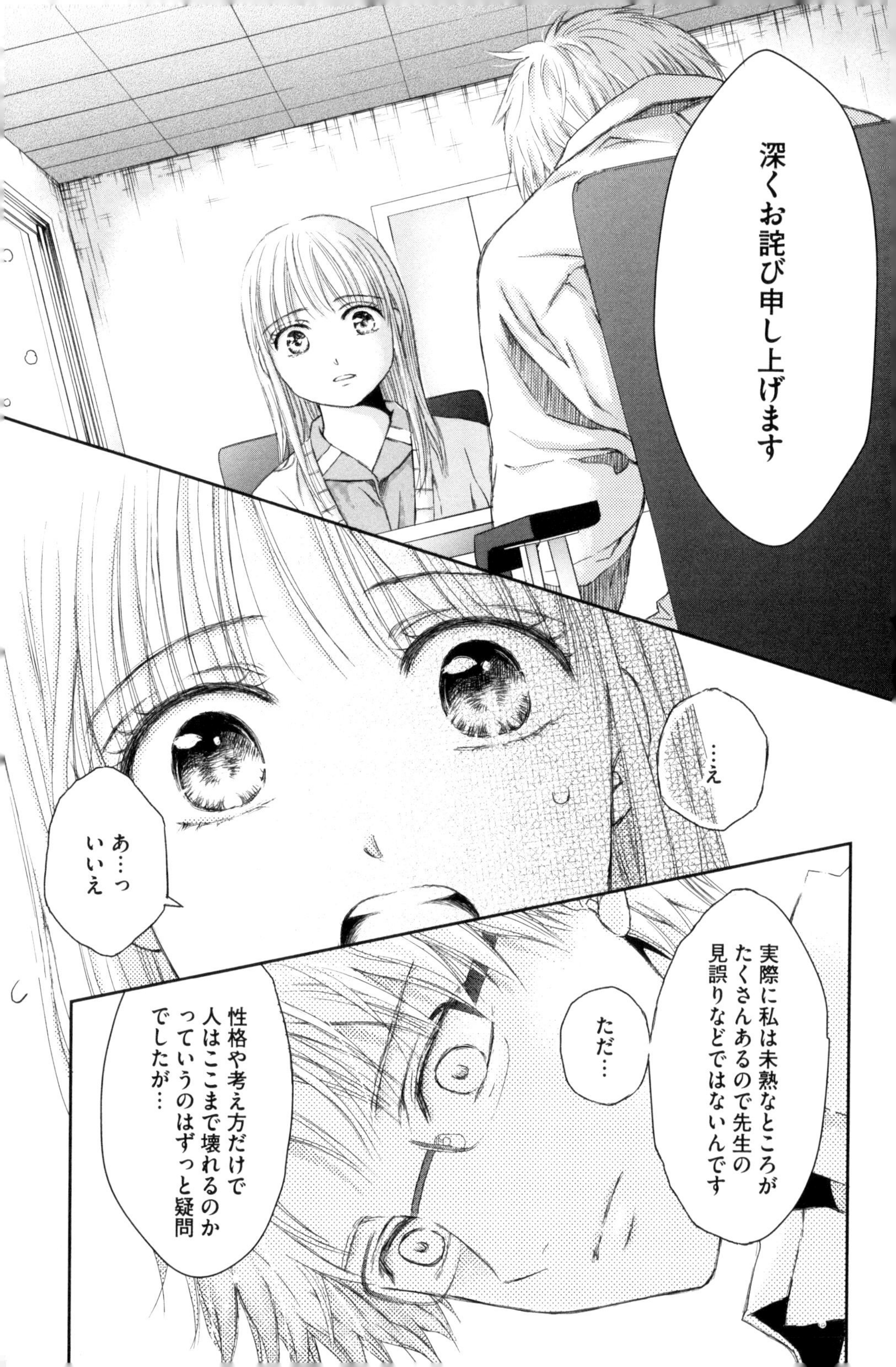
深くお詫び申し上げます
…え
あ…っ いいえ
実際に私は未熟なところがたくさんあるので先生の見誤りなどではないんです
ただ…
性格や考え方だけで人はここまで壊れるのかっていうのはずっと疑問でしたが…

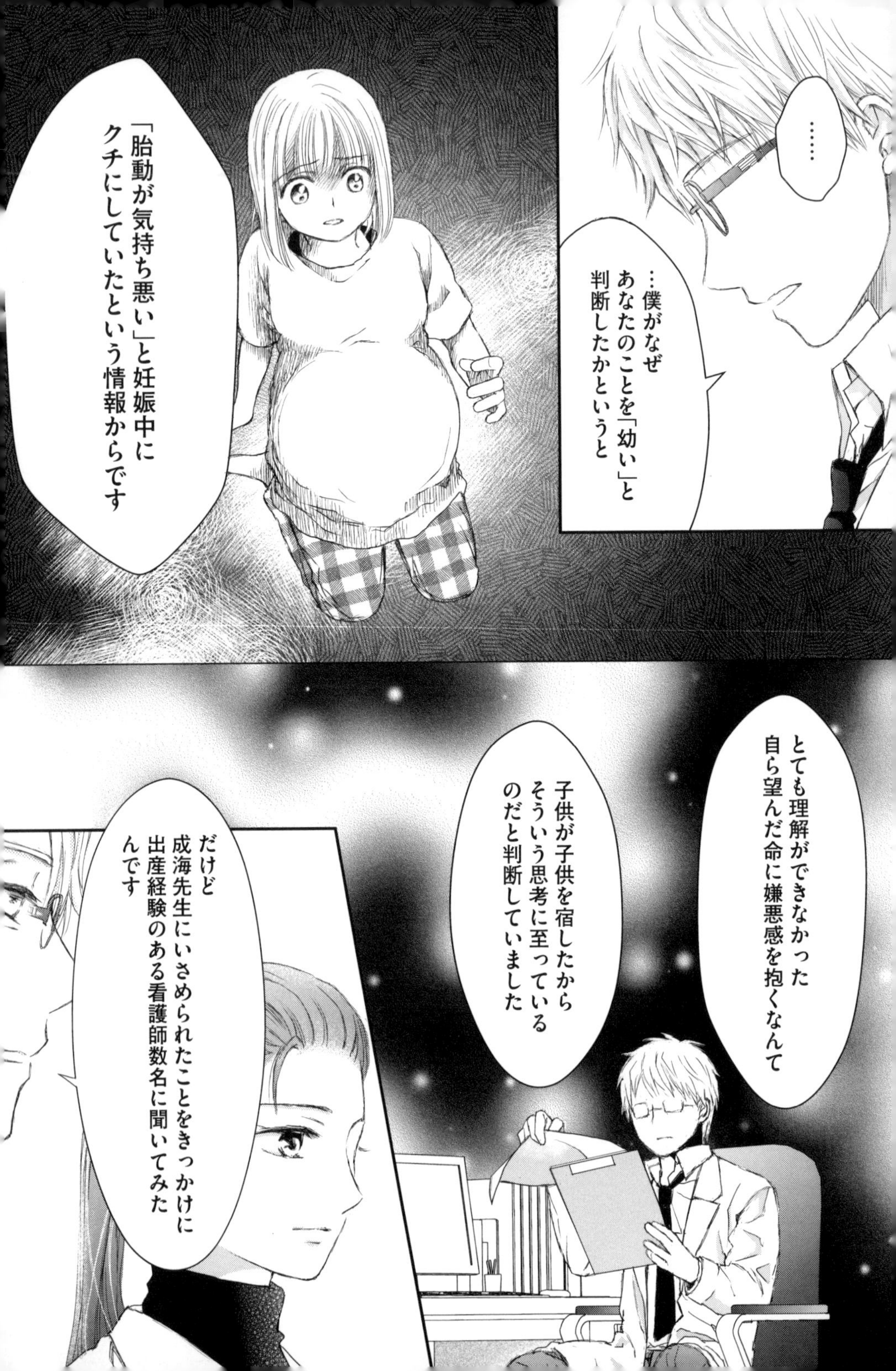
……
…僕がなぜあなたのことを「幼い」と判断したかというと
「胎動が気持ち悪い」と妊娠中にクチにしていたという情報からです
とても理解ができなかった自ら望んだ命に嫌悪感を抱くなんて
子供が子供を宿したからそういう思考に至っているのだと判断していました
だけど成海先生にいさめられたことをきっかけに出産経験のある看護師数名に聞いてみたんです

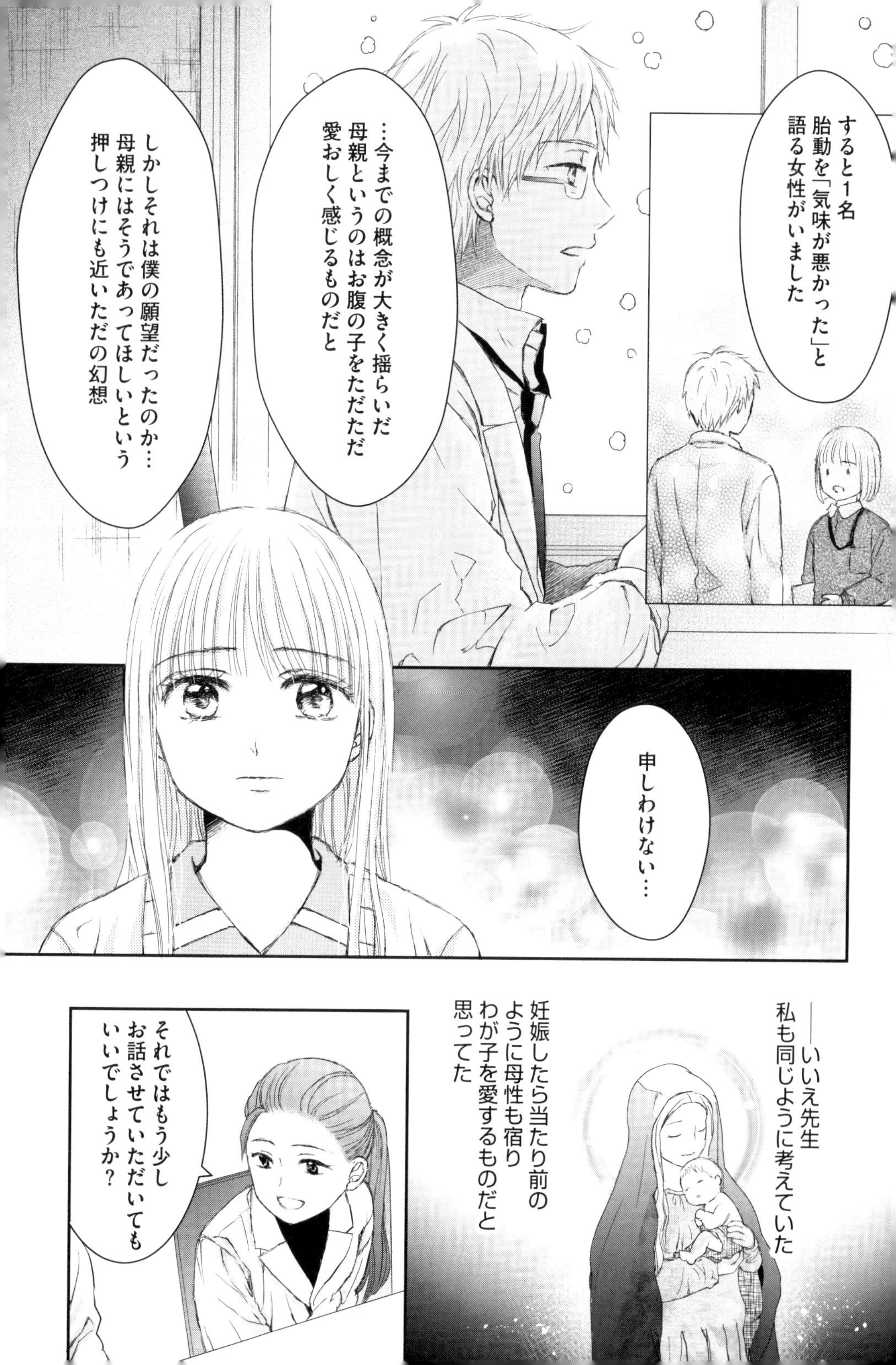
すると1名胎動を「気味が悪かった」と語る女性がいました
…今までの概念が大きく揺らいだ母親というのはお腹の子をただただ愛おしく感じるものだと
しかしそれは僕の願望だったのか…母親にはそうであってほしいという押しつけにも近いただの幻想
申しわけない…
──いいえ先生私も同じように考えていた
妊娠したら当たり前のように母性も宿りわが子を愛するものだと思ってた
それではもう少しお話させていただいてもいいでしょうか？

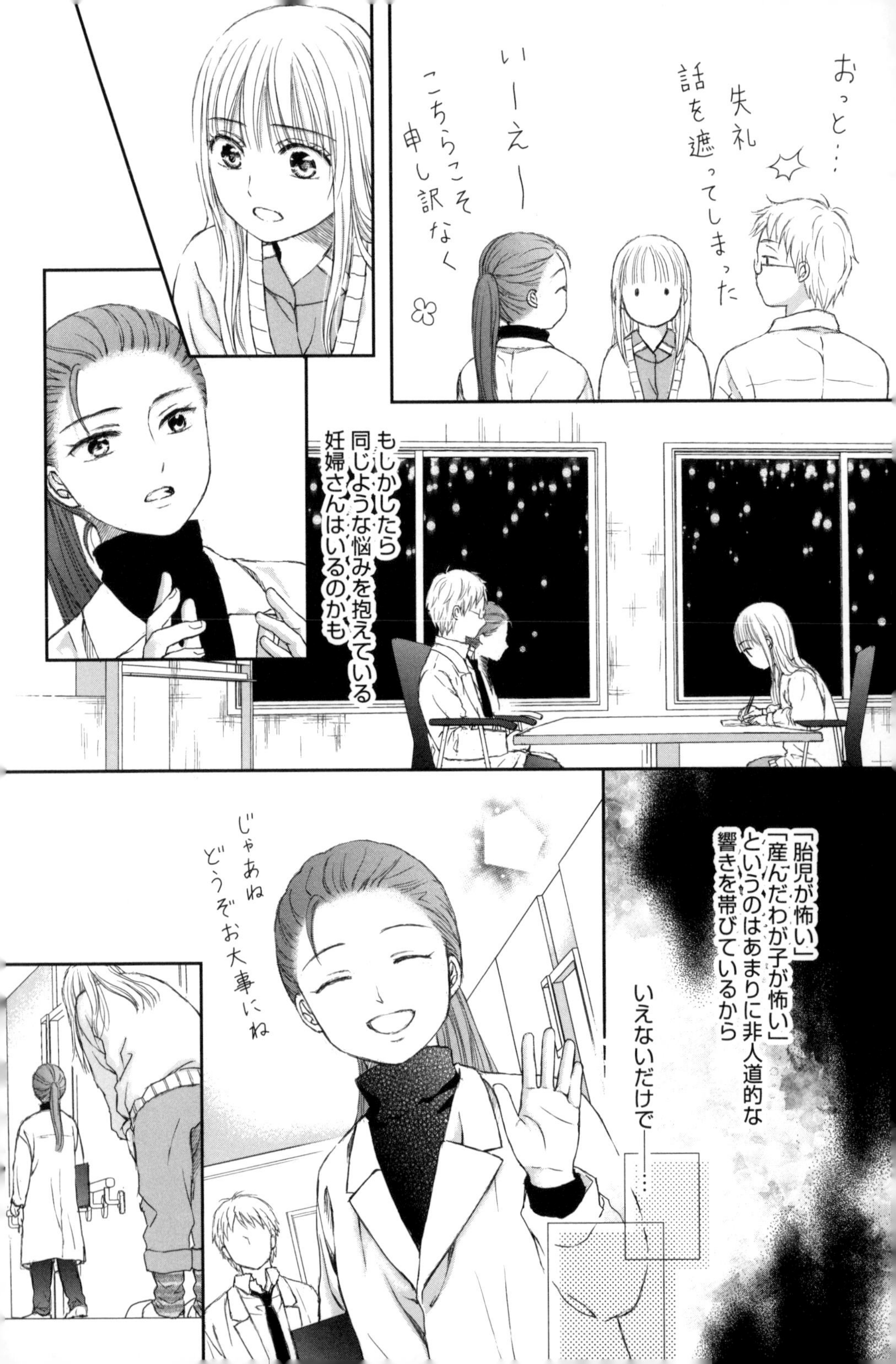

おっと…
失礼
話を遮ってしまった
いーえー
こちらこそ申し訳なく
もしかしたら
同じような悩みを抱えている
妊婦さんはいるのかも
「胎児が怖い」
「産んだわが子が怖い」
というのはあまりに非人道的な
響きを帯びているから
いえないいだけで――…
じゃあね
どうぞお大事にね

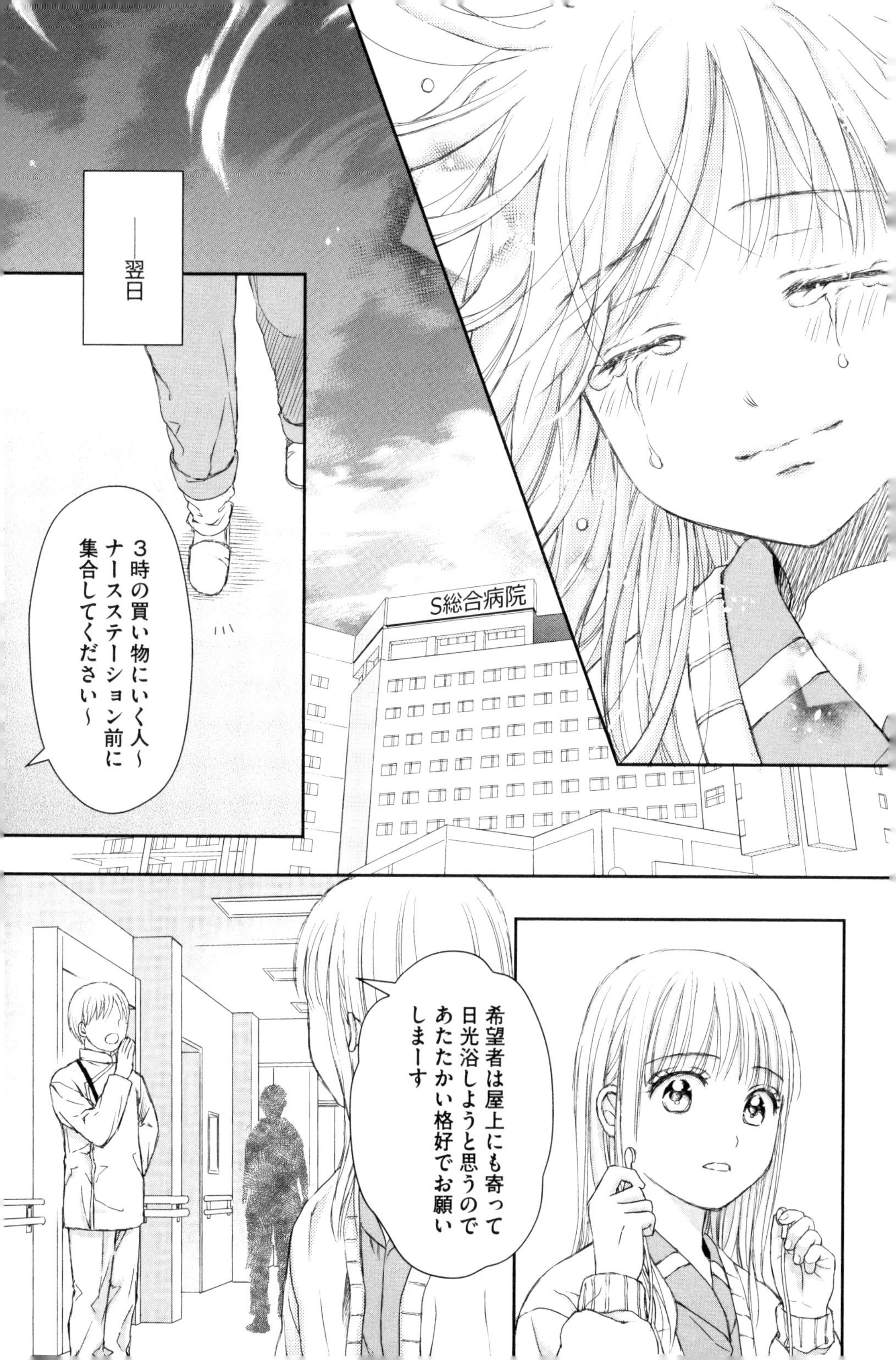

——翌日
S総合病院
3時の買い物にいく人～ナースステーション前に集合してくださ～い～
希望者は屋上にも寄って日光浴しようと思うのであたたかい格好でお願いしまーす

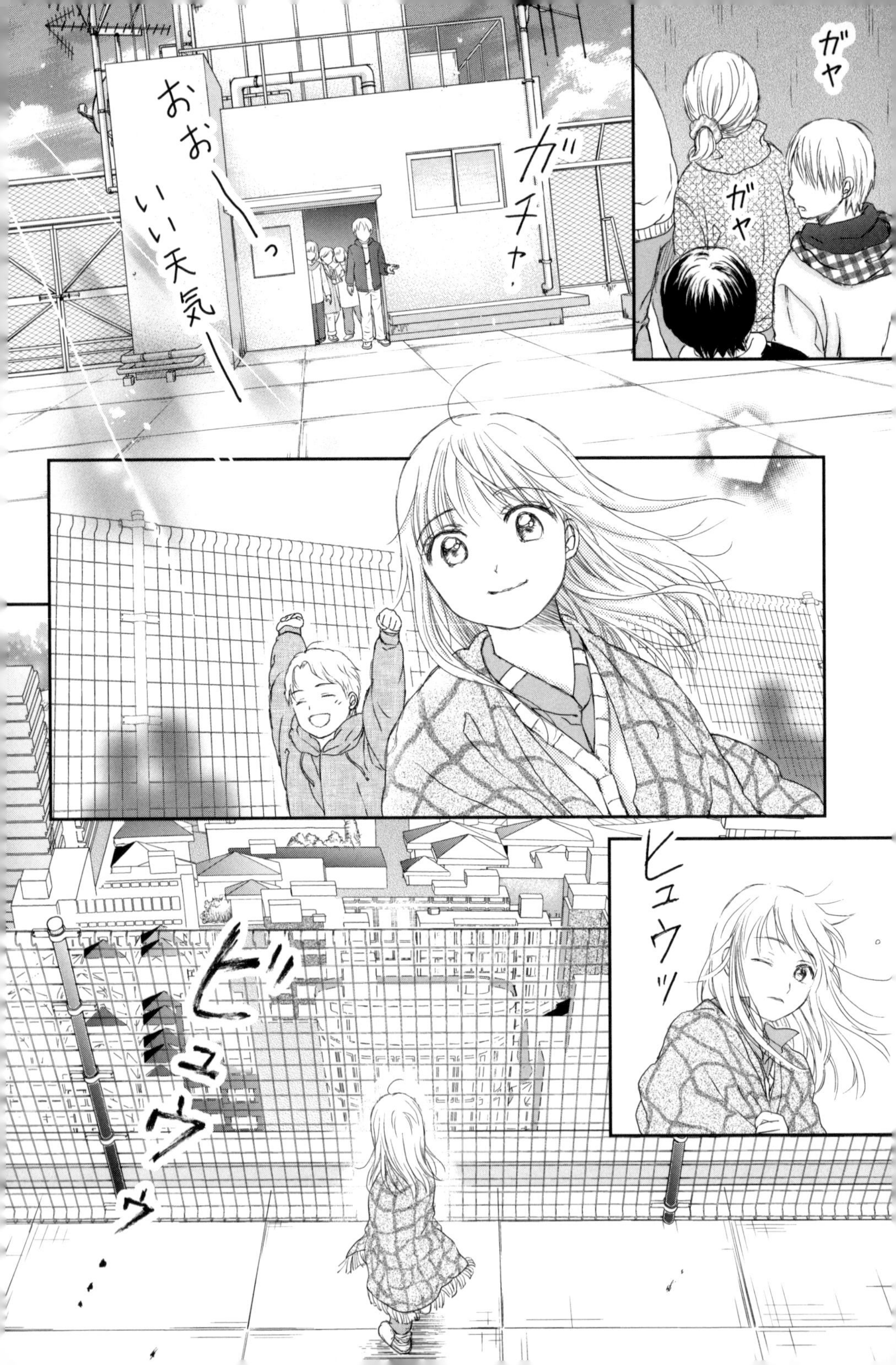
ガヤ
ガヤ
ガチャ
おお〜っ
いい天気〜
ヒュウッ
ビュウゥ…

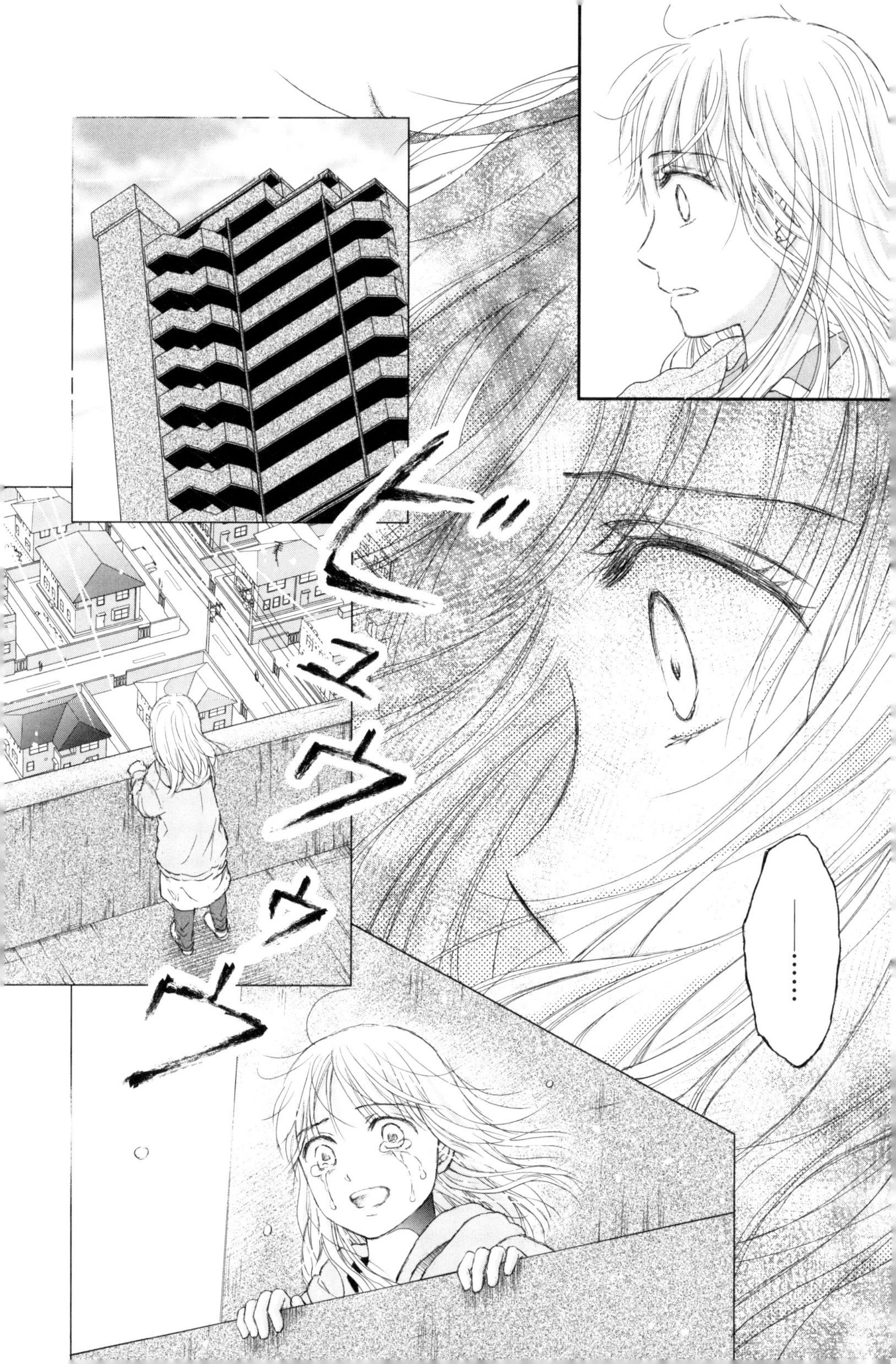
ビュウゥウ
――……

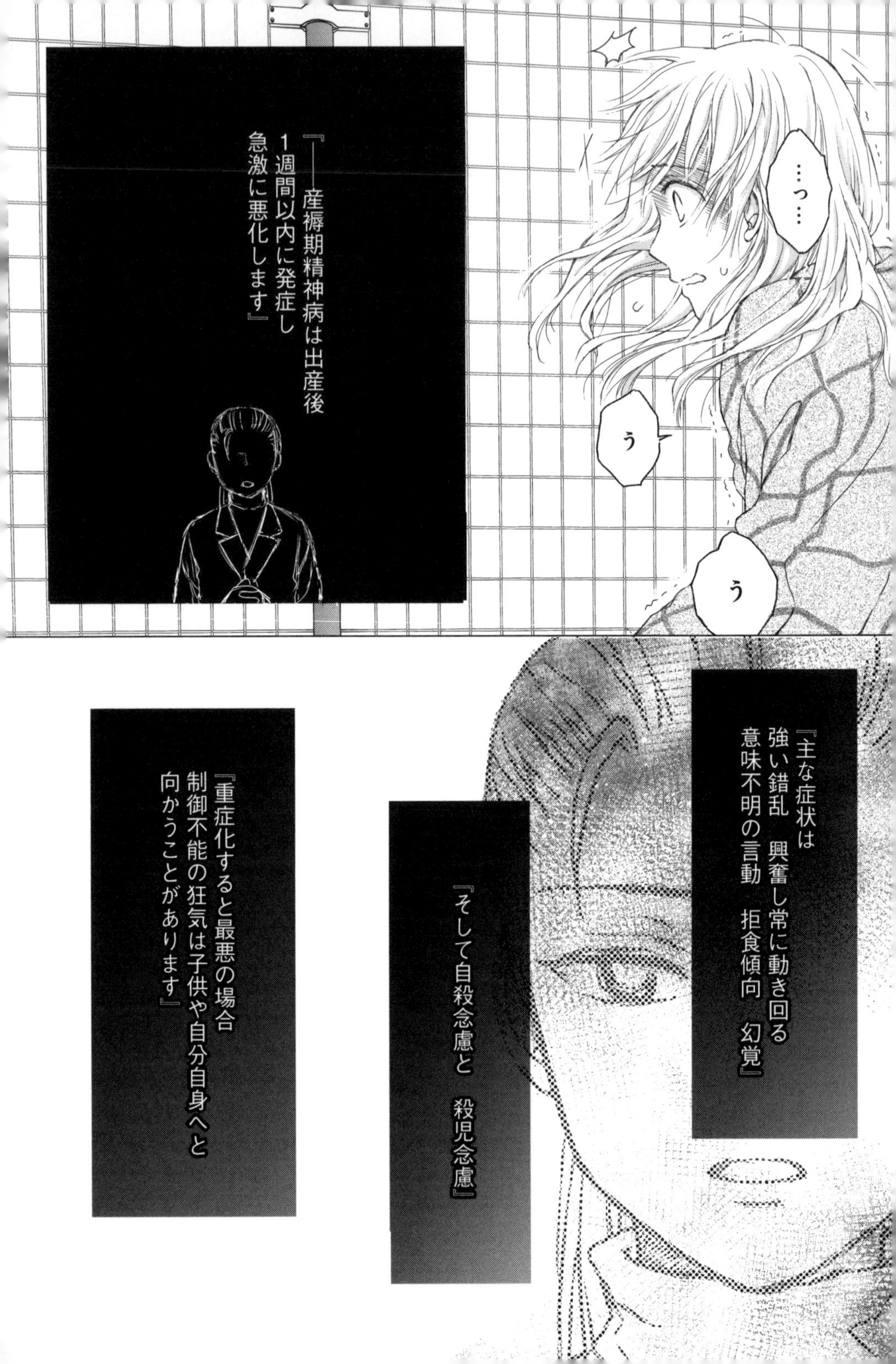
『――産褥期精神病は出産後
1週間以内に発症し
急激に悪化します』
…っ…
う
う
『主な症状は
強い錯乱　興奮し常に動き回る
意味不明の言動　拒食傾向　幻覚』
『そして自殺念慮と　殺児念慮』
『重症化すると最悪の場合
制御不能の狂気は子供や自分自身へと
向かうことがあります』

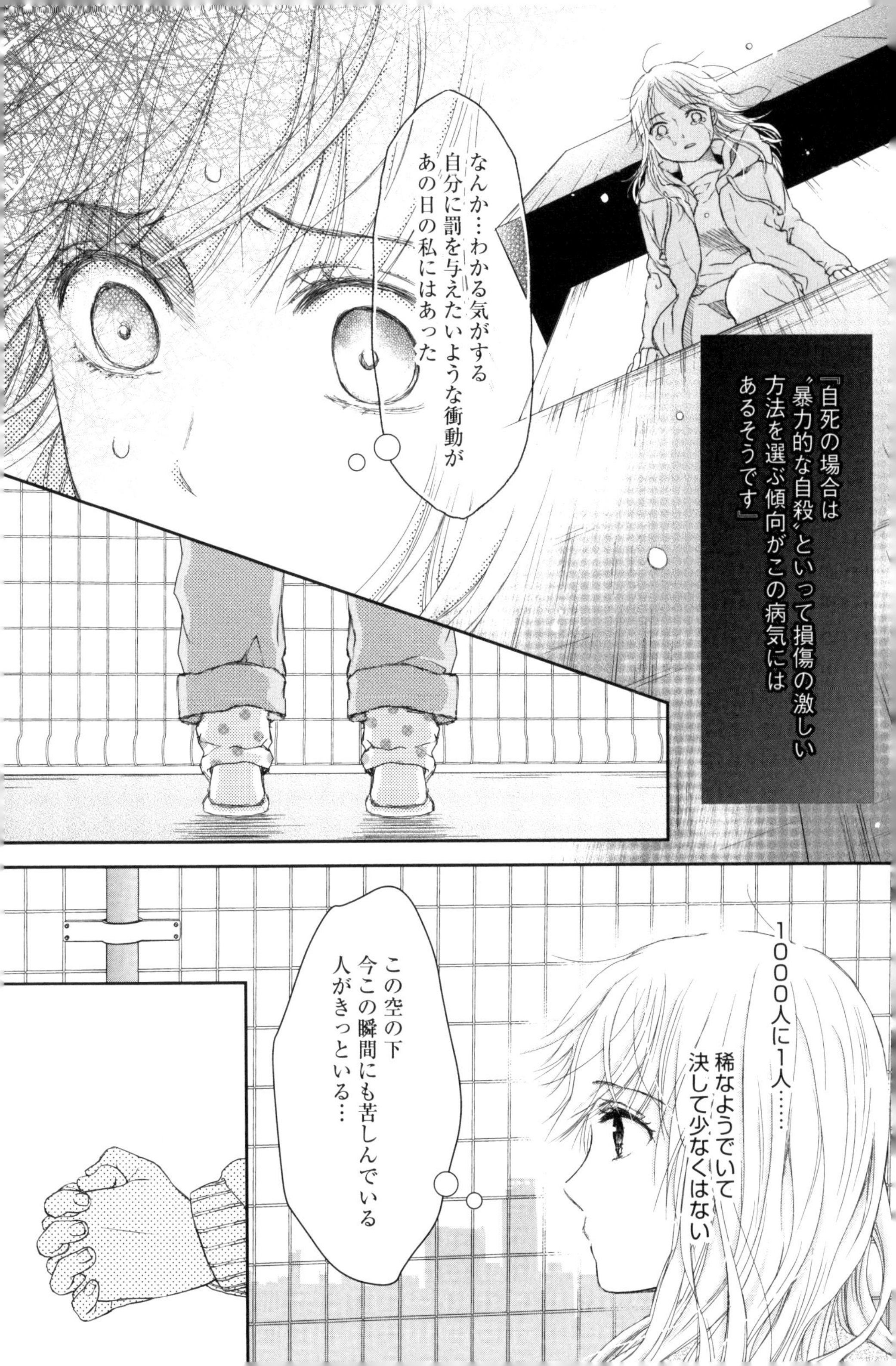

『自死の場合は
〝暴力的な自殺〟といって損傷の激しい
方法を選ぶ傾向がこの病気には
あるそうです』
なんか…わかる気がする
自分に罰を与えたいような衝動が
あの日の私にはあった
1000人に1人……
稀なようでいて
決して少なくはない
この空の下
今この瞬間にも苦しんでいる
人がきっといる…

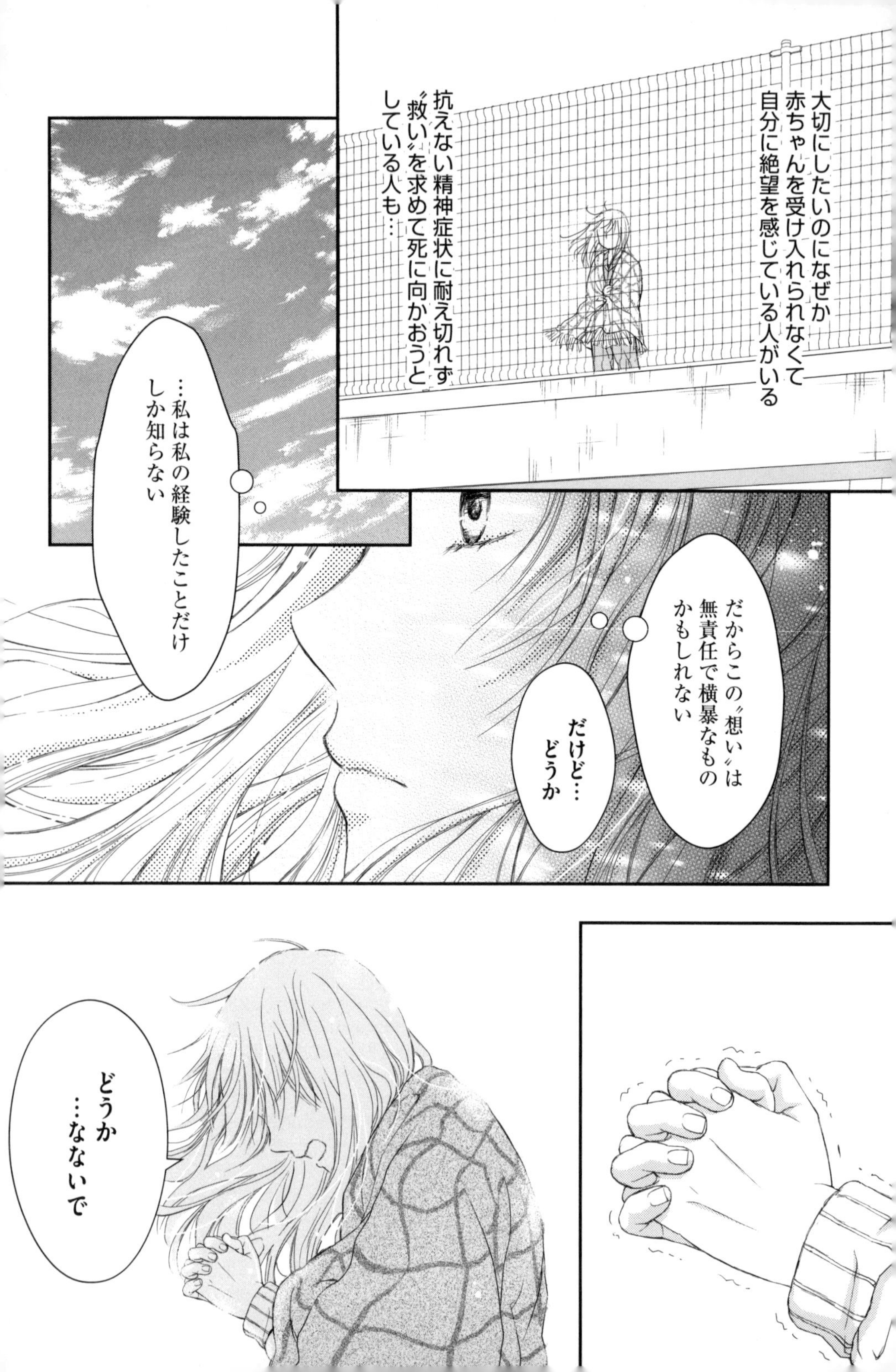
大切にしたいのになぜか赤ちゃんを受け入れられなくて自分に絶望を感じている人がいる
抗えない精神症状に耐え切れず〝救い〟を求めて死に向かおうとしている人も…
…私は私の経験したことだけしか知らない
だからこの〝想い〟は無責任で横暴なものかもしれない
だけど…どうか
どうか…なないで

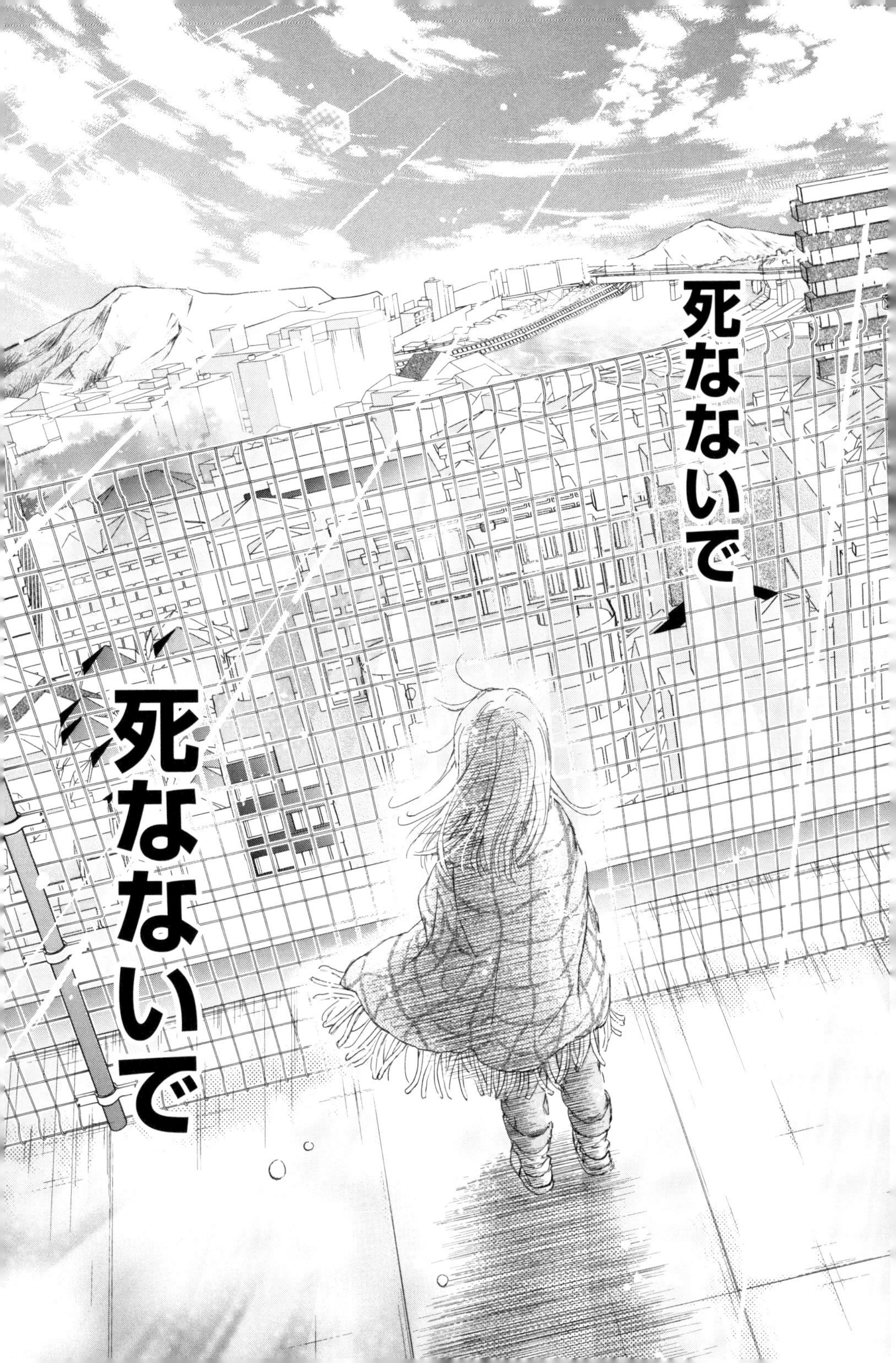
死なないで
死なないで

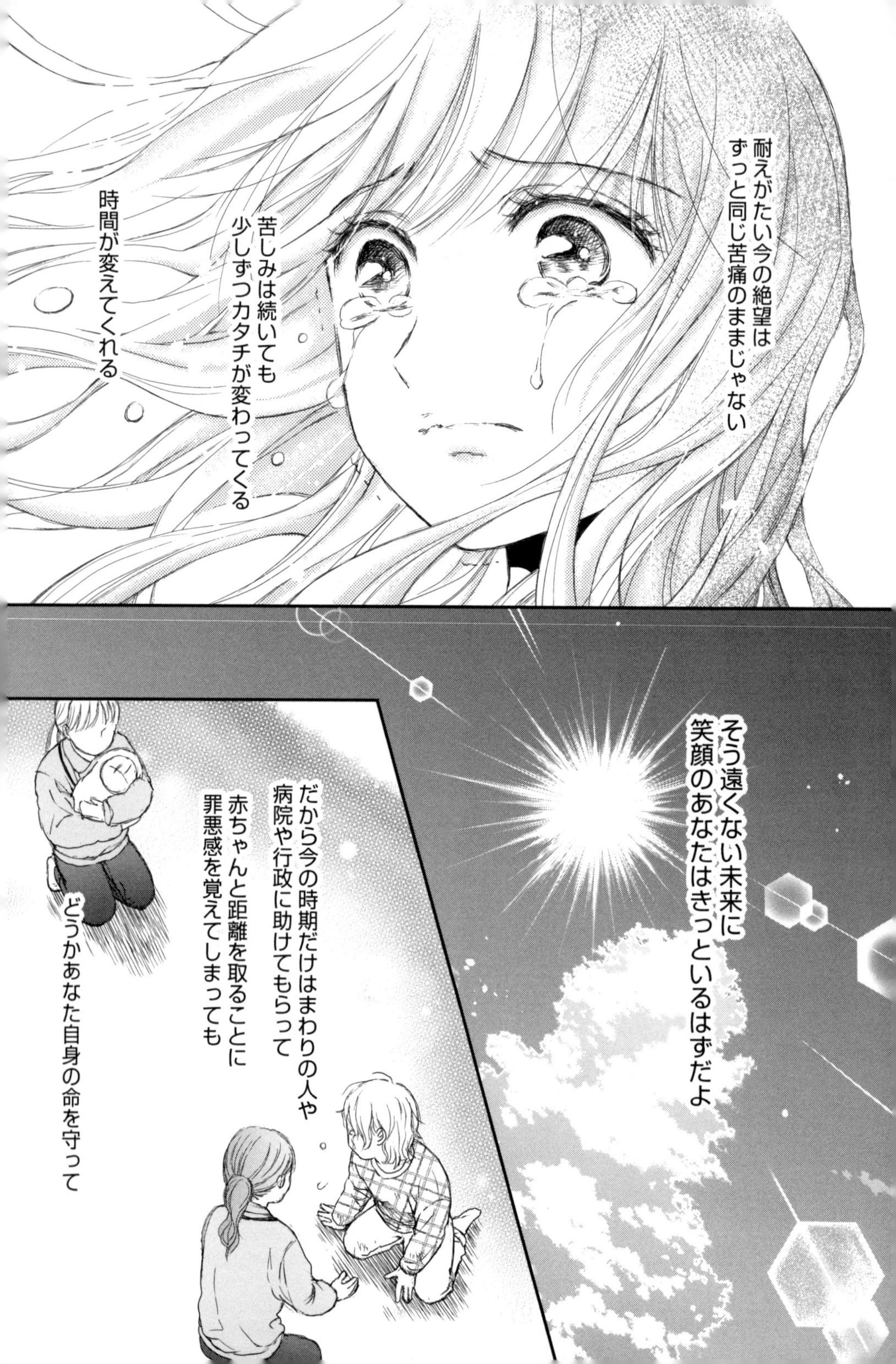

耐えがたい今の絶望は
ずっと同じ苦痛のままじゃない
苦しみは続いても
少しずつカタチが変わってくる
時間が変えてくれる
そう遠くない未来に
笑顔のあなたはきっといるはずだよ
だから今の時期だけはまわりの人や
病院や行政に助けてもらって
赤ちゃんと距離を取ることに
罪悪感を覚えてしまっても
どうかあなた自身の命を守って

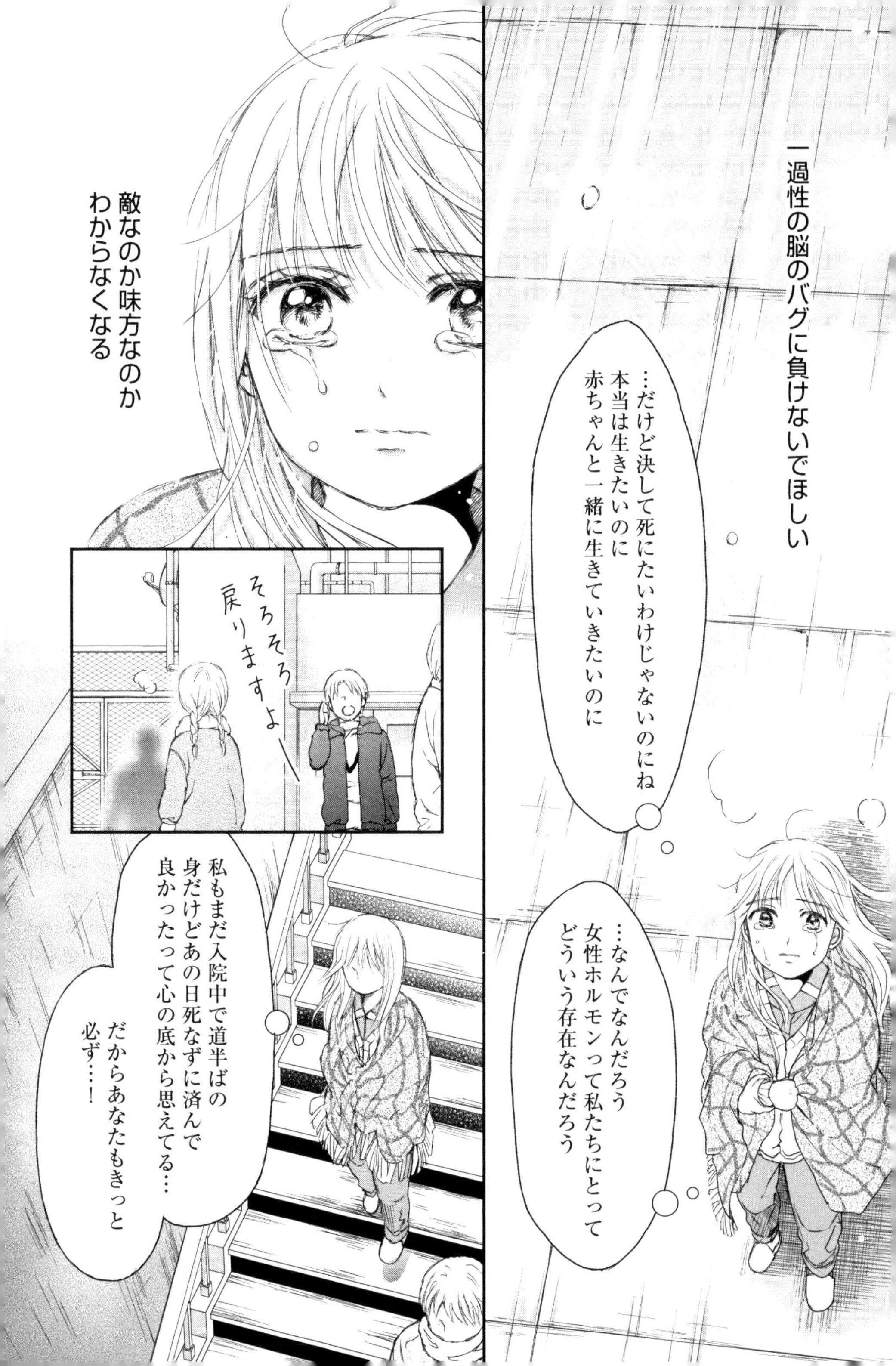
一過性の脳のバグに負けないでほしい
…だけど決して死にたいわけじゃないのにね
本当は生きたいのに
赤ちゃんと一緒に生きていきたいのに
…なんでなんだろう
女性ホルモンって私たちにとって
どういう存在なんだろう
敵なのか味方なのか
わからなくなる
そろそろ戻りますよ
私もまだ入院中で道半ばの
身だけどあの日死なずに済んで
良かったって心の底から思えてる…
だからあなたもきっと
必ず…！

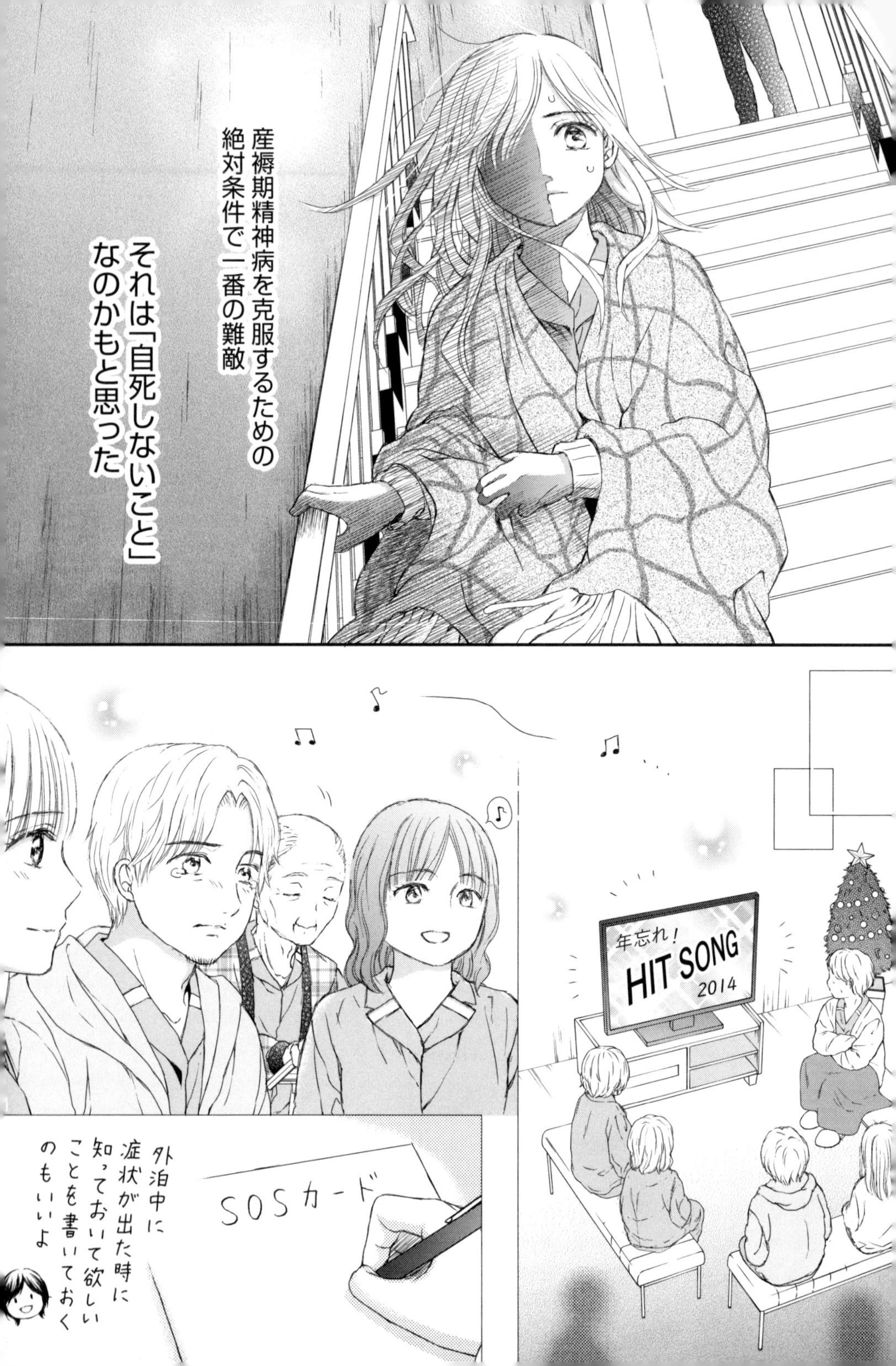
産褥期精神病を克服するための
絶対条件で一番の難敵
それは「自死しないこと」
なのかもと思った
年忘れ!
HIT SONG
2014
SOSカード
外泊中に
症状が出た時に
知っておいて欲しい
ことを書いておく
のもいいよ

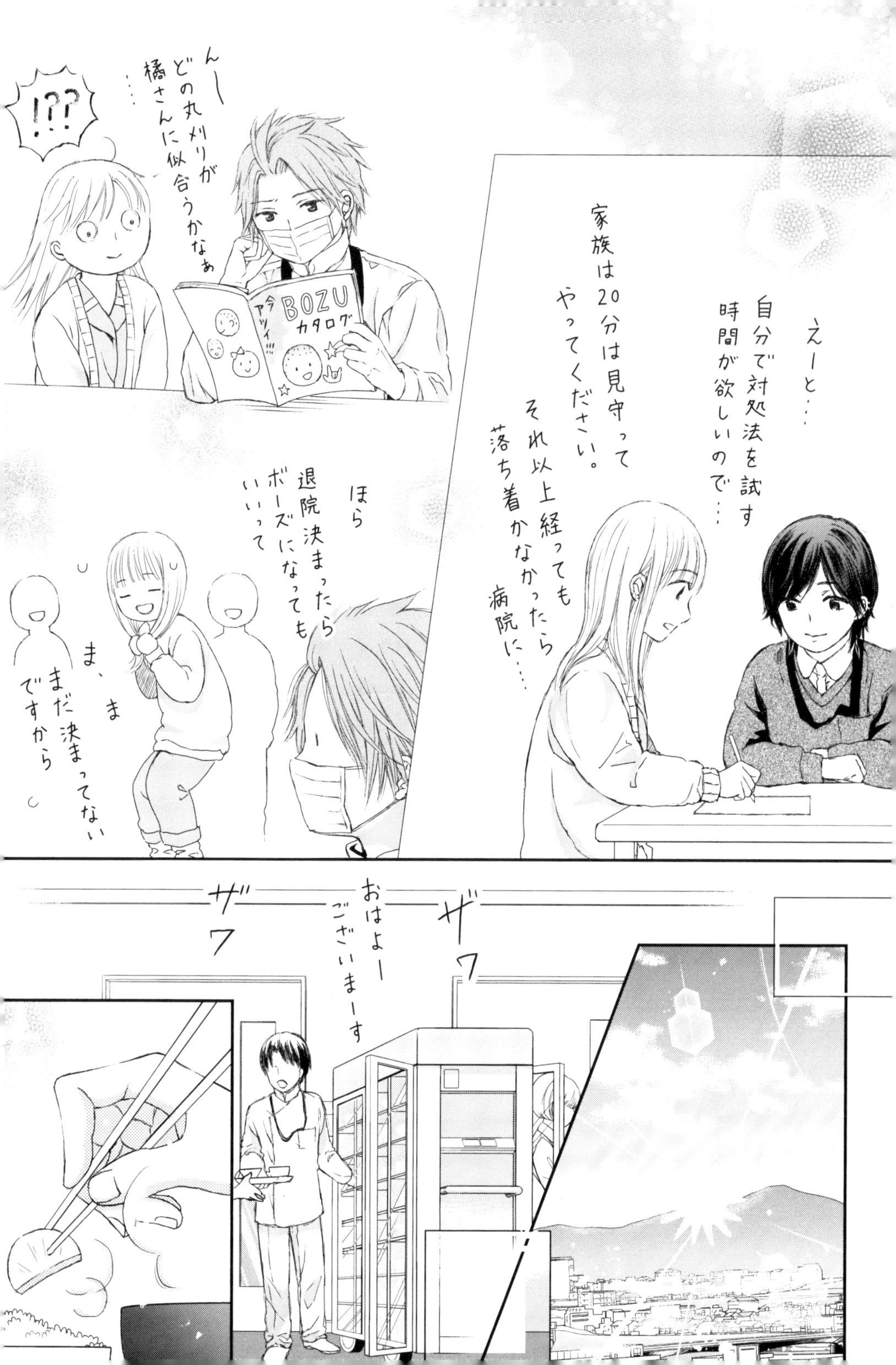
えーと・・・
自分で対処法を試す時間が欲しいので・・・
家族は20分は見守ってやってください。
それ以上経っても落ち着かなかったら病院に・・・・
んーどの丸刈りが橘さんに似合うかなぁ・・・
!??
BOZU カタログ
今アツイ!!
ほら 退院決まったらボーズになってもいいって
ま、ま
まだ決まってないですから
ザワ
ザワ
おはよーございまーす

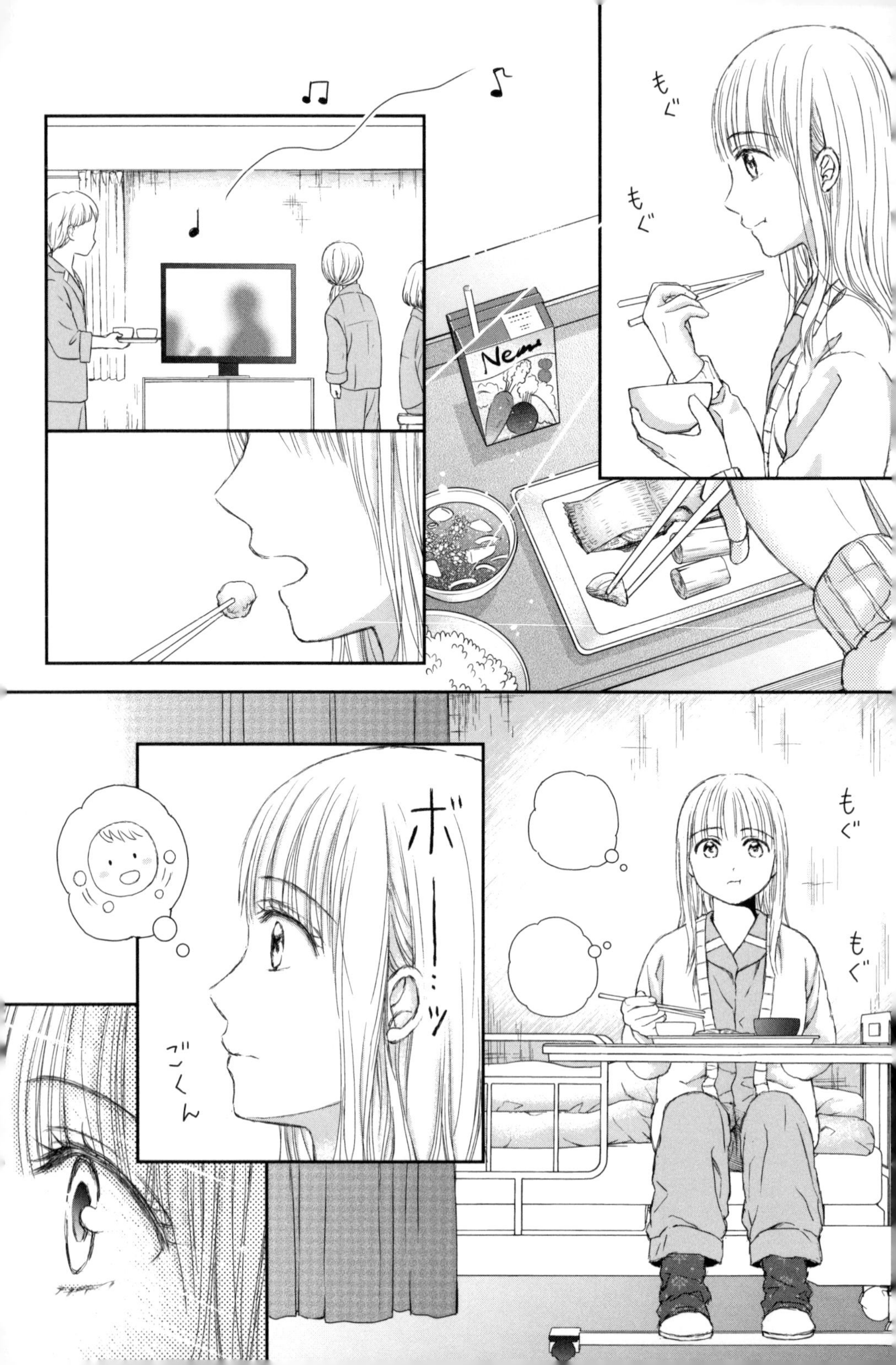
もぐ
もぐ
もぐ
もぐ
ボー…ッ
ごくん

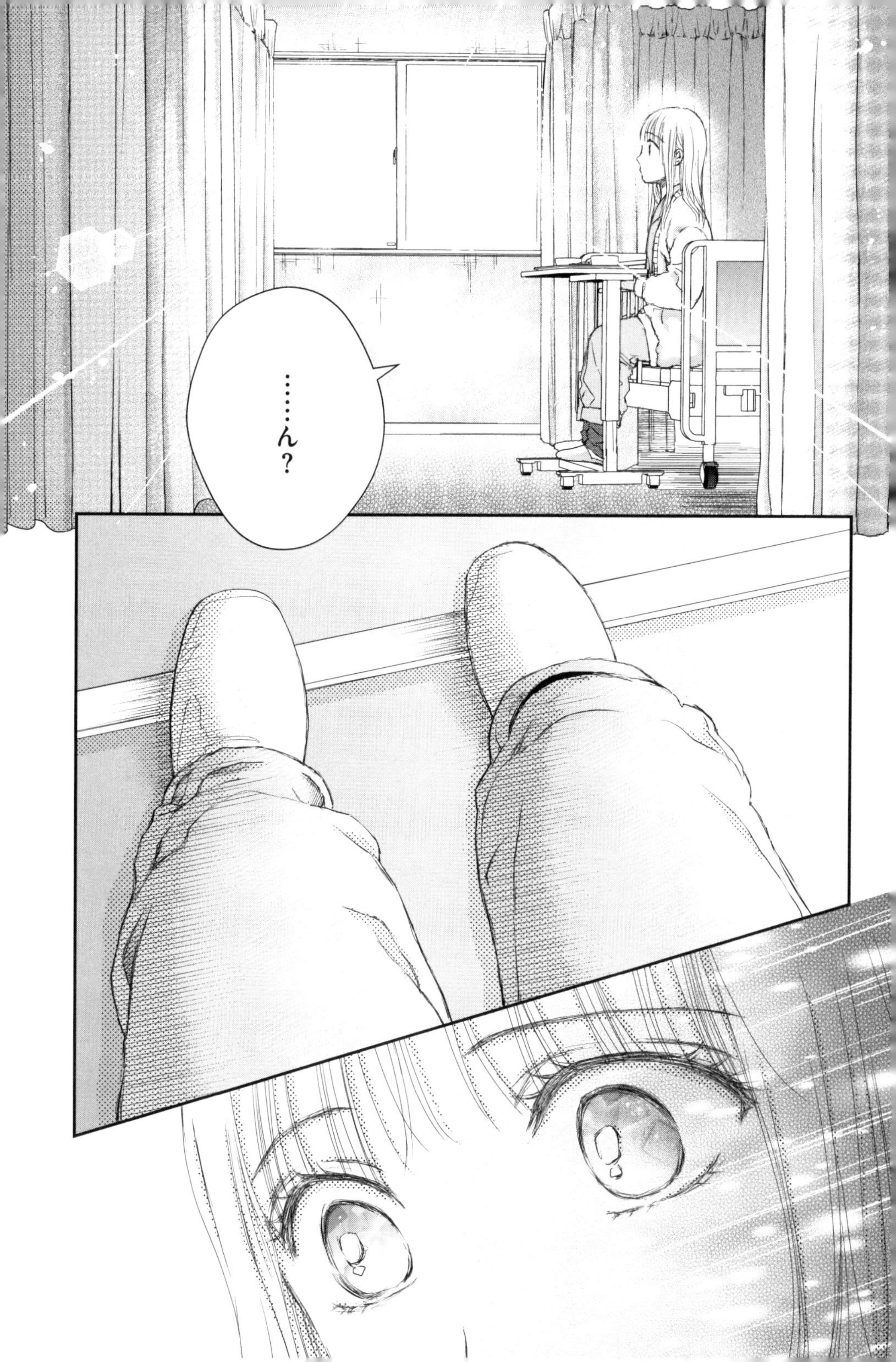
……ん？

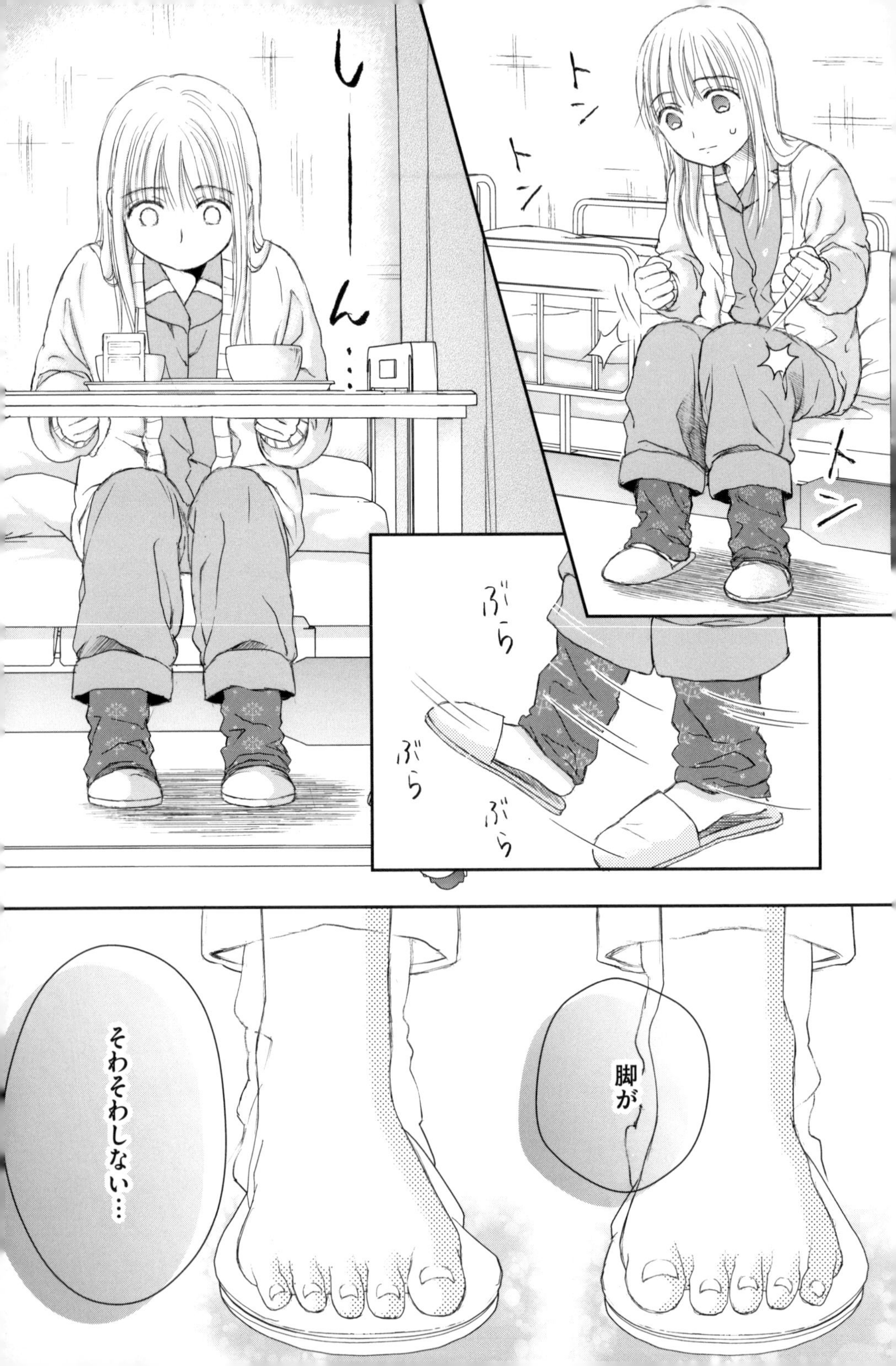
トン
トン
トン
しーーん…
ぶら
ぶら
ぶら
脚が
そわそわしない…

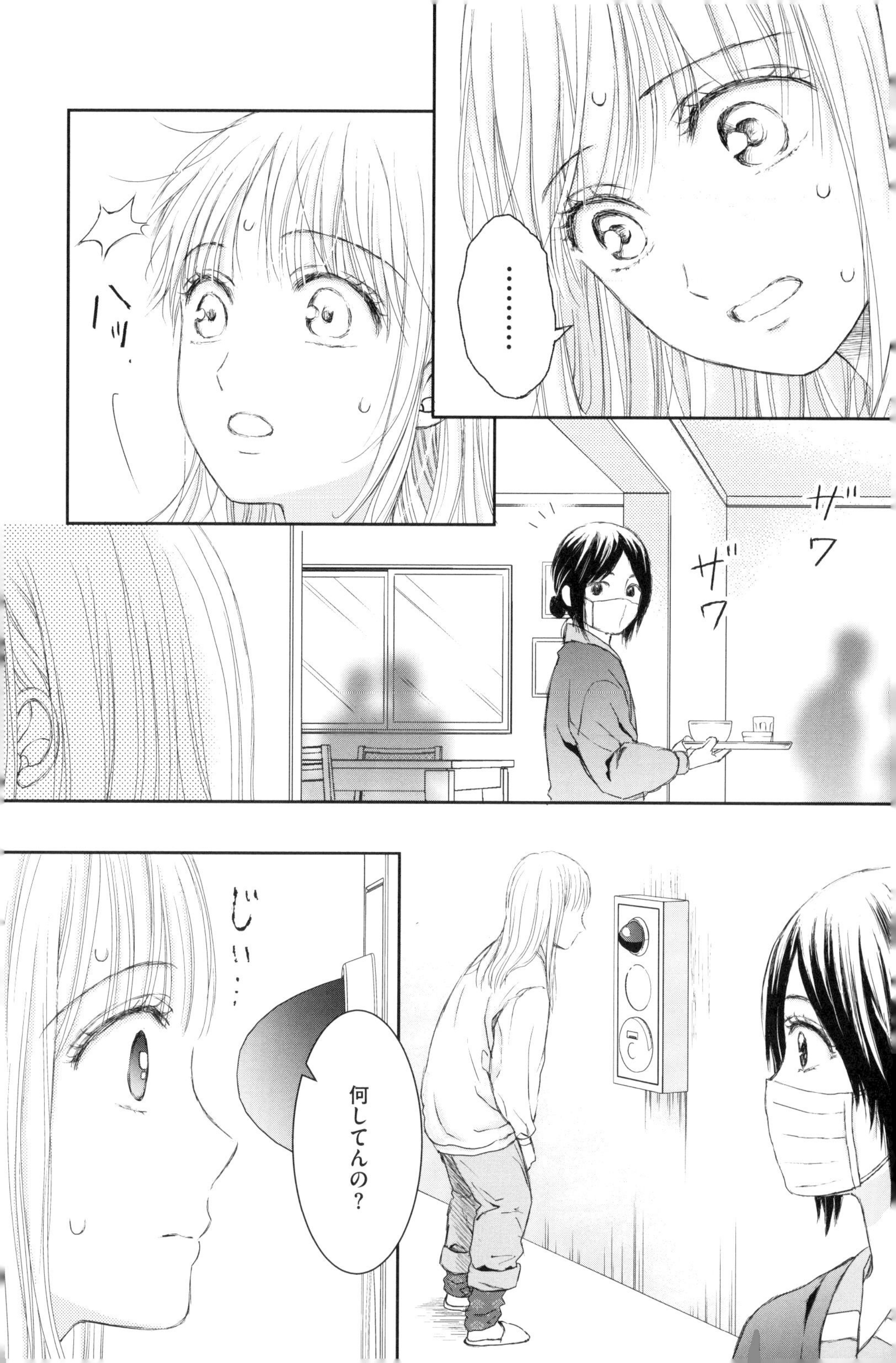

……
ハッ
ザワ
ザワ
何してんの？
じぃ…

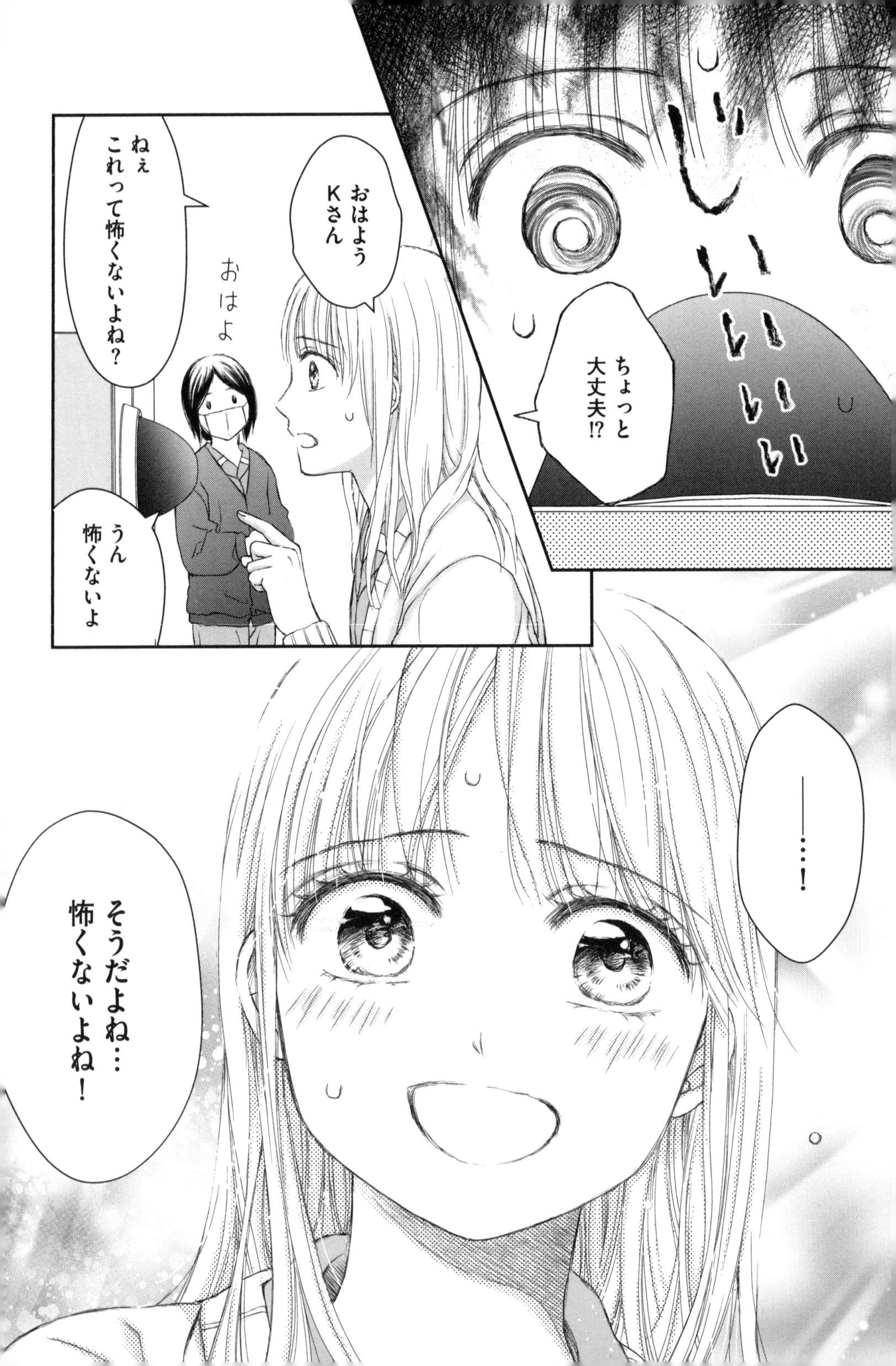
じいいいいい
ちょっと大丈夫!?
おはようKさん
おはよ
ねぇこれって怖くないよね?
うん怖くないよ
――…!
そうだよね…怖くないよね!

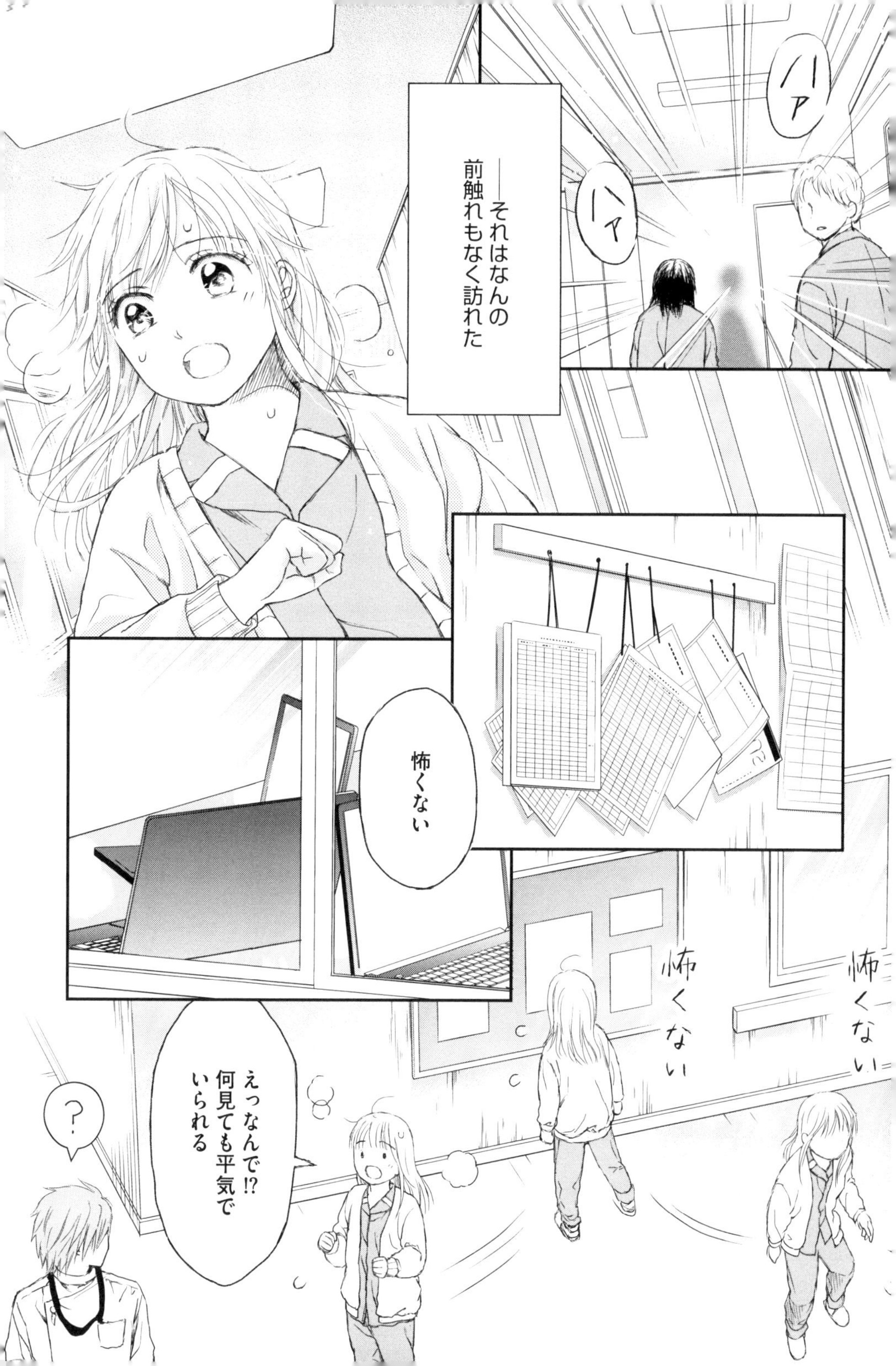
ハア
ハア
──それはなんの前触れもなく訪れた
怖くない
怖くない
怖くない
えっなんで!?何見ても平気でいられる
?

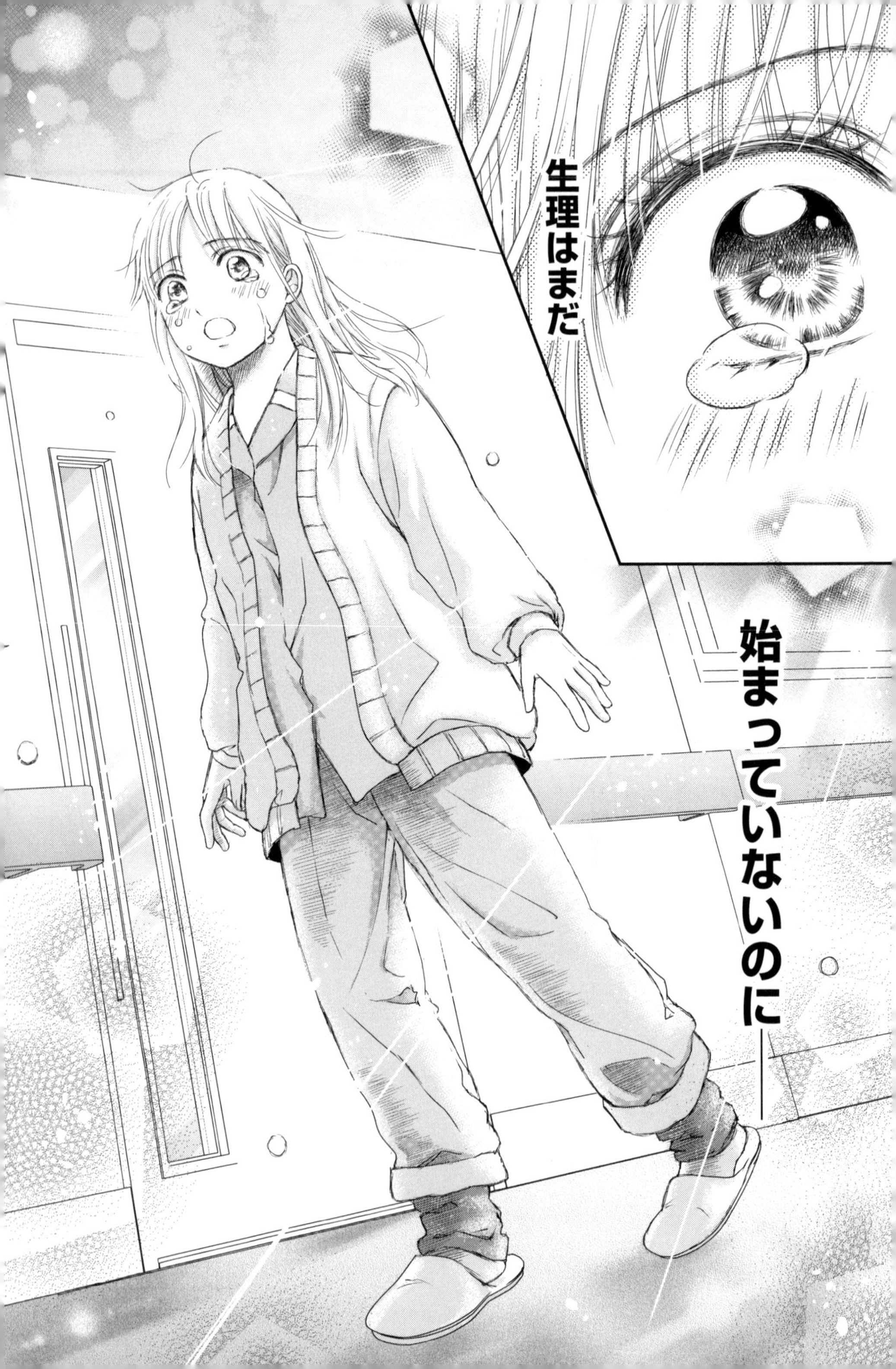
生理はまだ
始まっていないのに――

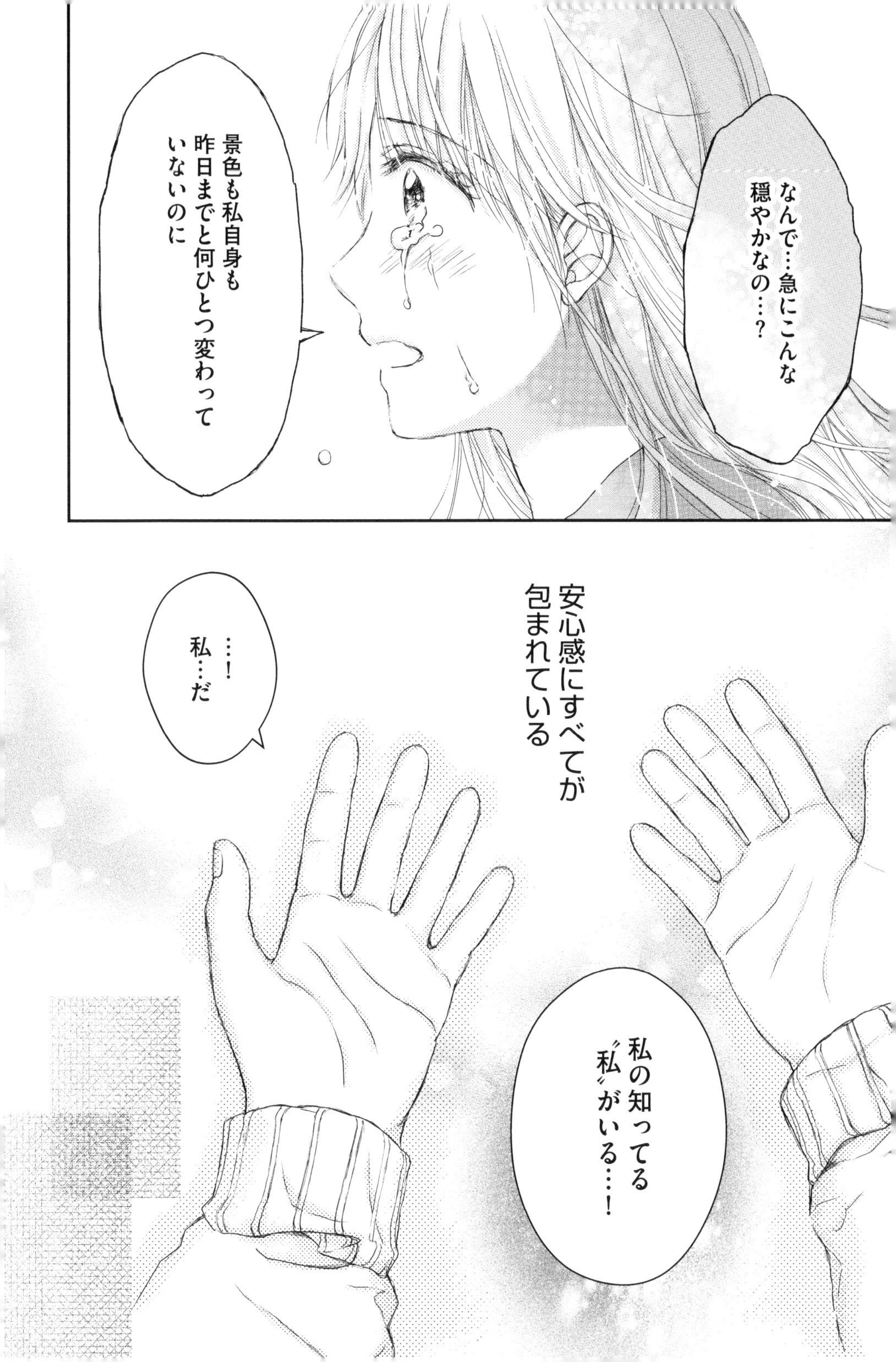
なんで…急にこんな穏やかなの…？
景色も私自身も昨日までと何ひとつ変わっていないのに
安心感にすべてが包まれている
…！私…だ
私の知ってる〝私〟がいる…！

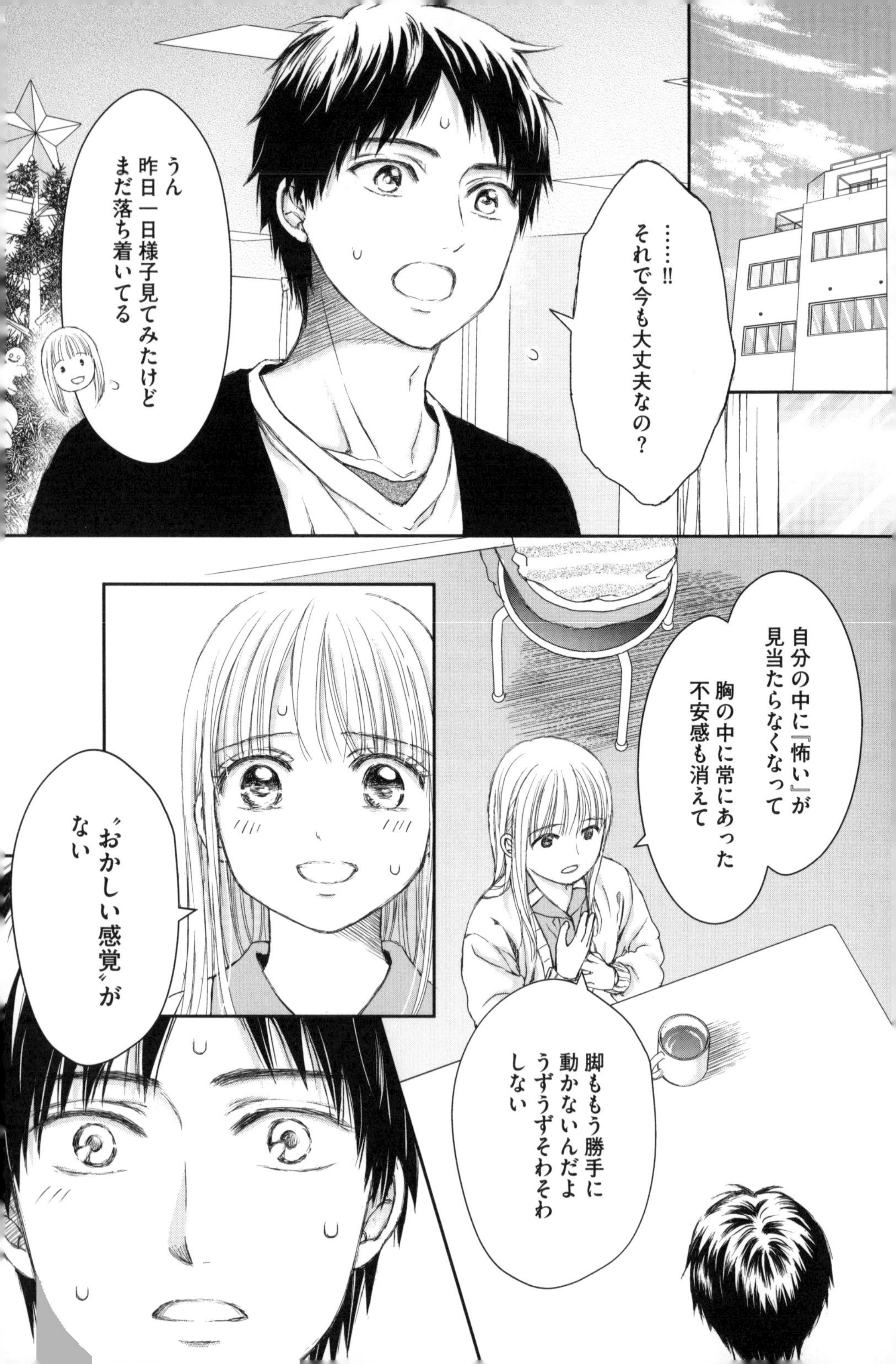
……!!
それで今も大丈夫なの？
うん
昨日一日様子見てみたけど
まだ落ち着いてる
自分の中に『怖い』が
見当たらなくなって
胸の中に常にあった
不安感も消えて
〝おかしい感覚〟が
ない
脚ももう勝手に
動かないんだよ
うずうずそわそわ
しない

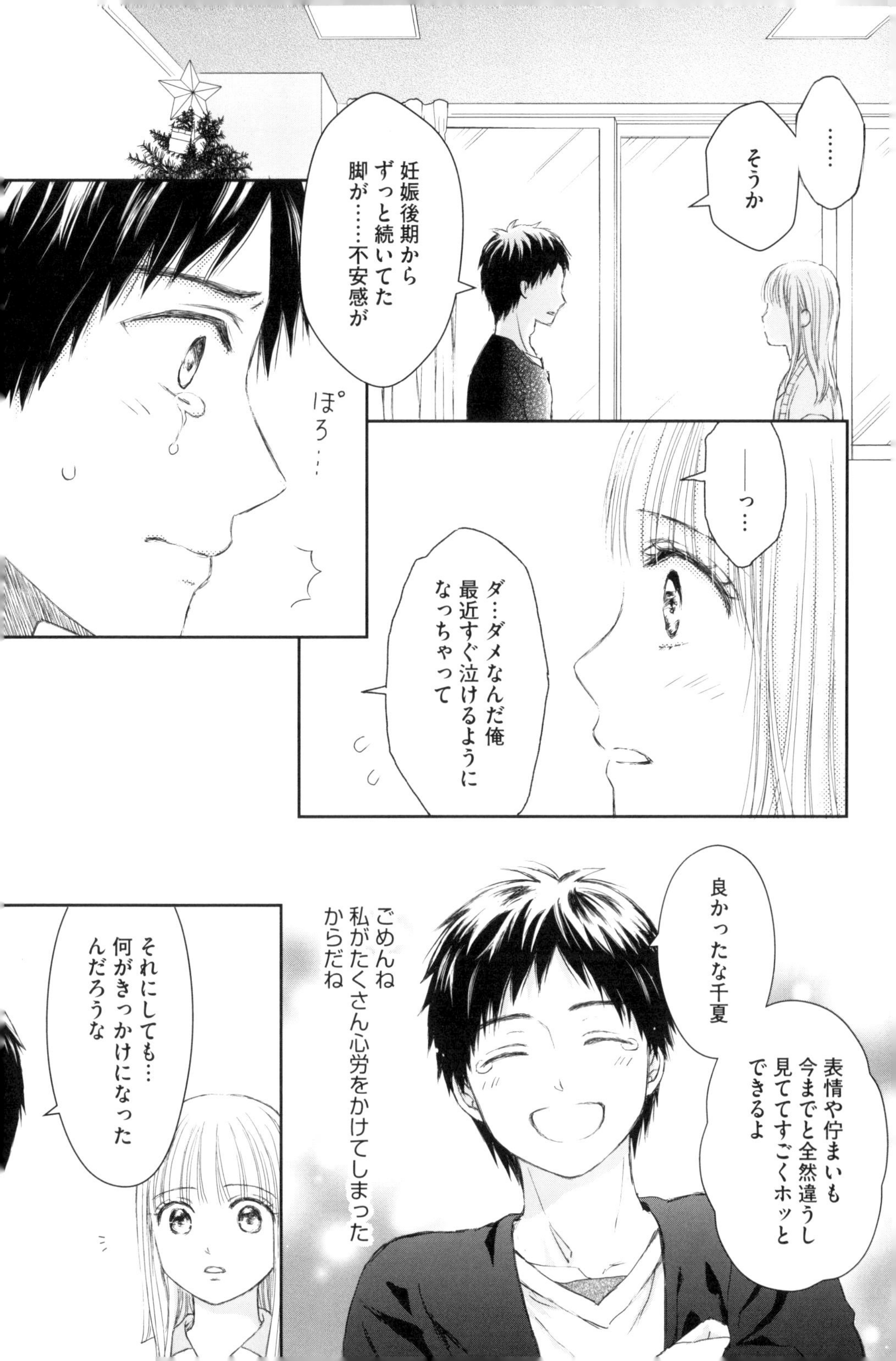
……
そうか
妊娠後期から ずっと続いてた 脚が……不安感が
ぽろ…
――っ…
ダ…ダメなんだ俺 最近すぐ泣けるように なっちゃって
良かったな千夏
表情や佇まいも 今までと全然違うし 見ててすごくホッと できるよ
ごめんね 私がたくさん心労をかけてしまった からだね
それにしても… 何がきっかけになった んだろうな

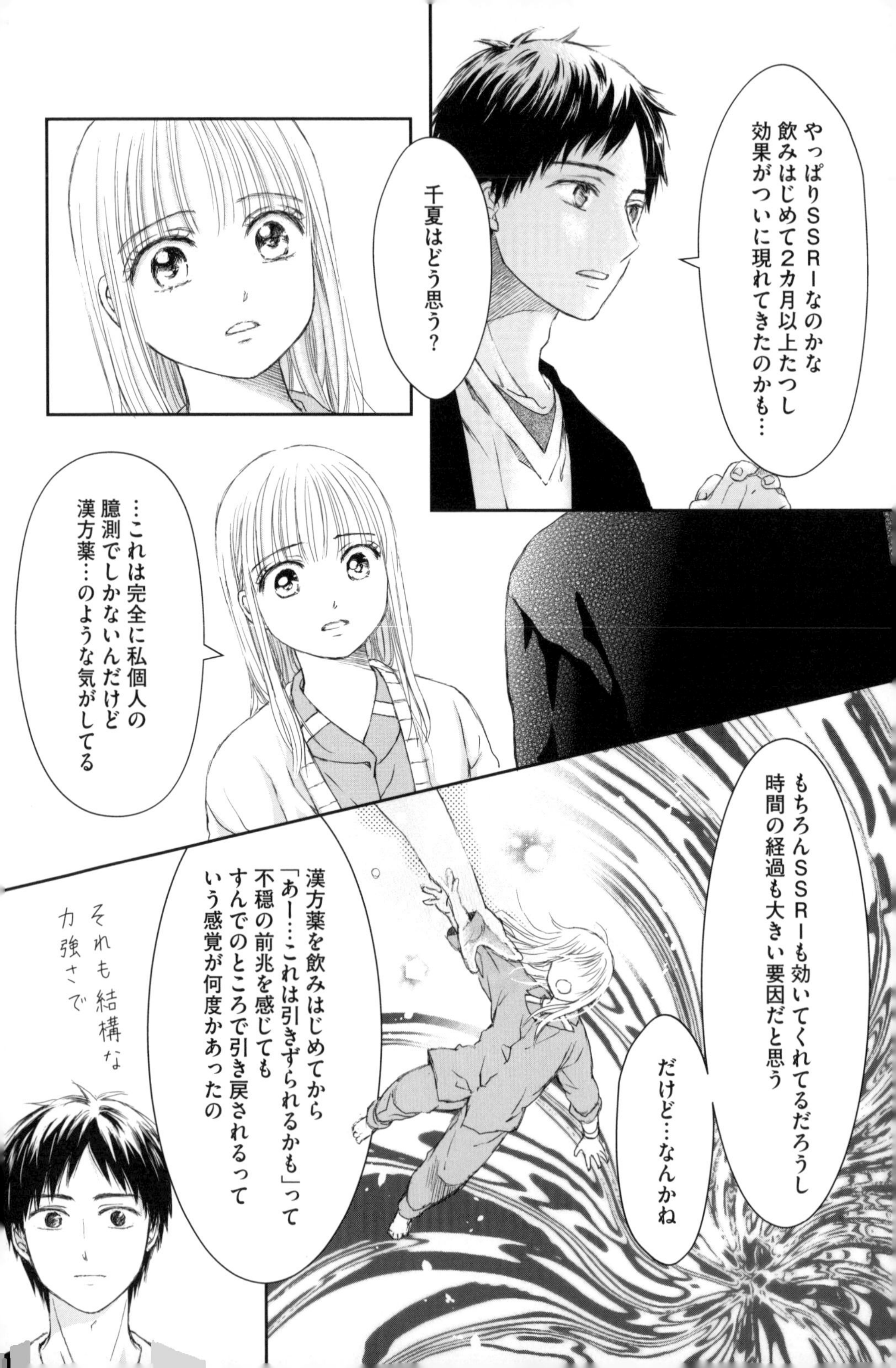
やっぱりSSRIなのかな
飲みはじめて2カ月以上たつし
効果がついに現れてきたのかも…
千夏はどう思う？
…これは完全に私個人の
臆測でしかないんだけど
漢方薬…のような気がしてる
もちろんSSRIも効いてくれてるだろうし
時間の経過も大きい要因だと思う
だけど…なんかね
漢方薬を飲みはじめてから
「あー…これは引きずられるかも」って
不穏の前兆を感じても
すんでのところで引き戻されるって
いう感覚が何度かあったの
それも結構な
力強さで

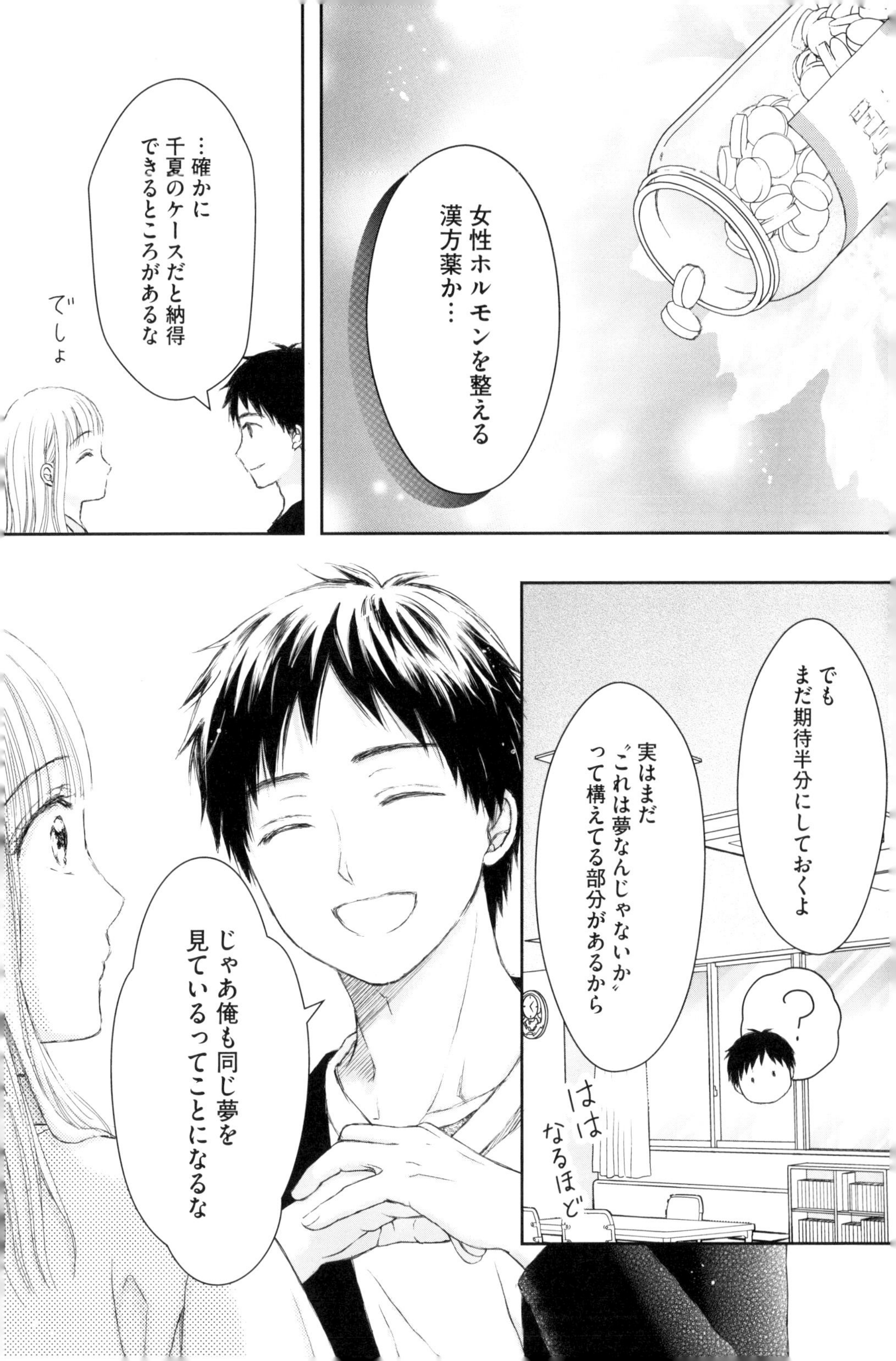
女性ホルモンを整える漢方薬か…
…確かに千夏のケースだと納得できるところがあるな
でしょ
でもまだ期待半分にしておくよ
実はまだ〝これは夢なんじゃないか〟って構えてる部分があるから
?
はは なるほど
じゃあ俺も同じ夢を見ているってことになるな

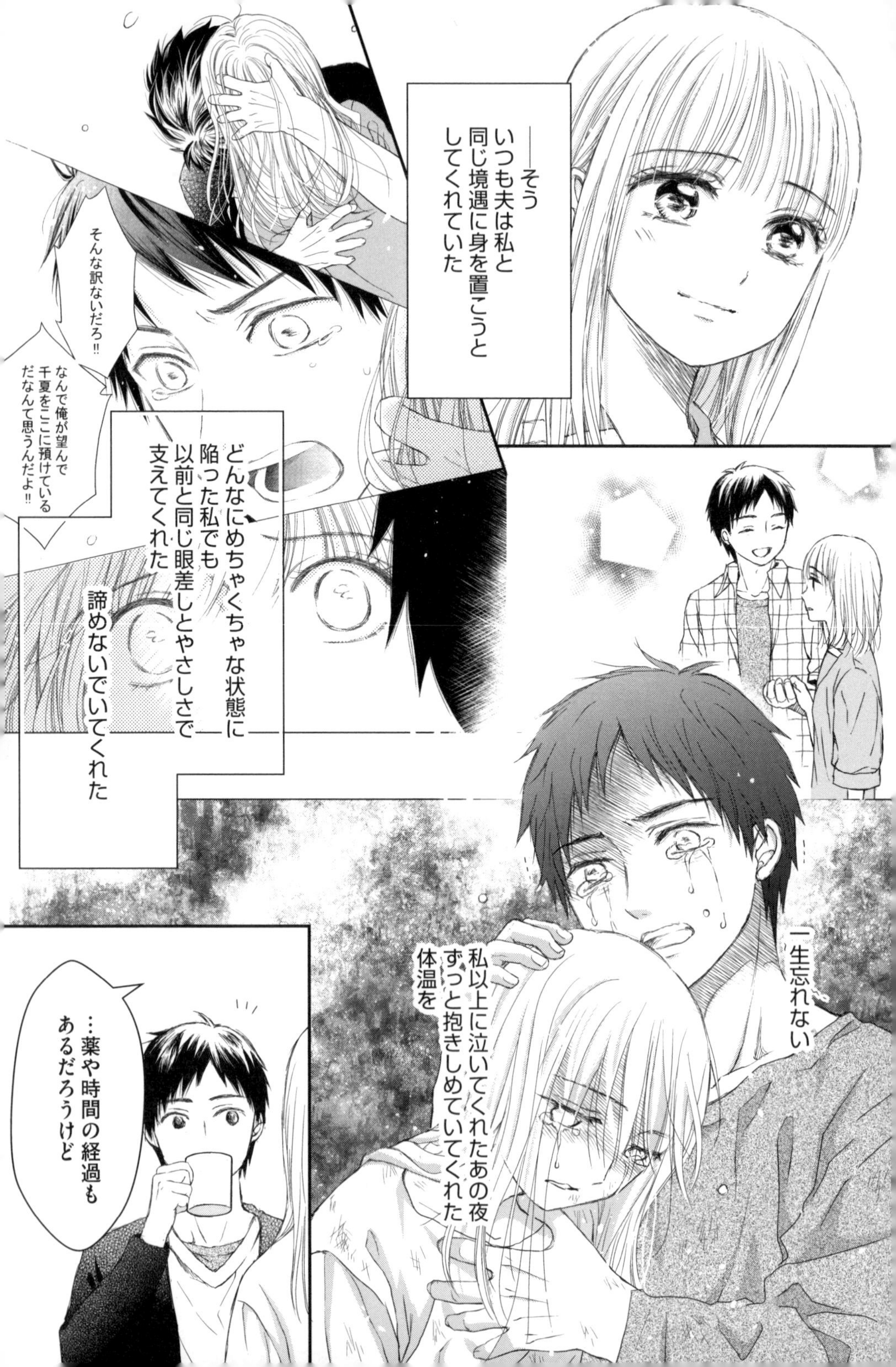
――そう
いつも夫は私と
同じ境遇に身を置こうと
してくれていた
そんな訳ないだろ!!
なんで俺が望んで
千夏をここに預けている
だなんて思うんだよ!!
どんなにめちゃくちゃな状態に
陥った私でも
以前と同じ眼差しとやさしさで
支えてくれた
諦めないでいてくれた
一生忘れない
私以上に泣いていてくれたあの夜
ずっと抱きしめていてくれた
体温を
…薬や時間の経過も
あるだろうけど

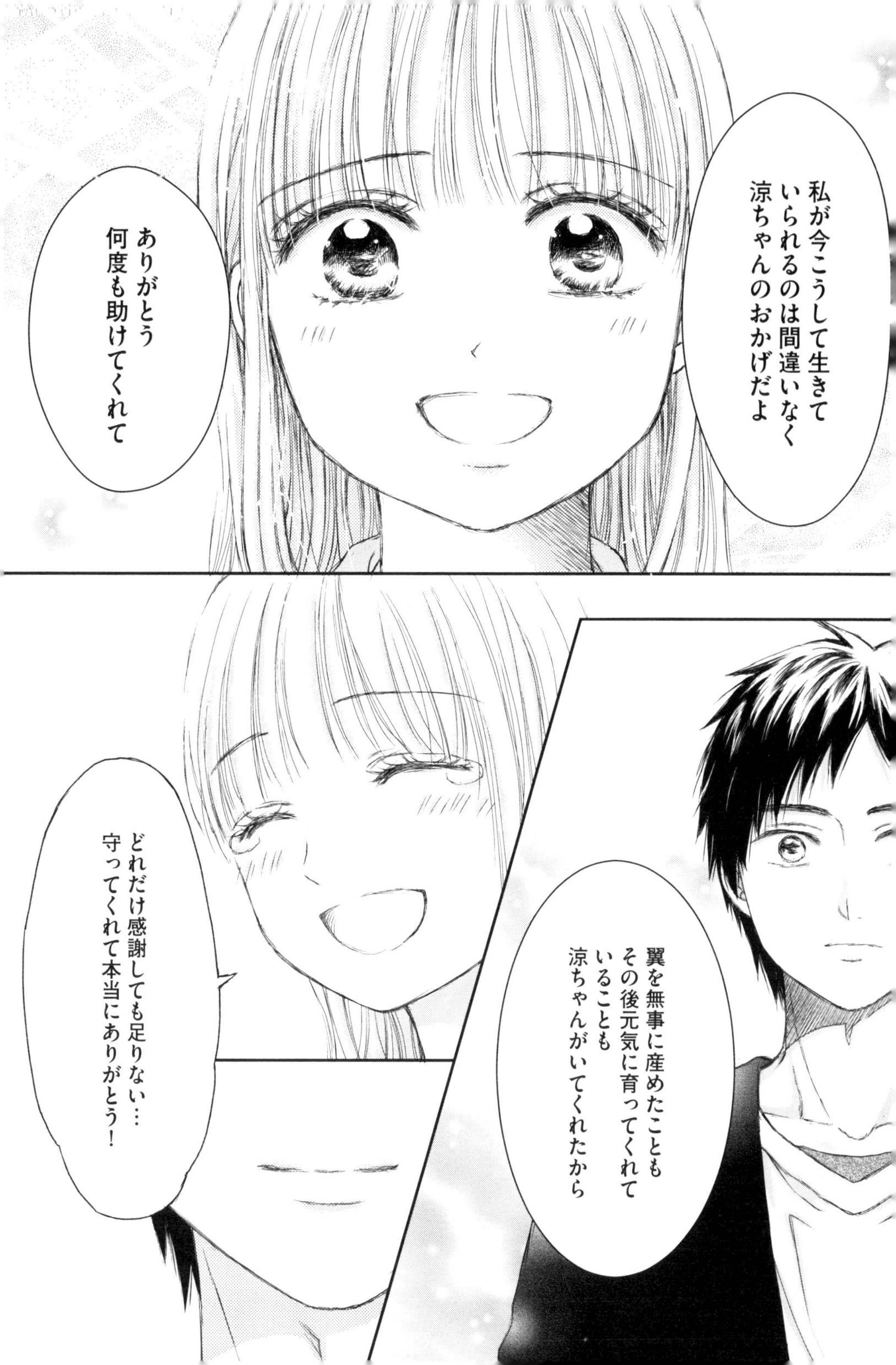
私が今こうして生きていられるのは間違いなく涼ちゃんのおかげだよ
ありがとう何度も助けてくれて
翼を無事に産めたこともその後元気に育ってくれていることも涼ちゃんがいてくれたから
どれだけ感謝しても足りない…守ってくれて本当にありがとう！

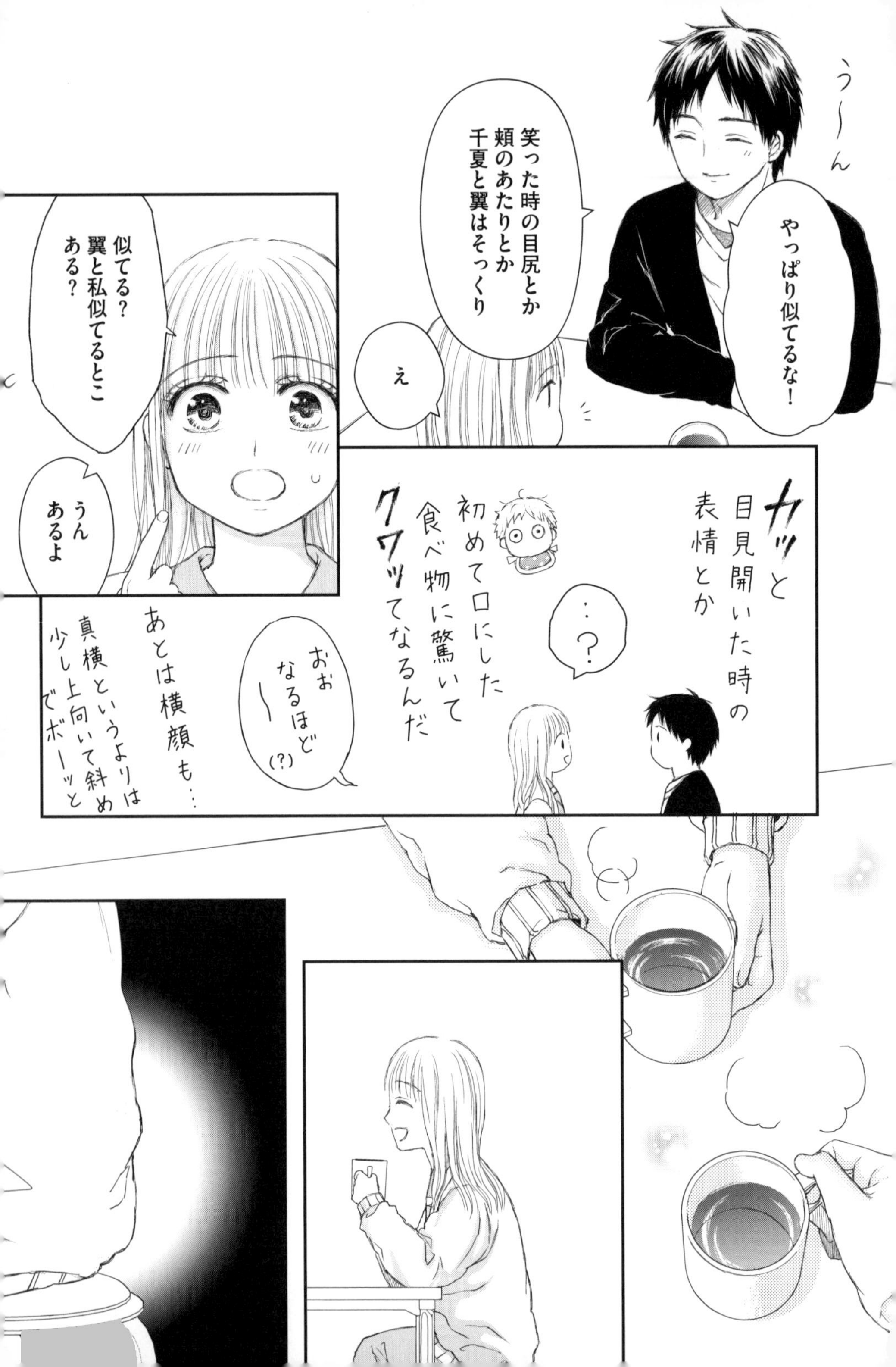
う～ん
やっぱり似てるな！
笑った時の目尻とか
頬のあたりとか
千夏と翼はそっくり
え
似てる？
翼と私似てるとこある？
うん
あるよ
カッと目見開いた時の表情とか
初めて口にした食べ物に驚いてクワッてなるんだ
・・？
おお
なるほど～
(?)
あとは横顔も・・・
真横というよりは少し上向いて斜めでボーッと

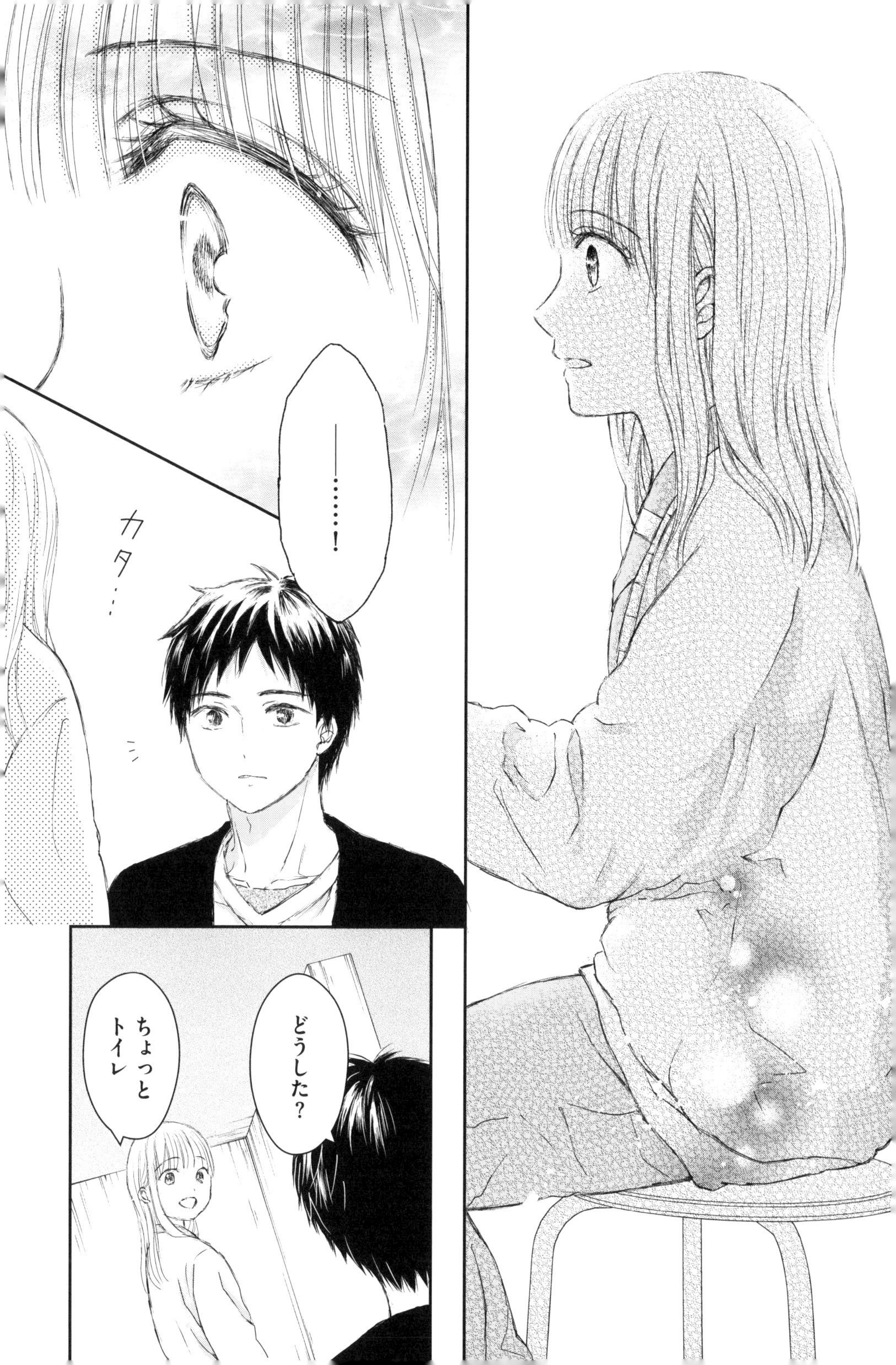

――……!
カタ…
どうした?
ちょっと
トイレ

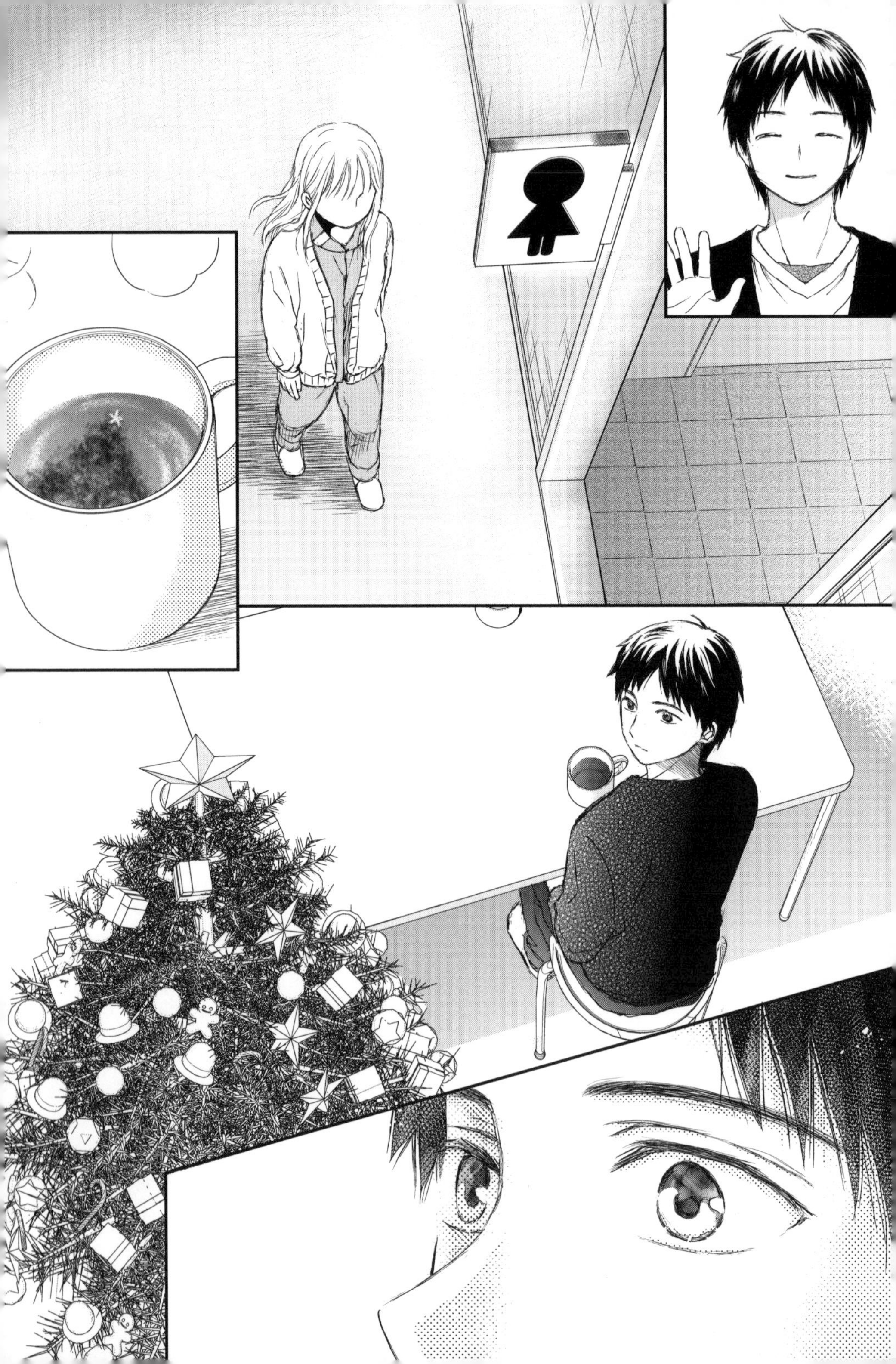

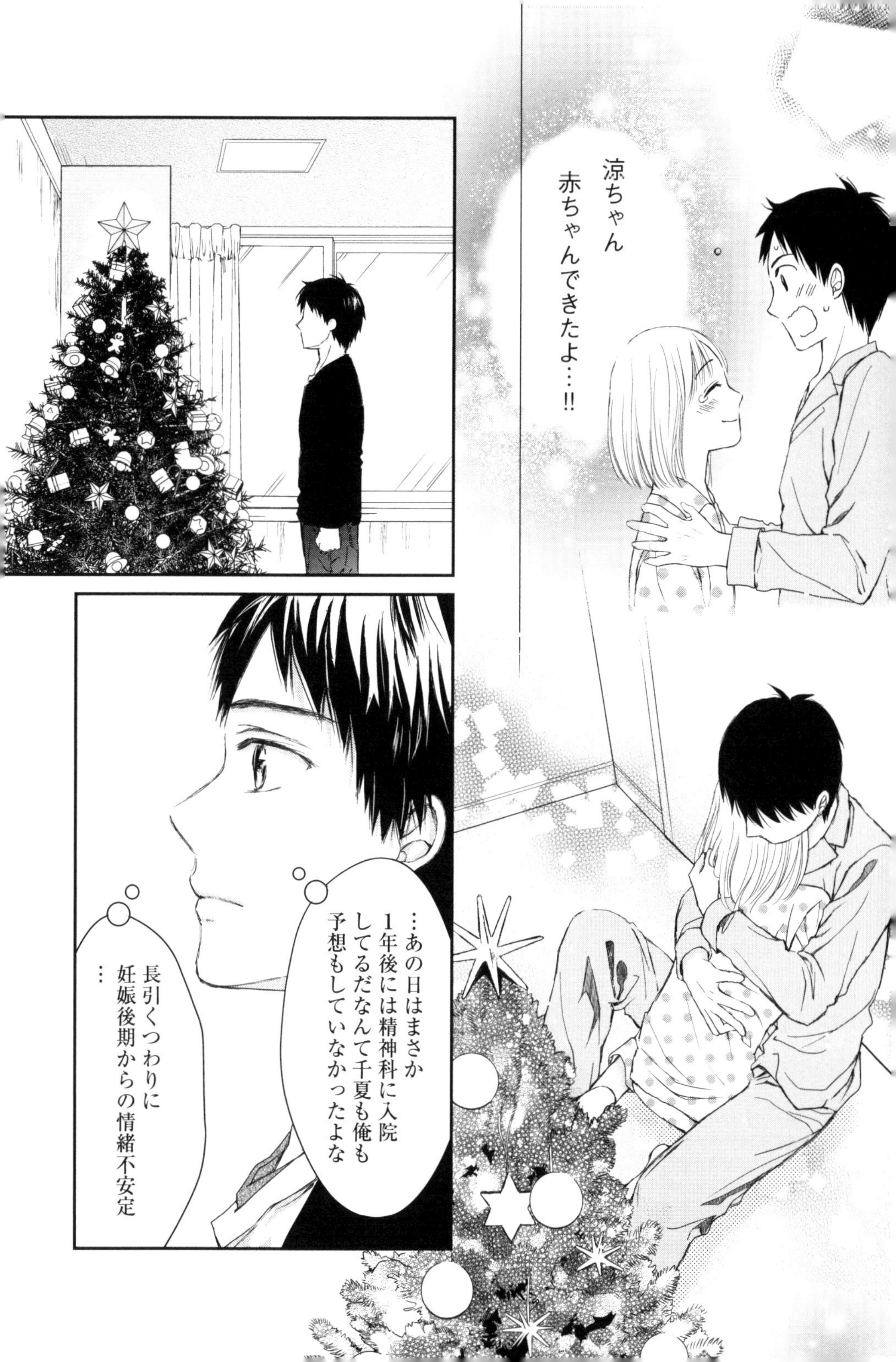
涼ちゃん
赤ちゃんできたよ…!!
…あの日はまさか1年後には精神科に入院してるだなんて千夏も俺も予想もしていなかったよな
…長引くつわりに妊娠後期からの情緒不安定

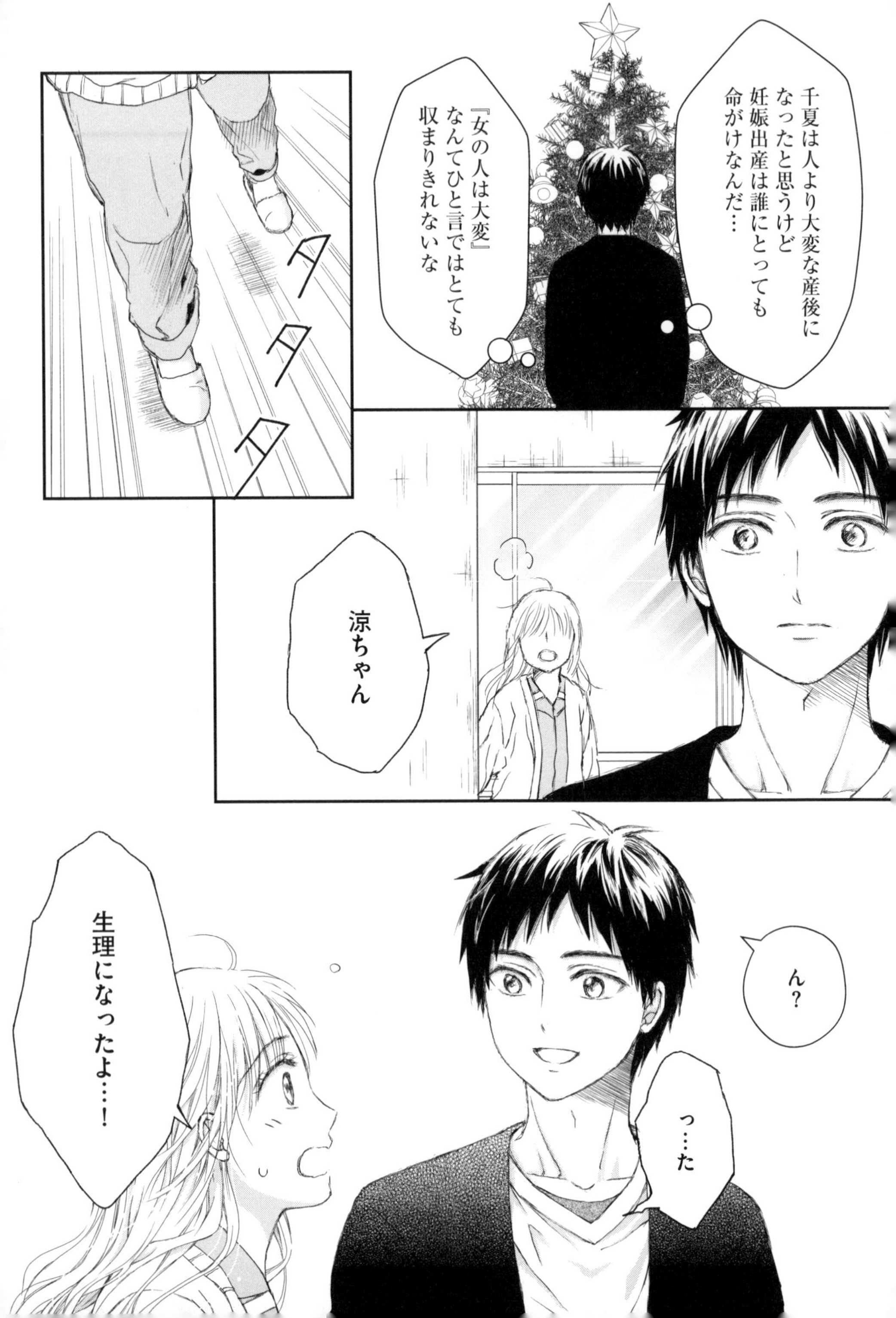
千夏は人より大変な産後になったと思うけど妊娠出産は誰にとっても命がけなんだ…
『女の人は大変』なんてひと言ではとても収まりきれないな
タタタ
涼ちゃん
ん？
っ…た
生理になったよ…！

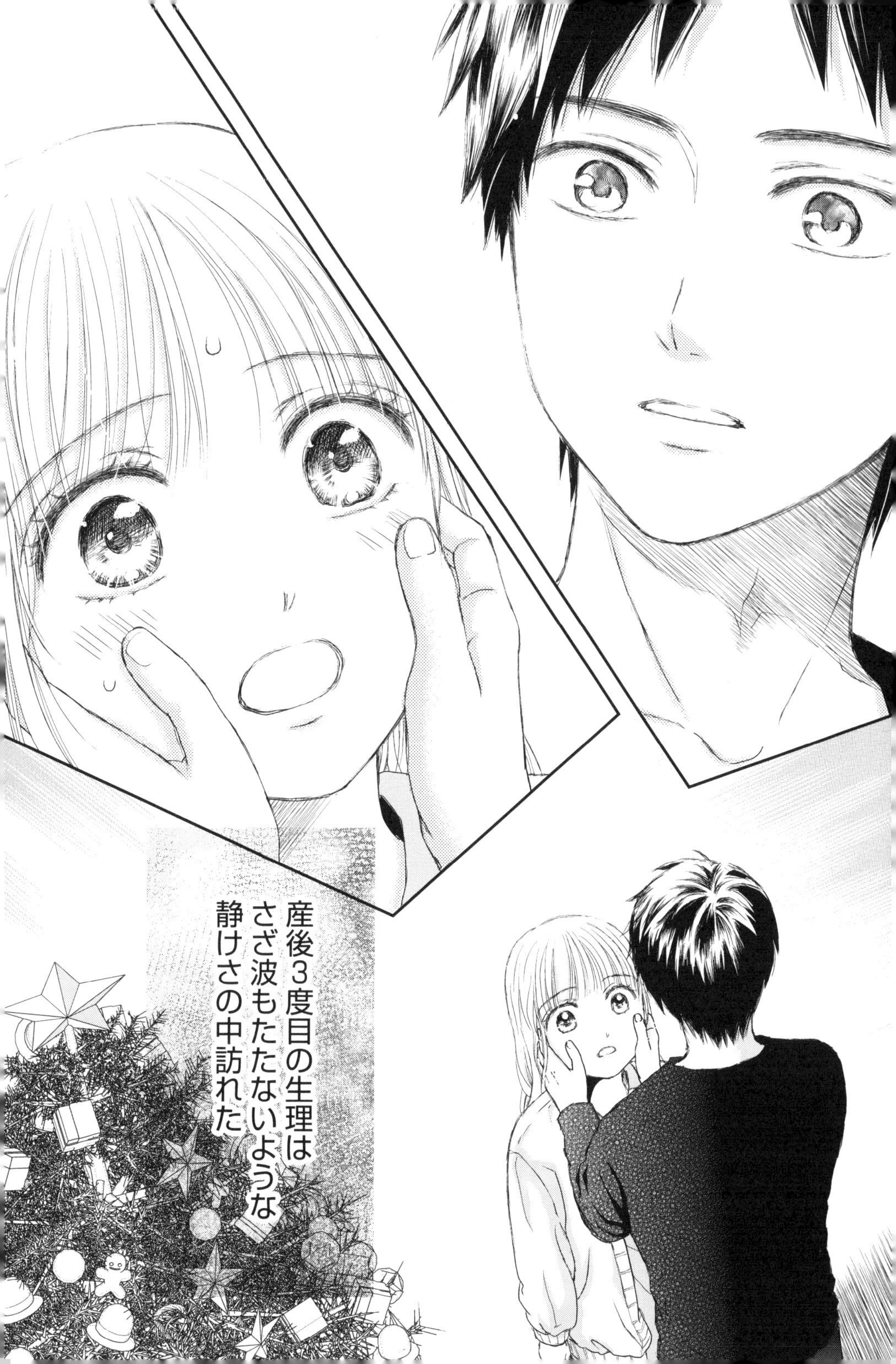
産後3度目の生理は
さざ波もたたないような
静けさの中訪れた

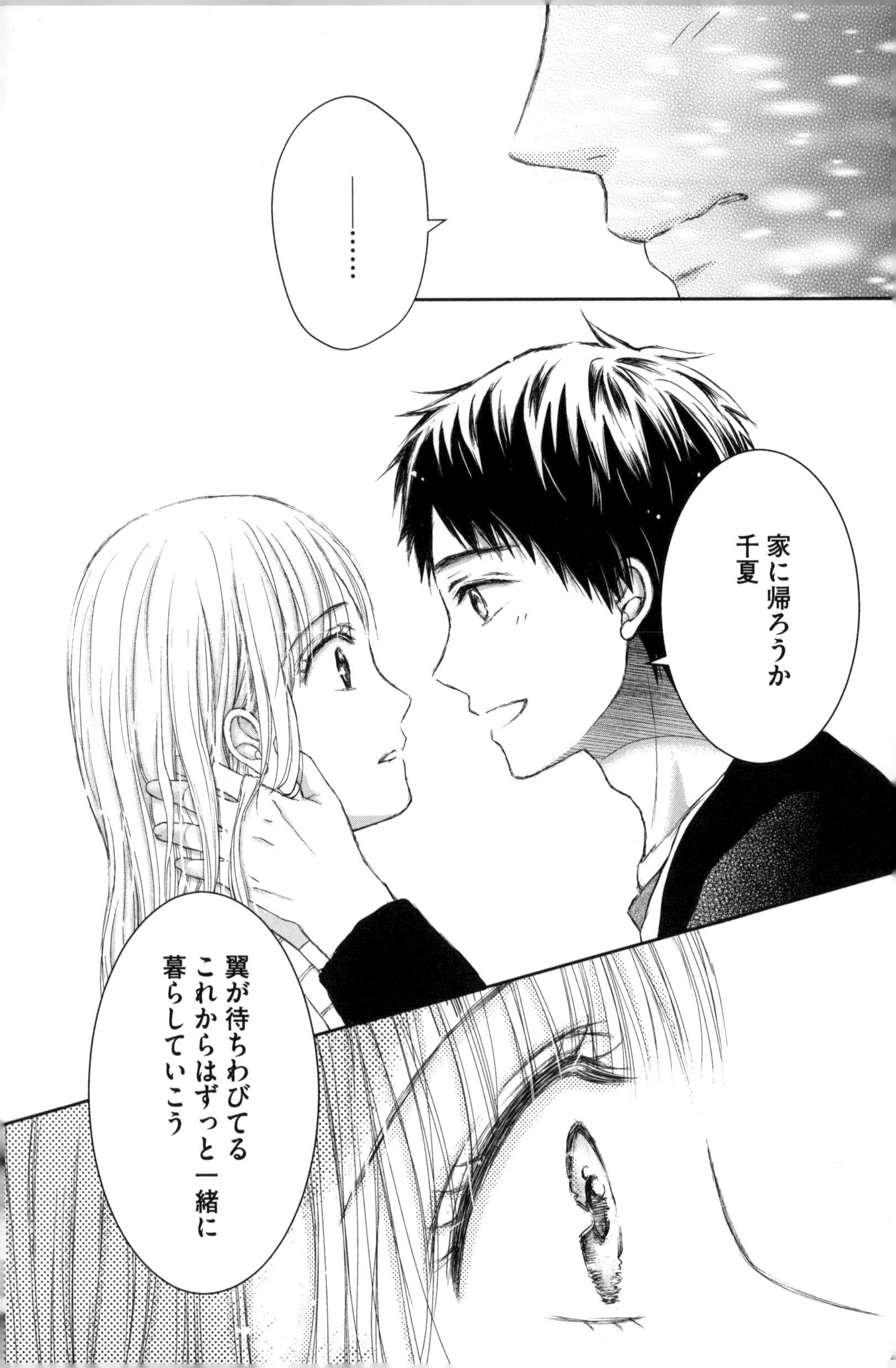

――……
家に帰ろうか
千夏
翼が待ちわびてる
これからはずっと一緒に
暮らしていこう

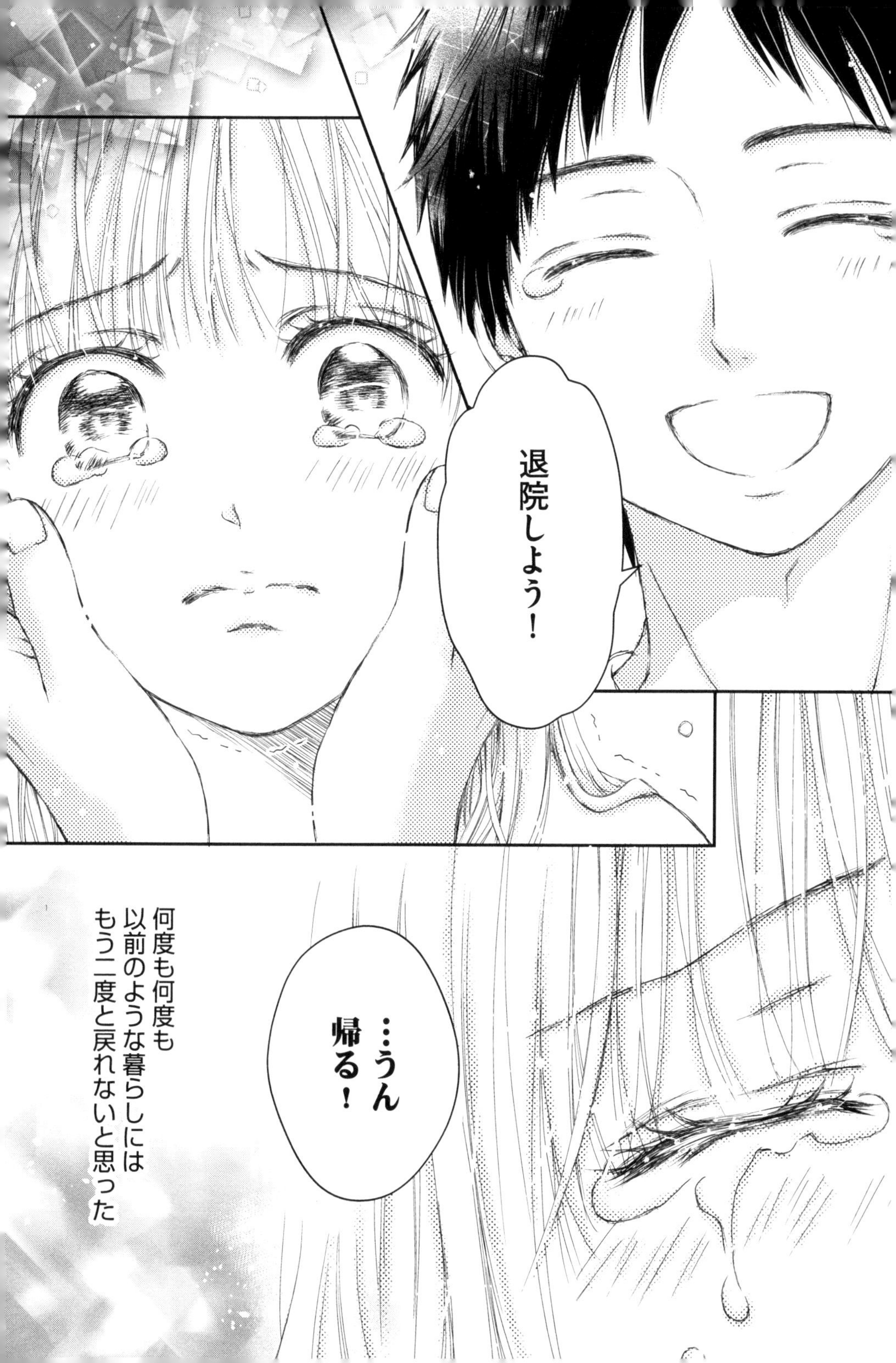
退院しよう！
…うん
帰る！
何度も何度も
以前のような暮らしには
もう二度と戻れないと思った

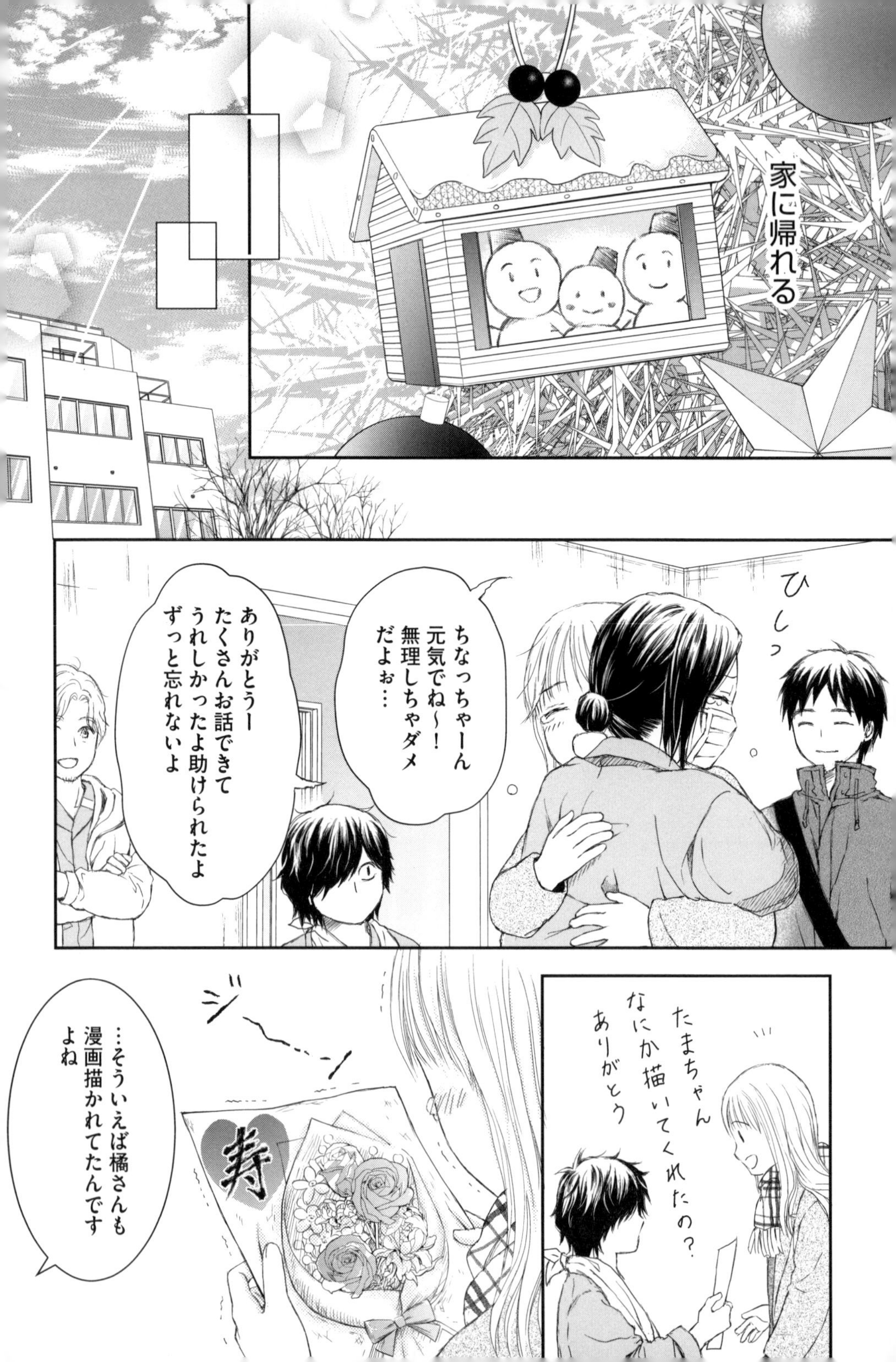
家に帰れる
ひしっ
ちなっちゃーん
元気でね～！
無理しちゃダメ
だよぉ…
ありがとうー
たくさんお話できて
うれしかったよ助けられたよ
ずっと忘れないよ
たまちゃん
なにか描いてくれたの？
ありがとう
ジ～～…ン
…そういえば橘さんも
漫画描かれてたんです
よね
寿

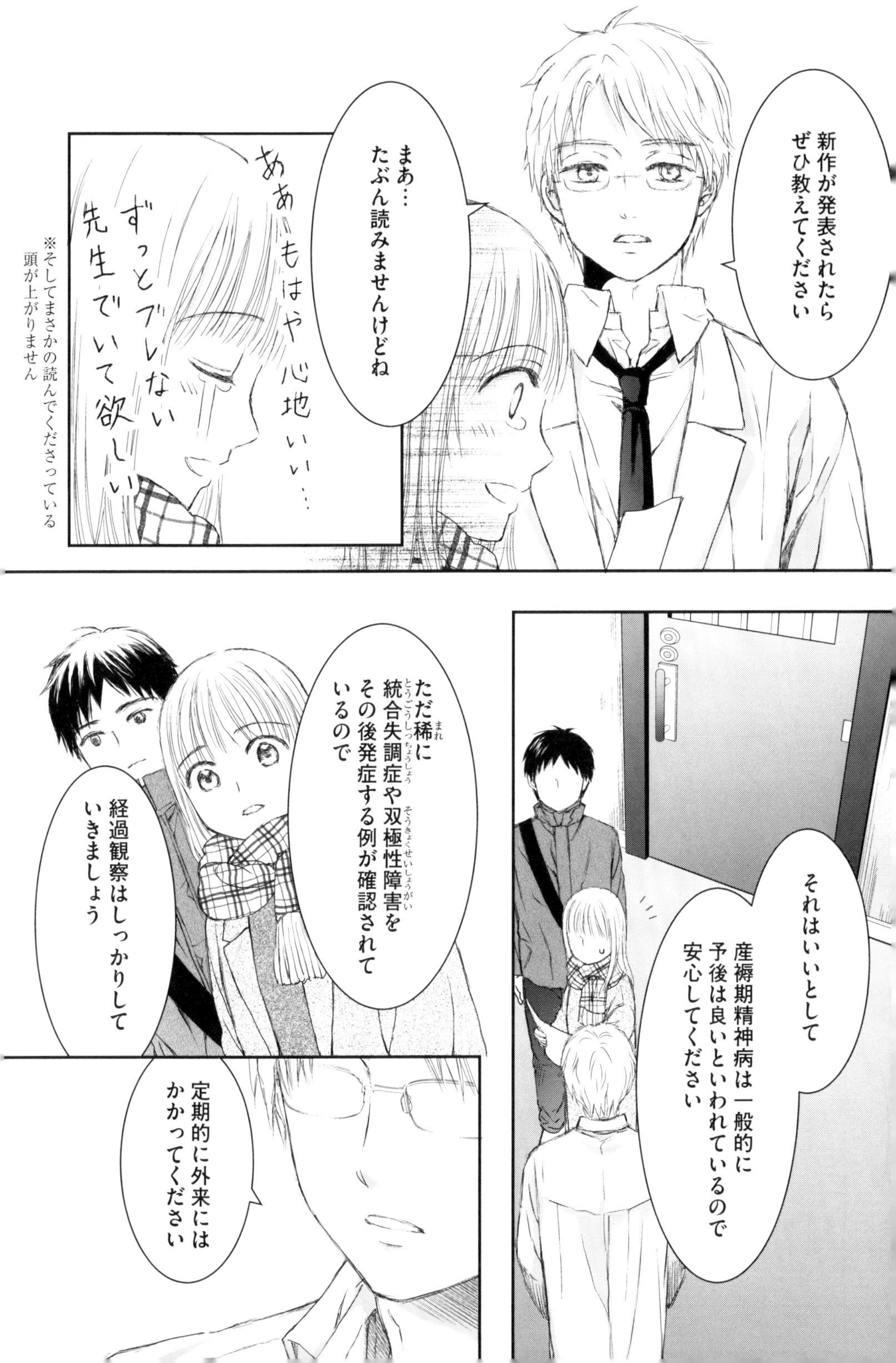
新作が発表されたら
ぜひ教えてください
まあ…
たぶん読みませんけどね
ああもはや心地いい…
ずっとブレない
先生でいて欲しい
※そしてまさかの読んでくださっている
頭が上がりません
それはいいとして
産褥期精神病は一般的に
予後は良いといわれているので
安心してください
ただ稀《まれ》に
統合失調症《とうごうしっちょうしょう》や双極性障害《そうきょくせいしょうがい》を
その後発症する例が確認されて
いるので
経過観察はしっかりして
いきましょう
定期的に外来には
かかってください

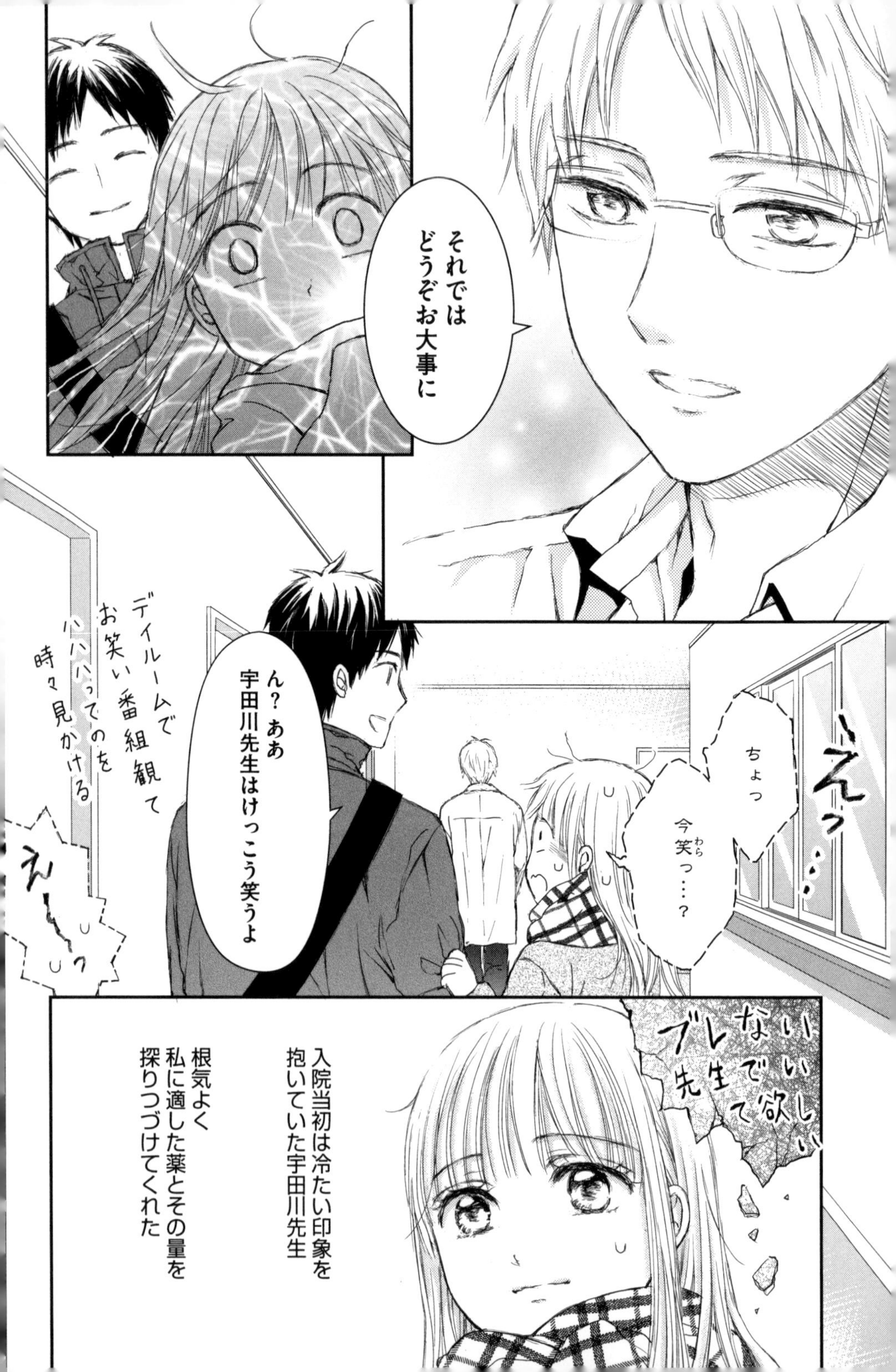
それでは どうぞお大事に
えっ…
ちょっ 今笑《わら》っ…？
ん？ あぁ 宇田川先生はけっこう笑うよ
デイルームで お笑い番組観て ハハハってのを 時々見かける
えーっ
ブレない いい先生で いて欲しい
入院当初は冷たい印象を 抱いていた宇田川先生
根気よく 私に適した薬とその量を 探りつづけてくれた

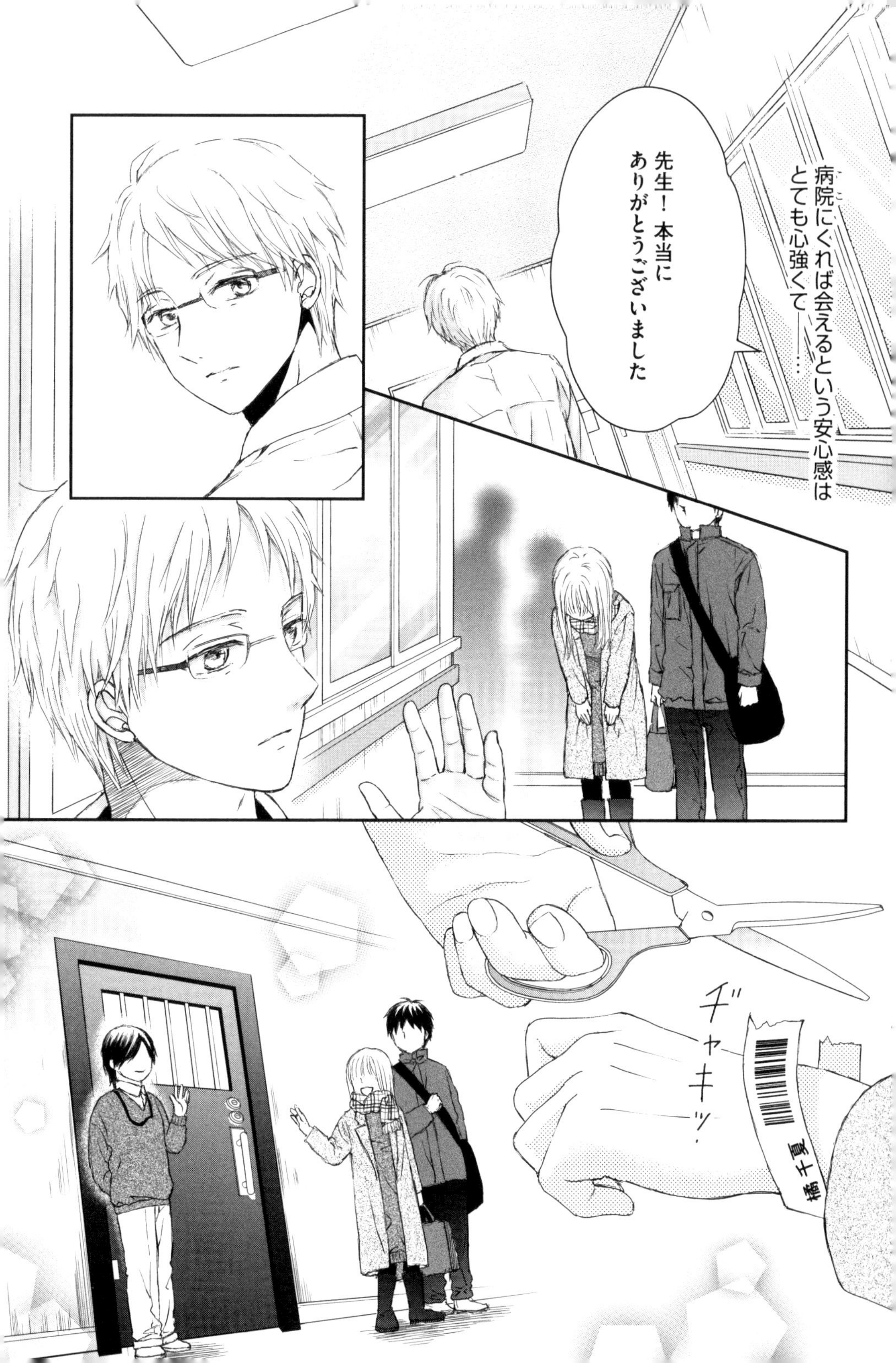
病院《ここ》にくれば会えるという安心感は
とても心強くて――…
先生！本当にありがとうございました
ジャキッ！
橘千夏

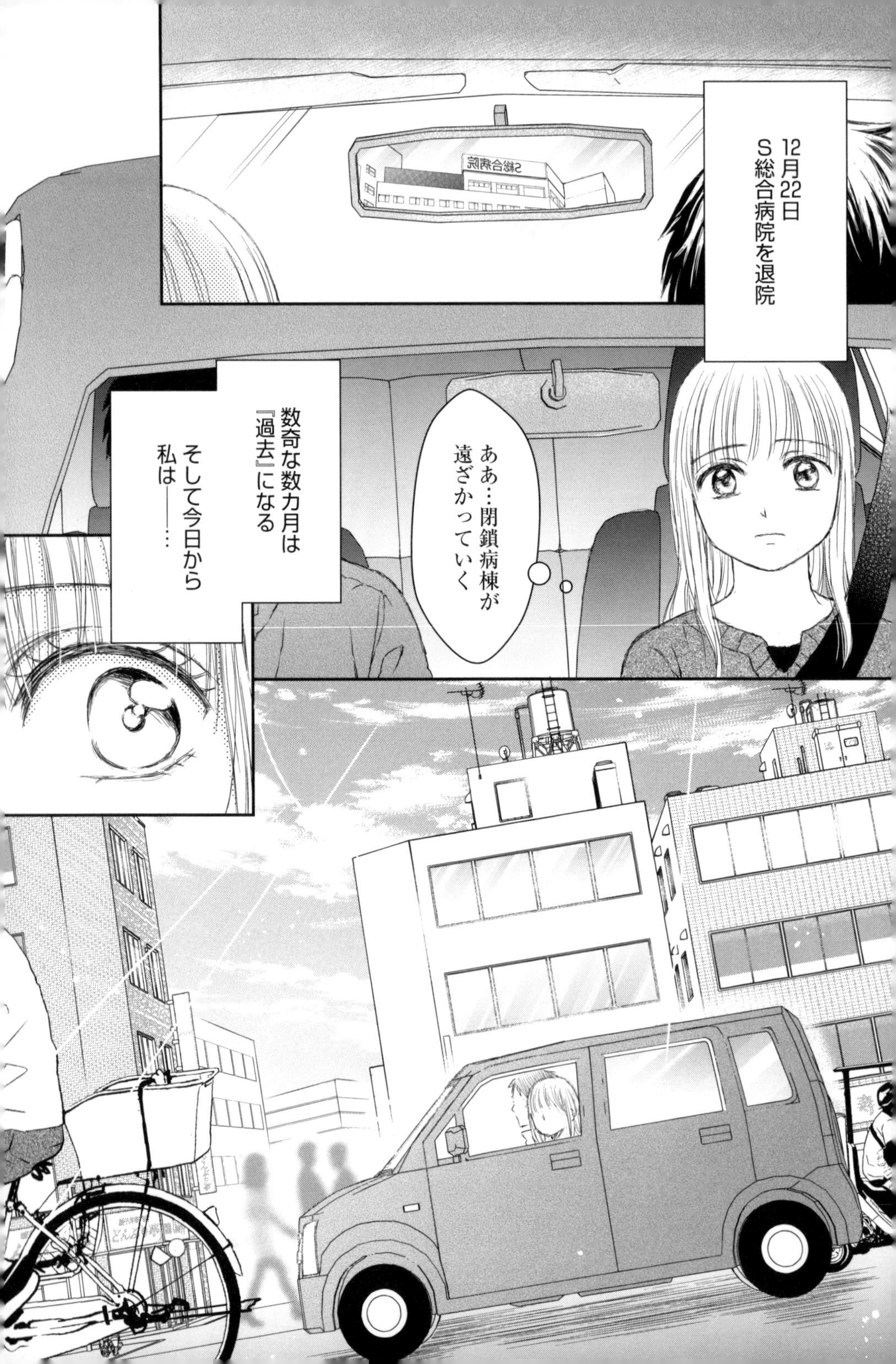
12月22日 S総合病院を退院
ああ…閉鎖病棟が遠ざかっていく
数奇な数カ月は『過去』になる
そして今日から私は――…

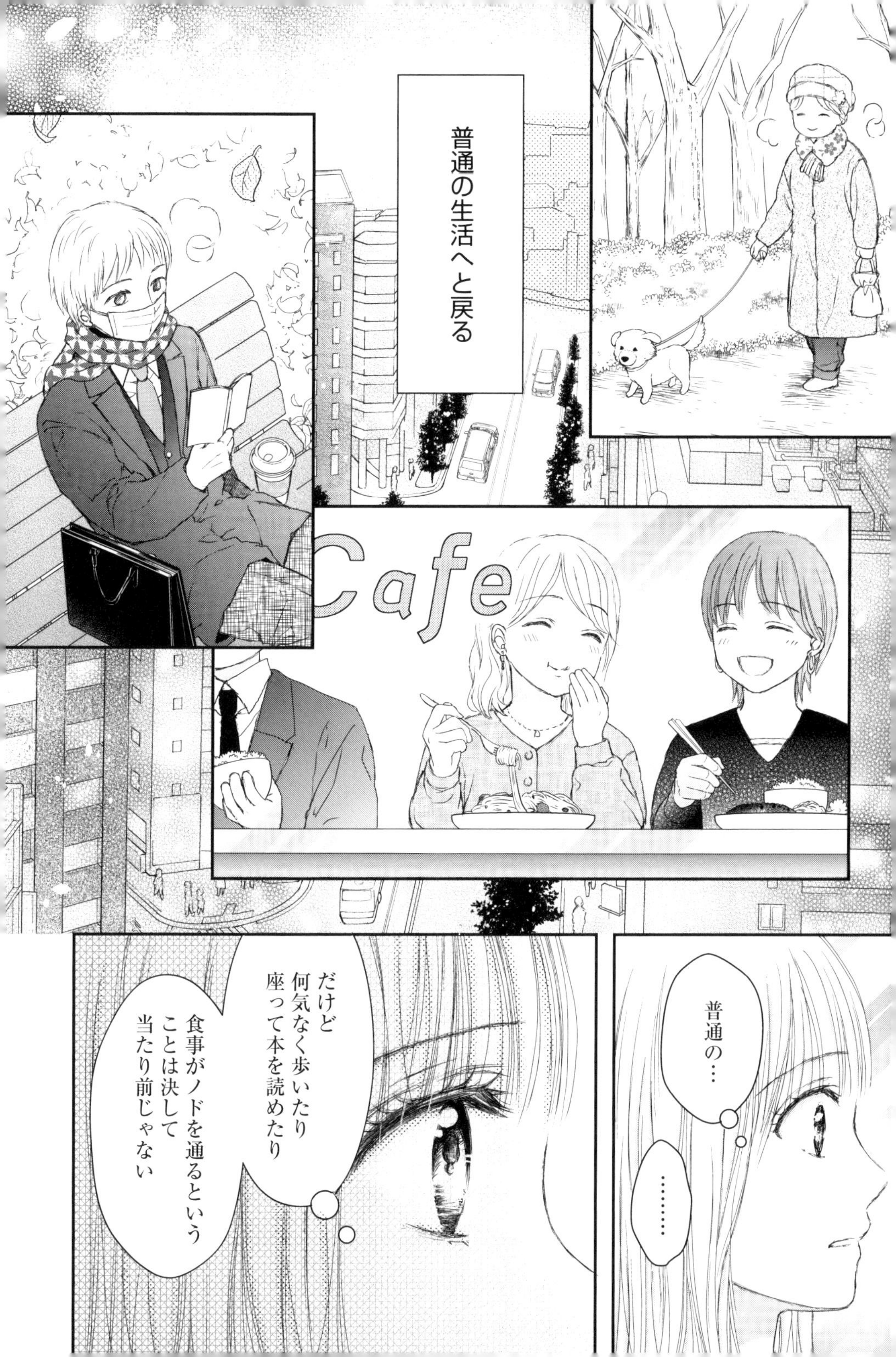

普通の生活へと戻る
Cafe
普通の…
………
だけど
何気なく歩いたり
座って本を読めたり
食事がノドを通るという
ことは決して
当たり前じゃない

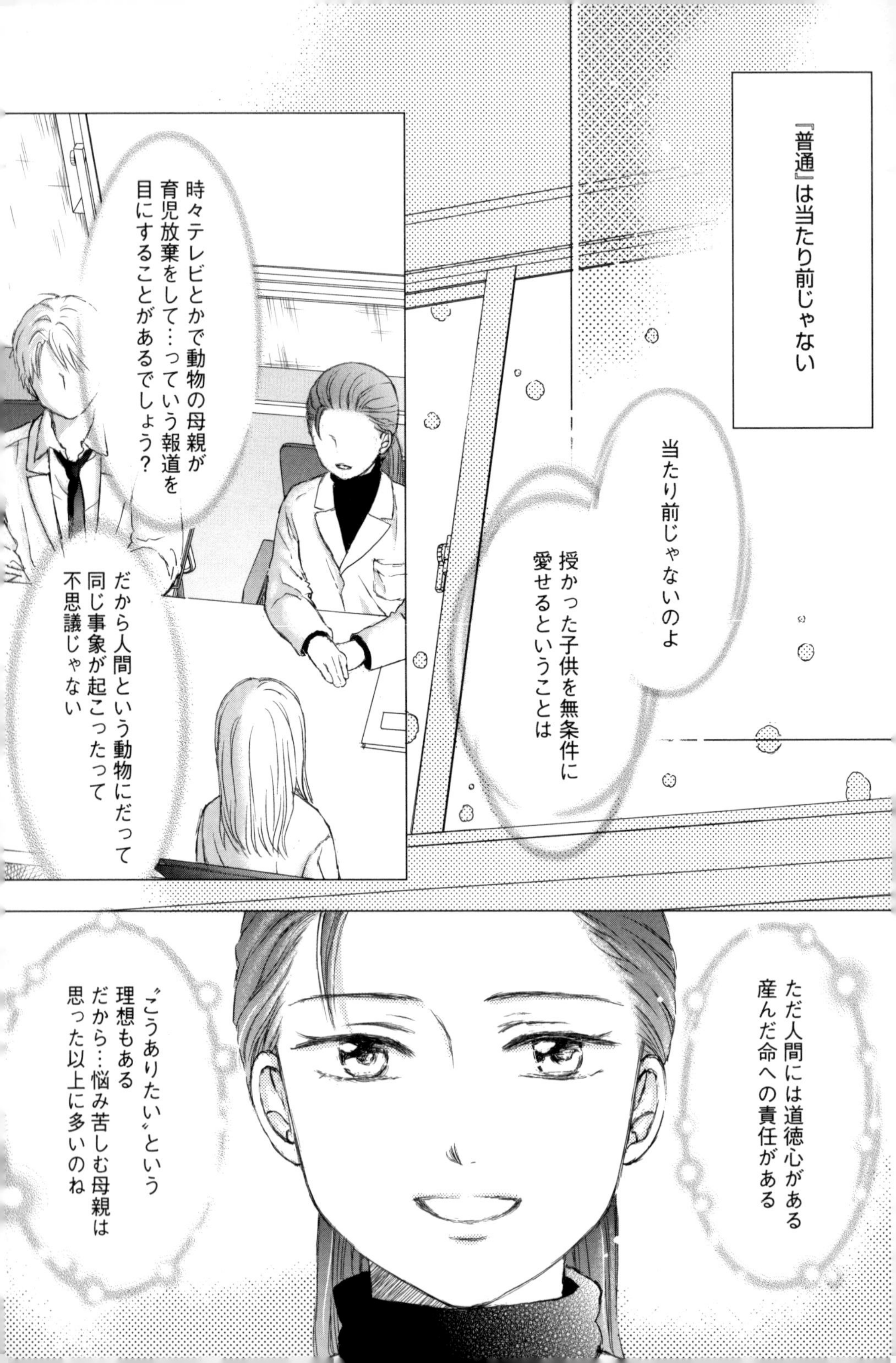
『普通』は当たり前じゃない
当たり前じゃないのよ
授かった子供を無条件に愛せるということは
時々テレビとかで動物の母親が育児放棄をして…っていう報道を目にすることがあるでしょう？
だから人間という動物にだって同じ事象が起こったって不思議じゃない
ただ人間には道徳心がある産んだ命への責任がある
〝こうありたい〟という理想もある
だから…悩み苦しむ母親は思った以上に多いのね

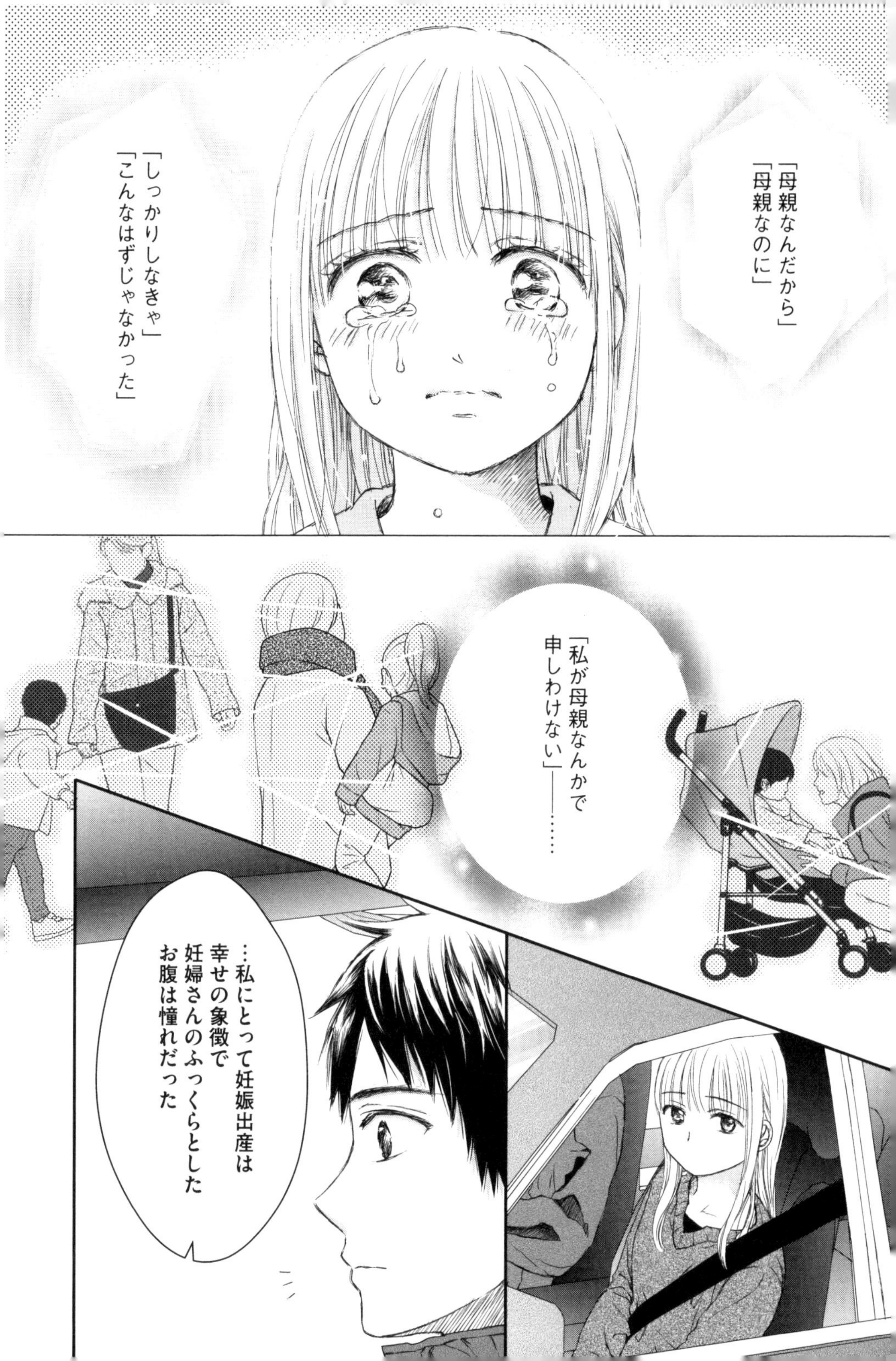
「母親なんだから」
「母親なのに」
「しっかりしなきゃ」
「こんなはずじゃなかった」
「私が母親なんかで
申しわけない」――……
…私にとって妊娠出産は
幸せの象徴で
妊婦さんのふっくらとした
お腹は憧れだった

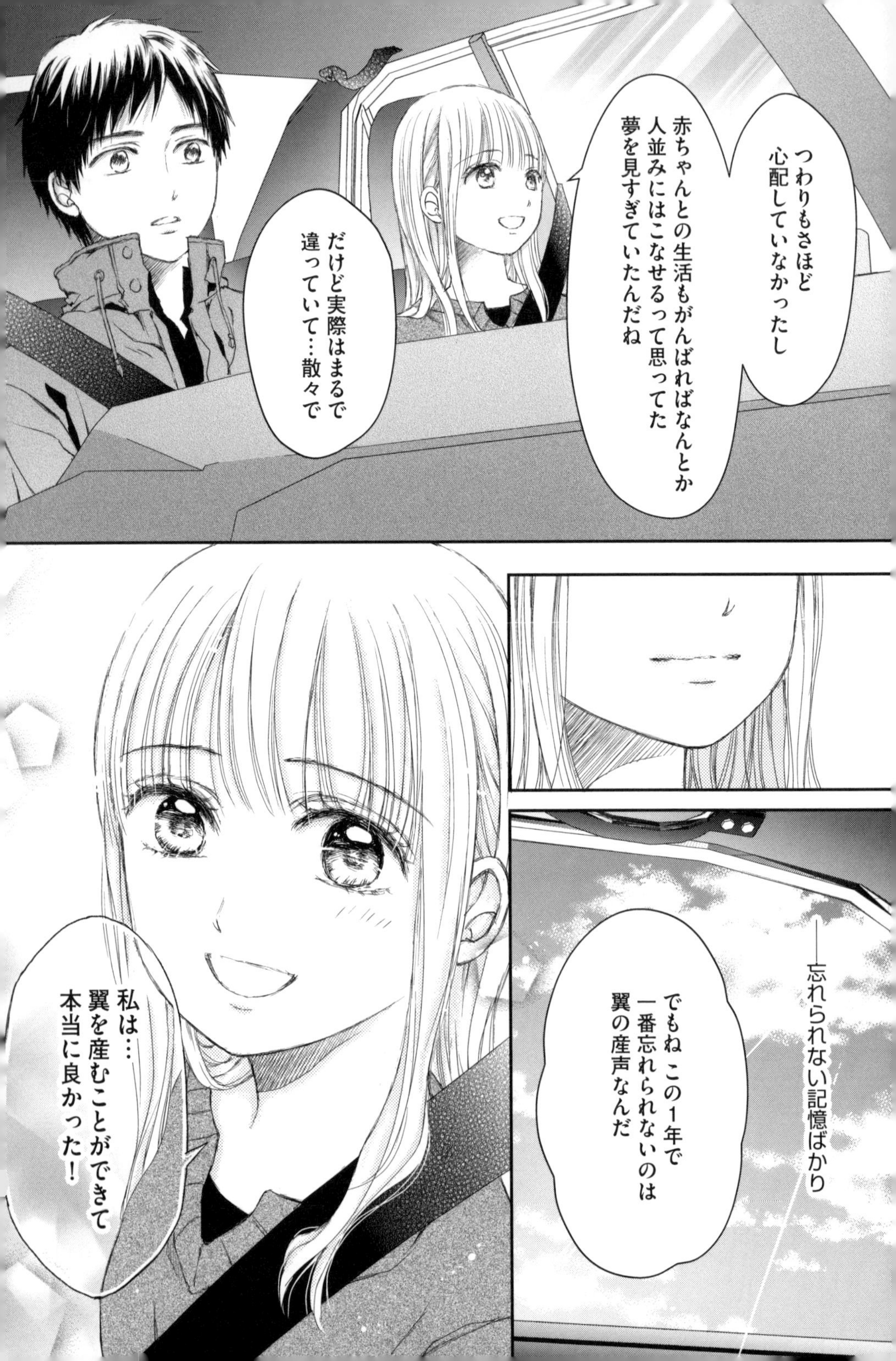

つわりもさほど
心配していなかったし
赤ちゃんとの生活もがんばればなんとか
人並みにはこなせるって思ってた
夢を見すぎていたんだね
だけど実際はまるで
違っていて…散々で
――忘れられない記憶ばかり
でもね この1年で
一番忘れられないのは
翼の産声なんだ
私は…
翼を産むことができて
本当に良かった！

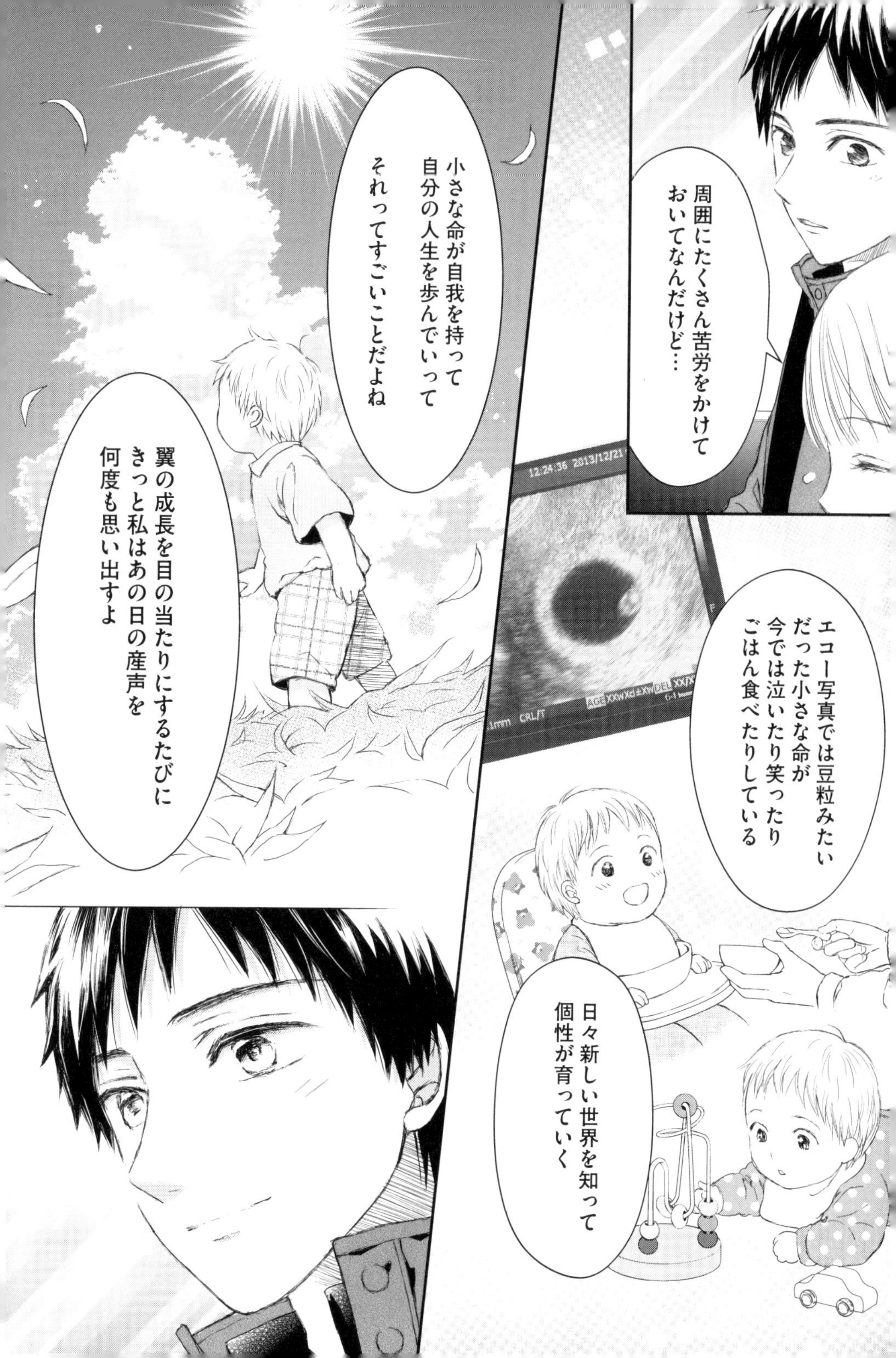
周囲にたくさん苦労をかけて
おいてなんだけど…
エコー写真では豆粒みたいだった小さな命が今では泣いたり笑ったりごはん食べたりしている
日々新しい世界を知って個性が育っていく
小さな命が自我を持って自分の人生を歩んでいってそれってすごいことだよね
翼の成長を目の当たりにするたびにきっと私はあの日の産声を何度も思い出すよ

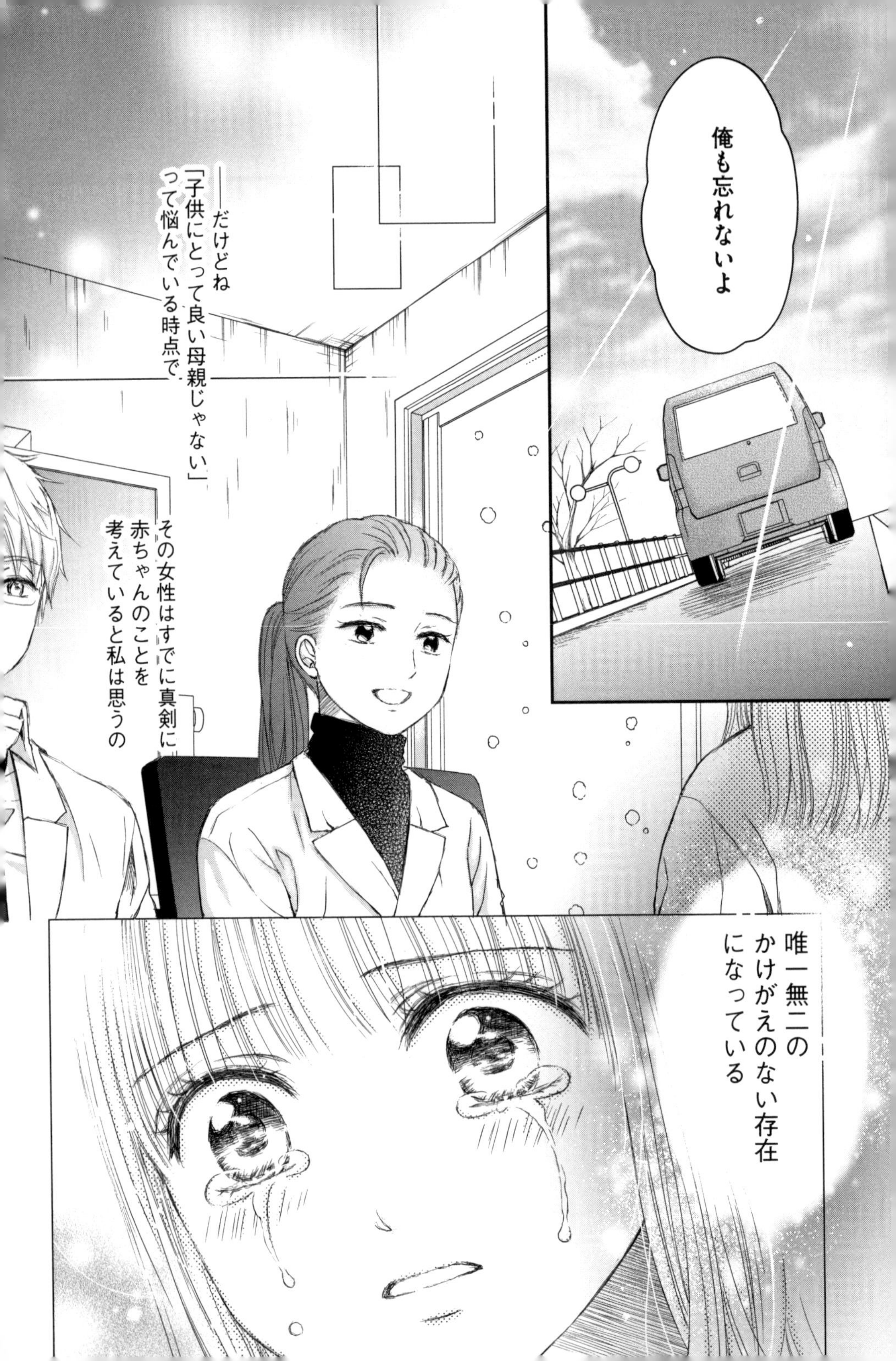
俺も忘れないよ
――だけどね
「子供にとって良い母親じゃない」
って悩んでいる時点で
その女性はすでに真剣に
赤ちゃんのことを
考えていると私は思うの
唯一無二の
かけがえのない存在
になっている

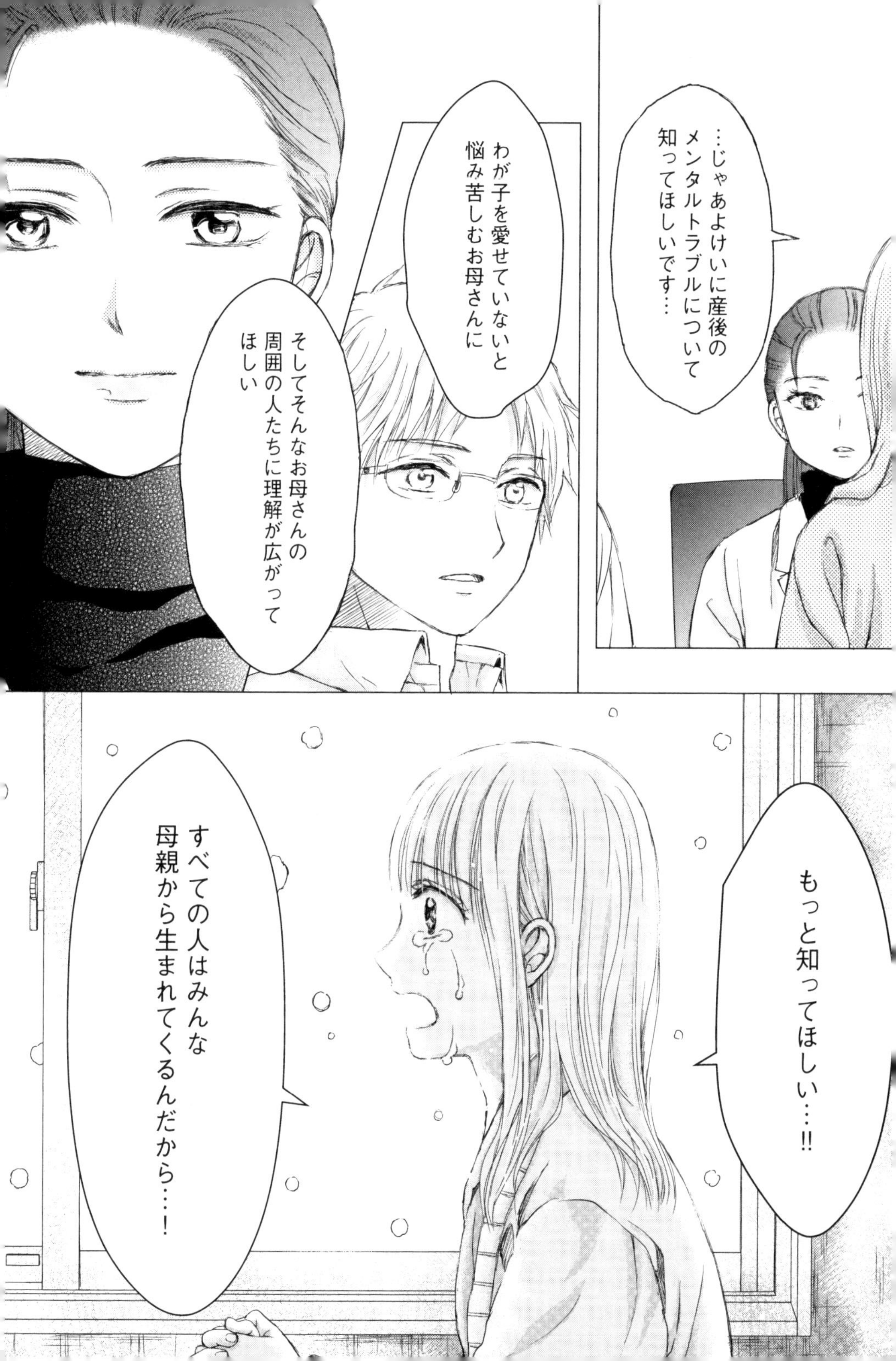
…じゃあよけいに産後の
メンタルトラブルについて
知ってほしいです…
わが子を愛せていないと
悩み苦しむお母さんに
そしてそんなお母さんの
周囲の人たちに理解が広がって
ほしい
もっと知ってほしい…!!
すべての人はみんな
母親から生まれてくるんだから…!

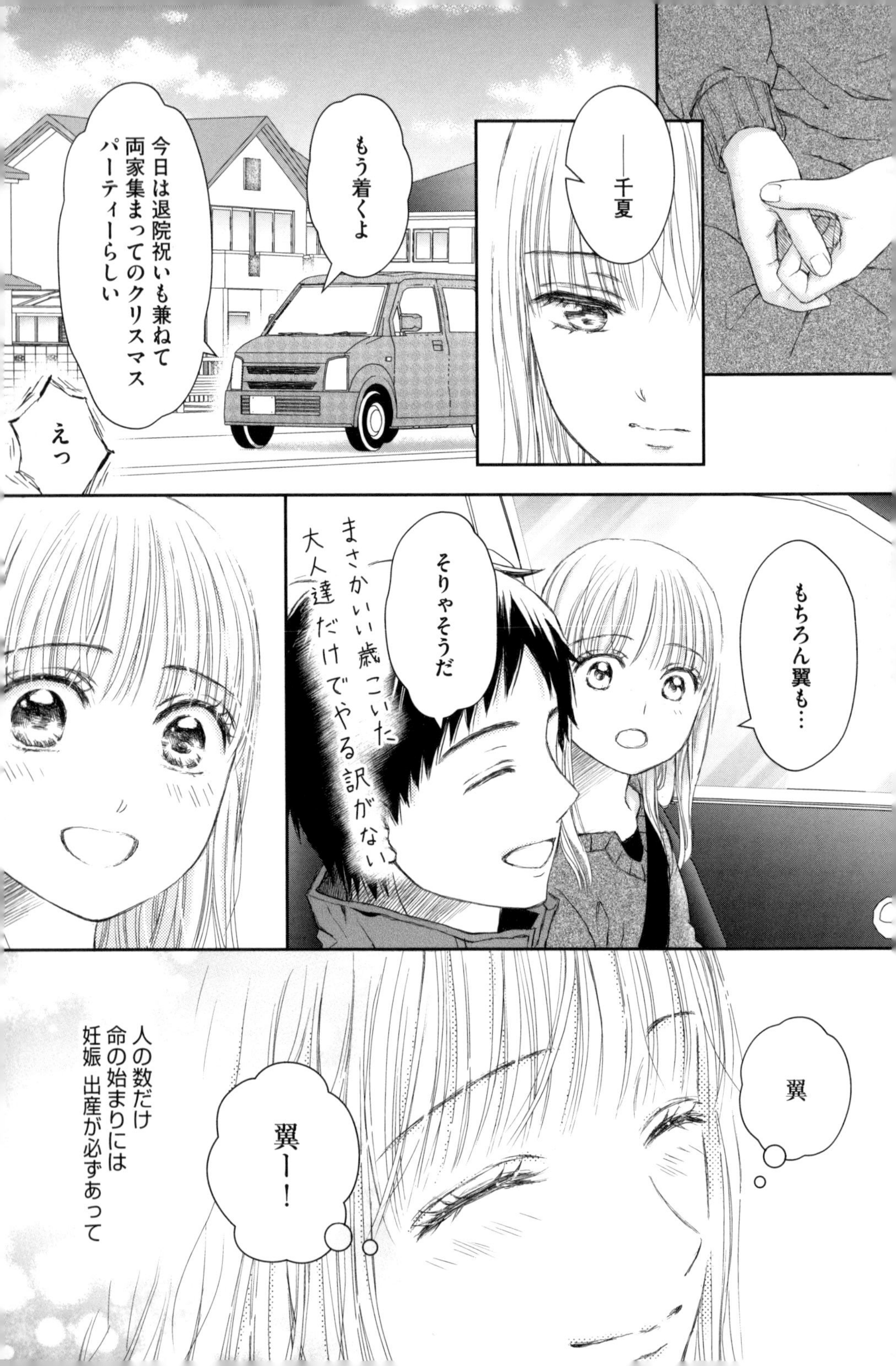
——千夏
もう着くよ
今日は退院祝いも兼ねて両家集まってのクリスマスパーティーらしい
えっ
もちろん翼も…
そりゃそうだ
まさかいい歳こいた大人達だけでやる訳がない
翼
翼ー！
人の数だけ命の始まりには妊娠 出産が必ずあって

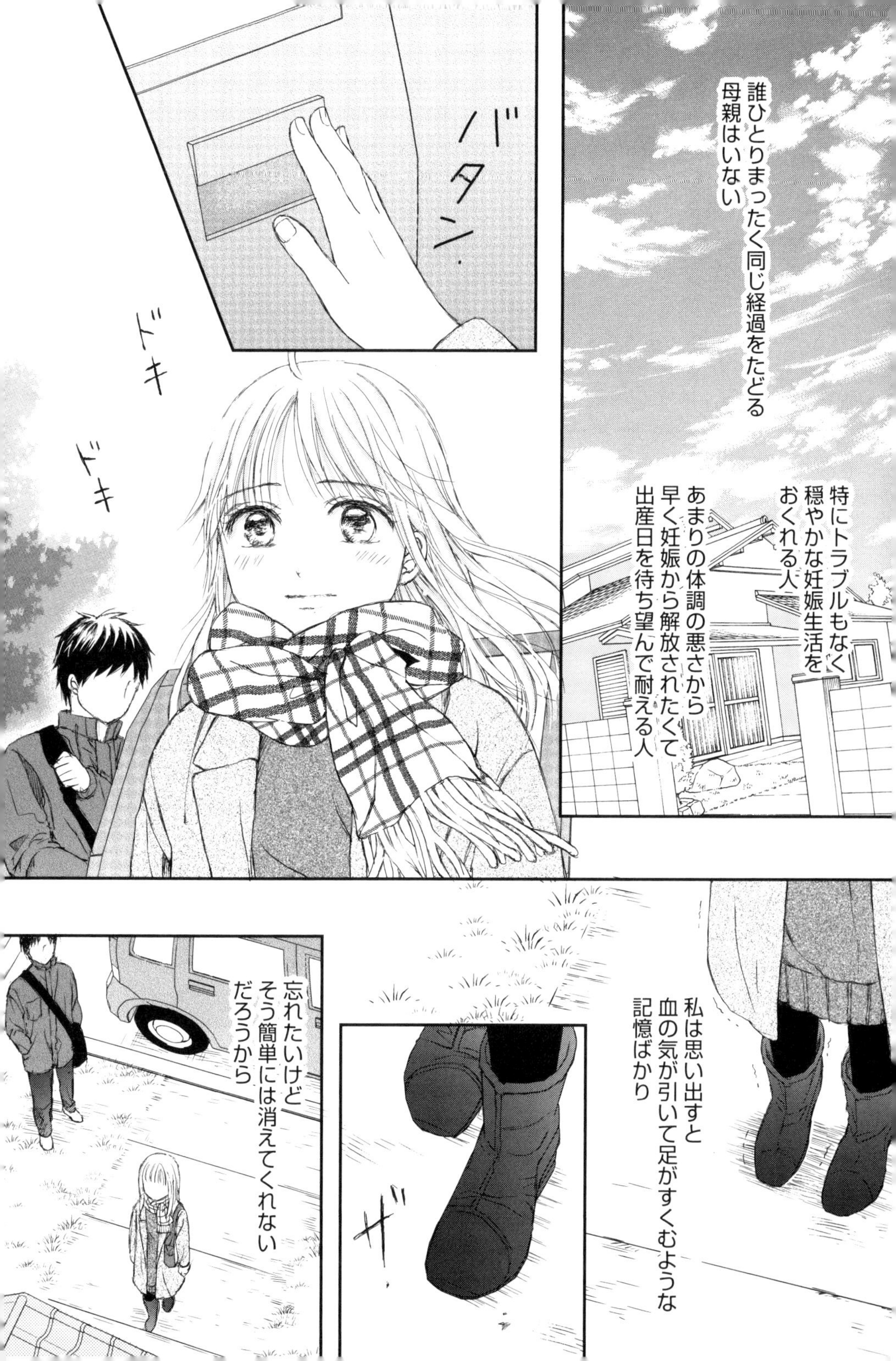
誰ひとりまったく同じ経過をたどる
母親はいない
バタン
特にトラブルもなく
穏やかな妊娠生活を
おくれる人
あまりの体調の悪さから
早く妊娠から解放されたくて
出産日を待ち望んで耐える人
ドキ
ドキ
私は思い出すと
血の気が引いて足がすくむような
記憶ばかり
ザ
忘れたいけど
そう簡単には消えてくれない
だろうから

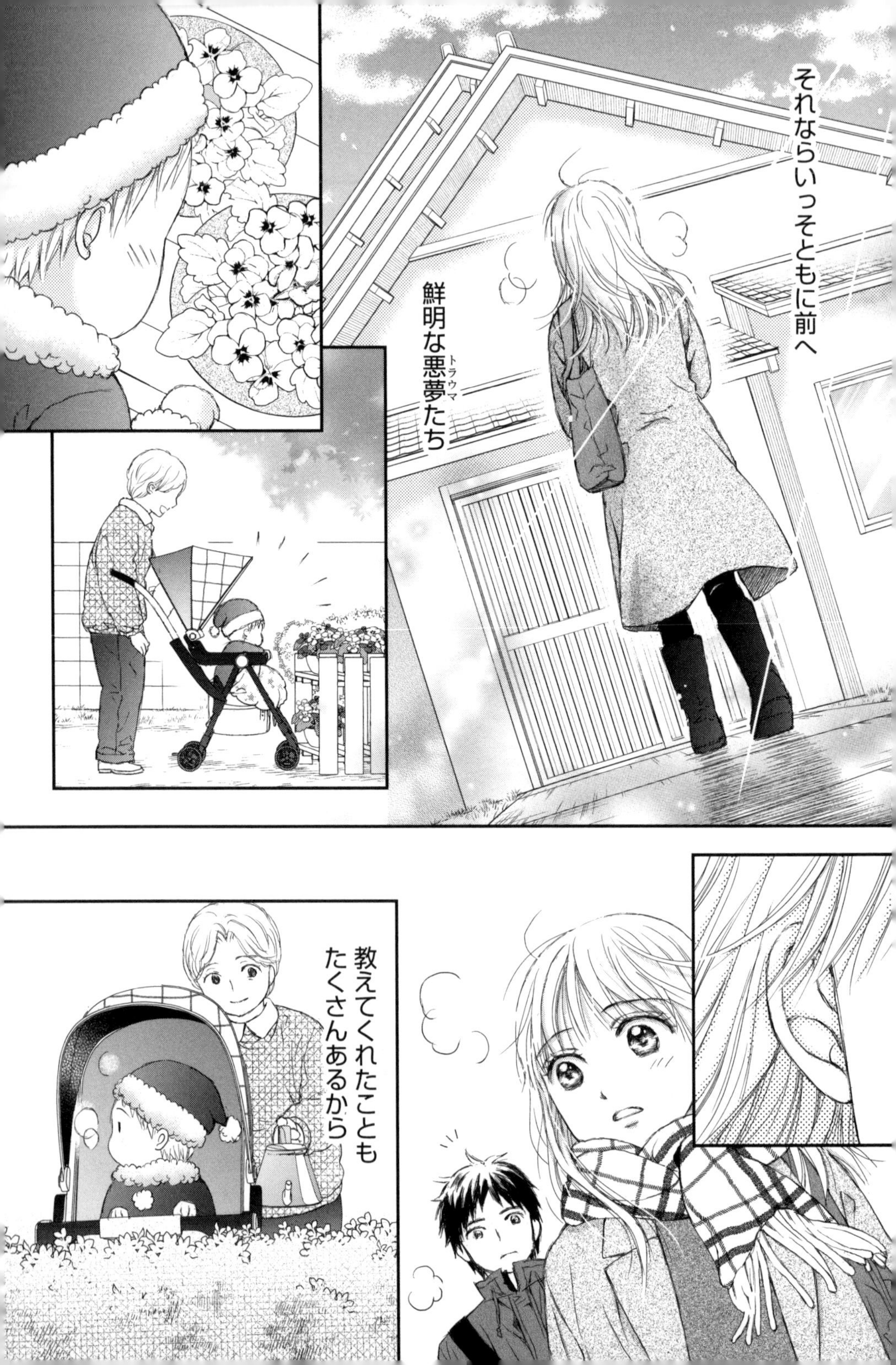
それならいっそともに前へ
鮮明な悪夢《トラウマ》たち
教えてくれたことも
たくさんあるから

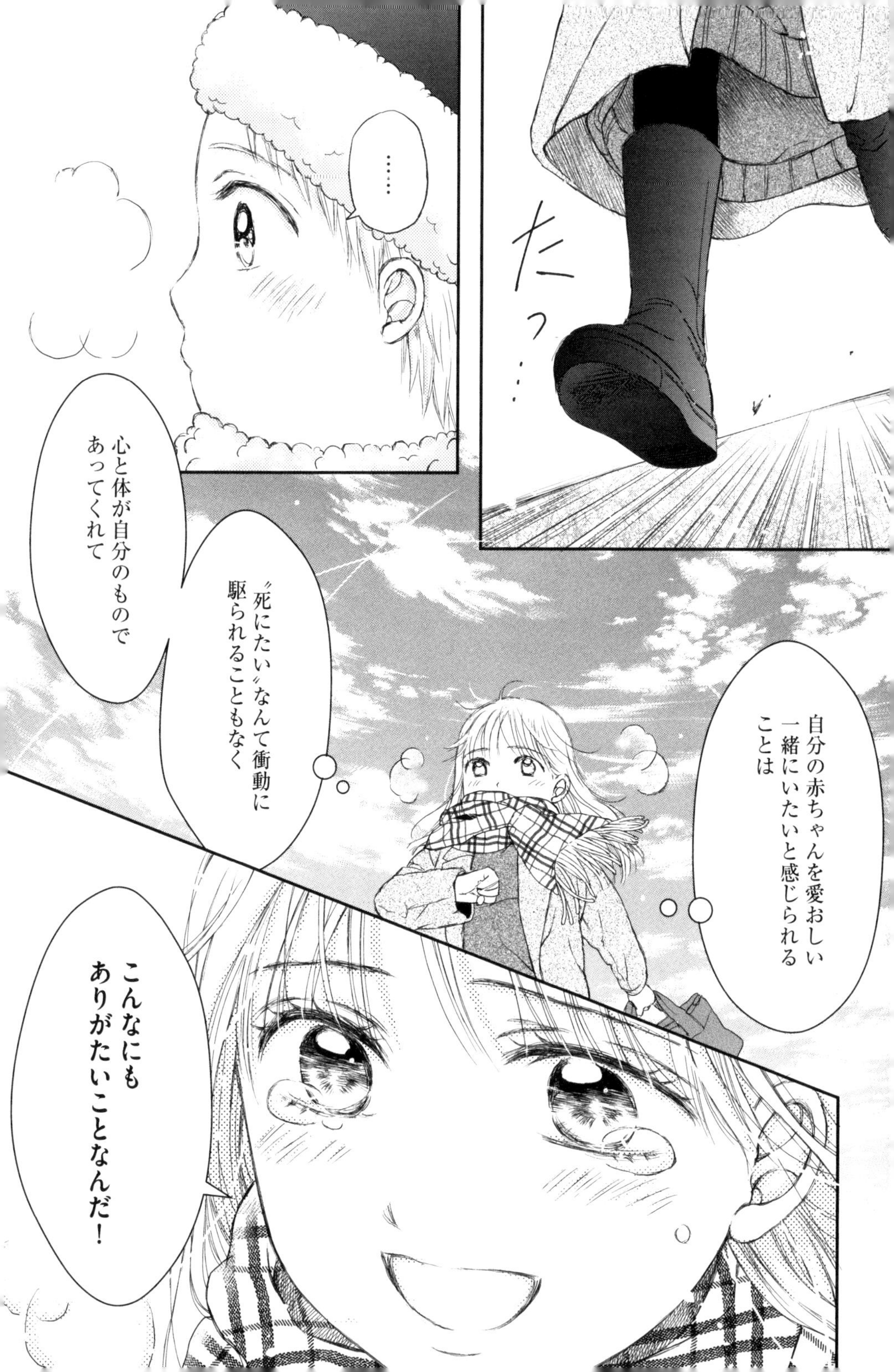
……
たっ…
自分の赤ちゃんを愛おしい一緒にいたいと感じられることは
〝死にたい〟なんて衝動に駆られることもなく
心と体が自分のものであってくれて
こんなにもありがたいことなんだ！

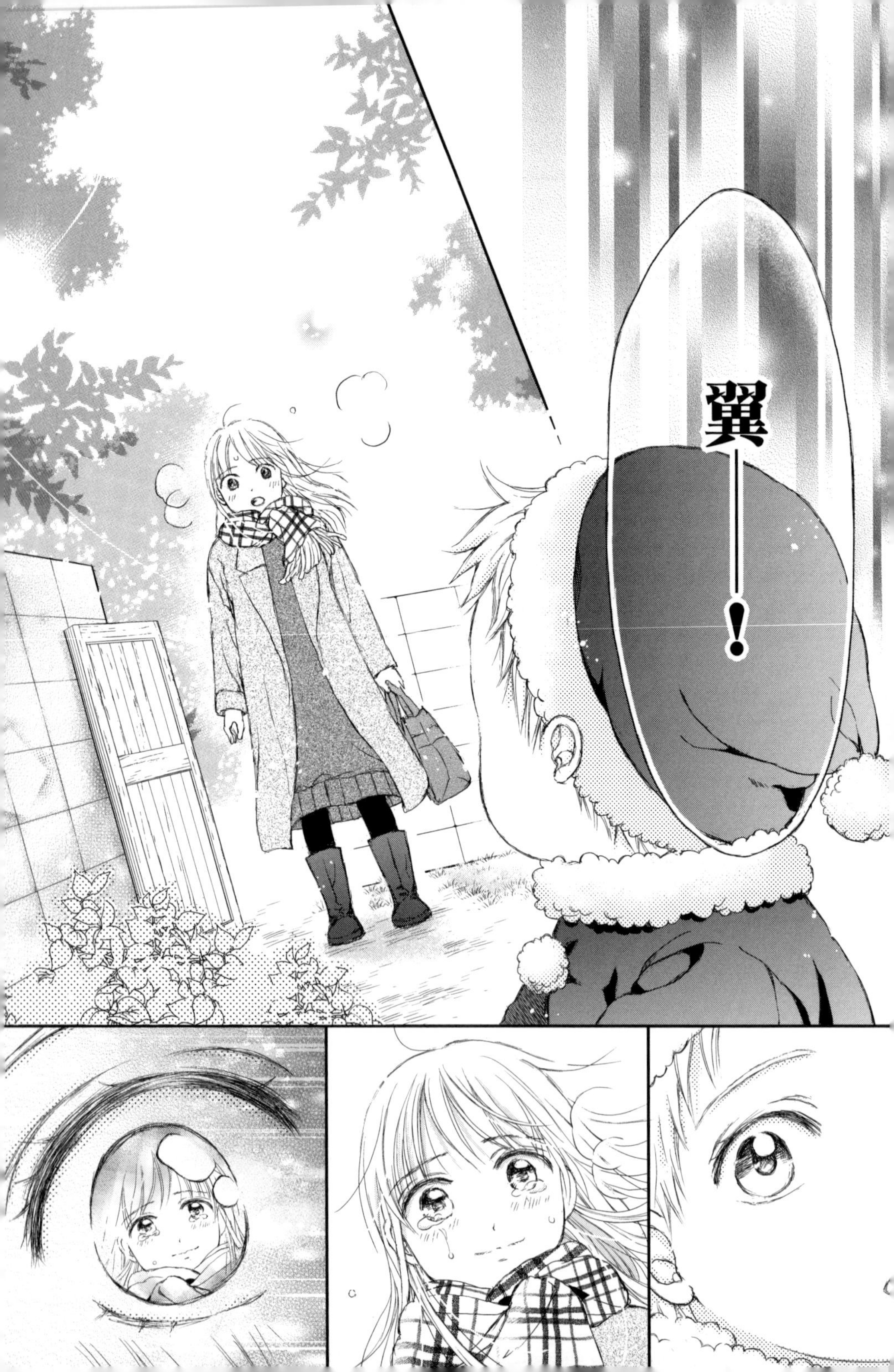
翼——!

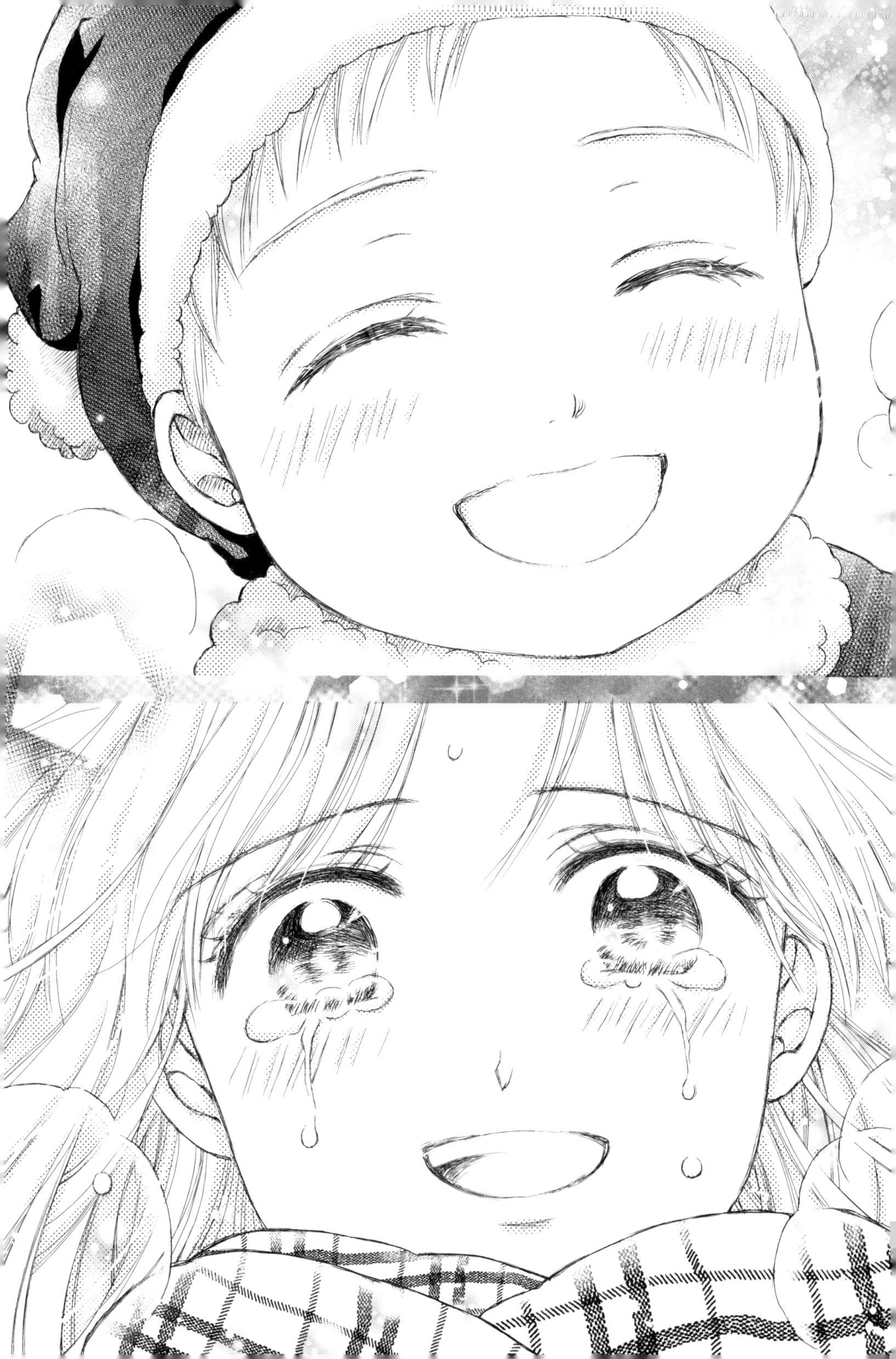

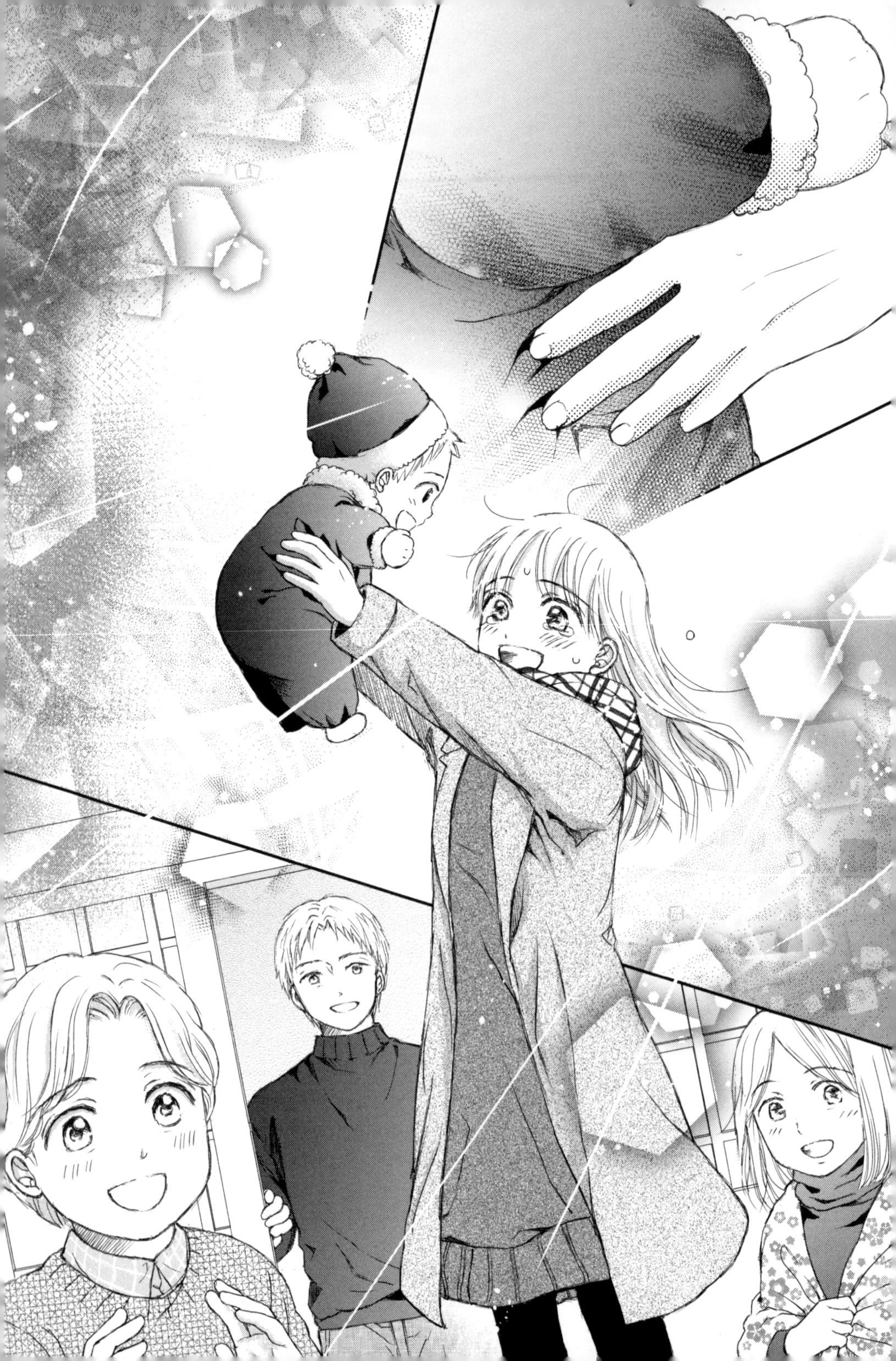

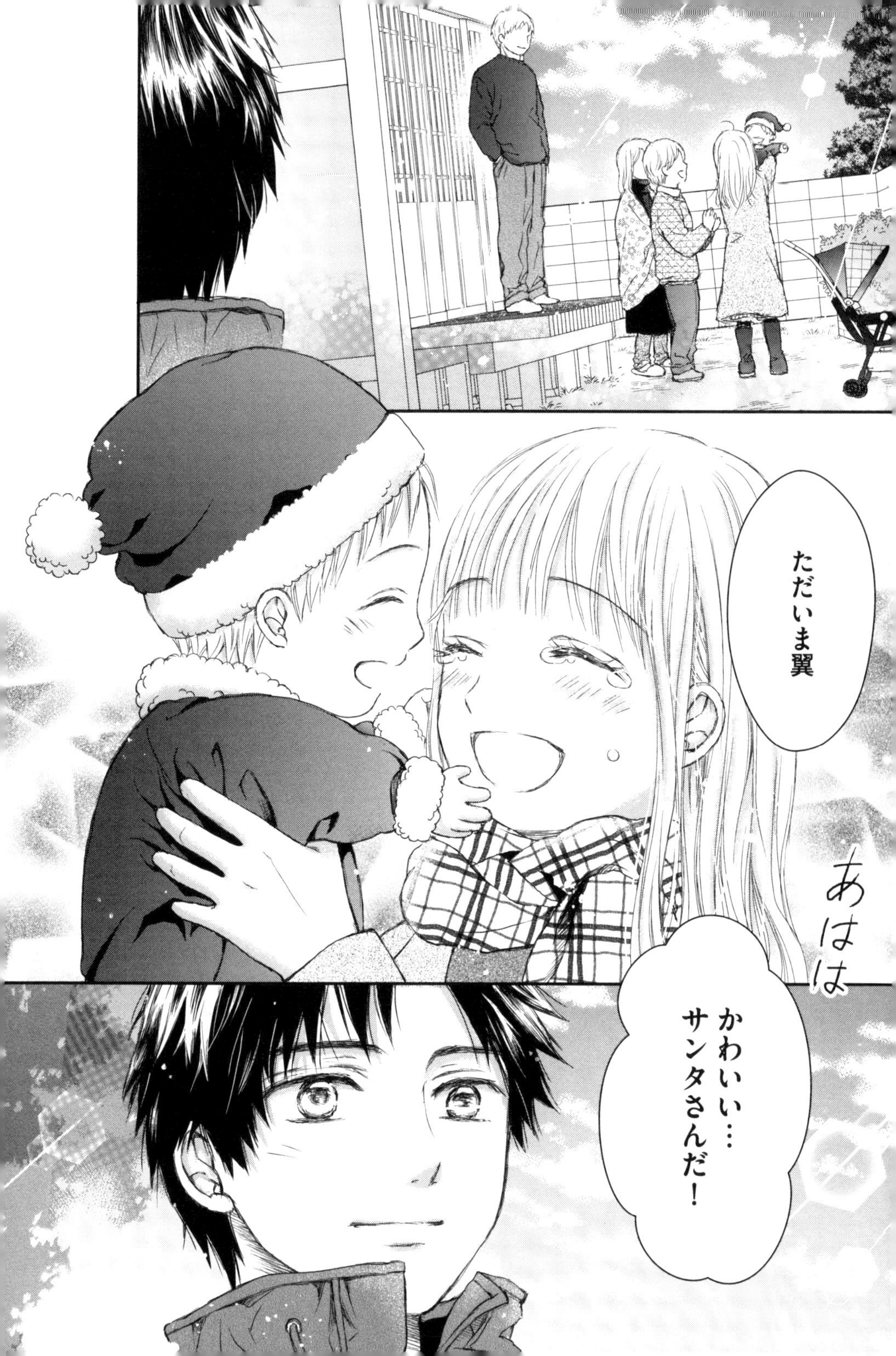
ただいま翼
あはは
かわいい…
サンタさんだ！

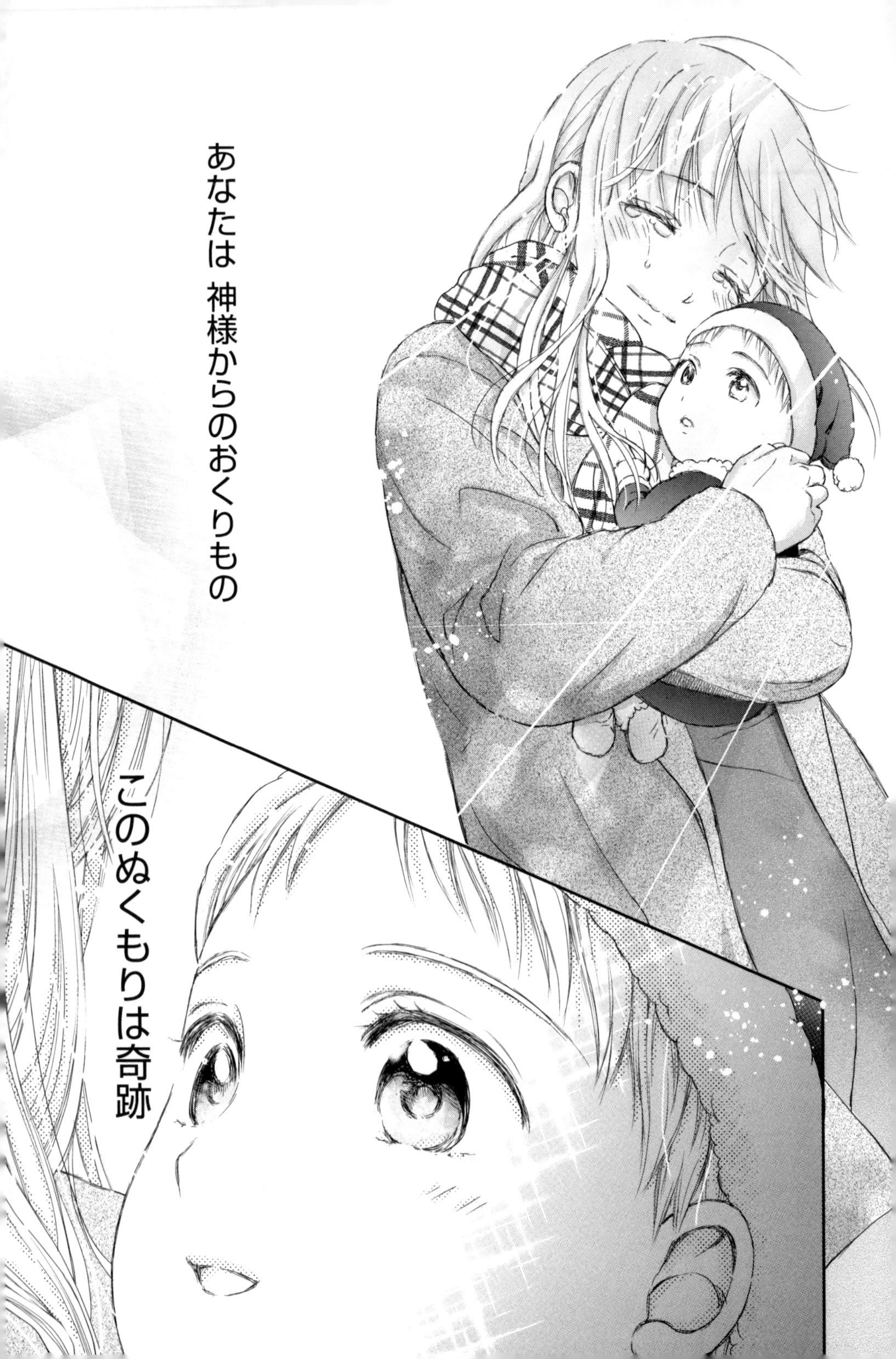
あなたは 神様からのおくりもの
このぬくもりは奇跡

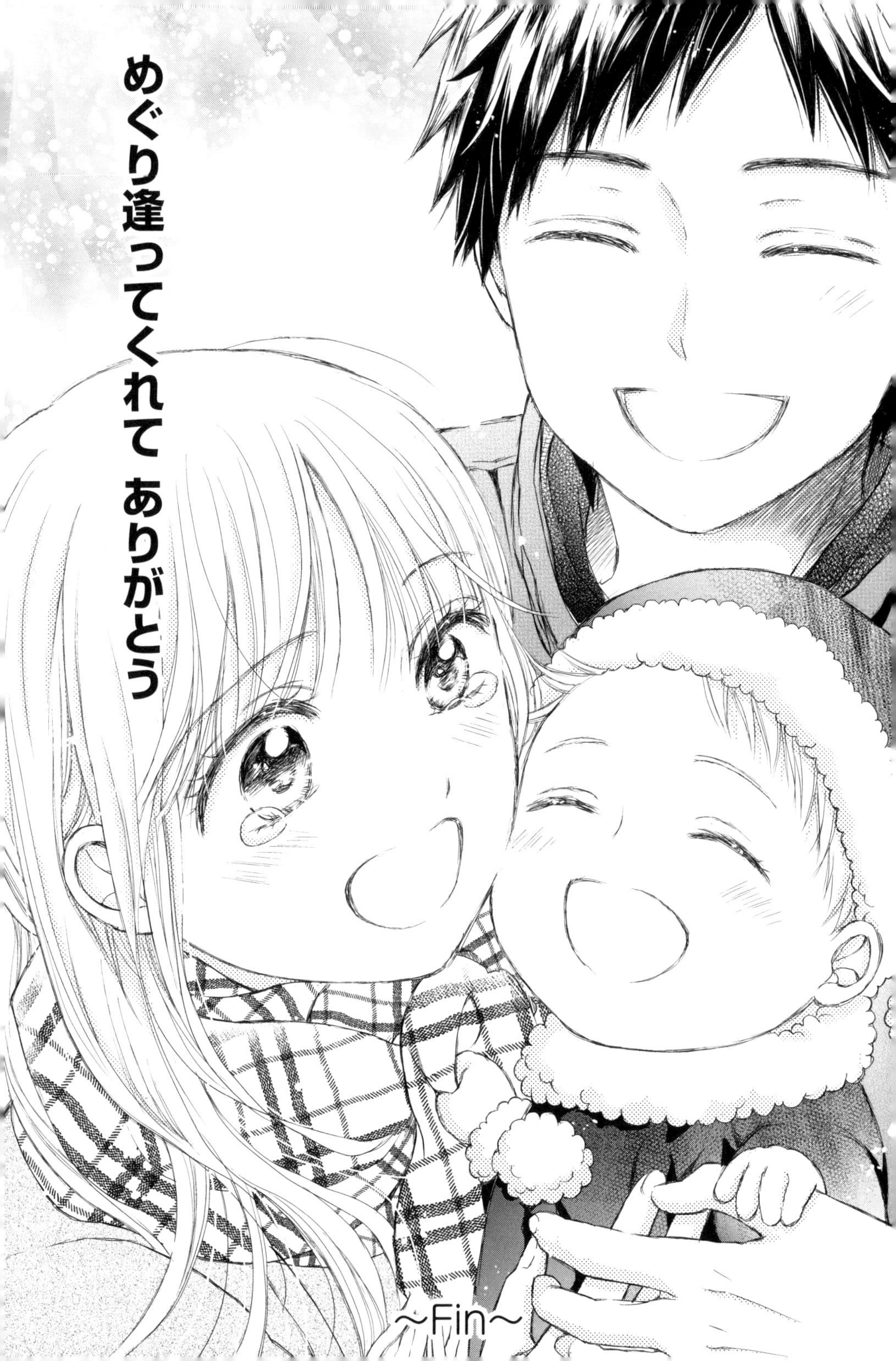
めぐり逢ってくれて　ありがとう
~Fin~

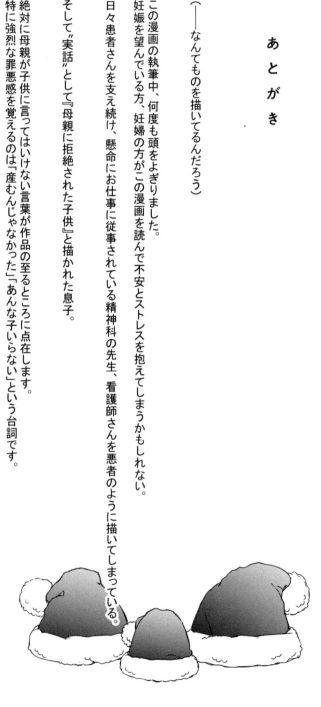

あとがき

(――なんてものを描いてるんだろう)

この漫画の執筆中、何度も頭をよぎりました。
妊娠を望んでいる方、妊婦の方がこの漫画を読んで不安とストレスを抱えてしまうかもしれない。
日々患者さんを支え続け、懸命にお仕事に従事されている精神科の先生、看護師さんを悪者のように描いてしまっている。

そして〝実話〟として『母親に拒絶された子供』と描かれた息子。

絶対に母親が子供に言ってはいけない言葉が作品の至るところに点在します。
特に強烈な罪悪感を覚えるのは「産むんじゃなかった」「あんな子いらない」という台詞です。

もしも子供の頃の私が、母親のそういった胸の内を知ってしまったとしたら一生塞がらない傷を負うはずです。
自身の存在をどうしても肯定することが出来ず、もしかしたら命を粗末に扱ってしまうかもしれません。

(この台詞は省いたほうがいいのではないか…?)とネーム作成中にもよく思いました。
最終的に息子を愛せるようになることを分かっていても酷く躊躇しました。

だけど「こんな残酷な思考へ至ってしまう病気があるんだ」
「周産期の母親をここまで壊してしまう病気があるんだ」
「女性ホルモンは時に宿主を死の淵にまで追い詰めることがあるんだ」

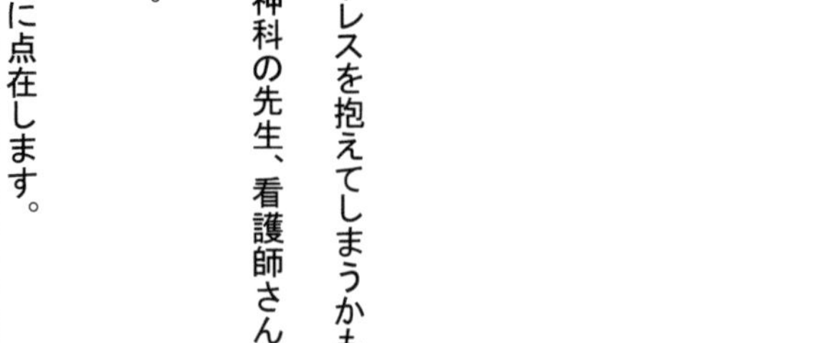

知って頂きたかったのです。
産褥期精神病という得体の知れない奇妙な病のことを。

当時の私は病名がつかなかったこともあり〝元の自分に戻れる〟未来を想像することが非常に困難でした。
薬も効かず原因不明の錯乱に疲れ果て、クタクタなのに暴れ続ける身体。
このままずっと大切な人達をも巻き込み続けてしまうのであれば、自ら命を絶って終わりにするのが残された唯一の解決口だと思いました。

でも、もし『治る』（もしくは寛解する）という情報を得ていたならば、どれだけしんどくても耐えられたと思うのです。
死にたいと思っても「情報」がきっと止めてくれていた。
「情報」は命綱であって希望への羅針盤になってくれる重要な存在なんだと強く感じています。

そのようなことから、僭越ながら読者の方にお願いがあります。
どうか少しでも広めて頂きたいのです。

例えばご友人やご家族との会話の中でふと「そういえばこういう病気があってね」と簡単に、短い時間でも話題にして頂いたり…。
もしかしたらその会話がきっかけとなって助けられるお母さんと赤ちゃんの命があるかもしれません。

一縷の望みもないと全てを諦めようとしているお母さんに「大丈夫だよ」と快復の兆しの「情報」が届いて欲しい。
一人として取りこぼされることなく命が守られて、周産期という謎の多い特殊な期間をなんとか乗り越えて頂きたいのです。

医療者でも専門家でもない素人の私がこのような発言をして、ほとほとあつかましいことだと自覚しております。

ですが患者の体験談として公表することにより、あの混沌を極めた過去を意味あるものに昇華出来るのかもしれないと…
そしてそれには〝実話〟漫画としてじゃないとメッセージ性が薄れると判断しました。

息子には（あんな風に描いちゃってごめんね。それを世間に暴露してしまい本当にごめんなさい）とこれからもずっと胸の内で謝罪し続けます。

ですが、このあとがきを綴りながらふと気付いたのですが
（産むんじゃなかった）とあれだけ酷い拒絶反応を覚えた我が子をここまで愛おしいと思えるようになった〝今〟も実話に含まれるわけで…。
【今さらなにを言っているんだ？という顔】

現在小学生になった息子は幸いにも夫に似たのか穏やかで平和主義で、にぎやかに私たち両親を笑顔にしてくれます。
この世界でただひとり、私のことを「お母さん」と呼んでくれる存在を私は生涯をかけて幸せを願い、見守っていきたいと思っています。

長いあとがきになってしまいましたが、本作が妊産婦さんをはじめ、様々な精神疾患と闘われている方々にも読んで頂けていることを心からありがたく思っております。
未だ偏見の強い病気に苦しまれている方々に少しでも寄り添わせて頂ける漫画をこれからも作っていきたいです。

最後に、この漫画制作に関わってくださったぶんか社様
一番神経をすり減らされたと思われる当時の担当編集者の今井様
現担当編集者の村田様
配信会社様、アシスタントの皆様
常に私を支え、応援してくれた家族

そして「妊娠したら死にたくなった～産褥期精神病～」を読んで下さった読者様に
心から御礼申し上げます。

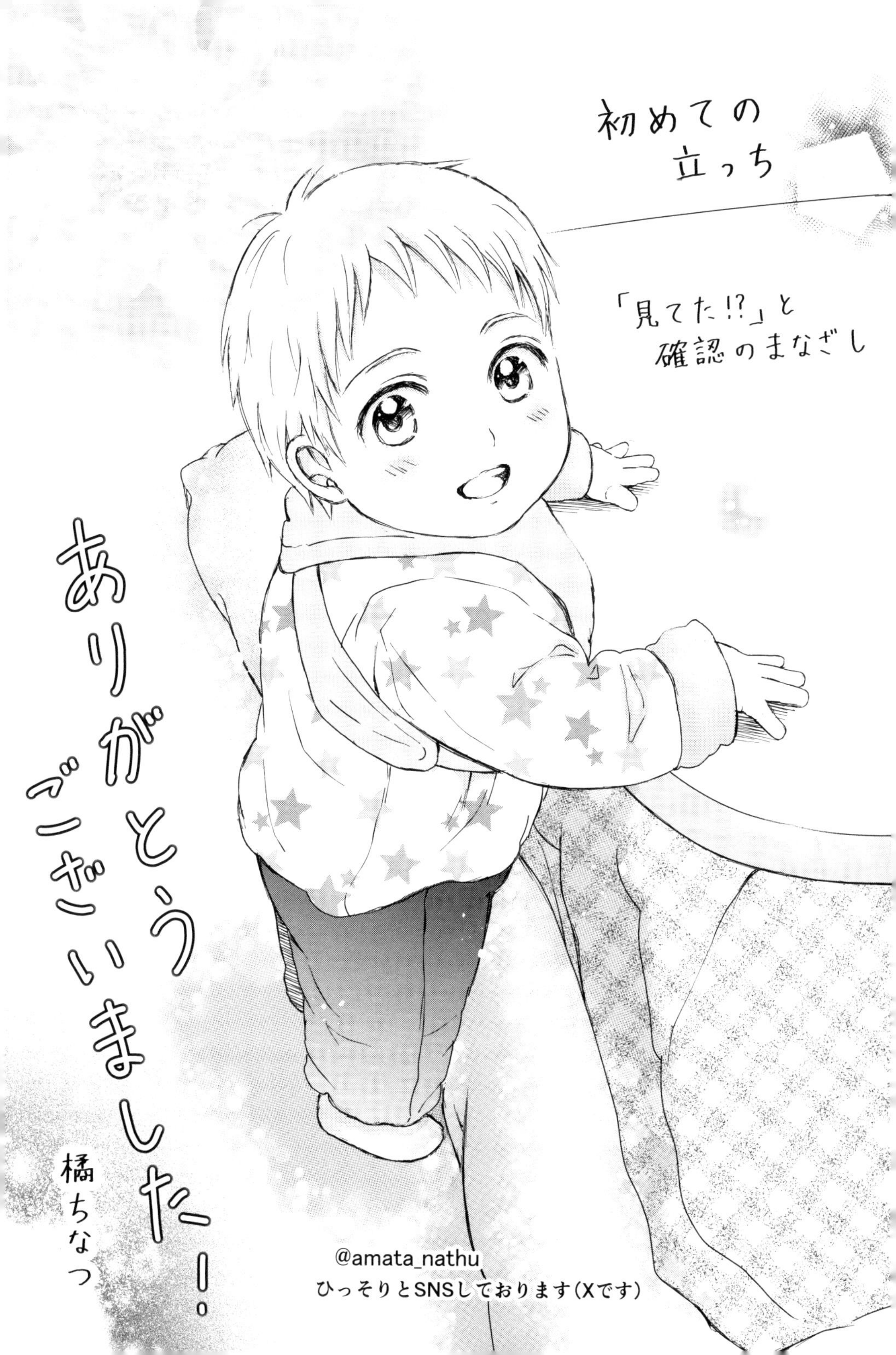
初めての立っち
「見てた!?」と確認のまなざし
ありがとうございました-!
橘ちなつ
@amata_nathu
ひっそりとSNSしております(Xです)

妊娠したら死にたくなった
～産褥期精神病～ 下

2024年7月20日初版第一刷発行

著者　橘《たちばな》ちなつ
発行人　今 晴美
発行所　株式会社ぶんか社
〒102-8405　東京都千代田区一番町29-6
TEL　03-3222-5125（編集部）
TEL　03-3222-5115（出版営業部）
www.bunkasha.co.jp
協力　株式会社ビーグリー
装丁　chichols
印刷所　大日本印刷株式会社

ISBN978-4-8211-4690-1